百病食疗大全

主　编　王凤玮
副主编　辛　新　胡秀娟　邓欣欣
编　委　（按姓氏汉语拼音排序）
邓欣欣　胡秀娟　李　海　秦　浩
王　莉　王凤玮　辛　新　许雨晴

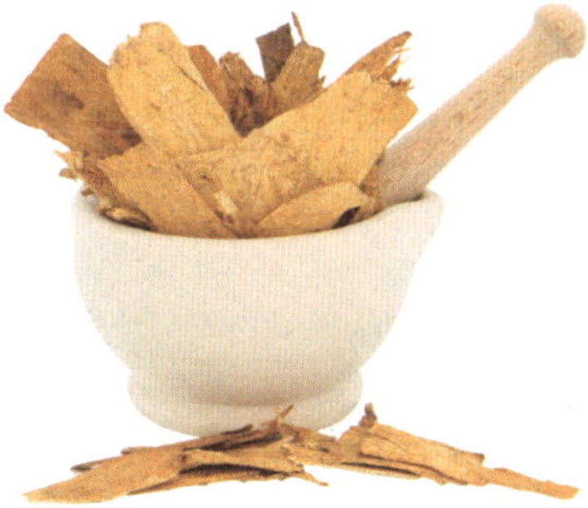

天津出版传媒集团
天津科技翻译出版有限公司

图书在版编目（CIP）数据

百病食疗大全 / 王凤玮主编 . -- 天津 : 天津科技翻译出版有限公司 , 2024. 10. -- ISBN 978-7-5433-4539-3

Ⅰ . R247. 1

中国国家版本馆 CIP 数据核字第 2024UY0578 号

百病食疗大全

BAIBING SHILIAO DAQUAN

出　　版：天津科技翻译出版有限公司

出 版 人：方　艳

地　　址：天津市南开区白堤路 244 号

邮政编码：300192

电　　话：（022）87894896

传　　真：（022）87893237

网　　址：www. tsttpc. com

印　　厂：三河市九洲财鑫印刷有限公司

发　　行：全国新华书店

版本记录：889mm×1194mm　16 开本　20 印张　443 千字

2024 年 10 月第 1 版　2024 年 10 月第 1 次印刷

定价：68. 00 元

目录

第一章 食疗药膳面面观

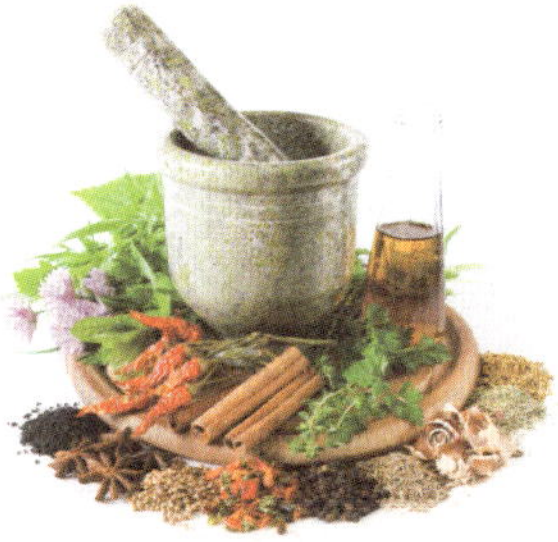

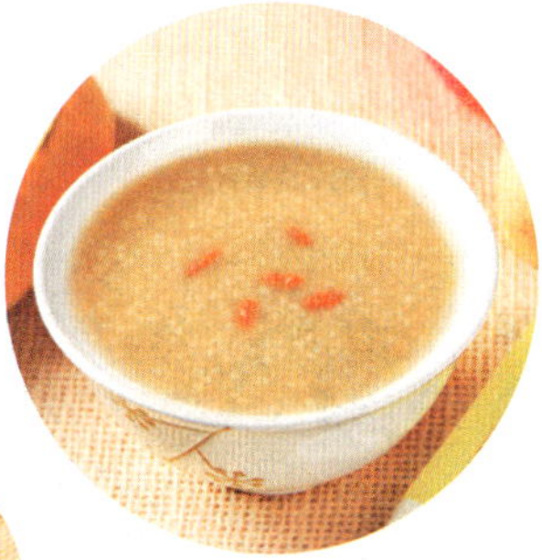

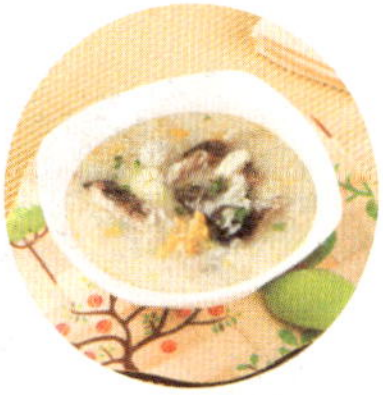

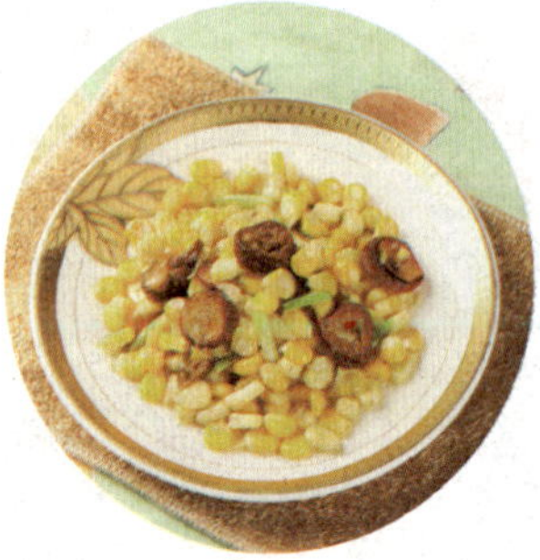

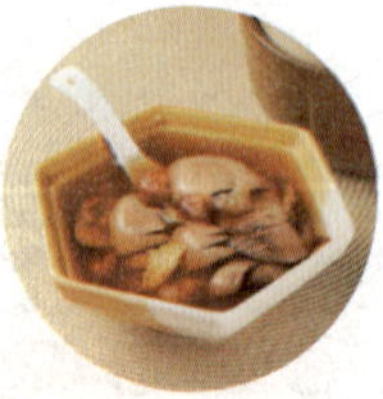

第四章 神经系统疾病食疗方

第五章 消化系统疾病食疗方

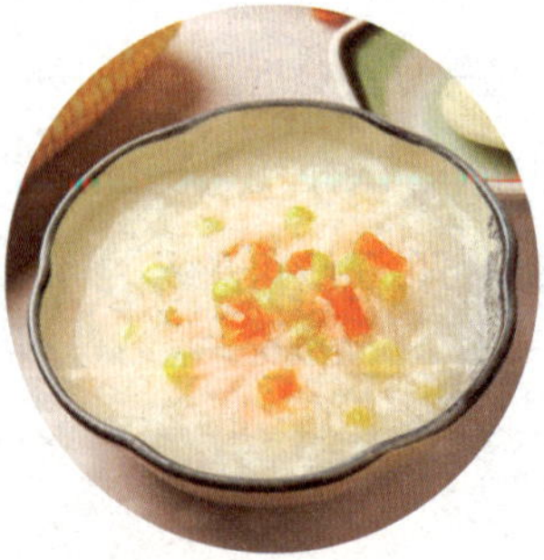

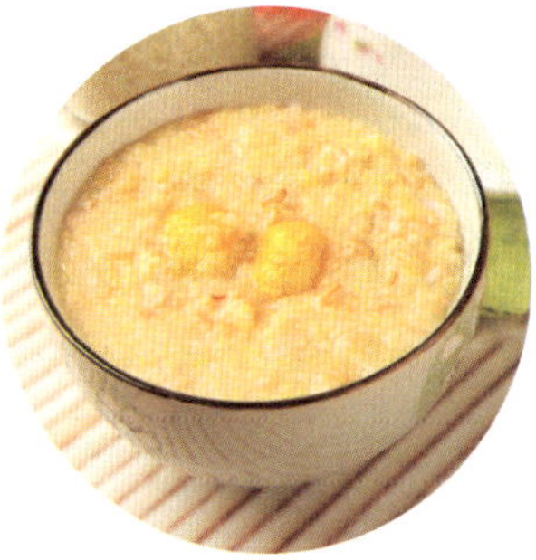

第六章 内分泌系统疾病食疗方

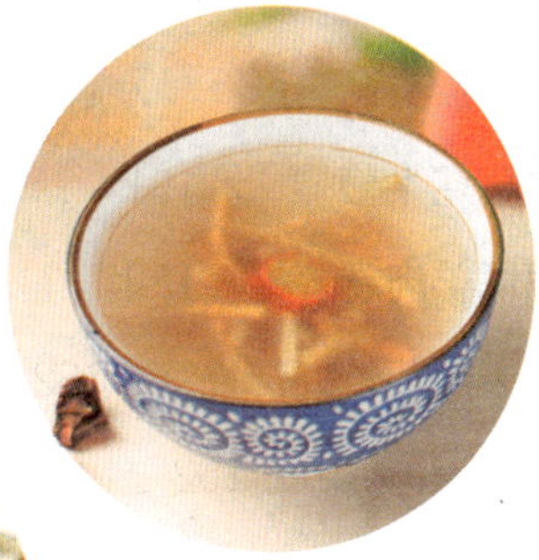

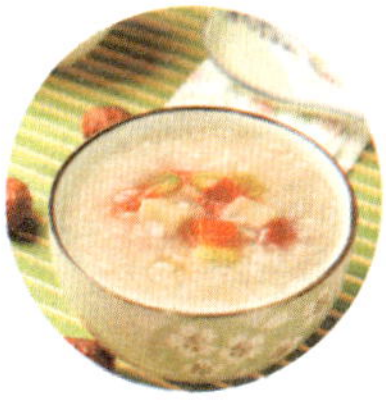

第八章 妇科疾病食疗方

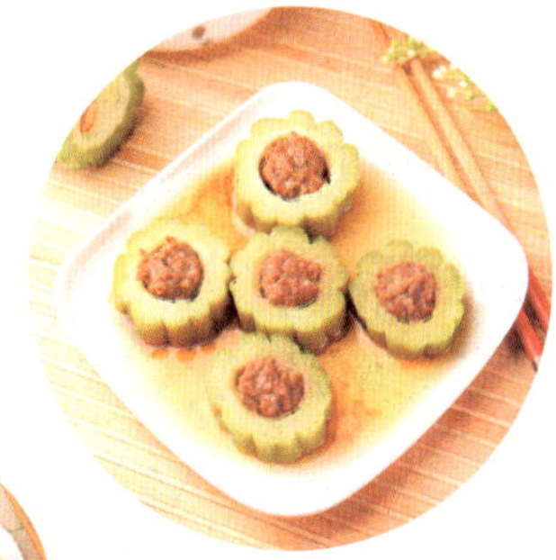

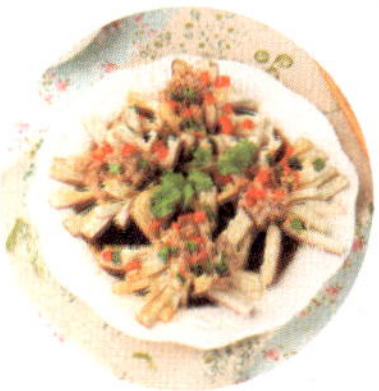

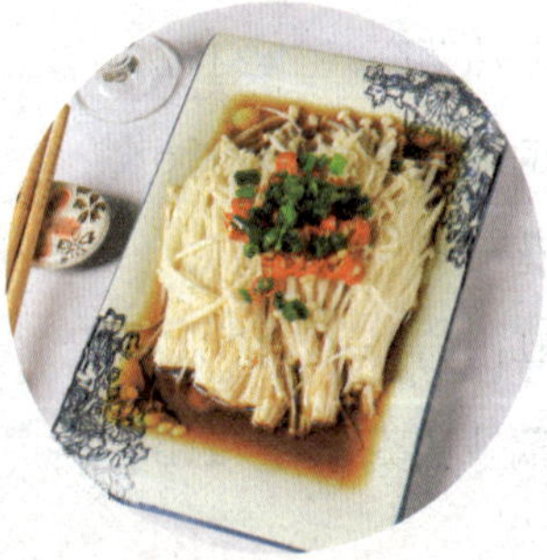

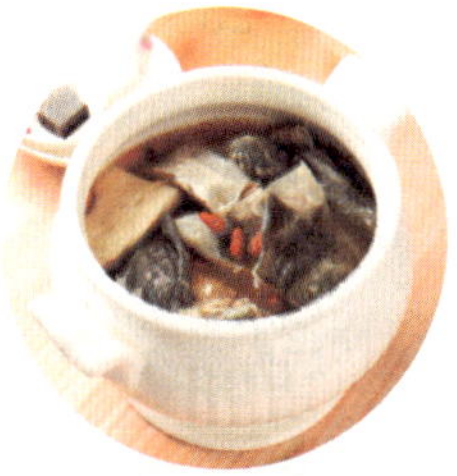

第九章 儿科疾病食疗方

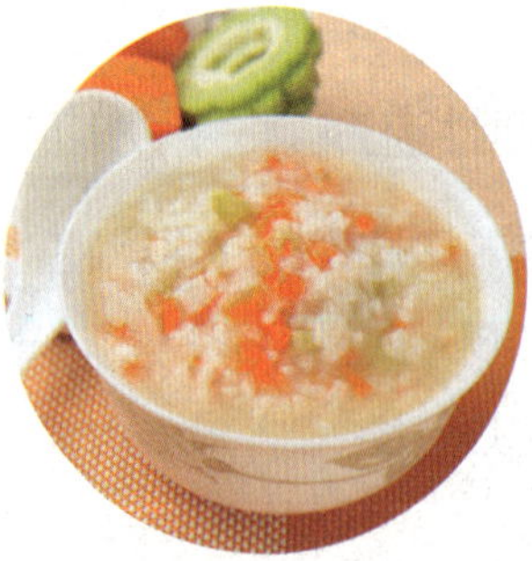

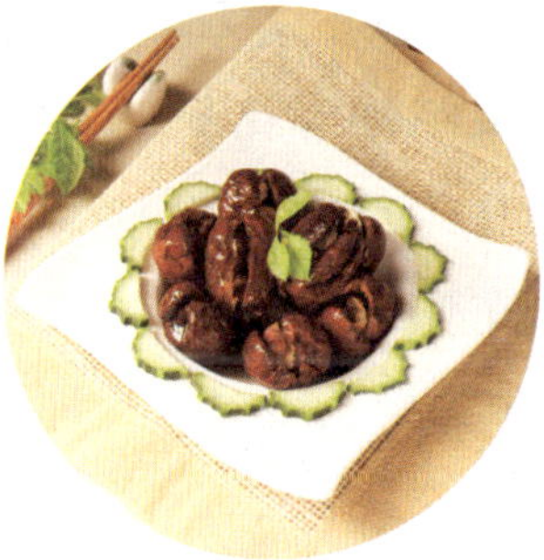

第十章 五官科疾病食疗方

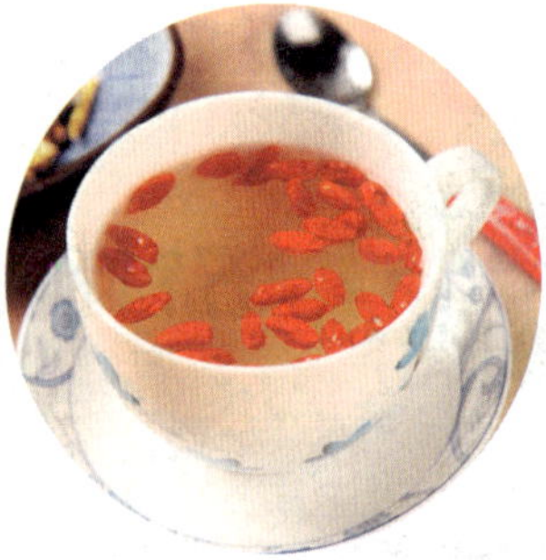

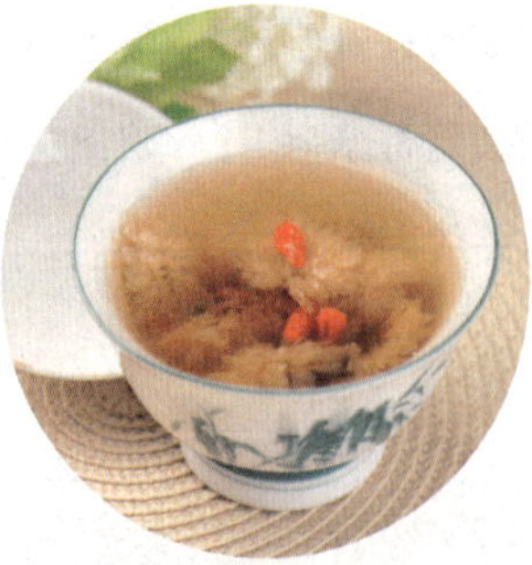

第十一章 皮肤科疾病食疗方

第十二章 骨科疾病食疗方

PART 1 第一章

食疗药膳面面观

药膳是指在中华医药理论和饮食文化的指导下，将药物和食物搭配，通过烹调加工制作而成的形、色、香、味俱佳的健康食品。药膳不同于一般的中药方剂，又有别于普通的饮食，它取药物之性，用食物之味，“药食相配，药借食力，食助药威”，二者相辅相成、相得益彰，具有很好的防病功效。

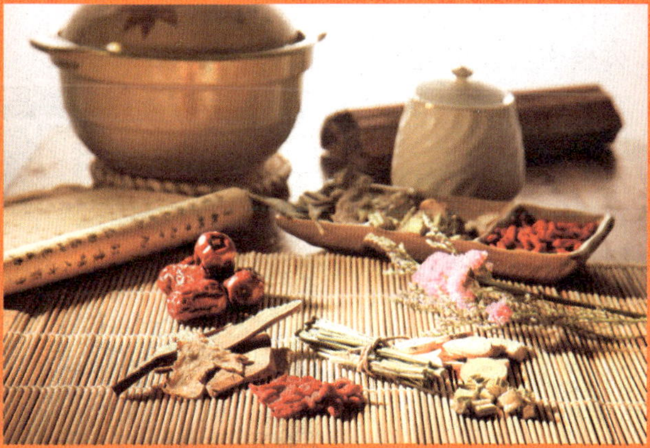

了解食疗药膳

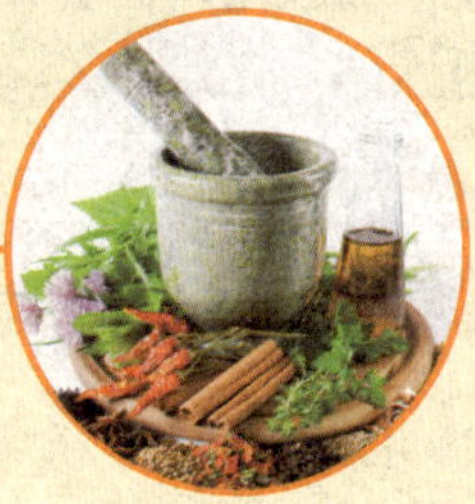

药膳调养是最受人们欢迎和重视的调养方法，它寓医于食，存在于人们的日常饮食中，并且简单易做。其利用药物与食物的巧妙结合，来达到兼具药品与食品两者之长的治疗效果，并且区别于单独的食品和药品，有其独有的特点。

常见的调养方法

药膳调养：中医认为，饮食要以“五谷为养，五果为助，五畜为益，五菜为充”，要重视五味调和，用食养、食疗、食节及药养等调养精气，纠正脏腑阴阳之偏，防治疾病。

动形调养：中医认为，“人欲劳于形，百病不能成”。诸如按摩、太极拳、八卦掌、五禽戏等“动形”方式都是古人在医疗及生活实践中摸索形成的，有强身健体的功效。但要适度，不能劳累过度，否则容易引起“劳伤”，也称“五劳所伤”，即久视伤血、久卧伤气、久坐伤肉、久立伤骨、久行伤筋。

精神调养：古人认为，保持神气清静，心理平衡，可以使五脏安和，有助于预防疾病、增进健康。精神乐观，则气舒神旺；精神抑郁，则气结神颓；喜怒不节，则气耗神消。故清心寡欲可使心气平和、血脉流畅、精神安定，虽有大惊猝恐而不能为之所害。调神之法，或心有所恃，或弦歌自娱，或山林探幽，以气度从容，心思安定，志闲而少欲，心安而不惧，则神调。

何谓药膳

药膳是以药物和食物为原料，在中医学、烹饪学和营养学理论的指导下，严格按药膳配方，采用我国独特的饮食烹调技术和现代科学方法制作而成，具有一定色、香、味、形的特殊食品。简单来说，药膳就是药材与食材相配伍而做成的美食，发源于我国传统的饮食和中医食疗文化，是中国传统的医学知识与烹调经验相结合的产物，它寓医于食，既将药物作为食物，又将食物赋以药用，药借食力，食助药威。既具有较高的营养价值，又可防病治病、强身健体。

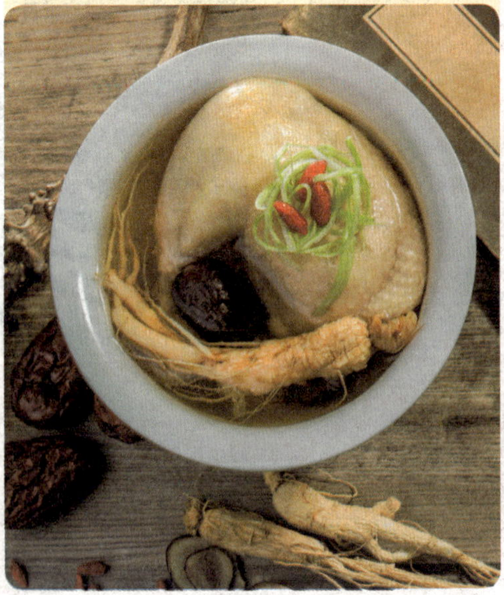

食疗药膳选用应遵循的原则

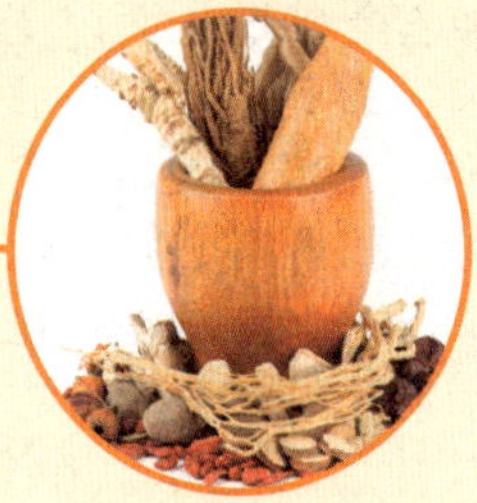

药物是祛病救疾的，见效快，重在治病，但大部分中药汤剂味道都比较苦涩，而加入了食材的药膳，多以防病为目的，见效虽慢，但胜在其整体的味道上。药膳重在“养”与“防”，因此，药膳在疾病预防、康复中有很重要的作用，但不能代替药物治病。同时，虽然药膳具有防病治病等多方面的作用，其应用也很广泛，但不能乱用、滥用，在应用时须遵循一定的原则。

辨证用膳

辨证论治是祖国医学的特点之一，它不同于一般的“对症治疗”，也不同于现代医学的“辨证治疗”，而是以“证”为基础的普遍应用的一种诊治方法。药膳在治疗、补益方面，以中医理论为依据，根据人的体质、症状、健康等情况的不同，在药膳的应用上也应有所区别，这就是“因证施膳”。

从中医的角度来看，辨证选用药膳是人们合理使用药膳的基本原则，就药膳与病证的性质而言，应当采用“寒者热之、热者寒之、虚者补之、实者泻之”的总原则，结合脏腑辨证的特点，选择相应的药物和食物配制药膳。

虚证即正气不足，可分为气虚、血虚、阴虚、阳虚四大类型。气虚的人宜选用补脾益气的食材和药材，如母鸡、莲子、大枣、西洋参等。血虚的人宜选用补养心血的食材和药材，如乌骨鸡、猪肝、当归、阿胶、夜交藤、合欢花、柏子仁、酸枣仁等。阴虚的人宜选用滋养肺阴、心阴的食材和药材，如梨子、冰糖、枸杞、麦冬、沙参、玉竹等。阳虚的人宜选用温振心阳、温补脾阳、温肾壮阳的食材和药材，如桑椹、葡萄、桂枝、炙甘草、干姜、白术、附片、肉桂等。常见的慢性病不仅仅是正气不足，也还挟有实邪，常见的有气滞、血瘀、痰湿、虚火等。配制药膳时在一定阶段也必须选用行气、化瘀、消痰、降火诸品，不可一味用补。如气滞证兼见脘腹胀满疼痛、呕吐、嗳气、呃逆、矢气（放屁），为脾胃气滞，可选用佛手柑、陈皮等制作药膳，以理气健脾止痛；如血瘀兼见阵发性心前区疼痛或刺痛，或牵引肩痛，舌尖有瘀斑，脉结代，为心脉瘀阻，可选用桃仁、生地黄、葛根等制作药膳以通脉活血。

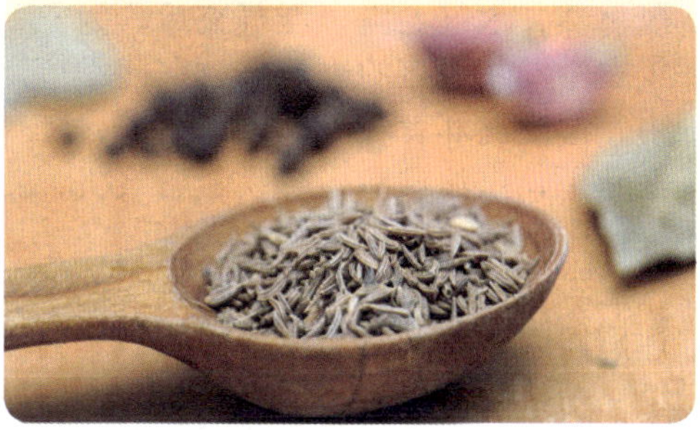

用膳因人而异

人的年龄不同，其生理状况有明显的差异。人体的结构、功能和代谢随着年龄增长而改变，选择药膳也应因人而异。小儿体质娇嫩，选用原料不宜大寒、大热。青少年的生理特点是生机旺盛，脏腑娇嫩，选用原料应少温补，注意多样化，富有营养，易于消化，尤其应注意时时呵护脾胃，以补后天之本。中年人脏腑功能旺盛，各器官组织都处于鼎盛时期，通过补养不但能强壮身体，也可防治早衰，药膳选料宜补肾、健脾、疏肝。老年人多肝肾不足，用药不宜温燥；孕妇恐动胎气，不宜用活血滑利之品。这些都是在药膳选用过程中应注意的。同时还需注意，不仅是人的年龄不同，体质也不同，用药膳时也应有所差异。

用膳因时而异

中医认为，人的脏腑气血的运行与自然界的气候变化密切相关。“用寒远寒，用热远热”，意思就是说在采用性质寒凉的药物时，应避开寒冷的冬季，而采用性质温热的药物时，应避开炎热的夏季。这一观点同样适用于药膳。

四季气候变化对人体生理、病理变化均产生一定的影响，在组方施膳时必须注意。如长夏阳热下降，絪蕴熏蒸，水气上腾，湿气充斥，为一年之中湿气最盛的季节，故在此季节中，感受湿邪者较多。湿为阴邪，其性趋下，重浊黏滞，容易阻遏气机，损伤阳气。药膳用解暑汤为宜。冬季气温较低，或由于气温骤降，人们不注意防寒保暖，就易感受寒邪，容易损伤阳气。所谓“阴盛则阳病”，就是阴寒偏盛，阳气损伤，或失去正常的温煦气化作用，故出现一系列功能减退的症状，如恶寒、肢体欠温、脘腹冷痛等。药膳用天雄、羊腿等最为适宜。

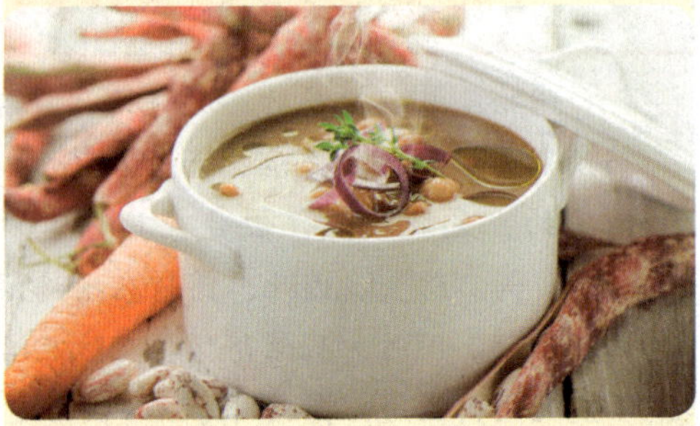

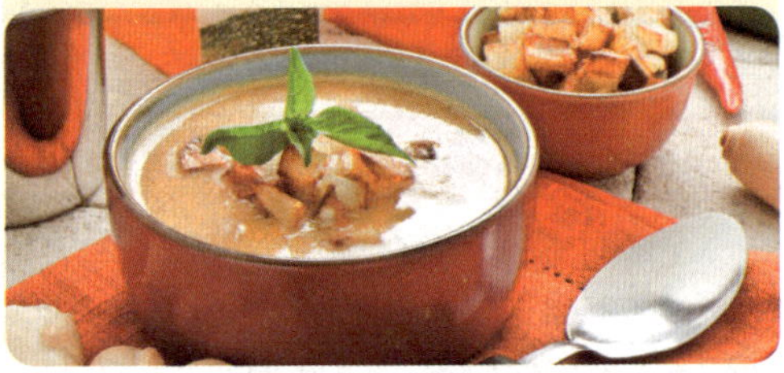

用膳因地而异

不同的地区，气候条件、生活习惯均有一定差异，人体生理活动和病理变化也会不同。有的地方气候潮湿，此地的人饮食多温燥辛辣；有的地方天气寒冷，此地的人饮食多热而滋腻。在制作药膳时也应遵循同样的道理，例如，同是温里回阳药膳，而在西北严寒地区，药量宜重，而在东南温热地区，药量宜轻。

上述施膳的4个因素是密切联系不可分割的。“辨证施膳”主要辨明证候，而因地、因时、因人施膳强调既要看到人的体质、性别、年龄的不同，又要注意地理和气候的差异，把人体和自然环境、地理气候结合起来，进行全面分析、组方施膳。

药膳材料的四性五味

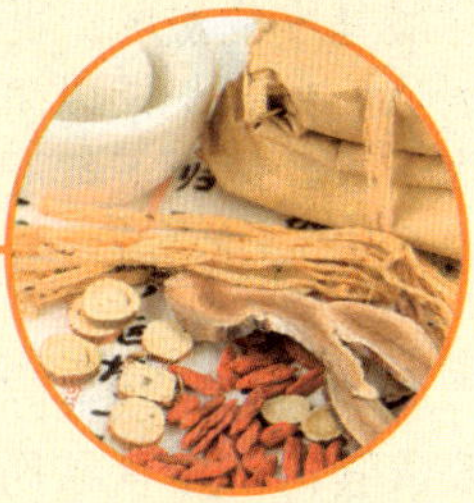

药膳是指按药材和食材的性、味、功效进行选择、调配、组合，用药物、食物之偏性来矫正脏腑功能之偏，使体质恢复正常平和。中医将药材和食材分成四性、五味。“四性”即寒、热、温、凉4种不同的性质，也是指人体食用后的身体反应，如食后能减轻体内热毒的食物属寒凉之性，食后能减轻或消除寒证的食物属温热性。“五味”为酸、苦、甘、辛、咸5种味道，分别对应人5脏，酸对应肝、苦对应心、甘对应脾、辛对应肺、咸对应肾。

中药材的“四性”

四性又称“四气”，即温、热、寒、凉。温性和热性中药材一般都具有温里散寒的特性，适用于寒性病证。寒性和凉性中药材多具有清热、泻火、解毒的作用，适用于热性病证。“四性”外，还有性质平和的“平性”中药材。

温热性质的中药材包含了“温”和“热”两性，从属性上来讲，都是阳性的。温热性质的中药材有抵御寒冷、温中补虚、暖胃的功效，可消除或减轻寒证，适合体质偏寒，如怕冷、手脚冰冷、喜欢热饮的人食用。典型中药材有黄芪、五味子、当归、何首乌、大枣、桂圆肉、鸡血藤、鹿茸、杜仲、淫羊藿、锁阳、肉桂、补骨脂等。

寒凉性质的中药材包含了“寒”和“凉”两性，从属性上来讲，都是阴性的。寒凉性质的药材和食物均有清热、泻火、解暑、解毒的功效，能解除或减轻热证，适合体质偏热，如易口渴、喜冷饮、怕热、小便黄、易便秘的人，或一般人在夏季食用。如金银花可治热毒疔疮，夏季食用西瓜可解口渴、利尿等。寒与凉只在程度上有差异，凉次于寒。典型中药材有金银花、石膏、知母、黄连、黄芩、栀子、菊花、桑叶、板蓝根、蒲公英、鱼腥草、淡竹叶、马齿苋、葛根等。

平性的中药材介于寒凉性和温热性中药材之间，具有开胃健脾、强壮补虚的功效，且容易消化。各种体质的人都适合食用。典型中药材有党参、太子参、灵芝、银耳、黑芝麻、玉竹、郁金、茯苓、桑寄生、麦芽、乌梅等。

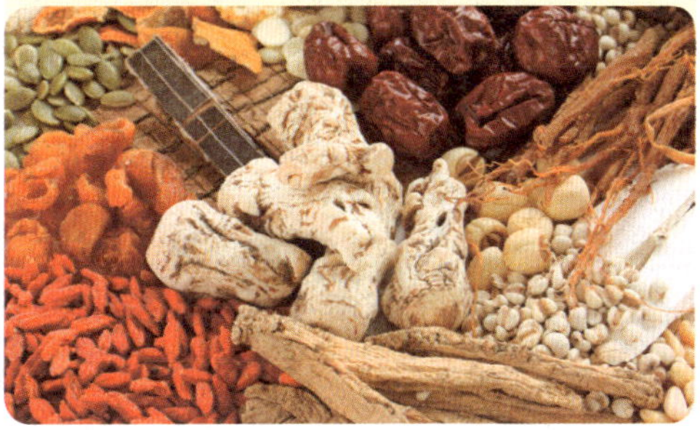

中药材的“五味”

“五味”的本义是指药物和食物的真实滋味。辛、甘、酸、苦、咸是5种最基本的滋味。此外，还有淡味、涩味。由于长期以来将涩附于酸、淡附于甘，以合五行配属关系，故习称“五味”。

“酸”能收敛固涩、帮助消化、改善腹泻。多食易伤筋骨；感冒者勿食。典型中药材有乌梅、五倍子、五味子、山楂、山茱萸等。

“苦”能清热泻火、降火气、解毒、除烦、通泄大便，还能治疗咳喘、呕吐、恶心等。多食易致消化不良、便秘、干咳等；体热者不宜多食。典型中药材有黄连、白果、杏仁、大黄、枇杷叶、黄芩、厚朴、白芍、青果等。

“甘”能滋补、和中、缓急。多食易发胖、伤齿；上腹胀闷、糖尿病患者应少食。典型中药材有人参、甘草、红枣、黄芪、山药、薏米、熟地黄等。

“辛”发散风寒、行气活血，治疗风寒表证，如感冒发热、头痛身重。食用过多易耗费体力，损伤津液，从而导致便秘、火气过大、痔疮等；阴虚火旺者忌用。典型中药材有薄荷、木香、川芎、茴香、紫苏、白芷、花椒、肉桂等。

“咸”泻下通便、软坚散结、消肿，用于大便干结，还可消除肿瘤、结核等。多食易致血压升高、血液凝滞；心血管疾病、中风患者忌食。典型中药材有芒硝、鳖甲、牡蛎、龙骨、决明子、玉米须等。

食物的“四性”

不管是食物还是药材，其“四性”皆为寒、热、温、凉。凉性和寒性、温性和热性，在作用大小方面稍有差别。此外，有些食物性平和，称为平性。能减轻或消除热证的食物属寒凉性，能减轻和消除寒证的食物属温热性。

温热食物：温热食物多具有温补散寒、壮阳暖胃的作用。适合寒证或阳气不足的人食用。常见的温热食物有生姜、葱白、大蒜、姜、韭菜、南瓜、羊肉、荔枝、龙眼、栗子、大枣、核桃仁、鳝鱼、鲢鱼、虾、海参等。

寒凉食物：寒凉食物具有清热泻火、滋阴生津的功效。适合热证或阳气旺盛者食用。常见的寒凉食物有西瓜、木瓜、梨、甘蔗、荸荠、菱角、绿豆、莲藕、芹菜、冬瓜、黄瓜、苦瓜、丝瓜、白萝卜、海带、鸭肉等。

平性食物：平性食物大多营养丰富，适合日常饮食或者大病初愈后的营养补充。常见的平性食物有大米、玉米、红薯、芝麻、莲子、花生、黄豆、扁豆、猪肉、鸡蛋、牛奶、胡萝卜、白菜等。

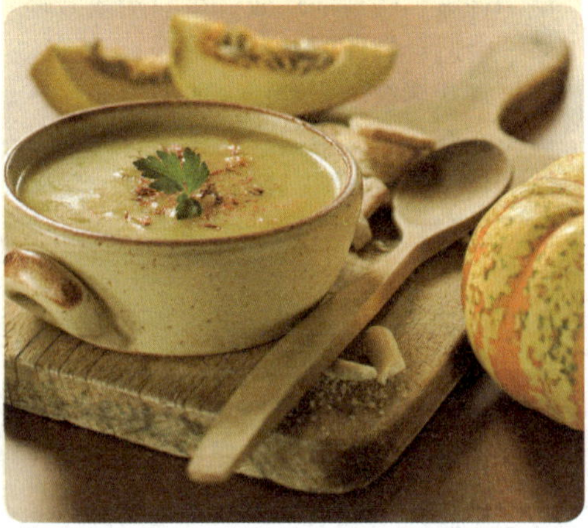

食物的“五味”

“五味”与“四气”一样，也具有阴阳五行的属性。《黄帝内经》中说：“辛甘发散为阳，酸苦涌泄为阴。”《素问·藏气法时论》指出：“辛散，酸收，甘缓，苦坚，咸软。”这是对五味作用的最早概括。

辛：能散、能行，具有发散、行气、活血的作用。多用来治疗表证及气血阻滞之证。《黄帝内经》中说：“辛以润之。”意思是说，辛味药还有润养的作用。

甘：能补、能缓、能和，具有补益、和中、缓急止痛、调和药性的作用。多用于治疗虚证、调和药性和中毒解救。

酸：能收、能涩，即具有收敛、固涩的作用。多用于治疗虚汗、泄泻、肺虚久咳、遗精滑精、遗尿尿频、崩漏带下等病。

苦：能泄、能燥、能坚。“能泄”的含义有三：一指苦能通泄；二指苦能降泄；三指苦能清泄。“能燥”指苦燥。“能坚”的含义有二：一指苦能坚阴，即泻火存阴；二指坚厚肠胃。具有泻火解毒和化湿的作用，多用于热证、火证、喘咳、呕恶、便秘、湿证、阴虚火旺等的治疗。

咸：能软、能下，具有软坚散结、泻下通便的作用。多用于治疗大便秘结、瘰疬痰核、瘿瘤、肿瘤包块等。

《黄帝内经》明确指出：“谨和五味，骨正筋柔，气血以流，腠理以密，如是则骨气以精。谨道如法，长有天命。”说明五味调和得当是身体健康、长寿的重要条件。酸味食物有收敛、固涩的作用，可用于治疗虚汗、泄泻、小便频多、滑精、咳嗽经久不止及各种出血病。但酸味容易恋邪，如感冒出汗、咳嗽初起、急性肠火泄泻，均当慎食。常见的酸性食物有醋、番茄、橄榄、山楂等。苦味食物有清热、泻火、燥湿、解毒的作用，可用于治疗热证、湿证。但过量食用易引起腹泻，所以脾胃虚弱者宜谨慎食用。常见的苦味食物有苦瓜、茶叶、百合、白果、猪肝等。辛即辣味，辛味食物有发散、行气、活血等作用，可用于治疗感冒表证及寒凝疼痛病证。但过多食用辛辣的食物伤津液，积热上火。常见的辛味食物有姜、葱、辣椒、芹菜、豆豉、韭菜、酒等。甘即甜，甘味食物有补益、和中、缓和拘急的作用，可用于治疗虚证。但过量食用会导致气滞、血压升高。常见的甘味食物有红糖、白糖、胡萝卜、牛奶、猪肉、牛肉、燕窝等。咸味食物有软坚、散结、泻下、补益阴血的作用，可用于治疗瘿瘤（大脖子病）、痰核、痞块、热结便秘、血亏虚等病。但过量食用会导致血行不畅。盐、猪心、猪腰、紫菜、海带等均属于咸性食物。

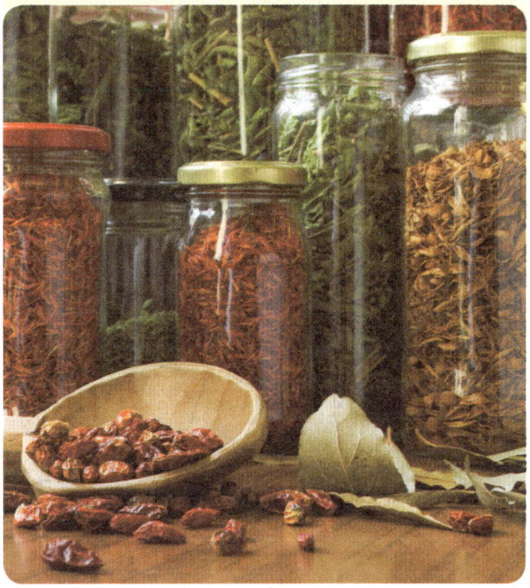

食疗药膳的分类

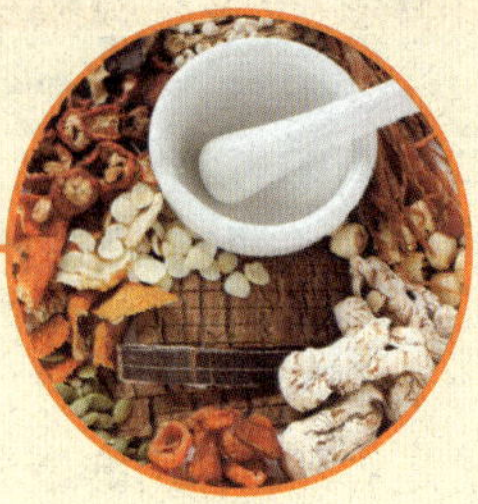

药膳可根据研究内容、成品性状、食疗作用、制作方法等进行分类，读者能加深对药膳的认识，从而在日常生活中可有选择地做出各类健康药膳，对自己和家人进行适度调养，以达到预防疾病的作用。

按研究内容分类

药膳配伍学：是以中医中药、烹饪理论为依据，对药物性能、食物特点、用膳者身体状况、药物与食物配合进行分析研究，以便用来预防疾病的一门学科。

药膳烹调学：是在药膳炮制师对药物、食物炮制的基础上，研究药膳制作工艺的学科。

药膳药物、食物学：是研究制作药膳用的药物、食物品质功能的学科。主要研究药物、食物的来源、成分、性味、归经、效用、选方及用法和用量、宜忌等。

药膳炮制学：是研究药膳制作前，根据治疗疾病的要求对药物、食物进行一些必要的初步加工处理的学科。

药膳企业管理学：是研究药膳企业的经营管理的学科。主要研究经营药膳的餐厅、工厂、医院的经营特点、经营原则和管理方法。

按制作方法分类

药膳的烹调方法是由药膳的特点决定的。药膳的形式主要是以汤为主，口味上保持食物和药物的原本鲜味，药膳的制作方法主要有炖、焖、煨、蒸、煮、熬、炒等10余种类型。

炖：药膳的炖法是将药物和食物同时下锅注入清水、放入调料，置于武火上烧开并撇去浮沫，再置文火上炖至熟烂的烹制方法。

焖：药膳的焖法是先将药物和食物用油炝加工后，改用文火添汁焖至酥烂的烹制方法。

煨：药膳的煨法是指用文火或余热对药物和食物进行较长时间加热的烹制方法。

蒸：药膳的蒸法是利用水蒸气加热烹制药膳的方法。

煮：药膳的煮法是将药物和食物一起放在多量的汤汁或清水中，先用武火煮沸，再用文火煮熟。

熬：药膳的熬法是将药物和食物经初加工炮制后，放入锅中，加入清水，用武火烧沸后改用文火熬至汁稠软烂的烹制方法。

炒：药膳的炒法是将药物提取成一定比例的药汁，再加入食物中一起炒制。

按成品性状分类

菜肴类：是以各种食物为主料，配以一定比例的中药材，经烹调而成的，具有色、香、味、形等特色的特殊菜肴，可制成冷菜、蒸菜、炖菜、炒菜、卤菜等。

米面类：以稻米、糯米、小麦面粉为基本原料，配以一定比例的中药材制成的馒头、面条、米饭、汤圆、包子、馄饨等。

粥食类：以米、麦、豆为基本原料，加入一些中药材，如枸杞、山楂、百合等煮成的半流体饮食。

汤羹类：以肉、蛋、奶、海鲜等原料为主料，加入一些中药材，用煎、煮、炖、煲等方法制作而成的较稠厚的汤液。

糕点类：按糕点的制作方法制作而成的药膳食品，如八珍糕、茯苓米糕、淮药金糕等。

饮料类：将药物和食物经浸泡或压榨，再以煎煮或蒸馏等方法制作而成的饮品。

药酒类：在药物加入白酒浸制而成。

精汁类：是将药物或食物用一定的方法提取、分离后制成，有效成分含量较高的汤汁。

罐头类：是按照药膳食品罐头生产工艺制作而成的一种特殊食品。与其他类型的药膳食品比较，罐头类食品具有可长期存放、利于运输和保管等优点。

糖果类：是将药物的加工品加入熬炼成的糖料中混合后制成的固态或半固态，供含化或嚼食的药膳食品。

蜜饯类：新鲜植物或干燥的果实、果皮经药液、蜂蜜、糖液煎煮后，再加入大量的蜂蜜或白糖制作而成的药膳食品。

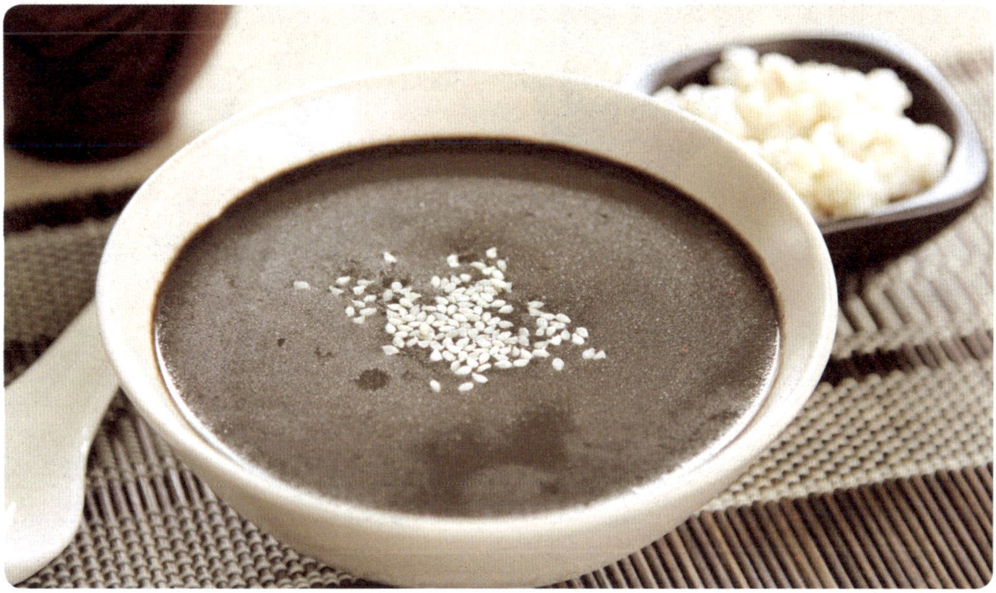

按食疗作用分类

强身健体类药膳： 强身健体类药膳可根据春、夏、秋、冬4个季节分为四季健康药膳；可根据心、肝、脾、肺、肾分为五脏健康药膳；针对女性的生理特点可分为乌发明目、补血益气、滋阴润肤、去皱祛斑、祛痘降火、美白养颜、排毒瘦身等药膳；根据男性的生理特点可分为活血理气、镇惊安眠、补肾壮阳、强筋壮骨等药膳；根据儿童的生长特点可分为补脑醒神、增强记忆等药膳；根据老年人的体质特点可分为补养肾气、聪耳明目、安神助眠等药膳。

辅助治病类药膳： 辅助治病的药膳，主要是针对患者的具体情况，采用相应的药膳进行辅助治疗，对慢性病患者最为适宜。这类药膳经过炮制烹调后成为美味佳肴，不仅可以充饥，还可以辅助治疗疾病，如糖尿病、高血压、冠心病、高血脂、中风、骨质疏松、骨质增生、神经衰弱、阿尔茨海默病、水肿、结石病、痢疾、妇科病、男科病、肺炎、慢性支气管炎等。

常用的治病药膳按其功效又可分为：解表药膳、泻下药膳、清热药膳、祛寒药膳、祛湿药膳、消导化积药膳、补益药膳、理气药膳、理血药膳、祛痰止咳药膳、息风药膳、安神药膳。

防衰类药膳： 防衰类药膳很适合年老体弱的人食用。老年人由于气血虚衰，需要药膳滋补。有研究认为，人体五脏虚损，特别是肾气虚、免疫力下降，是导致身体衰弱的主要原因，也容易出现夜尿频多、腰膝酸软、骨质疏松等症状。此外，高血压、高血脂、糖尿病等疾病也好发于中老年人，针对这些情况，年老体弱者在饮食方面宜选用一些补益五脏、扶助肾气、提高免疫力、有益心脑血管的药膳，可达到预防疾病、防衰的目的。

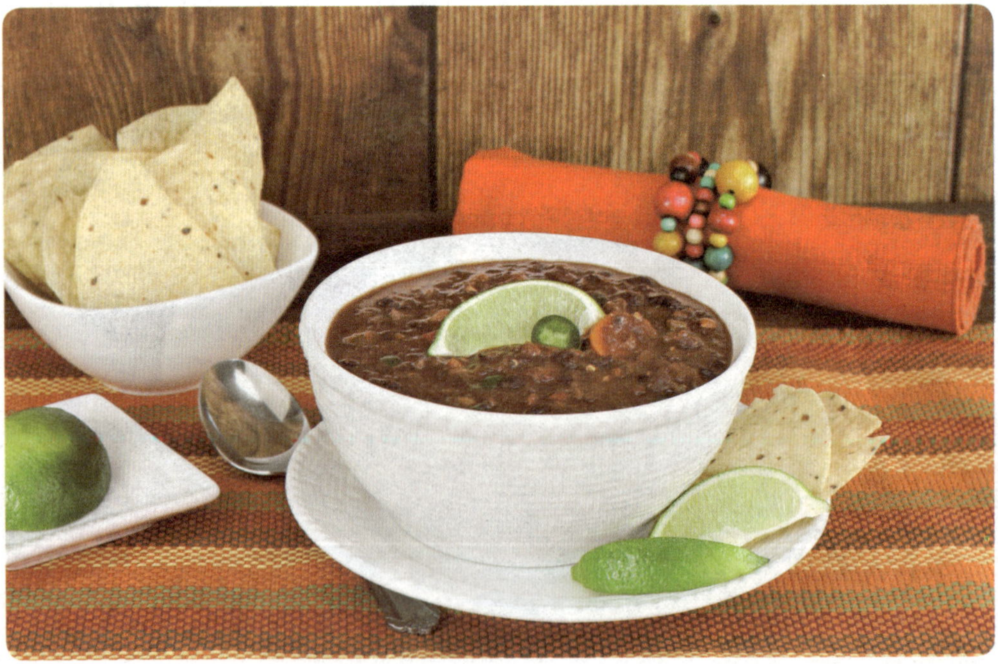

辨清体质，用对药膳

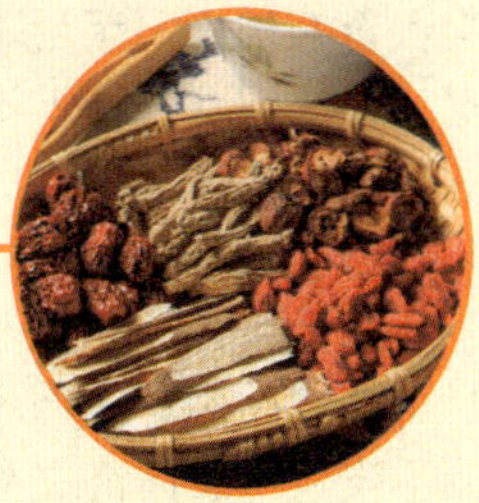

每个人的体质都不同，中医将人的体质大致分为寒、热、虚、实4个类型，但大多数人的体质属于夹杂型体质，如有虚寒夹瘀型、热证夹湿型等，所以要根据自己的体质选择适合自己的药膳。

何谓体质

体质是指每个人因先天遗传及后天环境的相互影响而产生的，具有寒、热、实、虚4种特性的身体性质。体质除了会影响一个人的生活饮食习惯外，在生病时也会因为体质的不同而出现不同的症状。

平和体质

平和体质是一种健康的体质，其主要特征为：阴阳气血调和，体形匀称健壮，面色、肤色润泽，头发稠密有光

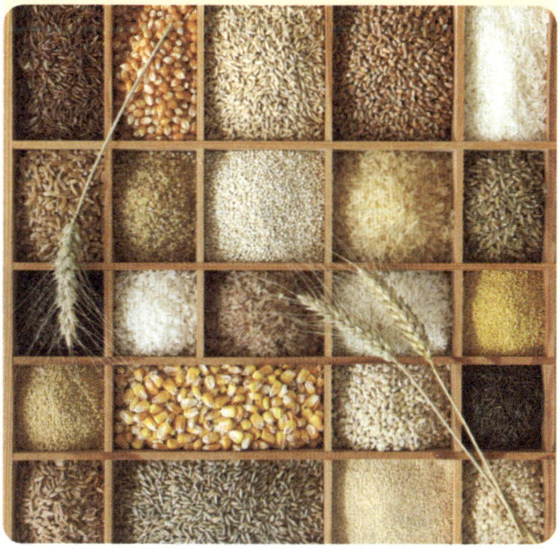

泽，目光有神，鼻色明润，嗅觉通利，唇色红润，不易疲劳，不易生病，生活规律，精力充沛，耐受寒热，睡眠良好，饮食较佳，二便正常。此外，性格开朗随和，对于环境和气候的变化适应能力较强。平和体质者饮食应有节制，营养要均匀，粗细搭配要合理，少吃过冷或过热的食物。

气虚体质

气虚体质是由于一身之气不足所致，以气虚体弱、脏腑功能状态低下为主要特征的体质状态。其主要特征为：元气不足，肌肉松软不实，平素语音低弱，气短懒言，容易疲乏，精神不振，易出汗，舌淡红，舌边有齿痕，脉弱，易患感冒、内脏下垂等病。此外，性格内向，不喜冒险，不耐受风、寒、暑、湿邪。气虚体质者平时应多食用具有益气健脾作用的食物，如白扁豆、红薯、山药等。不吃或少吃荞麦、柚子、菊花等。

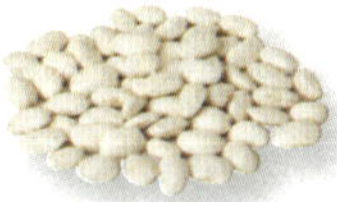

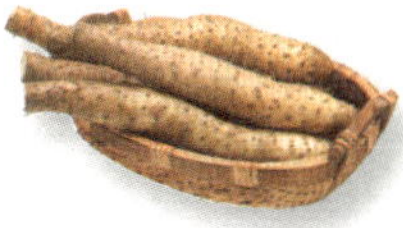

阳虚体质

阳虚体质是指人体的阳气不足，身体出现一系列阳虚症状。其主要特征为：畏寒怕冷，手足不温，肌肉松软不实，喜热饮食，精神不振，舌淡胖嫩，脉沉迟，易患痰饮、肿胀、泄泻等病。此外，性格多沉静、内向，耐夏不耐冬，易感风、寒、湿邪。阳虚体质者平时可多食牛肉、羊肉等温阳之品，少吃或不吃生冷、冰冻之品。

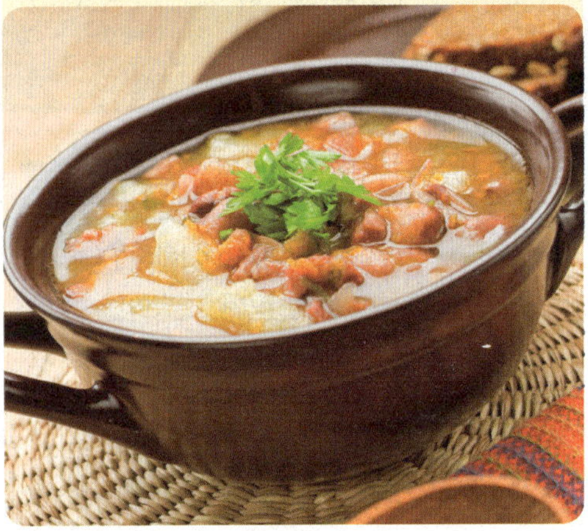

阴虚体质

阴虚是指精血或津液亏损。其主要特征为：口燥咽干，手足心热，体形偏瘦，鼻微干，喜冷饮，大便干燥，舌红少津，脉细数，易患虚劳、失精、不寐等病。此外，性情急躁，外向好动、活泼，耐冬不耐夏，不耐受暑、热、燥邪。阴虚体质者平时应多食鸭肉、绿豆、冬瓜等甘凉滋润之品，少食羊肉、韭菜、辣椒等性温燥烈之品。

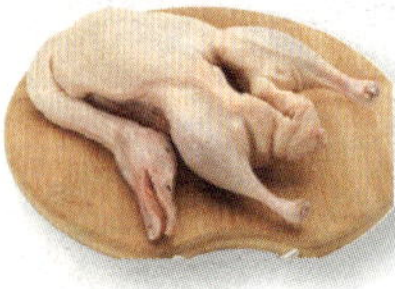

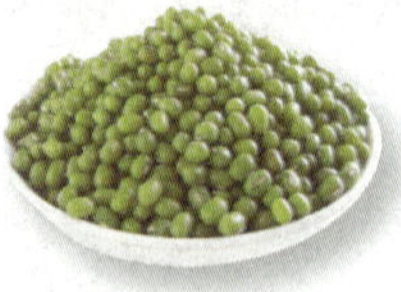

血瘀体质

血瘀体质的人血脉运行不畅，不能及时排出和消散离经之血，久之，就会淤积于脏腑器官组织之中，而产生疼痛。其主要特征为：肤色晦暗，色素沉着，容易出现瘀斑，口唇暗淡，舌暗或有瘀点，舌下络脉紫暗或增粗，脉涩，易患癥瘕及痛证、血证等。此外，血瘀体质者易烦、健忘，不耐受寒邪。血瘀体质者应多食山楂、红糖、玫瑰等，不吃收涩、寒凉、冰冻之品。

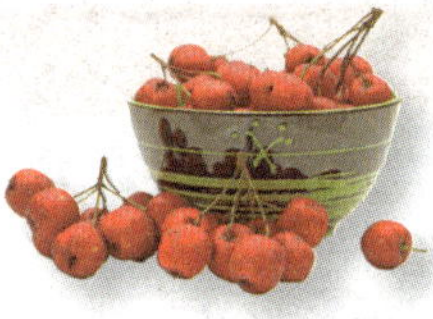

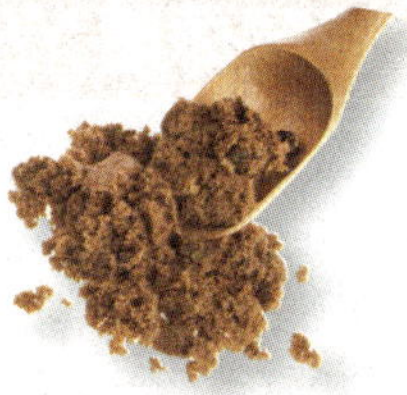

痰湿体质

痰湿体质者脾胃功能相对较弱，气血津液运行失调，导致水湿在体内聚积成痰。其主要特征为：体形肥胖，腹部肥满，面部皮肤油脂较多，多汗且黏，胸闷，痰多，口黏腻或甜，喜食肥甘甜黏，苔腻，脉滑，易患糖尿病、中风、胸痹等病。此外，性格偏温和、稳重，多善于忍耐，对梅雨季节及湿重环境适应能力差。痰湿体质者饮食以清淡为主，多食粗粮，夏季多食姜，冬季少进补。

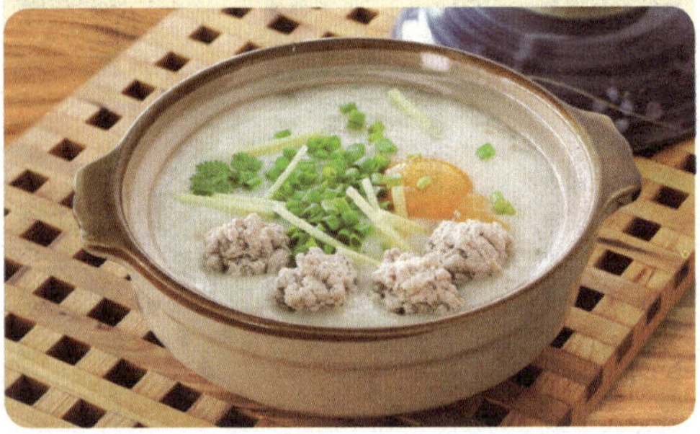

湿热体质

湿热体质是以湿热内蕴为主要特征的体质状态。其主要特征为：面垢油光，易生痤疮，口苦口干，身重困倦，大便黏滞不畅或燥结，小便短黄，男性易阴囊潮湿，女性易带下增多，舌质偏红，苔黄腻，脉滑数，易患疮疖、黄疸、热淋等病。此外，湿热体质者容易心烦急躁，对夏末秋初湿热气候，以及湿重或气温偏高环境较难适应。湿热体质者饮食以清淡为主，可多食赤小豆，不宜食用冬虫夏草等补药。

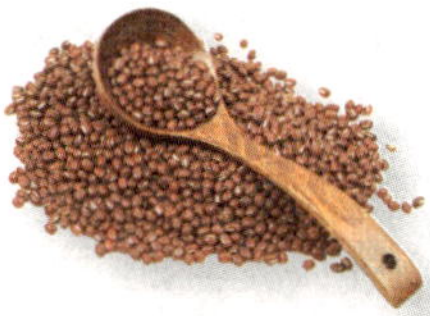

气郁体质

气郁体质者大多性格内向不稳定，敏感多虑。其主要特征为：神情抑郁，忧虑脆弱，形体瘦弱，烦闷不乐，舌淡红，苔薄白，脉弦，易患脏躁、梅核气、百合病等。此外，气郁体质者对精神刺激适应能力较差，不适应阴雨天气。气郁体质者宜多食行气解郁的食物，如佛手、橙子、柑皮等，忌食辛辣、咖啡、浓茶等刺激品。

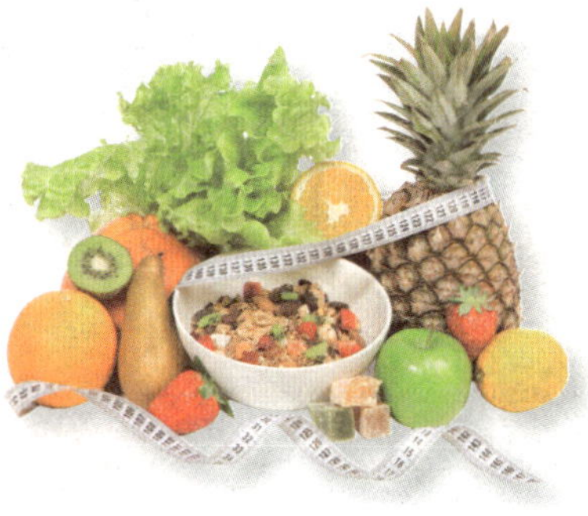

特禀体质

特禀体质也就是过敏体质，属于偏颇的体质类型，过敏后会给患者带来各种不适。其主要特征为：常见哮喘、风团、咽痒、鼻塞、喷嚏等；患遗传性疾病者有垂直遗传、先天性、家族性特征；先天性禀赋异常者，或有畸形，或有生理缺陷；患胎传性疾病者具有母体影响胎儿个体生长发育及相关疾病特征。此外，特禀体质者对外界环境适应能力差。特禀体质者饮食宜益气固表，起居避免变应原，加强体育锻炼。

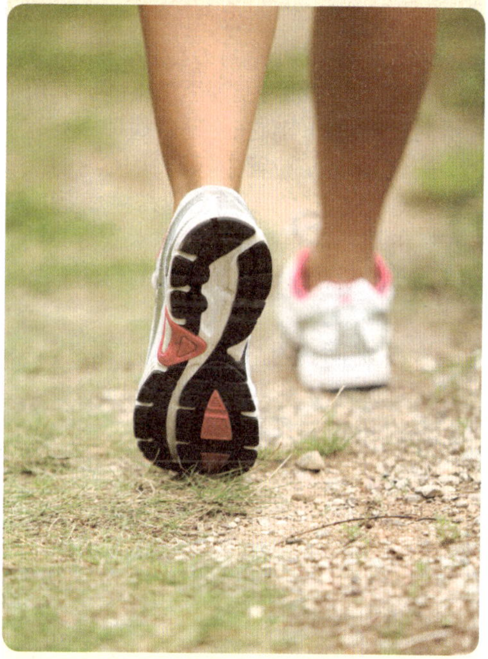

药膳的食用须知

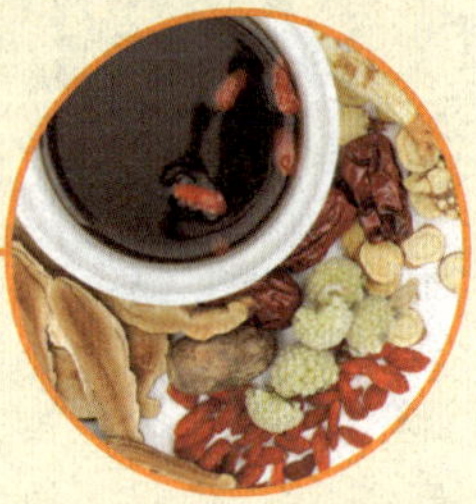

在食用药膳时我们也要知道，在理念上，药膳讲究的是“辨体施食，对症下药”，虽然药膳有很多优点，但它毕竟只有辅助治疗作用，还是要“对症下药”。同时，食用药膳时必须科学忌口。不少中医文献中都有忌口的记载。但目前民间的忌口方式太过于苛刻且盲目，我们需要学习有关科学忌口的知识。

食用药膳宜合理饮食

人的体质可能因为遗传、生活环境、饮食、生活习惯等因素不同而有所不同，不同的体质在生理、病理上会有不同的表现。随着中医防病风潮的兴起，越来越多的人已经懂得“正确吃法”的重要性，也开始懂得从饮食方面来改善体质，从而达到防病的目的。

《素问·生气通天论》指出：“谨和五味，骨正筋柔，气血以流，腠理以密，如是则骨气以精。谨道如法，长有天命。”说明了五味合理搭配的重要性。

粗细搭配：粗粮和细粮搭配既能提高食物蛋白的利用率，又可增进食欲。经常进食少量粗粮，还能增强消化系统的功能。

干稀搭配：单吃过干食品，如米、馍，或单喝稀汤，都不符合营养要求，应该干稀搭配，这样才可提高蛋白质的吸收率。

荤素搭配：素食主要是指粗粮、蔬菜等植物性食品，荤食主要是指动物性食品。荤素搭配并以素为主，可获得丰富的维生素、无机盐，并能提高蛋白质的利用率，保证人体对各种营养物质需求的满足。从现代科学的观点来看，单纯吃素对人体可能并无益处，要结合提高自身免疫力与其他因素，如环境、生活规律、清静无为等。

此外，中医学还反对暴饮暴食，提倡少食多餐。如孙思邈指出“不欲极饥而食“不欲顿而多”，宋人则认为“食不欲急，急则损脾，法当熟嚼令细”。

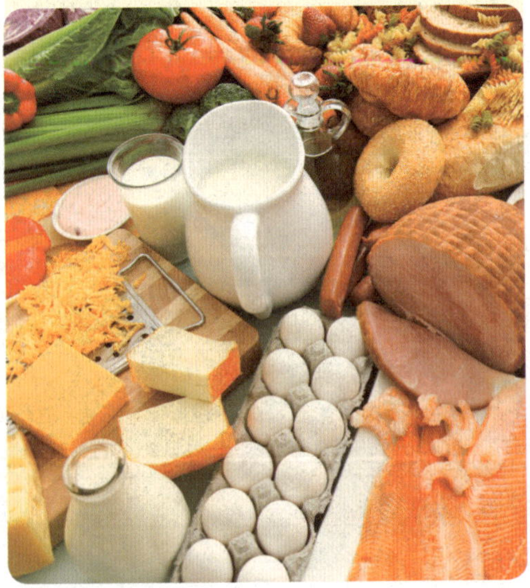

食用药膳要科学忌口

认识“发物”：患病者需要忌口，如感冒应以清淡饮食为主。但忌口要讲究科学，不能忌得太过，否则会影响病体康复。比如慢性肾病患者，需以低蛋白清淡饮食为主，不能大补，但这并不是意味着什么肉都不能吃，有些人因为忌得太过，时间久了营养不良，反而给治疗和康复带来很大障碍。民间说法中有很多“发物”，多指泥鳅、虾、蟹、海参、羊肉、牛肉、香椿等一些高蛋白质和高营养的食物。凡患病就要忌食一切“发物”，否则会引起疾病复发或加重疾病的观点是完全没有科学根据的。营养学家认为，这些“发物”甚至可以刺激机体产生应激反应，唤醒机体免疫力，促进生理功能的恢复和提高。如泥鳅富含蛋白质、脂肪、钙、铁及多种维生素，是保肝护肝佳品，急慢性肝炎患者应多食之；香椿有涩肠止血、燥湿、固精等功效，故适用于便血、痔疮、肠炎、痢疾、女性赤白带下、男子遗精等患者食用。

服药后忌口：即服药后摄取哪些食物会增强或降低药物功效。例如患者正在服用健脾和胃、温中益气的中药，却又摄取一些凉性滑肠的食物，就会削弱药物的作用，起不到预期的进补和治疗效果。这时就要注意食物与药物的相克关系，正确忌口或正确进补，如服含荆芥汤剂后应忌鱼、蟹，服用白术的汤剂后要忌桃、李、大蒜，服有土茯苓的汤剂要忌蜂蜜等。

中医辨证施食：中医的特点是“辨证施治”，药膳也要依据这一理论，进行“辨证施食”，即根据患者的病情、病性决定忌口。对患者食物的选择要根据食物的性味，结合疾病情况及天时气候、地理环境、生活习惯等诸多因素实行辨证施食。总结起来，忌口的原则有四点：“因病忌口”“因药忌口”“因时忌口”和“因体质类型忌口”。

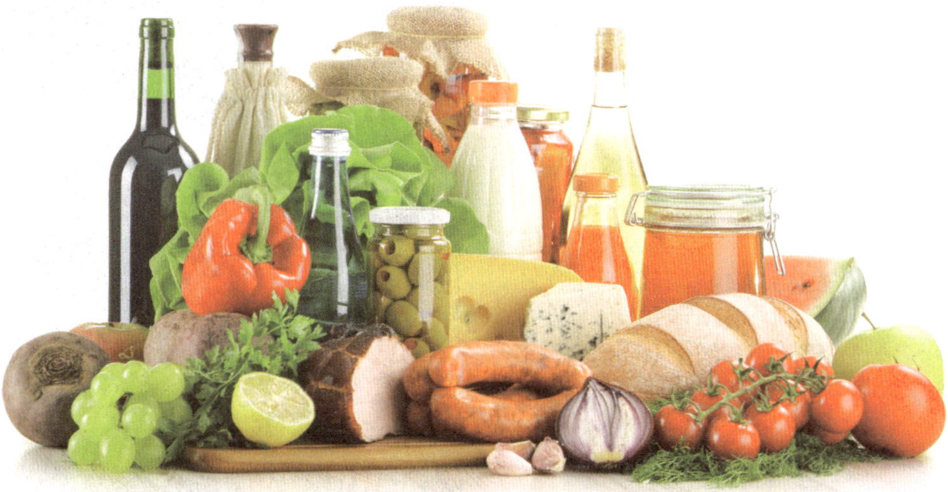

中药材的使用须知

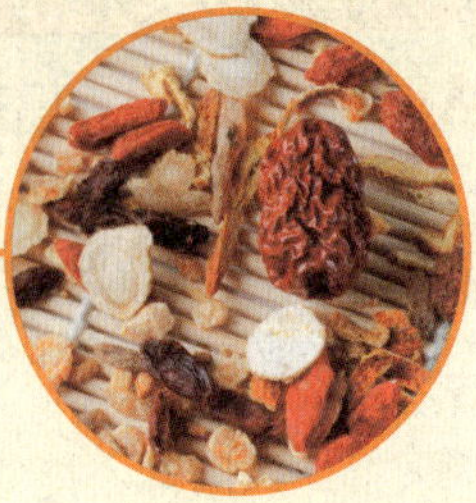

在使用中药材前，我们必须对中药材有大致的了解，这样才能更好地帮助我们认识中药材。

中药材的配伍

“配伍”是指按病情需要和药性的特点，有选择地将两味以上的药物配合使用。历代医家将中药材的配伍关系概括为7种，称为“七情”。

单行： 即用单味药治病。如清金散，单用黄芩治轻度肺热咯血；独参汤，单用人参补气救脱。

相使： 即将性能功效有共性的药配伍，一药为主，一药为辅，辅药能增强主药的疗效。如黄芪与茯苓配伍，茯苓能助黄芪补气利水。

相须： 即将药性功效相似的药物配伍，可增强疗效。如桑叶和菊花配伍，可增强清肝明目的功效。

相畏： 即一种药物的毒性作用能被另一种药物减轻或消除。如附子配伍干姜，附子的毒性能被干姜减轻或消除，所以说附子畏干姜。

相杀： 即一种药物能减轻或消除另一种药物的毒性或副作用。如干姜能减轻或消除附子的副作用，因此说干姜杀附子之毒。由此而知，相杀、相畏实际上是同一配伍关系的两种说法。

相恶： 即两药合用，一种药物能降低甚至去除另一种药物的某些功效。如莱菔子能降低人参的补气功效，所以说人参恶莱菔子。

相反： 即两种药物合用，能产生或增加其原有的毒性反应。如配伍禁忌中的“十八反”“十九畏”中的药物。

家庭药膳配伍，可取单行、相使、相须，相畏、相恶、相反的配伍一般禁用于家庭药膳。

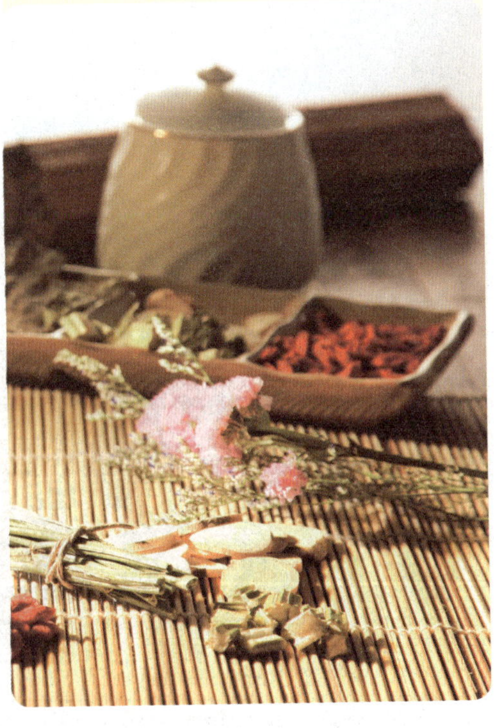

中药材用药之忌

配伍禁忌：目前，中医学界共同认可的配伍禁忌为“十八反”和“十九畏”。“十八反”即甘草反甘遂、大戟、海藻、芫花，乌头反贝母、瓜蒌、半夏、白蔹、白及，藜芦反人参、沙参、丹参、玄参、苦参、细辛、芍药。“十九畏”即硫黄畏朴硝，水银畏砒霜，狼毒畏密陀僧，巴豆畏牵牛，丁香畏郁金，川乌、草乌畏犀角，牙硝畏三棱，官桂畏石脂，人参畏五灵脂。

妊娠用药禁忌：妊娠禁忌药物是指女性在妊娠期，除非要中断妊娠或引产，否则禁用或须慎用的药物。根据临床实践，将妊娠禁忌药物分为禁用药和慎用药两大类。禁用的药物多属剧毒药或药性峻猛的药，以及堕胎作用较强的药；慎用药主要是大辛大热药、破血活血药、破气行气药、攻下滑利药及温里药中的部分药。

禁用药：水银、砒霜、雄黄、轻粉、甘遂、大戟、芫花、牵牛子、商陆、马钱子、蟾蜍、川乌、草乌、藜芦、胆矾、瓜蒂、巴豆、麝香、干漆、水蛭、三棱、莪术、斑蝥。

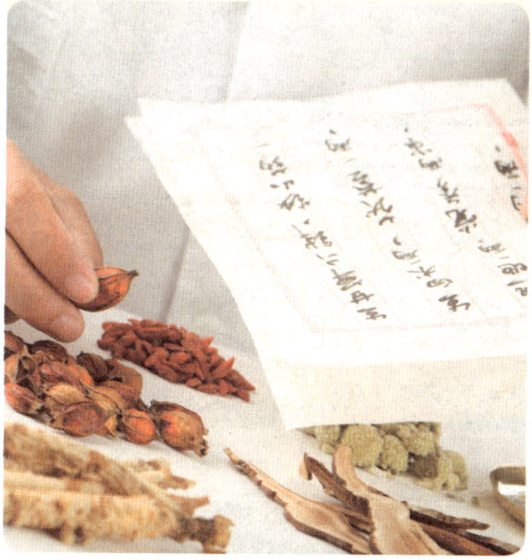

慎用药：桃仁、红花、牛膝、川芎、姜黄、大黄、番泻叶、牡丹皮、枳实、芦荟、附子、肉桂、芒硝等。

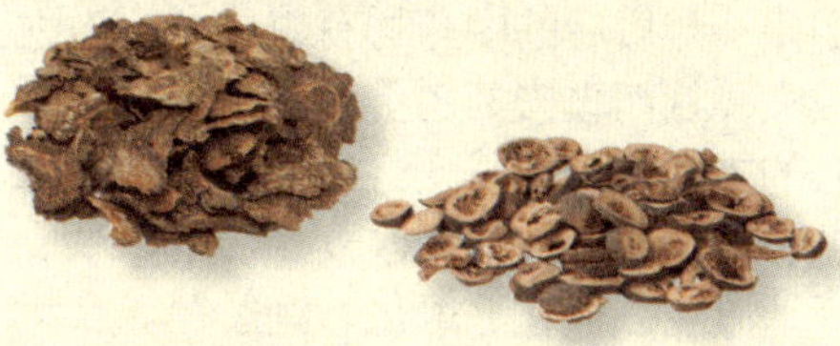

服药食忌：服药食忌是指服药期间对某些食物的禁忌，即通常所说的忌口。忌口的目的是避免疗效降低或发生不良反应，影响身体健康及病情的恢复。一般而言，服用中药时应忌食生冷、辛辣、油腻、有刺激性的食物。但不同的病情有不同的禁忌，如热性病者应忌食辛辣、油腻、煎炸及热性食物，寒性病者忌食生冷，肝阳上亢、头晕目眩、烦躁易怒者应忌食辣椒、胡椒、酒、大蒜、羊肉等大热助阳之品，脾胃虚弱、易腹胀、易泄泻者应忌食黏腻、坚硬、不易消化之品，疮疡、皮肤病者应忌食鱼、虾、蟹等易发易过敏及辛辣刺激性食物。

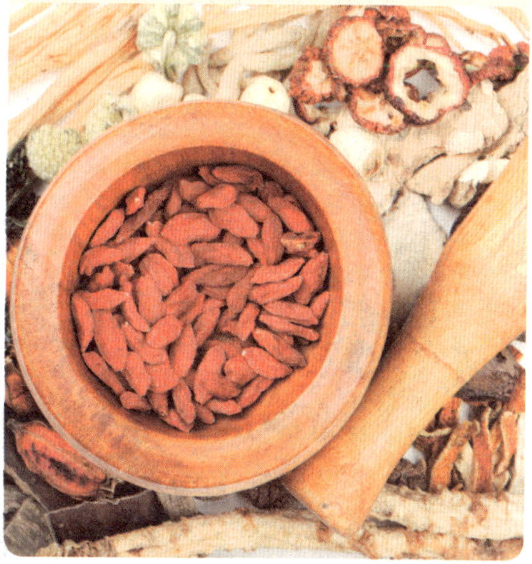

中药材的保存方法

中药材受外界因素和自身因素的影响，如果保存不当，性质会不断发生变化。变质后的中药材有效成分会大大减少，从而失去药用价值。中药材变质后的主要表现有霉变、虫蛀、泛油、泛糖、气味改变、色泽改变、形态改变、质地改变、风化、融化、潮解等。

中药材的家居贮存方法主要有：①密封贮藏，包括罩帐密封、装入容器等；②干燥处理后贮藏，包括晾晒干、烘干、微波干等；③吸潮养护，包括机械吸潮、吸潮剂吸潮等。

一般来说，味甜含糖质的中药材易被虫蛀、易发霉变色，如人参、党参、枸杞、红枣等，宜干燥处理后用防潮纸包好，再放入容器或胶袋中密封保存，或置于冰箱冷冻柜中保存。一旦发现受潮，要立刻晾晒或用微波炉烘烤。

含挥发油的中药材易发霉、虫蛀、泛油，且不宜久藏，贮藏过久会因挥发油散失而降低疗效。当归、川芎、薄荷、丁香、荆芥、藿香、肉桂、红花等气味芳香的中药材均含挥发油，此类药材应充分干燥后放入容器或胶袋中密封保存，置于干燥阴凉处。夏季应放于冰箱的冷冻柜中保存。

富含粉性的药物易被虫蛀，如淮山、白芷、葛根、薏米、牛蒡、白芍等。洁净和干燥是防虫蛀的主要措施，可将这类药物干燥后筛去碎末，存放于通风干燥处，或装入胶袋挤去空气后密封保存，也可放在冰箱的冷冻柜内保存。

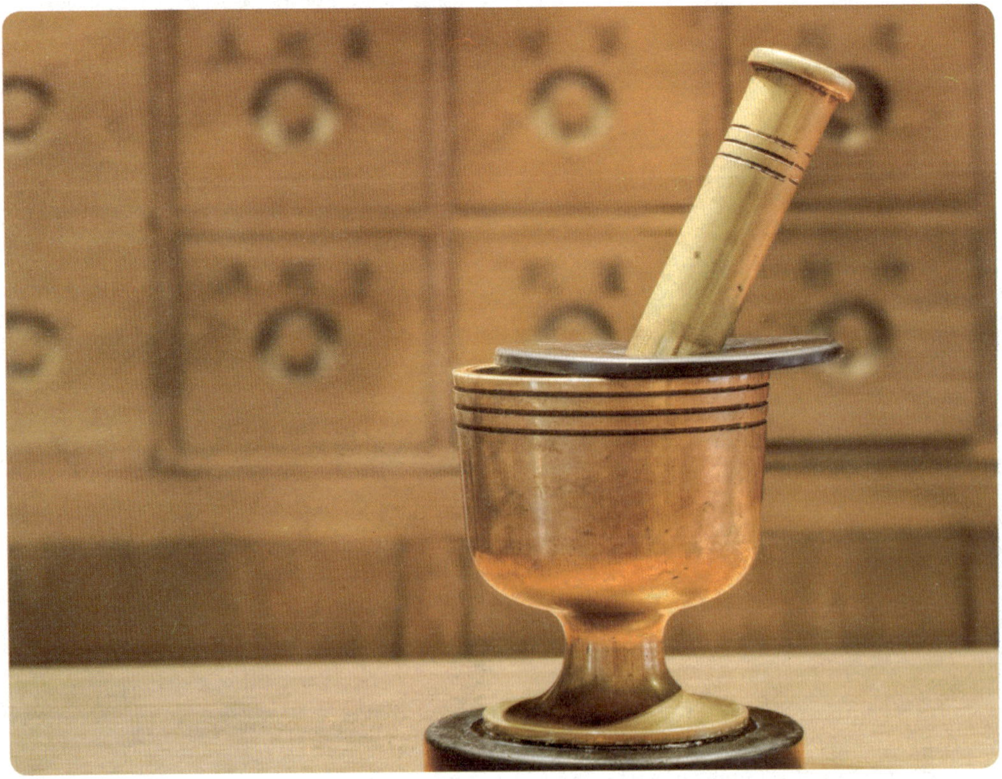

煎煮中药材的注意事项

煎煮中药材应注意火候与煎煮时间。煎时药宜先用大火后用小火，如煎解表药及其他芳香性药物，应先用大火迅速煮沸，再改用小火煎10～15分钟即可。有效成分不易煎出的矿物类、骨角类、贝壳类、甲壳类药及补益药，宜用小火久煎，以使有效成分更充分地溶出。

中药材的煎煮方法很重要，一般药物可同时煎，但部分药物需做特殊处理。同一药物因煎煮时间不同，其性能与临床应用也存在差异。所以煎制中药汤剂时应特别注意以下几点。

先煎：如制川乌、制附片等药材，应先煎半小时后再放入其他药材同煎。生用时煎煮时间应加长，以确保用药安全。川乌、附子等药材，无论生用还是制用，因久煎可降低其毒性、烈性，所以都应先煎。磁石、牡蛎等矿物、贝壳类药材，因其有效成分不易煎出，也应先煎30分钟左右再放入其他药材同煎。

后下：如薄荷、白豆蔻、大黄、番泻叶等药材，因其有效成分煎煮时容易挥散或分解破坏而不耐长时间煎煮，煎煮时宜后下，待其他药材煎煮将成时加入，煎沸几分钟即可。

包煎：如车前子、葶苈子等较细的药材，含淀粉、黏液质较多的药材，辛夷、旋覆花等有毛的药材，这几类药材煎煮时宜用纱布包裹入煎。

另煎：如人参、西洋参等贵重药材宜另煎，以免煎出的有效成分被其他药渣吸附，造成浪费。

烊化：如阿胶、鹿角胶、龟胶等胶类药材，容易熬焦，宜另行烊化，再与其他药汁兑服。

冲服：如芒硝等入水即化的药材及竹沥等汁液性药材，宜用煎好的其他药液或开水冲服。

服药时间：服药时间应根据药性和病情而定。一般补益药多在饭前服用，助消化或有刺激性的药物应在饭后服用，驱虫药应在空腹时、睡前服用；安眠药宜在睡前服用。

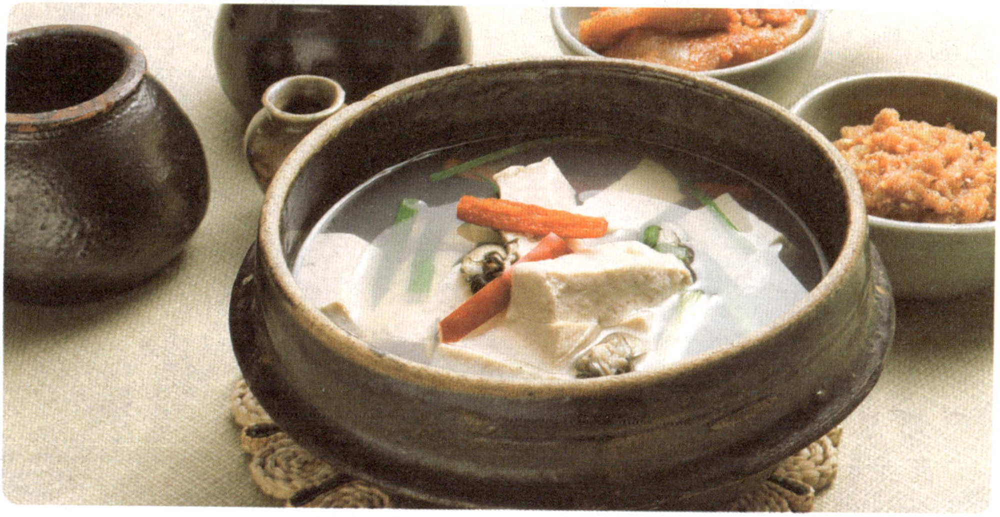

中药材的用量

在中医里，“用量”通常称为“剂量”，是指每一味药用于成人的一日用量。在方剂或药膳中，药物与药物或药物与食物之间的比例用量是“相对剂量”。品质优良的药材药力充足，如川黄连、广木香、东北细辛、云南三七等，用量无须过大；品质次之的药材药力往往不足，用量可加大一些。

一般来说，质地较轻的花、叶类药材用量宜轻，质地较重的金石、贝壳类药材用量宜重，鲜品药材的用量一般比干品大。药性较弱、作用温和、药味较淡的药用量可稍重，药性较强、作用强烈、药味较浓的药用量则宜轻。

无毒性反应的药材用量可稍大，有毒性反应的药材用量应严格控制在安全范围内。家庭药膳中应慎用或忌用有毒性反应的药材。

儿童与老年人对药物的耐受力均较弱，药材用量应低于青壮年的用量。5岁以下的儿童，药材用量一般是成人的1/4，5岁以上的儿童可按成人量减半用。

体质强壮者用量可重，体质虚弱者用量宜轻。

新病者用量可稍重，久病者多虚，用量宜轻。

病急、病重者用量宜重，病缓、病轻者用量宜轻。

在确定药物剂量时，除应注意上述因素外，还应考虑季节、气候及居住的自然环境等因素，做到“因时制宜”“因地制宜”用药。

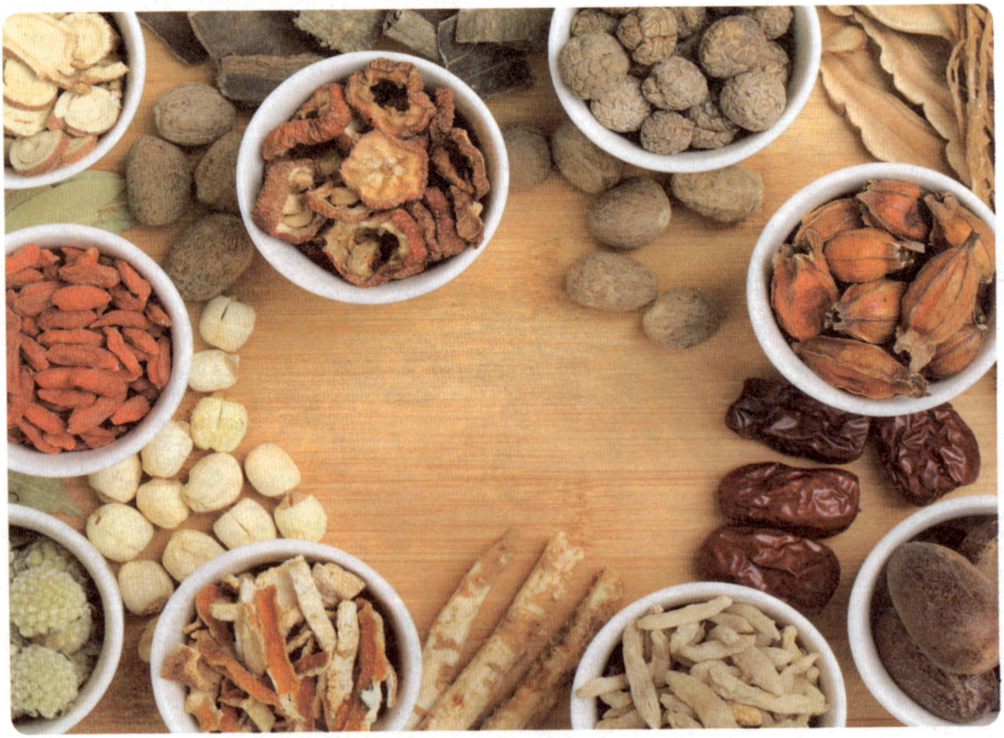

药膳的烹调与烹饪要求

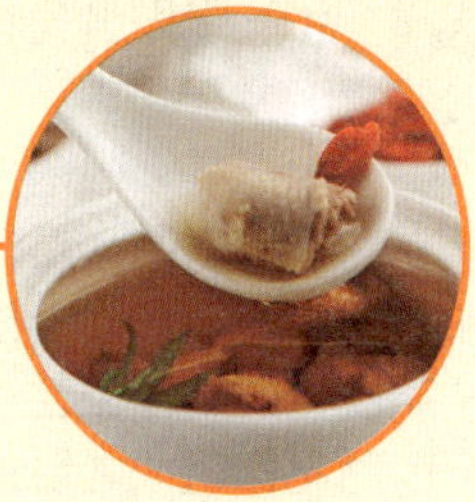

药膳与药材、食材一样，具有“四性”和“五味”的特点，所以在制作药膳时，在考虑其功效的前提下，也要兼顾味道的可口。所以掌握药膳的烹调工艺对制作出美味营养的药膳有很大的帮助。

药膳的烹调

药膳的加工：切制药物和食物时，尽量保持外形一致。如做“山药炒肉”，山药与猪肉都切成4厘米的丝，这样看起来长短一致，比较美观。选择辅料时，色彩搭配要恰当，这样就能增强药膳色香味俱全的感觉。

药膳的烹饪形式：以汤为主，就如同中药汤剂一般，药物的有效成分溶于汤中，能发挥最大的功效。

药膳的烹饪方法：药膳的烹饪方法有很多种，但以炖、煨、蒸、煮为主。因为这样可以使药物最大限度地释放出有效成分，增强功效。同时滋补药多属于甘、温、平一类，大多可以经受较长时间的煎熬。

药膳的调味：一般不使用调味品，对于有些必须调味的药膳，大多是在临上席前，才进行适当调味。对于本身有腥膻味的药物和食物，如龟肉、羊肉、鹿肉、鳖肉、鱼肉、牛肉等，可略加姜、葱调味。对本身无显著鲜美味道的食物和药物，如海参、燕窝等，必须进行调味。

药膳的疗效：药膳烹调应着力保持疗效，一般采取炖、蒸、煮、焖、熬的方法最为适宜。

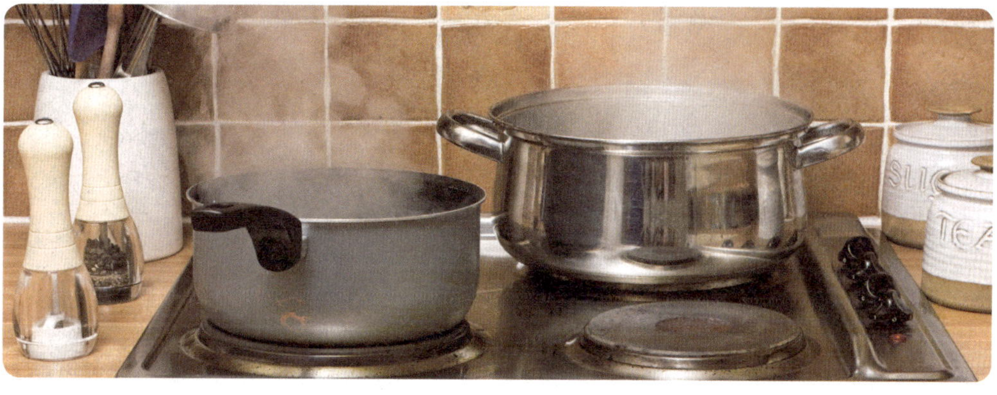

药膳的烹饪要求

药膳制作人员除了要精于烹调技术外，还必须懂得中医、中药知识，只有这样，才能制作出美味可口、功效显著的药膳。

药膳的烹调必须建立在药膳调药师和药膳炮制师配制合格的药食基础上，按照既定的制作工艺进行烹调制作，保证药膳制作完成之后，质量达到要求，色香味俱全。

药膳烹调过程中的清洁卫生很重要，因为药膳是为大众的健康服务的，清洁卫生工作的好坏直接关系药膳的质量和功效。

药膳的烹调制作提倡节约的原则。在药膳的烹调制作中，取材用料十分严格。动物的头、爪、蹄、膀和内脏，植物的根、茎、叶、花和果实，在药膳中的运用都是泾渭分明的。在取用了主要部分后，剩余较多的副产物，如鸡内金、鳖甲、龟板等，不要随意扔掉，可清理干净留待下次使用，这样就能相应降低药膳的成本。

药膳的烹调制作应时刻牢记“辨证施膳”的原则。由于每个人的身体状况、生活环境各不相同，所以药膳烹调师应严格按照医生的处方抓药，药物炮制师对药物进行炮制，最后才能进行药膳烹调。

对于名贵药材，如人参、西洋参、虫草、燕窝、雪蛤等可与食物共烹，让食客能见到药材；对一些坚硬价廉药材可单独煮后滤渣提取药液与食物共烹。

药膳烹调师在制作药膳前，要对药膳的制作有完整的设想和周密的计划。是让全鸡、全鸭入膳，还是将食材切成块、丁入膳，是炒还是炖，都要事先考虑好，然后按计划制作。

药膳装盘上桌时讲究造型美观。盛装药膳的餐具要适当，一般来说，条、丝用长条盘，丁、块用圆盘，再配以适当的雕刻花朵和表明药膳功效的药物，一款精美的药膳就可以上桌了。

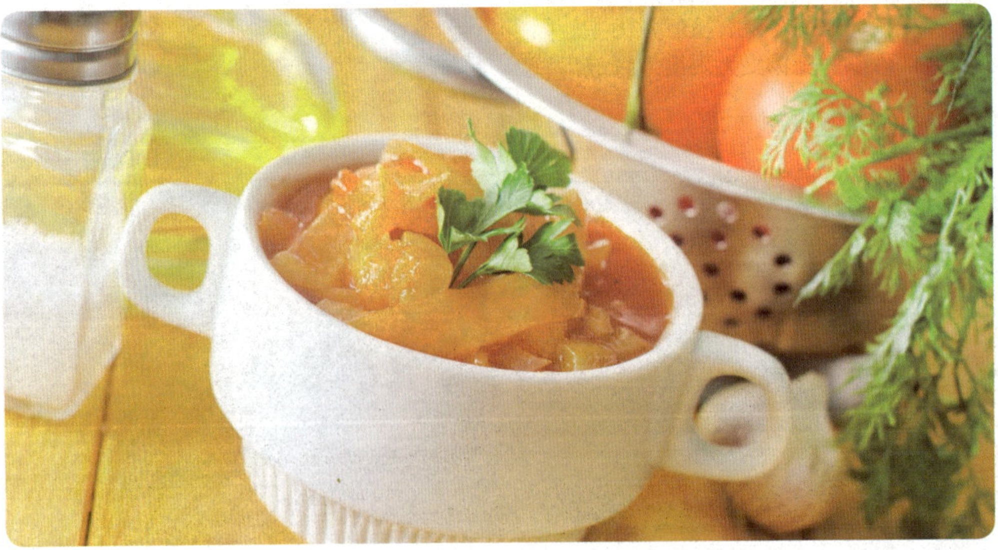

PART 2 第二章

呼吸系统疾病食疗方

呼吸系统是机体与外界进行气体交换的器官的总称，主要包括传送气体的呼吸道及进行气体交换的肺两部分。呼吸道包括鼻腔、咽、喉、气管和各级支气管。呼吸系统的主要功能就是通过与外界进行气体交换，从而获取生命活动所需要的氧气，并且将新陈代谢产生的二氧化碳排出体外。

本章简要介绍了呼吸系统常见的 8 种疾病的主要症状，以及对症药材和食材，并精心为患者搭配了科学合理的药膳以进行食疗。

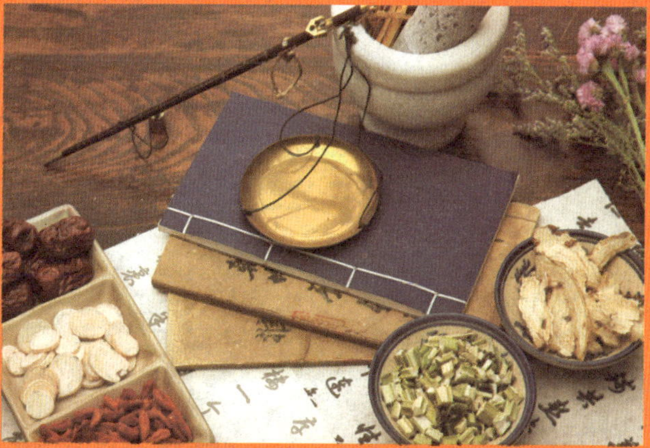

感冒

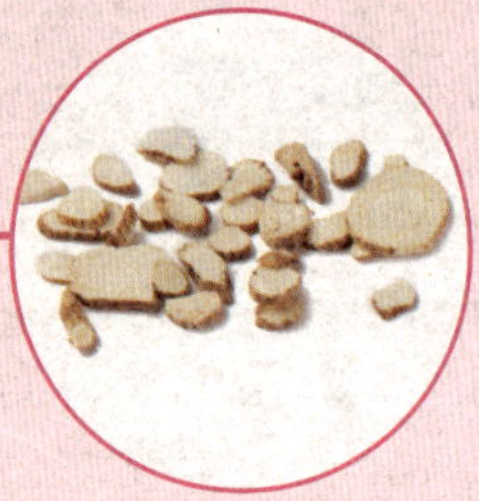

感冒是一种自愈性疾病，一般可分为普通感冒和流行性感冒。普通感冒是由多种病毒引起的一种呼吸道常见病，其中30%~50%是由某种血清型的鼻病毒引起的。流行性感冒是由流感病毒引起的急性呼吸道传染病，病毒存在于患者的呼吸道中，在患者咳嗽、打喷嚏时经飞沫传染给别人。

症状分析

感冒可分为风寒型感冒、风热型感冒和暑湿型感冒三类。不同类型的感冒有不同的临床表现。

风寒型感冒： 除了鼻塞、喷嚏、咳嗽、头痛等一般症状外，还有畏寒、低热、无汗、肌肉疼痛、流清涕、吐稀薄白色痰、咽喉红肿疼痛等症状。

风热型感冒： 除有鼻塞、流涕、咳嗽、头痛等感冒的一般症状外，还有发热重、痰液黏稠呈黄色、喉咙痛等症状。

暑湿型感冒： 有畏寒、发热、口淡无味、头痛、头胀、腹痛、腹泻等症状。

注意事项

患者要注意保暖，多饮热开水，忌食肥腻食物，避免聚湿生痰，多吃维生素C含量高的食物以增强免疫力。多活动，多出汗，利于尽快康复。

生活验方

取葱白3根，加适量水煎汁饮用，连服3天，对于由感染风寒引起的感冒有很好的疗效。取葱白根榨汁，滴入鼻孔，每日1次，每次2~3滴，可有效地预防感冒。

取姜25克洗净切片，放入锅内加入适量清水，先以大火烧沸，然后改小火煮25分钟后停火，加适量红糖搅拌即可，有发汗解表、疏风散寒的功效，适合风寒型感冒患者。

对症药材和食材

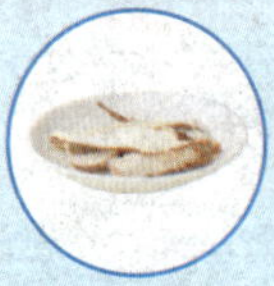

白芷： 白芷具有祛风燥湿、发汗散寒、消肿止痛的功效，常用于治疗感冒头痛，前额痛用之效果更好，配用羌活、防风，能加强疗效。

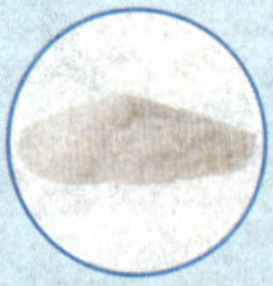

石膏： 石膏具有清热泻火、除烦止渴的功效，常用于外感热病，具有退热止烧的作用，可治疗高热烦渴、肺热喘咳、胃火亢盛、牙痛、头痛等疾病。

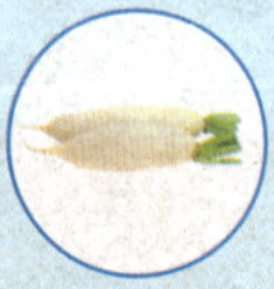

白萝卜： 白萝卜富含维生素C和锌，能提高机体免疫力，补充营养，适合感冒期间食用。

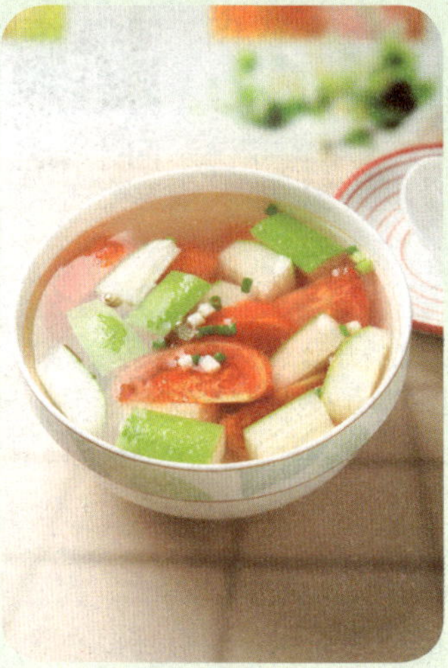

节瓜番茄汤

材料

番茄140克，节瓜200克，葱花少许，调料适量

扫码学做食疗

做法

①节瓜去除瓜瓤，切段；番茄切小瓣。②锅中注水烧开，倒入节瓜、番茄，煮至熟软。③加盐、鸡粉、芝麻油，拌匀，盛出装碗，撒上葱花即可。

功效

本品有促进新陈代谢、提高机体免疫力的功效，对感冒患者有辅助治疗作用。

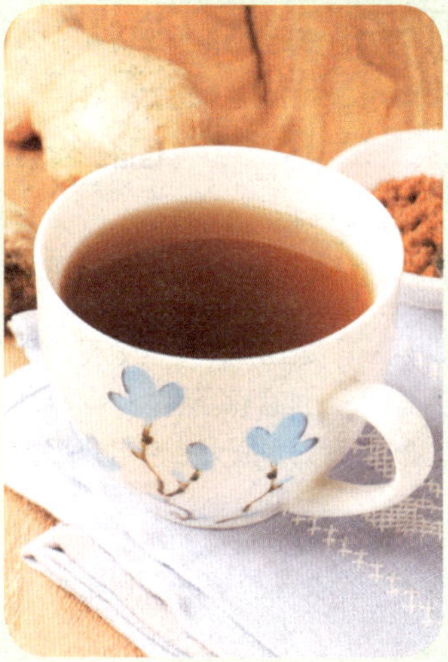

生姜红枣茶

材料

生姜35克，红糖40克，红枣丁35克

扫码学做食疗

做法

①生姜切成片，再切成丝。②将红枣丁、生姜丝倒入蒸汽萃取壶中，煮至熟透。③饮用前放入适量红糖即可。

功效

本品有补中益气、驱散风寒的功效，对感冒患者有辅助治疗作用。

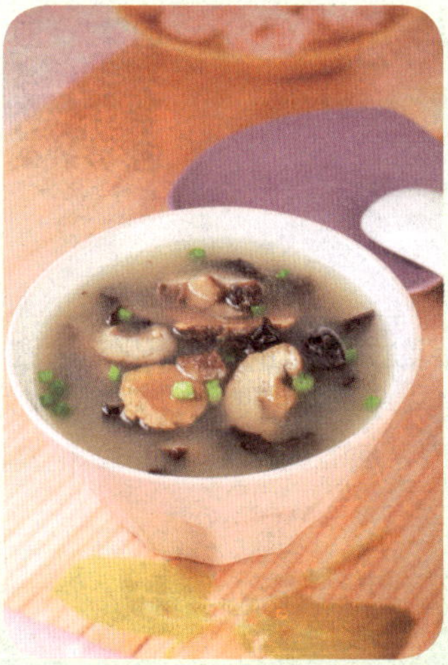

泽泻香菇木耳汤

材料

水发木耳90克，水发香菇75克，泽泻、姜片、葱花各少许，调料适量

扫码学做食疗

做法

①木耳切小块；香菇切片。②砂锅中注水烧开，倒入香菇、木耳、泽泻、姜片，加入料酒、食用油，拌匀，加盖，煮至食材熟透。③揭盖，加入盐、鸡粉，拌匀后盛出装碗，撒上葱花即可。

功效

本品有清热生津的功效，适合感冒患者食用。

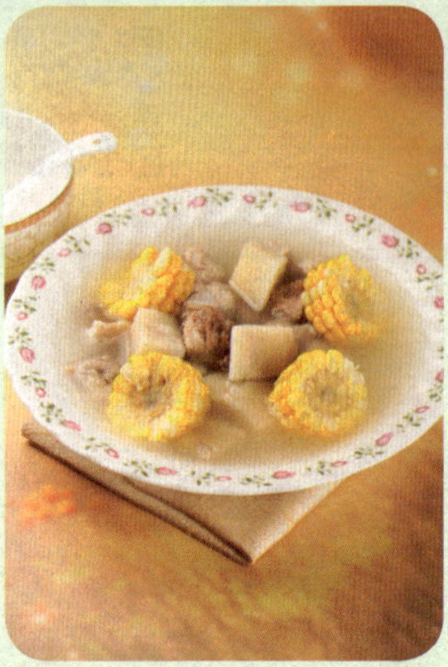

葛根猪骨汤

扫码学做食疗

材料

排骨段400克 ，玉米块170克，葛根150克，盐适量

做法

①葛根切小块；锅中注水烧开，倒入排骨段，汆去血渍，捞出待用。②砂锅中注水烧开，倒入排骨段，放入玉米块、葛根块，搅匀，加盖，煮至食材熟透。③以盐调味即可。

功效

本品可发散风寒，常食能增强体质，预防感冒。

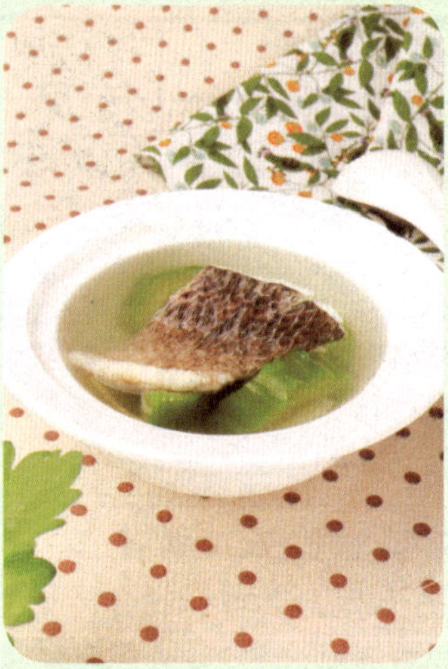

鲈鱼老姜苦瓜汤

扫码学做食疗

材料

苦瓜块50克，鲈鱼肉60克，老姜10克，葱段少许，盐、食用油各适量

做法

①砂锅中注油，倒入葱段、老姜，爆香，放入苦瓜块，注水加盖煮开，放入鲈鱼，加盖煮至食材皆熟。②揭盖，加入盐调味。③盛出煮好的汤，装碗即可。

功效

本品有消炎退热的功效，对感冒患者有辅助治疗的作用。

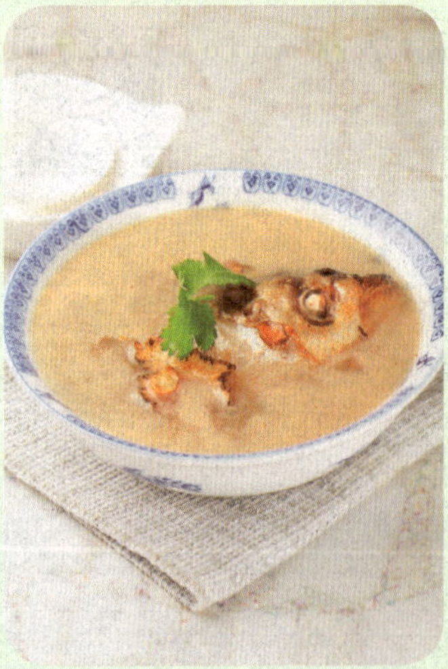

川芎白芷鱼头汤

扫码学做食疗

材料

川芎5克，白芷1克，生姜5片，鳙鱼头1个，盐适量

做法

①将鱼头洗净，去鳃，起油锅，下鱼头煎至微黄，取出；川芎、白芷、生姜洗净。②把鱼头、川芎、白芷、生姜一起放入炖锅内，加适量开水，加盖，隔水炖2小时。③以盐调味即可。

功效

适合感冒且伴有头痛的患者食用。

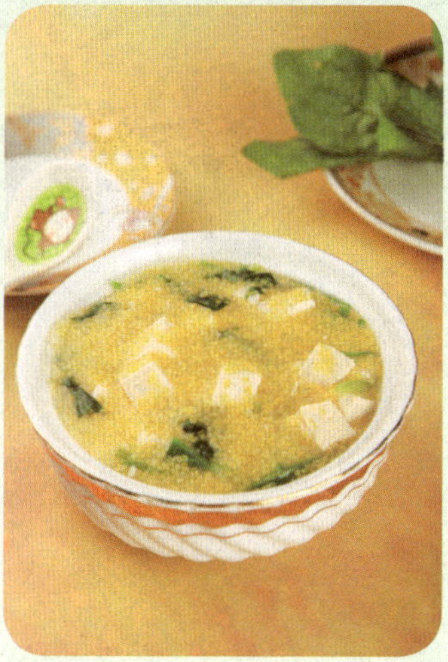

豆腐菠菜玉米粥

材料

玉米粉90克，菠菜10克，豆腐30克，盐2克，味精1克，麻油5克

做法

①菠菜洗净，豆腐洗净切块。②锅置火上，注水烧沸后，放入玉米粉，用筷子搅匀。③放入菠菜、豆腐，煮至粥成，加入盐、味精，滴入麻油即可食用。

功效

本品有清热利尿、生津止渴的功效，适合感冒患者食用。

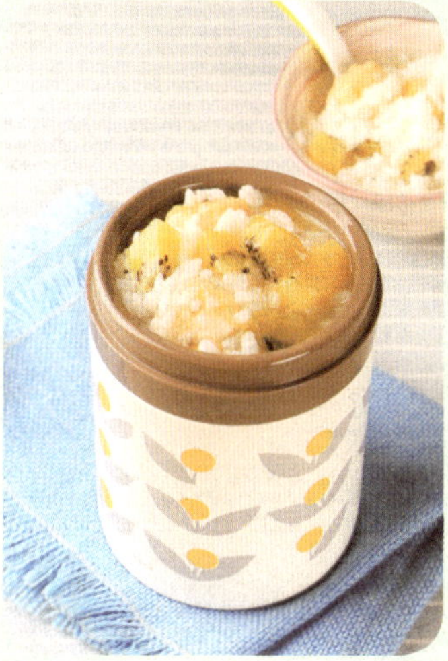

香蕉水果粥

材料

大米30克，香蕉40克，猕猴桃20克，菠萝20克，冰糖适量

做法

①香蕉切片；菠萝对半切开，切小块；猕猴桃切条，再切丁。②焖烧罐中倒入大米，放入香蕉、菠萝、猕猴桃，注入开水至八分满，拌匀。③倒入冰糖，焖3小时成粥品。

功效

本品有解表祛湿的功效，适合感冒患者食用。

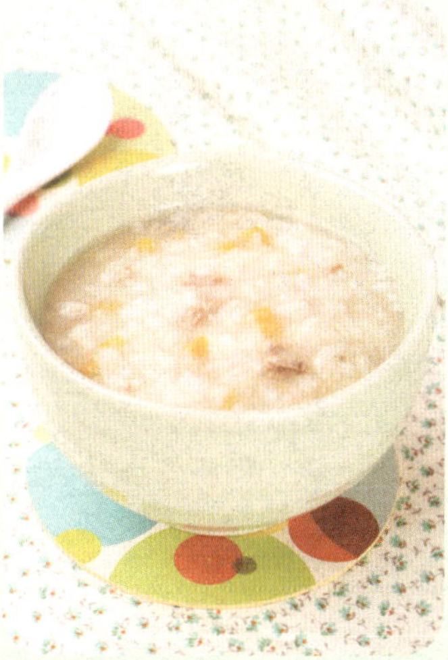

牛肉地瓜粥

材料

水发大米100克，牛肉50克，地瓜45克

做法

①地瓜切小粒；牛肉切小粒。②砂锅注入少许水，烧热，倒入牛肉粒、大米，炒至食材微微转色，注水，搅匀，加盖煮开。③揭盖，倒入地瓜粒，搅匀，加盖继续炖煮30分钟后，揭盖盛出即可。

功效

本品有健脾和胃、解表祛湿的功效，适合感冒患者食用。

咳嗽

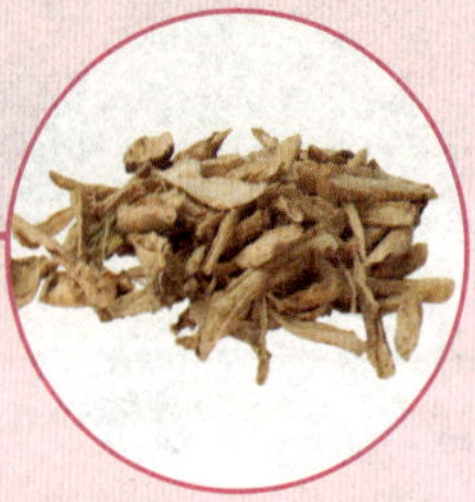

咳嗽是呼吸系统疾病中最常见的症状之一，当呼吸道黏膜受到异物、炎症、分泌物或过敏性因素等刺激时，即可反射性地引起咳嗽。咳嗽一般是呼吸道感染、支气管炎、肺炎、支气管扩张等导致的。

症状分析

咳嗽的主要症状为喉间有痰声，似水笛哮鸣声，痰多稀白或痰色黄稠、量少、易咳出，喉痒欲咳等。

注意事项

注意保暖，尽可能卧床休息，多喝水，高营养食物。平常多锻炼身体，增强机体抗病能力。季节交换时避免受凉。避免过度疲劳。感冒流行时少去公共场所，预防上呼吸道感染。

生活验方

取6瓣蒜头去皮，用刀拍碎，放入碗中，加入冰糖10克、清水50克，放在锅内蒸熟，每晚睡前趁热服用，连用3天即可见效。

秋梨去皮、核，白藕去节，各等量，切碎，取汁，频服。

对症药材和食材

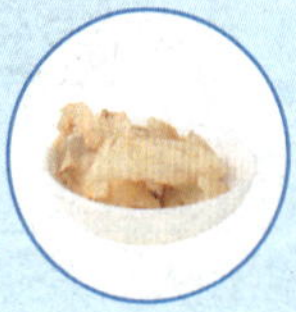

玉竹：玉竹可养阴润燥、除烦止渴，适用于燥咳、劳嗽、热病阴液耗伤之咽干口渴、内热消渴、阴虚外感、眩晕、挛痛。

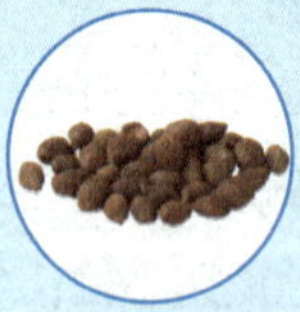

胖大海：胖大海可清热润肺、利咽解毒，适用于咳无痰、喉痛、音哑、骨蒸内热、吐衄下血、目赤、牙痛。

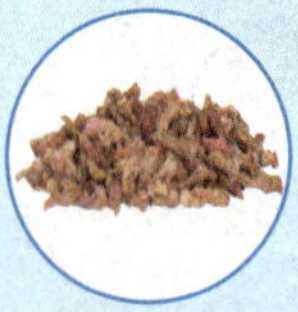

款冬花：款冬花可润肺下气、化痰止咳，适用于新久咳嗽、喘咳痰多、咳逆喘息、肺痿劳嗽咯血、喉痹失声等症状。

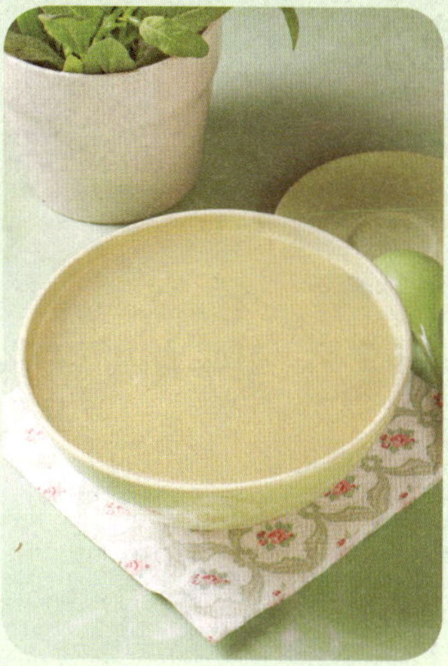

绿豆豆浆

扫码学做食疗

材料

水发绿豆100克，白糖适量

做法

①将绿豆倒入大碗，加水搓洗干净。②将绿豆倒入豆浆机，加入适量水，磨成豆浆。③将豆浆倒入碗中，加入适量白糖，拌匀即可享用。

功效

本品具有止咳、平喘、益气补肺的功效，对咳嗽气喘、咳痰有很好的功效。

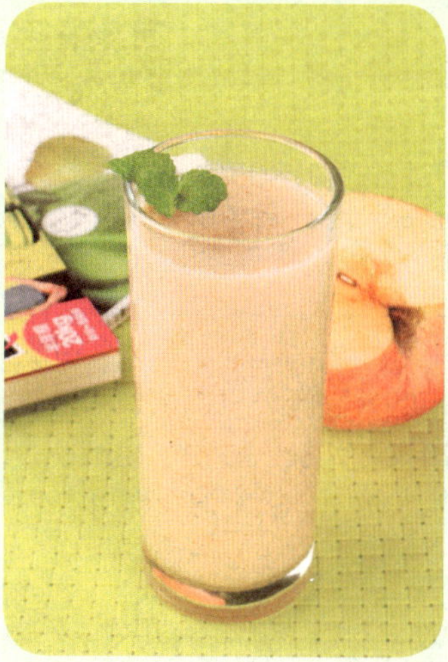

无花果苹果汁

扫码学做食疗

材料

无花果40克，苹果80克，酸奶50毫升

做法

①苹果去子，去皮，切块；无花果切碎。②将苹果块、无花果碎倒入榨汁机，倒入酸奶，注水，加盖，调转旋钮至一档，榨取果汁。③揭盖，将榨好的果汁倒入杯中即可。

功效

本品可补肺气、清肺热、定喘咳，适合哮喘体虚者，症见素体肺气虚弱、咳嗽气短、喘息无力者。

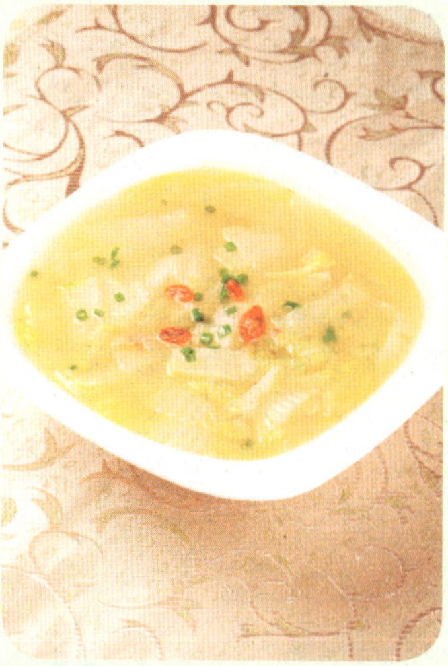

白菜冬瓜汤

扫码学做食疗

材料

白菜180克，冬瓜200克，枸杞8克，姜片、葱花各少许，调料适量

做法

①冬瓜切成片；白菜切成小块。②用油起锅，放入少许姜片，爆香，倒入冬瓜片、白菜块，炒匀，倒入适量水，放入枸杞，煮至食材熟透。③揭盖，加入适量盐、鸡粉，搅匀调味，撒上葱花即可出锅。

功效

本品可清热化痰，对咳嗽，痰多、黄稠等有辅助治疗作用。

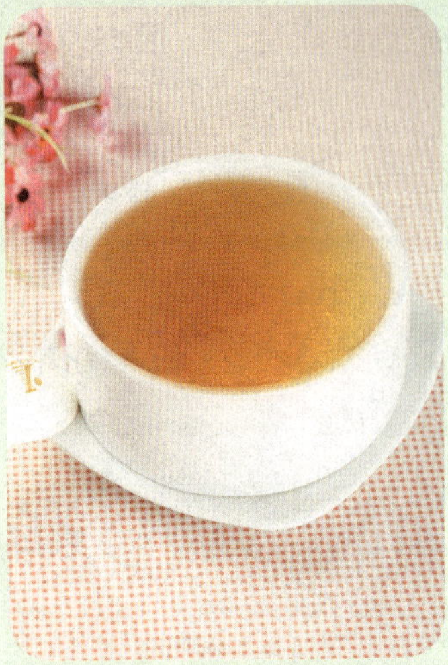

牛蒡子桔梗糖水

扫码学做食疗

材料

牛蒡子5克，桔梗3克，胖大海1克，冰糖适量

做法

①砂锅中注水烧开，倒入牛蒡子、桔梗、胖大海，拌匀，加盖煮至药材析出有效成分。②揭盖，捞出药材，放入少许冰糖，搅匀，煮至融化，盛出即可。

功效

本品可开宣肺气、清热止咳，适合咳嗽气喘、咳吐黄痰等症状的哮喘患者食用。

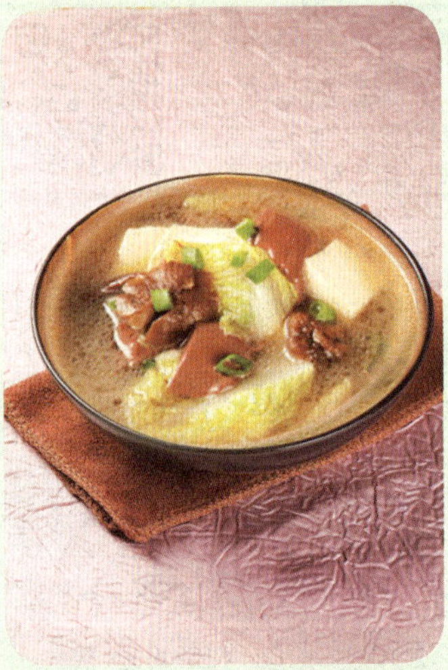

猪血蘑菇汤

扫码学做食疗

材料

猪血100克，豆腐155克，白菜叶80克，水发榛蘑150克，姜片少许，调料适量

做法

①豆腐切块；猪血切小块。②用油起锅，倒入姜片，爆香，放入榛蘑，炒匀，倒入高汤、豆腐块、猪血，加入盐，拌匀。③放入白菜叶，加入鸡粉、胡椒粉，拌匀，盛出煮好的汤，装入碗中，撒上葱花即可。

功效

本品具有润肺止咳的功效，对肺炎患者有功效。

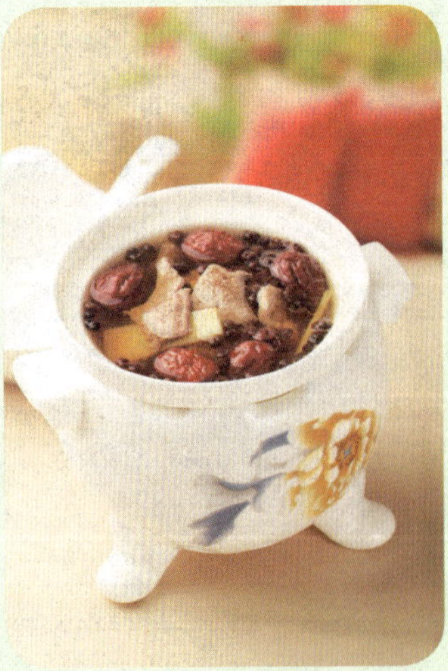

五味子炖猪肝

扫码学做食疗

材料

猪肝200克，红枣20克，五味子10克，姜片20克，调料适量

做法

①猪肝切成片，氽去血水，装入炖盅，备用。②锅中倒水烧开，放入姜片、五味子、红枣，加入少许盐、鸡粉、生抽，拌匀，煮至沸。③将煮好的汤料盛入炖盅里，用中火炖1小时，至食材熟透即可。

功效

本品可止咳平喘，适合肺肾气虚型久咳不愈者食用。

哮喘

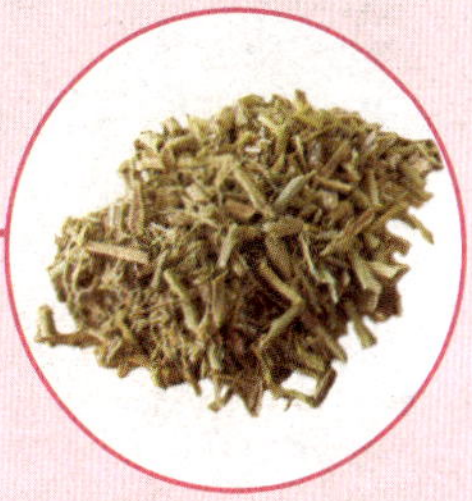

哮喘是一种慢性支气管疾病，患者的气管因为发炎而肿胀，呼吸管道变得狭窄，因而导致呼吸困难。哮喘分为内源性哮喘和外源性哮喘。

症状分析

外源性哮喘常伴有发作先兆，如发作前先出现鼻痒、咽痒、流泪、喷嚏、干咳等，发作期出现喘息、胸闷、气短、平卧困难等；内源性哮喘一般先有呼吸道感染，出现咳嗽、吐痰、低热等，后逐渐出现喘息、胸闷、气短，多数病程较长，缓解较慢。

注意事项

哮喘患者应保持饮食营养丰富、口味清淡，多饮水，多吃蔬菜、水果，忌食肥甘厚味的食物、忌烟酒。避免接触刺激性气体、烟雾、灰尘，避免精神紧张、剧烈运动、受凉、上呼吸道感染。

生活验方

取五味子250克加水煎浓汁，待凉后，将7个鸡蛋浸没在药汁中，浸7天后，每天取出1个鸡蛋蒸熟食用，对于哮喘有很好的疗效。

取3克麻黄塞入一头去节的芦根中，再用芦根封口，加入适量水煎服，每日1次，服3～4天，适用哮喘及慢性咳嗽患者服用。

对症药材和食材

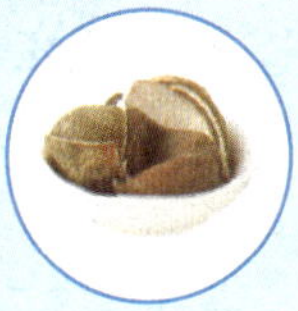

陈皮：陈皮可理气健脾、燥湿化痰，适用于脾胃气滞之脘腹胀满或疼痛、消化不良、食少便溏、痰湿阻肺之咳嗽气喘等症。

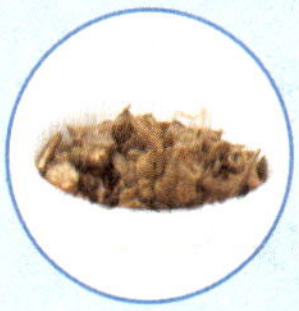

黄芩：黄芩可泻实火、除湿热、止血安胎，适用于燥热烦渴、肺热咳嗽、湿热泻痢、黄疸、热淋、吐衄、崩漏、目赤肿痛等症。

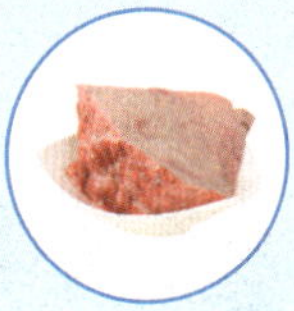

猪肺：猪肺具有补肺、止咳、止血的功效，适用于肺虚咳嗽、咯血等症。

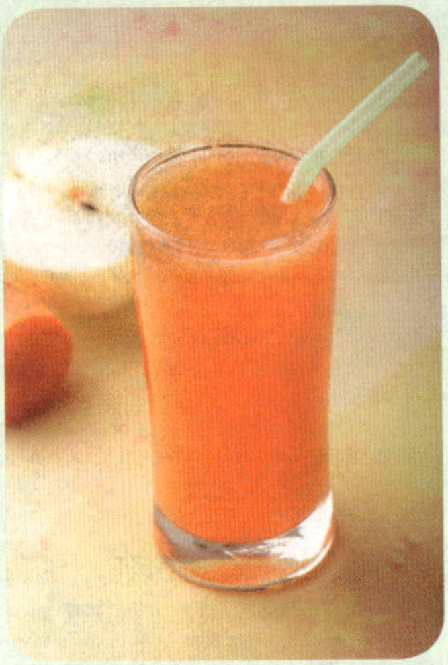

胡萝卜梨汁

扫码学做食疗

材料

雪梨150克，胡萝卜70克，蜂蜜适量

做法

①雪梨去皮，切瓣，去核，切成小块；胡萝卜切条，成丁。②榨汁机加适量矿泉水，放入食材，加盖，充分搅拌，榨出蔬果汁。③断电后揭盖，加入蜂蜜，拌匀后盛出即可。

功效

胡萝卜具有清热润肺、降气止咳的功效，哮喘患者食用有较好的缓解作用。

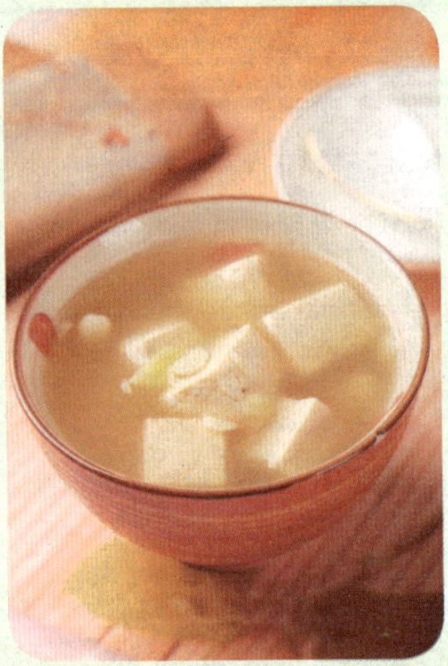

杏仁麻黄豆腐汤

扫码学做食疗

材料

豆腐300克，杏仁10克，麻黄10克，姜片少许，盐适量

做法

①锅中注高汤烧开，放入麻黄，拌匀，加盖，煮约15分钟。②揭盖，捞出麻黄，往麻黄汤中放入切块的豆腐，倒入杏仁，撒入姜片，拌匀，加盖，用小火煮约15分钟至熟。③揭盖，加少许盐，拌匀调味后盛出即可。

功效

本品具有宣肺化痰的功效，适合寒证哮喘患者食用。

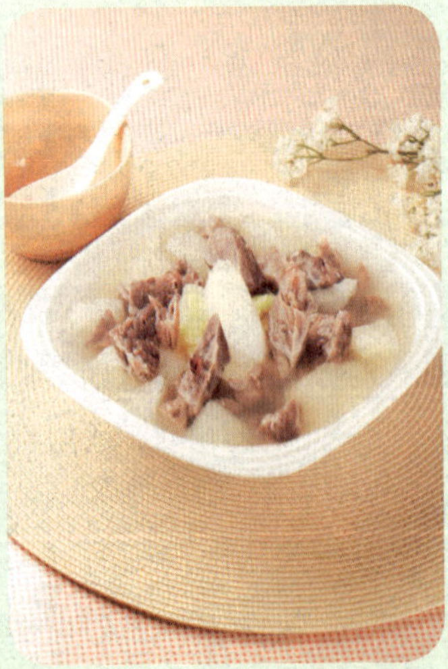

雪梨猪肺汤

扫码学做食疗

材料

猪肺200克，雪梨80克，姜片20克，盐、鸡粉、料酒各适量

做法

①雪梨切块；猪肺切块，煮熟捞出。②砂锅加适量水烧开，倒入猪肺，放入姜片、料酒，加盖煲40分钟。③揭盖加入雪梨，加盐、鸡粉调味，装入汤碗即可。

功效

此汤可清热润肺、化痰止咳，对肺气肿、热哮等疾病有很好的疗效。

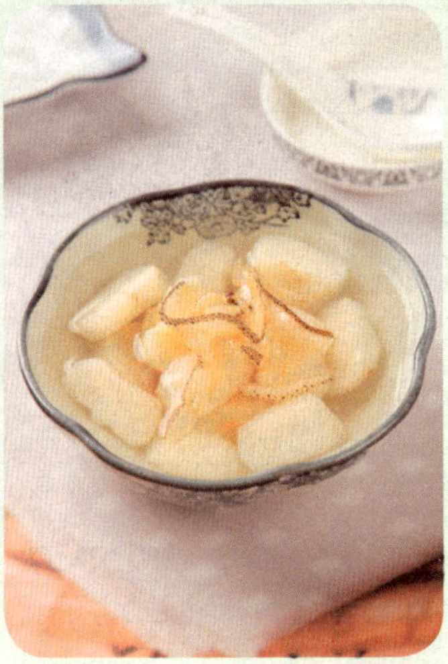

马蹄海蜇汤

扫码学做食疗

材料

马蹄肉150克，海蜇200克，盐、鸡粉各适量

做法

①马蹄肉切厚片。②砂锅中注水烧热，倒入马蹄，放入海蜇，拌匀，加入盐、鸡粉，拌匀，加盖，煮约10分钟至食材熟透。③关火后揭盖，盛出即可。

功效

本品中的海蜇能降血压，治哮喘；马蹄肉白味甜，清凉降火。

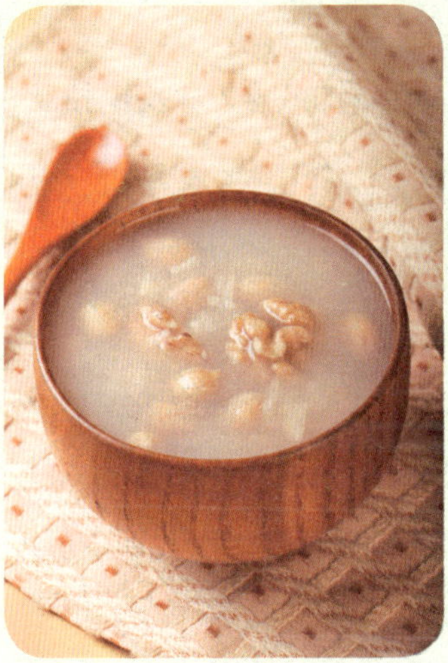

果仁粥

扫码学做食疗

材料

花生100克，核桃仁25克，水发大米100克，白糖适量

做法

①砂锅中注水烧开，放入花生、核桃仁。②倒入大米，搅散，加盖，煮40分钟至食材熟透。③揭盖，放入适量白糖，拌匀后盛出即可。

功效

此粥具有下气、平喘、止咳、化痰的功效，对肺虚哮喘、喉间有痰鸣音的患者有缓解作用。

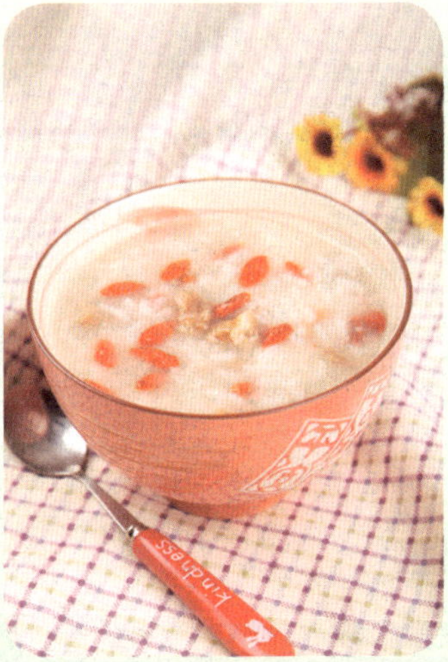

枸杞核桃粥

扫码学做食疗

材料

水发粳米100克，核桃仁20克，枸杞10克，白糖适量

做法

①砂锅中注水烧开，倒入粳米，放入核桃仁。②加盖，烧开后用小火煮至食材熟透。③揭盖，撒上枸杞，加入白糖，拌匀，煮至食材熟透，盛出即可。

功效

此粥有补脑、抗衰老的功效，可治疗神经衰弱、肺气肿等病，对慢性气管炎和哮喘也有疗效。

肺炎

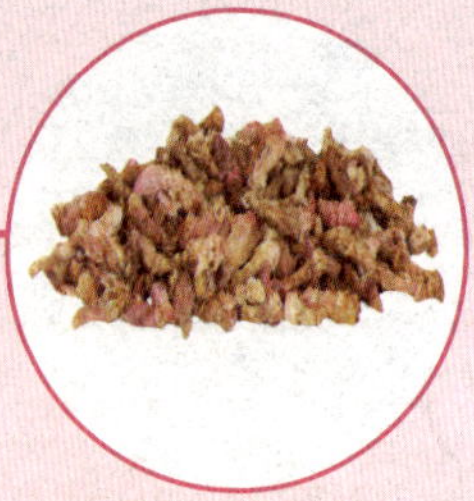

肺炎又名肺闭喘咳和肺风痰喘，是指肺泡腔和间质组织的肺实质感染，通常发病急、变化快，并发症多，是内科、儿科的常见病之一。肺炎分为急性肺炎、迁延性肺炎、慢性肺炎。

症状分析

肺炎的常见症状有发热，呼吸急促，持久干咳，可能有单边胸痛，深呼吸和咳嗽时胸痛，有小量痰或大量痰，可能含有血丝。幼儿患上肺炎症状常不明显，可能有轻微咳嗽或完全没有咳嗽。应注意及时治疗。

注意事项

保持室内空气新鲜，注意食用消化、营养丰富的食物及足够的液体，保持口腔卫生及呼吸道通畅。

生活验方

取白茅根30克、鱼腥草30克、金银花15克、连翘10克加水煎汁，取汁服用，每次1剂，每天服用3次，连续服用3天，可清热解毒、消炎止咳，适用于肺炎患者。

取牛蒡子、防风、荆芥穗各10克，大黄、生甘草各5克，洗净放入锅中，加水煎浓汁，最后加入5克薄荷煎煮片刻可饮，每日1次，有疏风散热、宣肺透疹的功效，适用于肺炎患者。

对症药材和食材

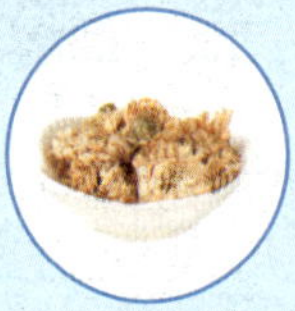

菊花：菊花具有疏风、清热、明目、解毒的功效，适用于清热、消炎、抗病毒、解热。

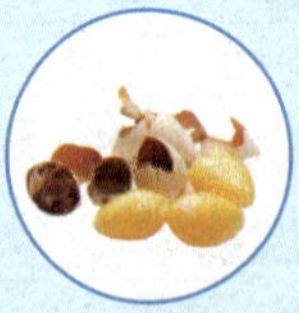

白果：白果有敛肺气、定喘咳、止带浊、缩小便的功效，有一定的祛痰作用，对结核分枝杆菌、致病性皮肤真菌等有抑制作用。

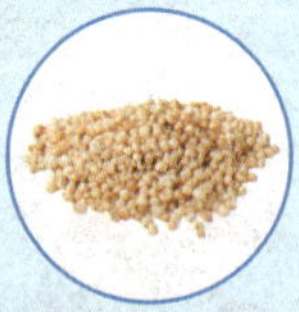

川贝母：川贝母可镇咳、化痰、镇痛、降压、散结开郁，适用于痰热咳喘、肺热燥咳、干咳少痰、咳痰黄稠、阴虚燥咳、劳嗽等症。

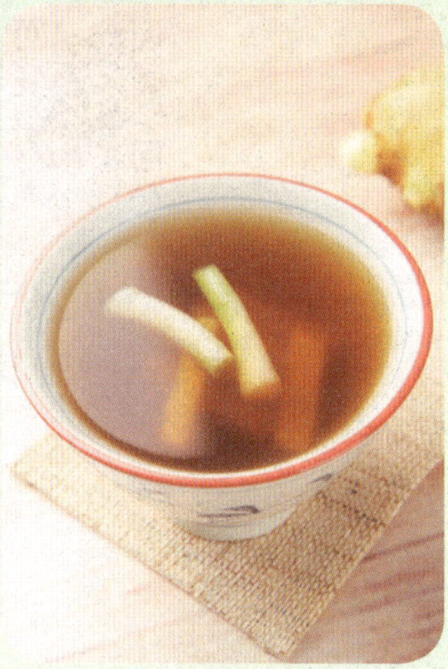

葱白炖姜汤

扫码学做食疗

材料

姜片10克，葱白20克，红糖少许

做法

①砂锅注水烧热，倒入姜片、葱白，拌匀，加盖，烧开后用小火煮约20分钟至熟。②揭盖，放入红糖，拌匀，盛出即可。

功效

此汤可温表散寒、宣肺祛痰，可治疗风寒感冒等症。

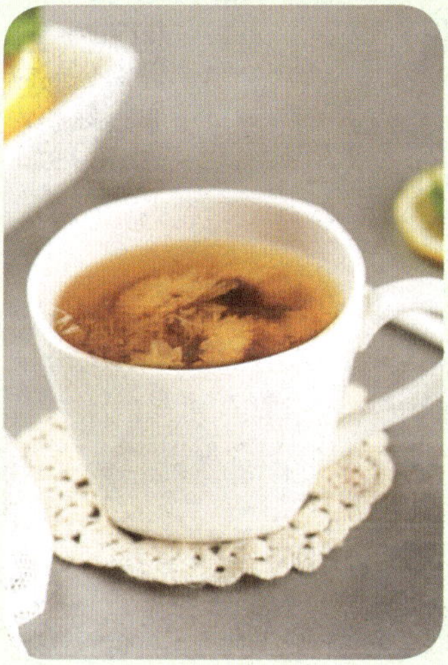

沙苑子菊花茶

扫码学做食疗

材料

沙苑子10克，菊花5克

做法

①砂锅注入适量清水烧开，放入备好的沙苑子、菊花，加盖，煮约20分钟至其析出有效成分。②揭盖，转中火拌匀，略煮片刻。③盛出装入茶杯中，趁热饮用即可。

功效

本品可清热润肺，对肺炎咳嗽者有很好的疗效。

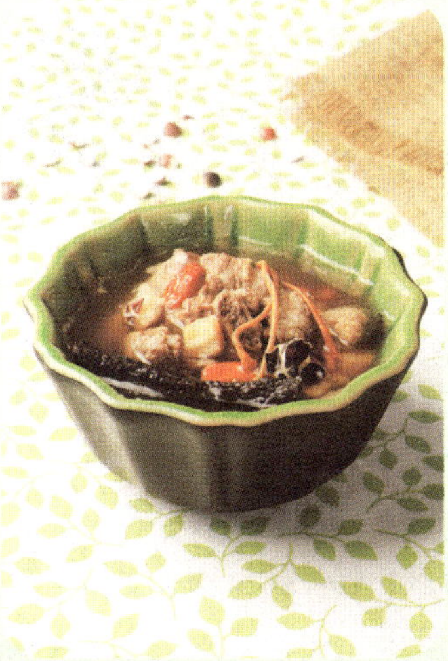

虫草花瑶柱排骨汤

扫码学做食疗

材料

排骨200克，虫草花、瑶柱、杜仲、枸杞、芡实、黑豆各适量，盐适量

做法

①黑豆、杜仲、芡实、瑶柱、虫草花、枸杞泡发；排骨焯水。②砂锅注水烧热，加排骨、黑豆、瑶柱、杜仲、芡实，拌匀，加盖煮至食材熟透。③揭盖，加虫草花、枸杞，加盖煮20分钟，揭盖，加盐拌匀即可。

功效

此汤可滋补肺肾，可有效缓解肺气虚弱引起的肺炎咳嗽。

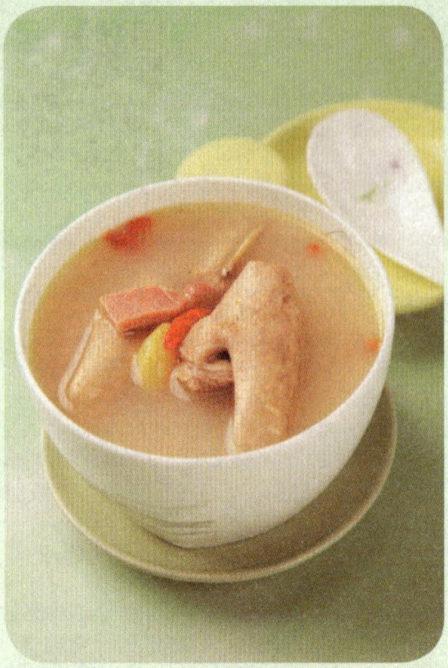

白果炖乳鸽

材料

白果30克，火腿50克，乳鸽肉200克，枸杞少许，调料适量

扫码学做食疗

做法

①鸽肉焯水。②锅中注入高汤烧开，加入乳鸽肉、白果、火腿块，拌匀，加盖，煮至食材熟透。③揭盖，加入枸杞，加入盐、鸡粉、胡椒粉拌匀即可。

功效

本品可补气健脾、止咳化痰，适合咳吐白痰、口干、咳嗽痰少的肺炎患者食用。

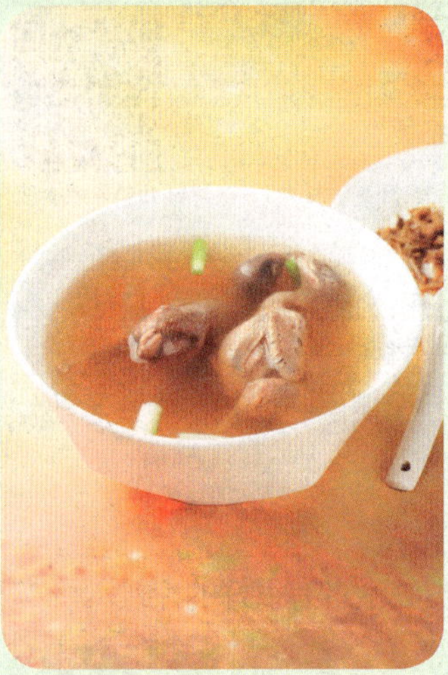

金银花炖鹌鹑

材料

金银花10克，鹌鹑200克，姜片、葱段各少许，料酒、盐、鸡粉各适量

扫码学做食疗

做法

①锅中注水烧开，放入鹌鹑，淋入料酒，焯水；将金银花塞入鹌鹑腹内。②锅中注水，放入鹌鹑，加入姜片、葱段，淋入料酒，加盖，炖至食材熟透。③揭盖，加入少许盐、鸡粉，拌匀即可。

功效

此汤具有清热宣肺的功效，适合慢性肺炎患者食用。

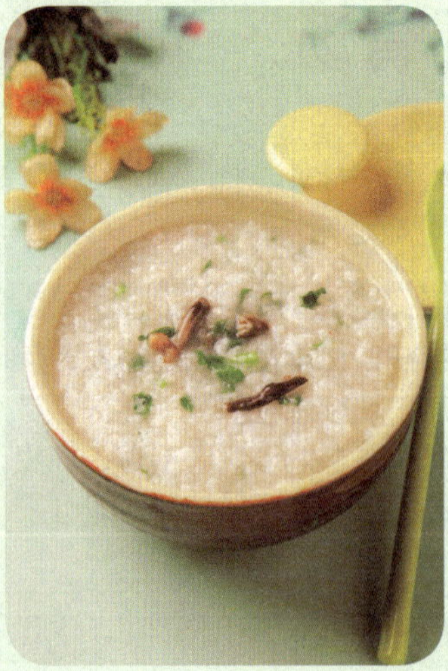

款冬花粥

材料

大米200克，款冬花5克，香菜10克，白糖适量

扫码学做食疗

做法

①香菜切碎；款冬花洗净。②砂锅中注水烧开，倒入大米，加盖，炖煮，揭盖，倒入款冬花，再加盖，煮至食材熟透。③揭盖，放入香菜、白糖，拌匀即可。

功效

此粥可润肺止咳，为润肺止咳化痰良药，适用于有多种咳嗽、气喘症状者食用。

肺气肿

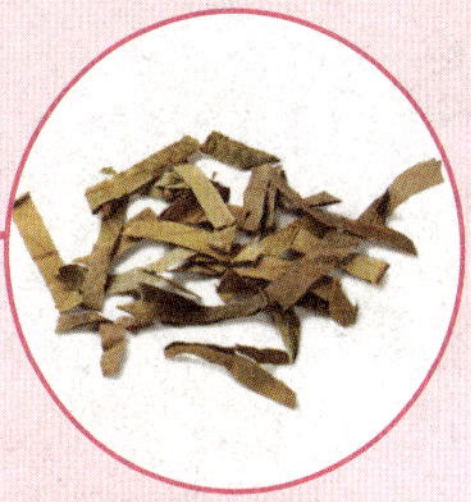

肺气肿是指终末细支气管远端（包括呼吸细支气管、肺泡管、肺泡囊和肺泡）的气道弹性减退，过度膨胀、充气和肺容积增大或同时伴有气道壁破坏的病理状态。

症状分析

肺气肿早期可能无症状或仅在劳动、运动时感到气短，患者逐渐难以胜任原来的工作。随着肺气肿进展，呼吸困难程度随之加重，以致稍一活动甚或完全休息时仍感气短。此外，还伴有咳嗽、咳痰、乏力、体重下降、食欲减退、上腹胀满呈桶状胸等症状。

注意事项

根据体力，患者可积极参加一些适当的体育活动。如慢跑、打太极拳、做柔软操、步行等。适当的体育活动能增进身体健康。凡多年坚持锻炼的患者，比多休息少动者更能保持健康。肺气肿患者在肺部感染时，一定要卧床休息，遵照医嘱积极抗感染，解痉平喘，按时服药。

生活验方

取鲜品鱼腥草200克洗净切片，放入砂锅中加水煎汤，每日1剂，分2次服用。

桑白皮10克、南杏仁10克、枇杷叶10克、绿茶12克、红糖20克。将杏仁打碎；桑白皮、绿茶、南杏仁、枇杷叶加水煎汁，去渣；加入红糖溶化，即可饮服。

对症药材和食材

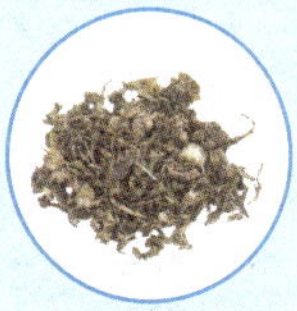

蒲公英： 蒲公英可清热解毒、利尿散结，可缓解急性乳腺炎、淋巴腺炎、瘰疬、疔疮肿毒、急性结膜炎、感冒发热等症状。

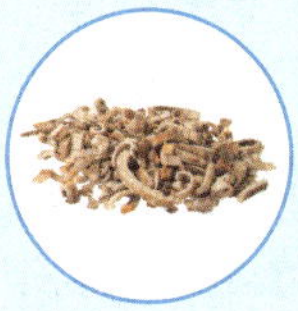

桑白皮： 桑白皮可泻肺平喘、利尿消肿，可缓解肺热咳喘、痰多之症及水肿、小便不利等症状。

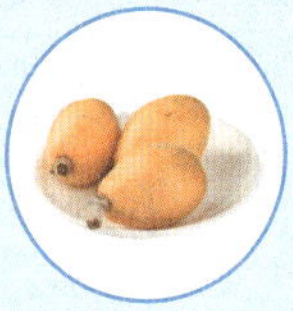

枇杷： 枇杷具有生津止渴、清肺止咳、和胃除逆的功效，可缓解肺热咳嗽、久咳不愈、胃气不足等症状。

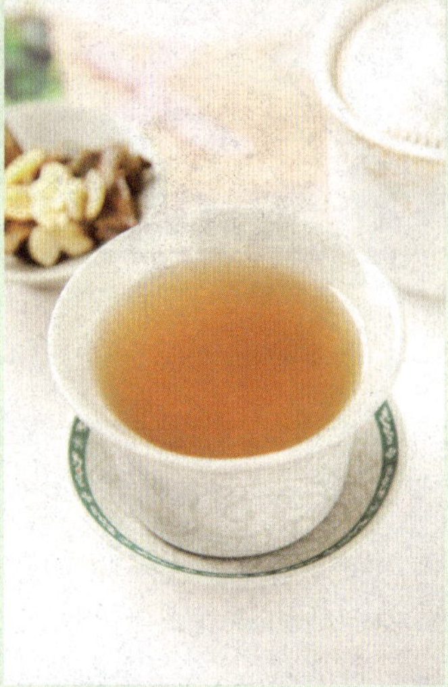

桑叶枇杷叶茶

扫码学做食疗

材料

桑叶3克，枇杷叶5克，甜杏仁8克

做法

①砂锅中注水烧开，倒入桑叶、枇杷叶、甜杏仁，加盖，用大火煮20分钟。②关火后将药材捞干净。③盛出药汁，装入碗中即可。

功效

本品能化痰止咳、泻肺平喘，可辅助治疗肺气肿、肺脓肿，症见咳嗽、喘息气促等。

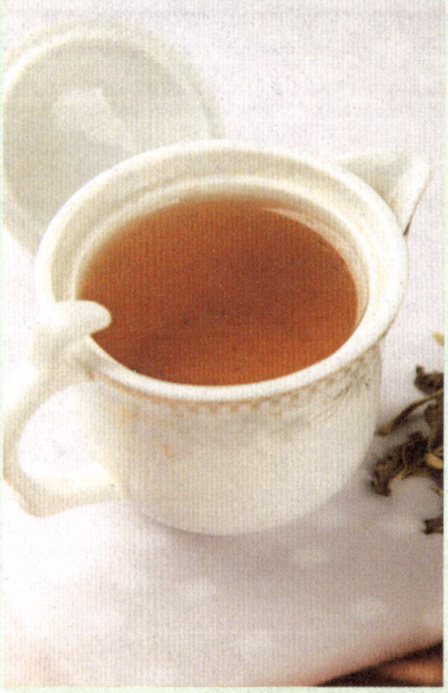

蒲公英金银花茶

扫码学做食疗

材料

蒲公英5克，金银花7克

做法

①砂锅中注水烧开，倒入蒲公英、金银花，拌匀。②加盖，烧开后用小火煮约10分钟至药材析出有效成分。③关火后揭盖，盛出煮好的药茶。

功效

本品能清热解毒、化痰排脓，适合肺热痰盛型肺炎、肺气肿、肺脓肿、支气管炎等患者食用。

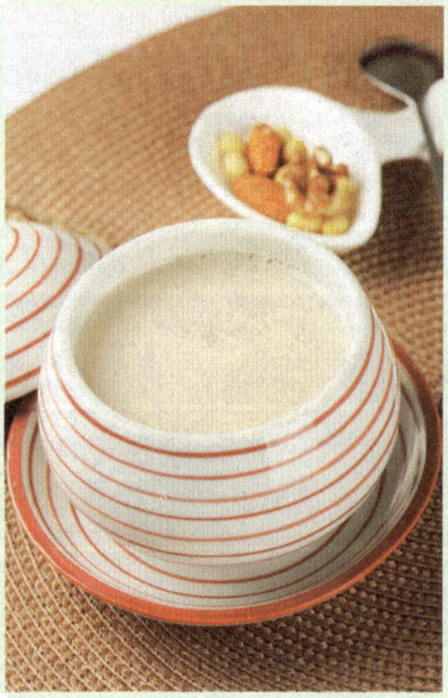

核桃杏仁豆浆

扫码学做食疗

材料

水发黄豆80克，核桃仁25克，杏仁25克，冰糖适量

做法

①黄豆倒入碗中，加入适量水，搓洗干净。②把黄豆、核桃仁、杏仁、冰糖倒入豆浆机中，注入适量水，磨成豆浆，倒入碗中即可。

功效

本品能止咳化痰，适合肺气肿患者食用。

肺结核

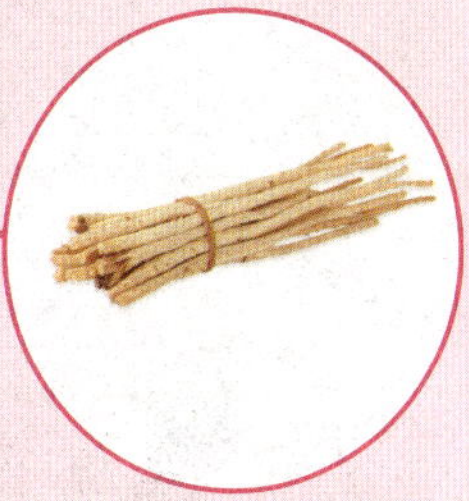

肺结核由结核分枝杆菌引起，是严重威胁着人类健康的疾病。结核分枝杆菌的传染源主要是排菌的肺结核患者，通过呼吸道传播。

症状分析

肺结核患者无特异性的临床表现，有些患者甚至没有任何症状，仅在体检时才被发现。大多数患者常有午后低热等结核中毒的症状，一般午后的体温为37.4～38℃，可持续数周，热型不规律，会伴有咳嗽、咳白色黏痰、咯血、胸痛、呼吸困难等症状。部分青年女性患者可出现全身性的过敏反应。

注意事项

发热结核病患者应注意多卧床休息、保暖，注意口腔卫生。在公共场所，避免对着他人咳嗽、打喷嚏，痰液吐入纸盒或纸袋，焚烧处理，以免把病菌传染给别人。患者尽可能与家人分床、分食，餐具使用后先煮沸再擦洗。

生活验方

取百部15克用火灰炮制后用水煎服，每天1剂，5～7天为1个疗程，3～5周为1个总疗程，适用于肺结核或肠结核患者。

取百部500克、淮山药120克、百合120克一起研成细末，用水搅匀制成梧桐子大小的药丸，每次以开水送服9克，每日3次，适用于肺结核咳嗽咳痰者。

对症药材和食材

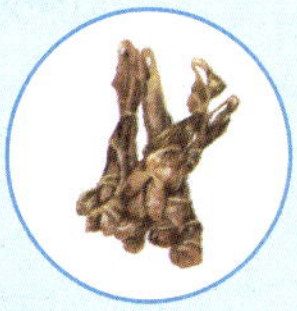

海狗肾： 海狗肾可暖肾壮阳、益精补髓，能缓解肾阳亏虚、阳痿不举、精寒不育、下元虚冷、尿频便溏、腹中冷痛等症状。

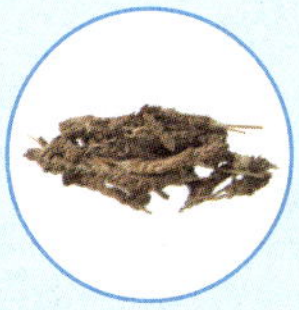

夏枯草： 夏枯草可清肝明目、散结消肿，常用于甲状腺肿、乳腺炎、目赤痒痛、肺结核、急性黄疸型传染性肝炎等的治疗。

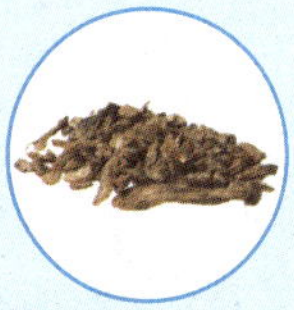

百部： 百部可温润肺气、止咳杀虫，常用于治疗风寒咳嗽、百日咳、肺结核等患者；能缓解外用于头虱、体虱、蛲虫病、阴部瘙痒等病。

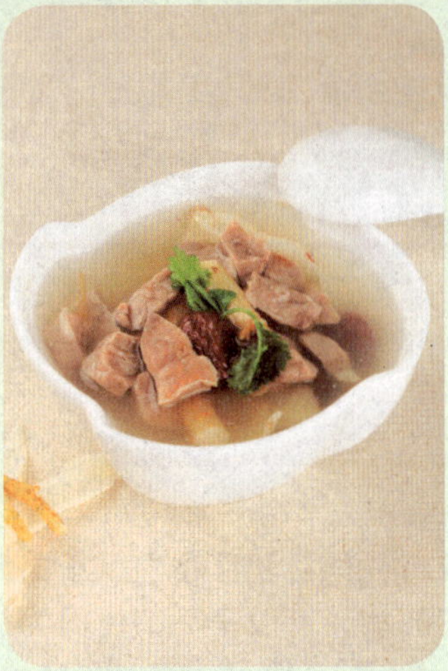

沙参玉竹煲猪肺

扫码学做食疗

材料

猪肺300克，玉竹10克，沙参12克，红枣15克，盐、鸡粉、料酒各适量

做法

①猪肺切块，加料酒焯水。②砂锅中注水烧开，加入玉竹、沙参、红枣，倒入猪肺，淋入料酒，拌匀，煮至熟透。③揭盖，放入盐、鸡粉，拌匀调味即可。

功效

本品可润肺止咳，常食可缓解咯血、盗汗等症状，还可增强患者体质。

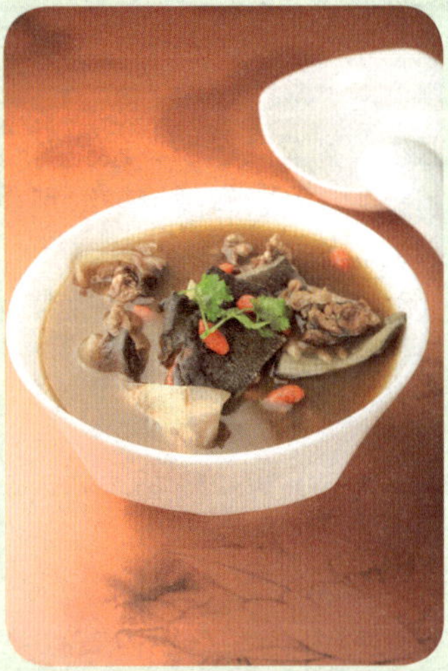

甲鱼百部汤

扫码学做食疗

材料

甲鱼600克，地骨皮9克，生地黄10克，百部10克，枸杞10克，姜片少许，料酒、鸡汁、盐各适量

做法

①甲鱼斩块，焯水。②砂锅中注水烧开，倒入地骨皮、生地黄、百部，加姜片、甲鱼块、枸杞，淋入料酒、鸡汁，加盖，煮至熟透。③揭盖，放入盐拌匀即可。

功效

本品可补肝肾，对肺虚久咳的肺结核患者有疗效。

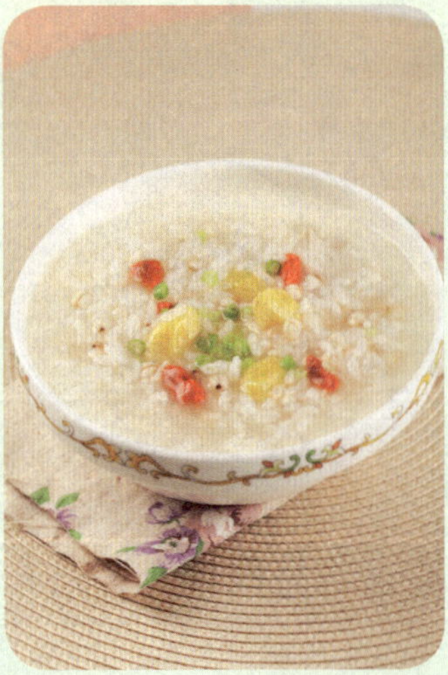

薏米白果粥

扫码学做食疗

材料

水发薏米40克、大米130克，白果50克，枸杞3克，葱花少许，盐适量

做法

①砂锅中倒水烧开，放入水发薏米、大米，搅散，倒入白果，拌匀，加盖，煮至米粒熟软。②揭盖，放入枸杞，拌匀。③加入盐，拌匀即可。

功效

此粥可敛肺止咳、化痰利水，适用于支气管哮喘、慢性气管炎、肺结核患者。

慢性支气管炎

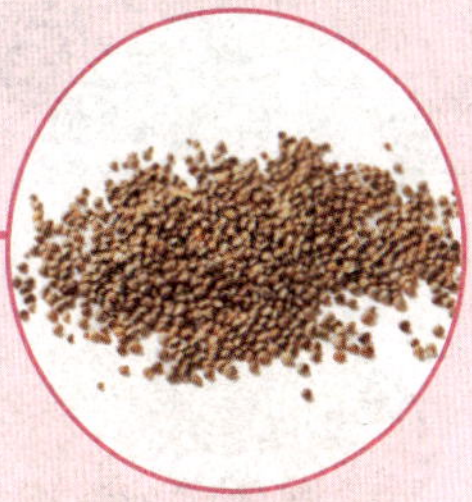

慢性支气管炎是由于感染或非感染因素引起气管、支气管黏膜及其周围组织的慢性非特异性炎症。其病理特点是支气管腺体增生、黏液分泌增多。

症状分析

患者清晨、夜间痰较多，呈白色黏液或浆液泡沫性，偶有血丝，急性发作并细菌感染时痰量增多且呈黄稠脓性痰。初咳时有力，晨起咳多，白天少，睡前常有阵咳，合并肺气肿时咳嗽多无力。

注意事项

发热、气促、剧咳者，要适当卧床休息。吸烟患者应戒烟，避免烟尘和有害气体吸入体内。冬季外出时戴口罩，预防冷空气刺激及伤风感冒，多参加体育锻炼，增强体质，控制食盐摄入量，忌食刺激性食物。如出现明显气促、面唇发绀，甚至嗜睡症状，应考虑病情有变，要及时去医院就诊。

生活验方

取干品百部15～30克放入锅中，加水煎汁，取汁服用，每次1剂，每日3次，有润肺止咳的功效，对于急性、慢性支气管炎患者均有很好的疗效。

取川贝母100克研为粉末，200克核桃仁捣碎，200克酥油炼化后加入200毫升蜂蜜，然后将川贝母、核桃仁一起加入并搅拌，倒入瓷罐内保存，每次取20克服用，早晚各1次，适合老年慢性支气管炎患者服用。

对症药材和食材

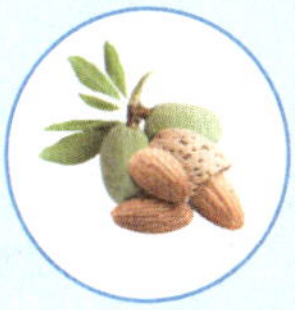

杏仁：杏仁具有润肺定喘的功效，可抑制肺炎球菌的感染，常用于肺燥喘咳等患者的预防与治疗。

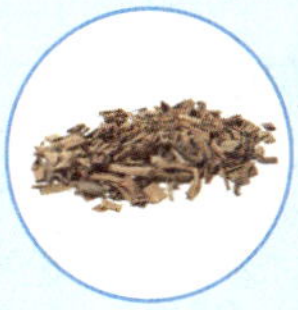

石苇：石苇可利水通淋、清肺泄热，适合淋痛、崩漏、肺热咳嗽、慢性气管炎、疮痈等患者服用。

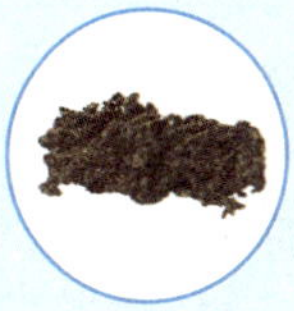

绞股蓝：绞股蓝可降脂降压、清热解毒、止咳祛痰，能缓解气虚体弱、心烦失眠、慢性支气管炎等症状。

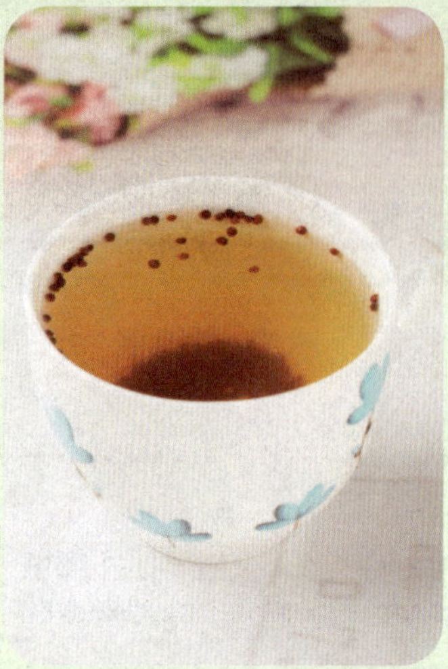

苏子茶

扫码学做食疗

材料

苏子10克

做法

①砂锅中注水烧开，倒入苏子，拌匀。②加盖，用小火煮20分钟。③揭盖，盛出即可。

功效

本品具有降气化痰的效果，对于慢性支气管炎伴有咳嗽咳痰、大便秘结的患者具有很好的缓解作用。

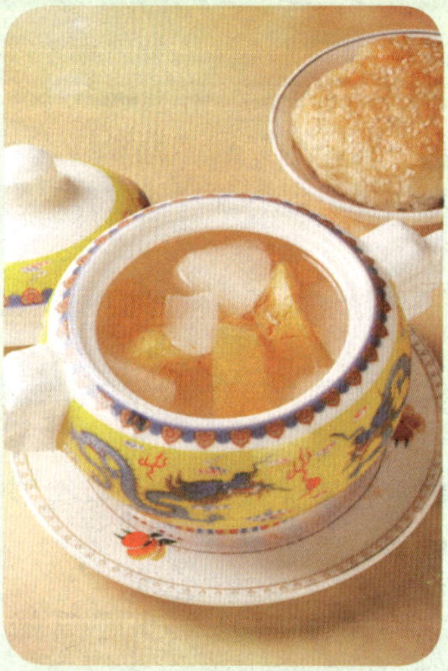

百合雪梨养肺汤

扫码学做食疗

材料

雪梨80克，百合20克，枇杷50克，白糖适量

做法

①雪梨切开，去核，切块；枇杷切开，去核，切块。② 锅中注水烧开，倒入雪梨、枇杷，煮至熟软，加入百合，再倒入白糖调味，煮至熟。③盛出装碗即可。

功效

本品具有补益肺肾、纳肺止血的功效，适合老年慢性支气管炎、肺气肿、肺结核等患者食用。

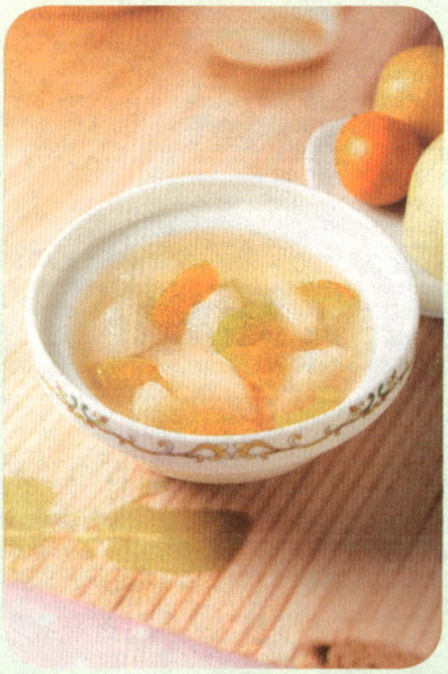

金橘枇杷雪梨汤

扫码学做食疗

材料

雪梨75克，枇杷80克，金橘60克

做法

①金橘切成小瓣；雪梨去核，再切块；枇杷去核，切块。②砂锅中注水烧开，倒入雪梨、枇杷、金橘，拌匀，加盖，煮至熟透。③揭盖，盛出即可。

功效

本品有清热润肺、止咳化痰的作用，可有效缓解疾病引起的喉咙有痰、咳嗽等症状。

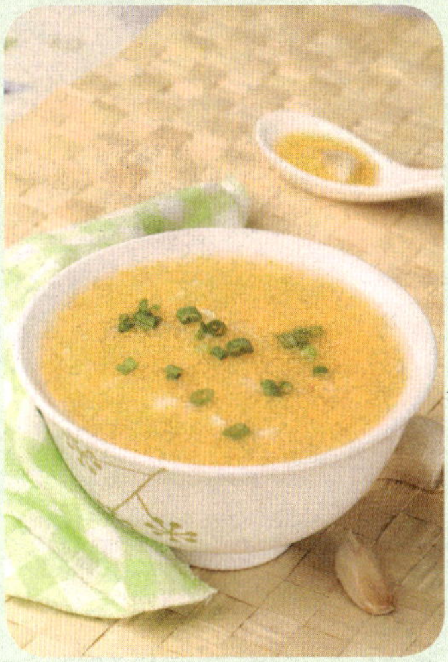

杏仁山药玉米粥

扫码学做食疗

材料

南杏仁15克，玉米碎80克，山药100克，姜丝、葱花各少许，调料适量

做法

①山药切丁。②砂锅中注水烧开，倒入南杏仁、玉米碎、山药丁，拌匀，加盖，炖至食材熟软。③揭盖，加姜丝、盐、鸡粉，拌匀，盛出装碗，撒上葱花即可。

功效

本品可止咳、平喘，能有效缓解咳嗽气喘的症状。

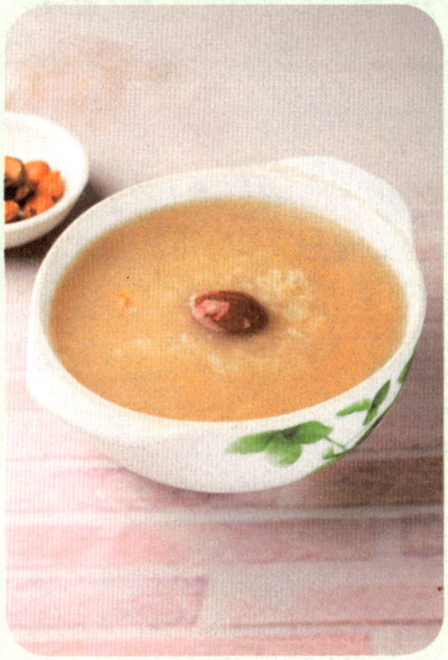

补肺阿胶粥

扫码学做食疗

材料

阿胶8克，杏仁20克，马兜铃10克，西洋参片5克，水发大米150克，白糖适量

做法

①锅中注水，倒入杏仁、马兜铃，拌匀，加盖，炖煮。②揭盖，捞出材料，倒入大米，拌匀，加盖，煮至熟透。③揭盖，放入西洋参片、阿胶，加入白糖，拌匀后盛出即可。

功效

阿胶可润肺平喘，能缓解咳嗽等症状，适合慢性支气管炎等症。

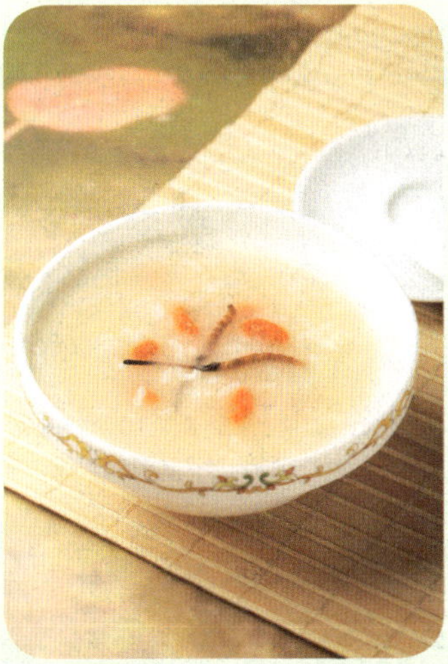

枸杞虫草粥

扫码学做食疗

材料

枸杞8克，冬虫夏草2根，水发大米180克，冰糖适量

做法

①砂锅中注水烧开，倒入大米，放入枸杞、冬虫夏草，加盖，煮至食材熟透。②揭盖，放入适量冰糖，拌匀，煮至冰糖溶化。③盛出装碗即可。

功效

此汤具有健胃、下气、化痰、止咳的功效，适合慢性支气管炎患者食用。

慢性咽炎

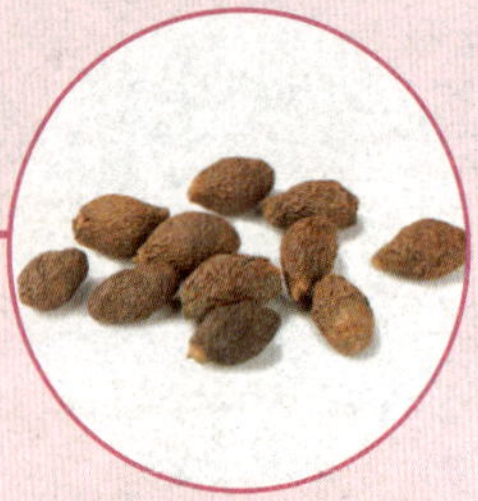

慢性咽炎是常见的上呼吸道炎症，为咽部黏膜、黏膜下层及淋巴组织的弥漫性炎症，可分为慢性单纯性咽炎、慢性肥厚性咽炎、萎缩性及干燥性咽炎、慢性过敏性咽炎、慢性反流性咽炎5种，多发于长期吸烟、长期遭受有害气体刺激、多语、嗜酒者。

症状分析

咽炎的主要症状是初起咽部干燥、灼热、继而出现疼痛，吞咽唾液时咽喉痛往往比进食时更为明显；可伴发热、头痛、食欲减退和四肢酸痛；侵及喉部，可伴声嘶和咳嗽症状。

注意事项

及时治疗鼻、口腔、下呼吸道疾病，包括病牙。勿饮酒和吸烟。减少粉尘、有害气体对身体的刺激。生活起居规律，劳逸结合。保持每天通便，清晨用淡盐水漱口或少量饮用淡盐水。适当控制发声，用声不当、用声过度对咽炎治疗不利。

生活验方

将12克麦冬、9克酸浆草、9克桔梗、6克甘草用水煎服，可治慢性咽炎。

取马鞭草（叶子）10克，洗净捣成汁，加入人乳调和，分2～3次含服，每日1次，可清热、消炎、止痛，对抗生素不敏感的慢性咽炎反复发作者有很好的疗效。

对症药材和食材

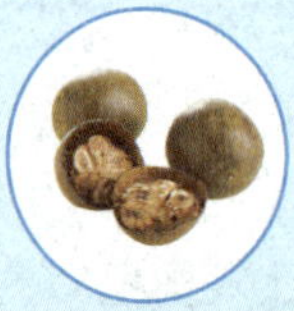

罗汉果：罗汉果可清热润肺、止咳化痰、润肠通便，适用于百日咳、痰多咳嗽、慢性咽炎等疾病。

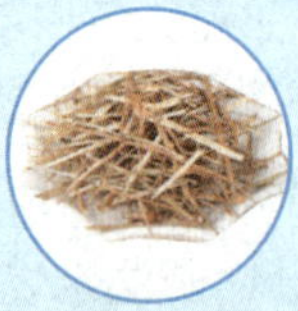

柴胡：柴胡可和解表里、疏肝、升阳，适合慢性咽炎患者食用。

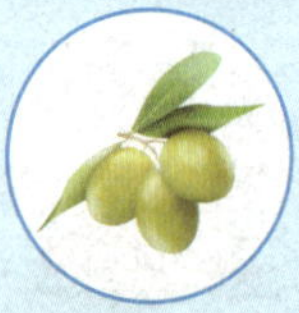

橄榄：橄榄可清肺利咽、生津止渴、解毒，适用于咽喉肿痛、心烦口渴或饮酒过度者。

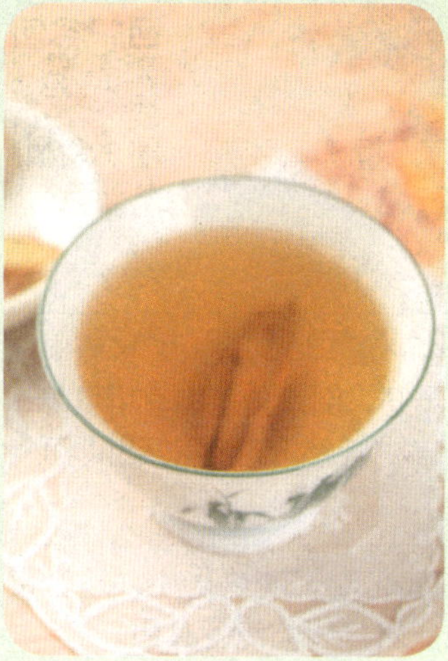

白芍甘草茶

扫码学做食疗

材料

白芍10克，甘草5克

做法

①砂锅中注水烧开，放入白芍、甘草，加盖，用小火煮20分钟。②揭盖，略微搅动片刻。③盛出装杯即可。

功效

本品可补脾益气、清热解毒，可解口干舌燥，并能辅助治疗急慢性咽炎。

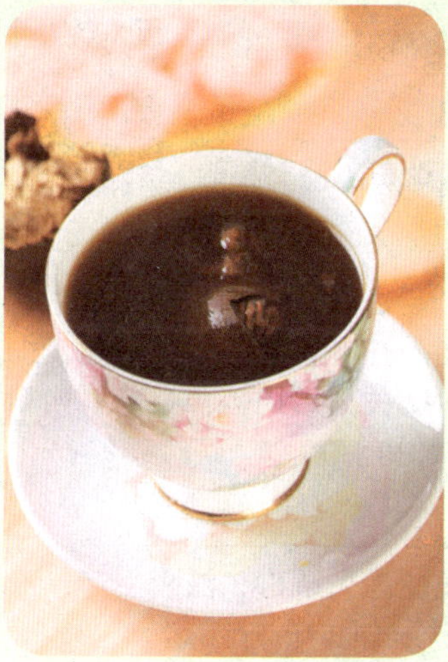

清咽茶

扫码学做食疗

材料

柿饼35克，罗汉果7克，胖大海10克

做法

①柿饼切开，改切成小块；胖大海拍裂，待用。②砂锅中注水烧开，倒入罗汉果、胖大海，放入切好的柿饼，拌匀，加盖，烧开后用小火煮约15分钟。③揭盖，盛出煮好的茶水即可。

功效

本品可清肺利咽、生津止渴、解毒，是治疗咽炎的常见茶水。

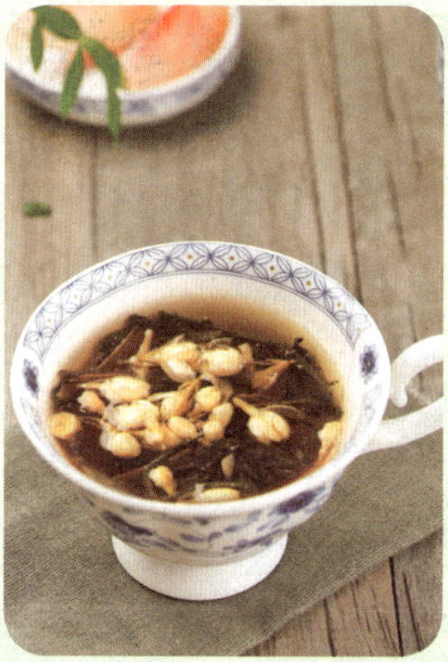

薄荷茉莉花茶

扫码学做食疗

材料

茉莉花5克，薄荷叶5克

做法

①取一个茶杯，倒入备好的茉莉花、薄荷叶。②注入开水。③略泡一会儿，即可饮用。

功效

本品可轻扬升浮、利咽喉，对慢性咽炎引起的咽喉干痒、灼热、咳嗽、疼痛不适等症状均有很好的疗效。

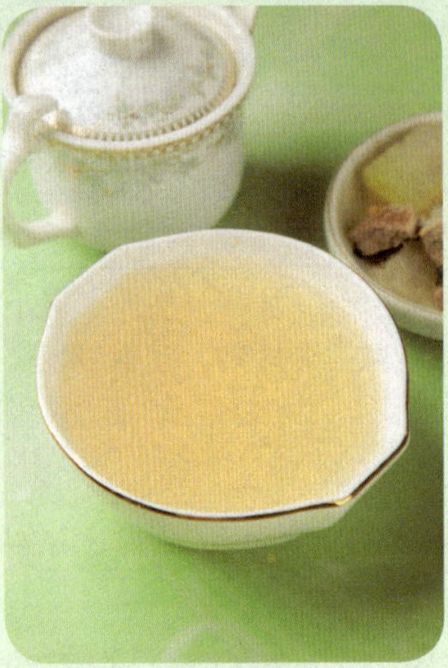

川贝紫苏饮

扫码学做食疗

材料

冬瓜180克，猪瘦肉80克，川贝母、紫苏叶各少许，料酒适量

做法

①冬瓜切片，猪瘦肉切丁，紫苏叶切段。②猪瘦肉加料酒焯水；砂锅中注水烧开，倒入猪瘦肉、川贝母、紫苏叶、冬瓜，拌匀，加盖，炖熟。③揭盖盛出即可。

功效

川贝母可润肺止咳、化痰平喘、清热化痰，适合慢性咽炎、肺热咳吐黄痰、胃痛胃灼热者食用。

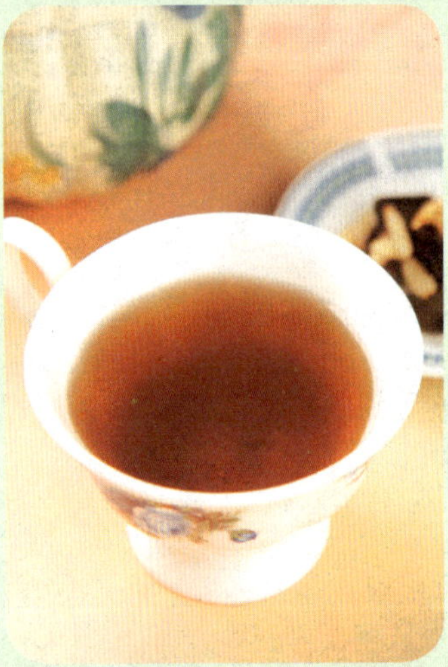

玄参增液饮

扫码学做食疗

材料

玄参2克，麦冬2克，生地黄3克，蜂蜜少许

做法

①砂锅中注水烧热，倒入玄参、麦冬、生地黄，加盖，用大火煮20分钟。②关火后揭盖，将药材捞干净。③将药汁盛入杯中即可。

功效

本品既能清热凉血，又能泻火解毒、滋阴生津，对咽喉干燥、肿痛、干咳等有很好的疗效。

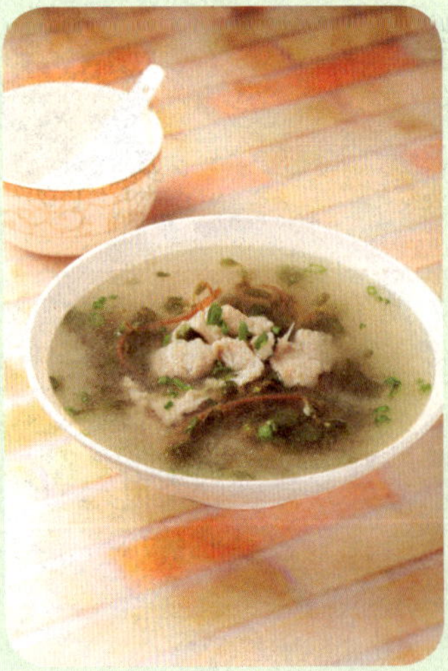

马齿苋肉片汤

扫码学做食疗

材料

马齿苋100克，猪瘦肉100克，姜丝少许，盐、鸡粉、食用油、水淀粉各少许

做法

①猪瘦肉切片，装碗，加入盐、鸡粉、食用油，淋入水淀粉，拌匀，腌渍10分钟。②锅中注水烧开，放入姜丝，加入盐、鸡粉，放入马齿苋，拌匀，倒入食用油、肉片，煮至熟透，盛出即可。

功效

本品可清热利咽，适用于咽喉干燥、声音嘶哑等症。

PART 3 第三章

心脑血管疾病食疗方

心脑血管包括心脏血管和脑血管，其主要功能是把机体从外界获取的氧气和营养物质输送至全身的各个组织和器官，促进新陈代谢，同时将代谢产物运送至肺、肾、皮肤等处排出体外。

本章简要介绍了8种常见的心脑血管疾病的主要症状，以及对症药材和食材，并精心为患者搭配了科学合理的药膳以进行食疗。

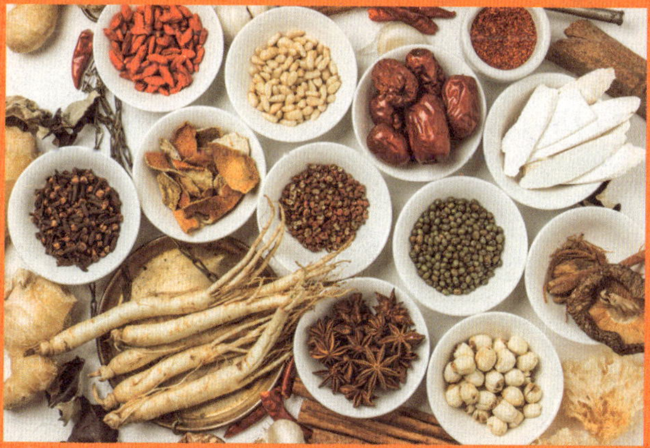

低血压

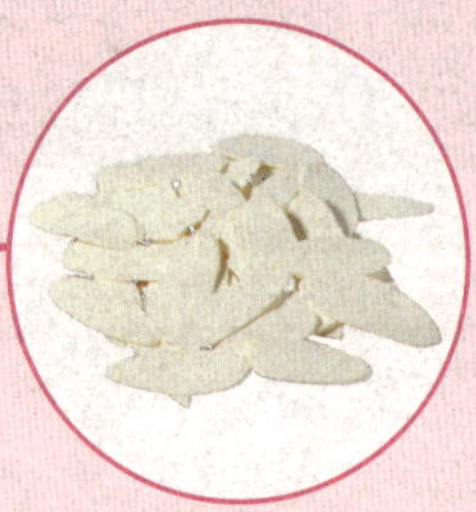

低血压指体循环动脉压力低于正常的状态，一般认为成年人动脉血压低于12/8千帕（90/60毫米汞柱）即为低血压。

症状分析

部分人群无明显症状，病情轻微者可有头晕、头痛、食欲减退、疲劳、脸色苍白等症状，严重者会出现直立性眩晕、四肢冰凉、心律失常等症状。

注意事项

平时养成运动的习惯，饮食均衡，保持足够的睡眠。低血压患者洗澡时，要小心防范突然起立而晕倒，洗浴时间不宜过长。避免过度疲劳，因为过度疲劳会使血压降得更低。适当加强锻炼，提高身体素质，改善神经血管的调节功能，加速血液循环，减少直立性低血压的发作。

生活验方

取西洋参5克、桂枝15克、制附子8克、生甘草10克，用开水泡服，频频饮服，适用于低血压患者。

生黄芪、党参各20克，白术、当归、柴胡各10克，升麻12克，枸杞15克，附子6克，炙甘草5克。水煎服，每日1剂，分3次服用，适用于低血压患者。

对症药材和食材

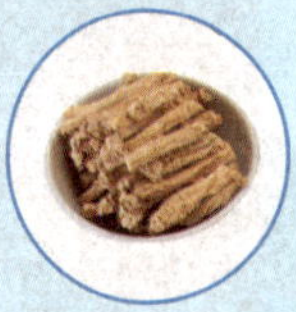

党参：党参含多种糖类、酚类、甾醇、挥发油、黄芩素、葡萄糖苷、皂苷及微量生物碱，具有增强免疫力、降压、增强造血功能等作用。

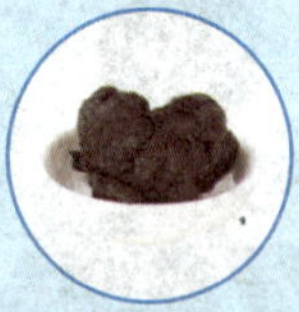

黄精：黄精性平，味甘，归脾、肺、肾经，具有补气养阴、健脾、润肺、益肾的功效。

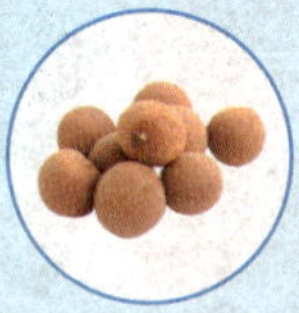

桂圆：桂圆营养丰富，具有增进红细胞及血红蛋白活性、改善毛细血管脆性、降低血脂、增加冠状动脉血流量的作用，对心血管疾病有防治作用。

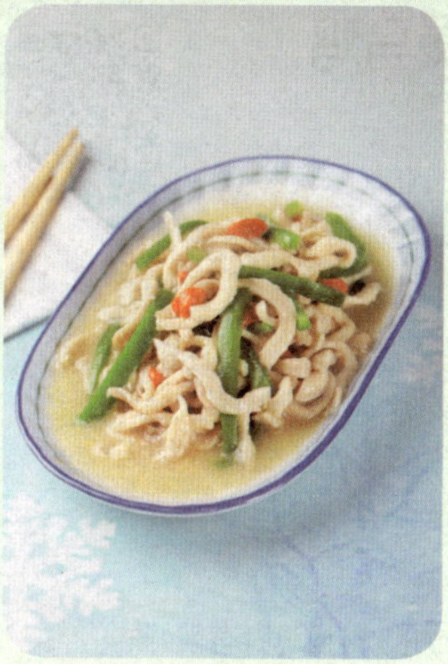

黄芪枸杞鸡丝

扫码学做食疗

材料

鸡胸肉300克，圆椒60克，黄芪10克，枸杞8克，调料适量

做法

①圆椒切丝；鸡胸肉切丝，加盐、鸡粉、水淀粉，拌匀上浆，再注入食用油，腌渍。②将黄芪炖煮后盛出。③用油起锅，放入圆椒丝，爆香，倒入药汤、肉丝，加盐、鸡粉，煮熟，用水淀粉勾芡后盛出即可。

功效

本品可益气血，适合贫血、低血压等患者食用。

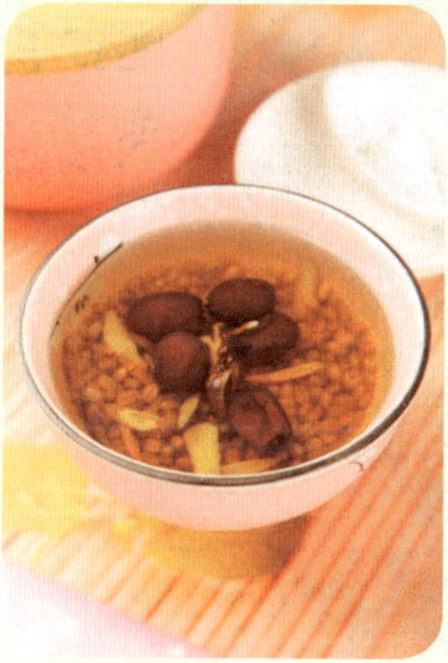

甘草大枣汤

扫码学做食疗

材料

水发小麦75克，甘草少许，红枣少许，白糖适量

做法

①砂锅中注水烧热，倒入红枣、甘草，加盖，用大火煮沸。②揭盖，倒入小麦，拌匀，再加盖煮熟。③揭盖，放入适量白糖，拌匀后盛出即可。

功效

甘草属补气药，有补脾益气的功效；大枣可补中益气、生津安眠，适用于血压偏低、喉咙干痒等症状。

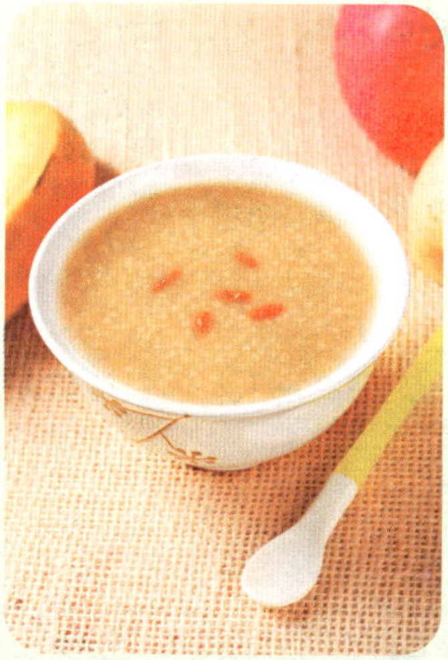

阿胶枸杞小米粥

扫码学做食疗

材料

小米500克，枸杞8克，阿胶15克，红糖20克

做法

①砂锅中注水烧热，倒入小米，拌匀，加盖煮至小米熟软。②揭盖，放入枸杞，拌匀，倒入阿胶，拌匀，煮至溶化。③放入红糖，拌匀，煮至溶化即可。

功效

此汤有滋阴、补血、活血的功效，对贫血、血虚头晕、低血压等患者有很好的功效。

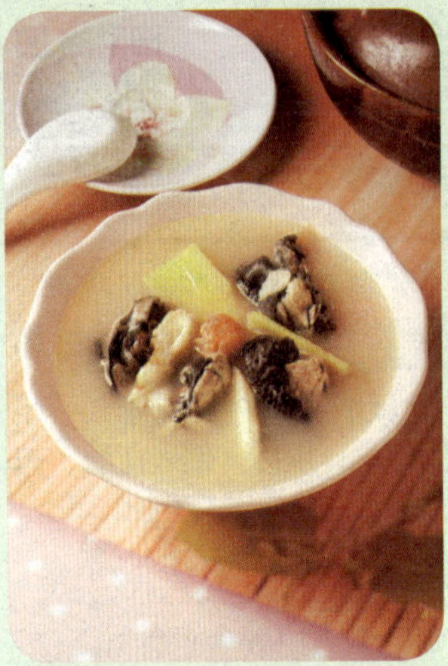

人参当归山药煲乌鸡

扫码学做食疗

材料

乌鸡肉块200克，淮山10克，人参10克，当归8克，姜片适量，盐适量

做法

①将乌鸡肉块焯水。②砂锅中注入高汤烧开，放入人参、淮山、当归、姜片、乌鸡肉块，拌匀，加盖，烧开后转中火煲煮3小时。③揭盖，加入少许盐调味即可。

功效

本品可补气活血，对低血压、贫血患者有很好的功效。

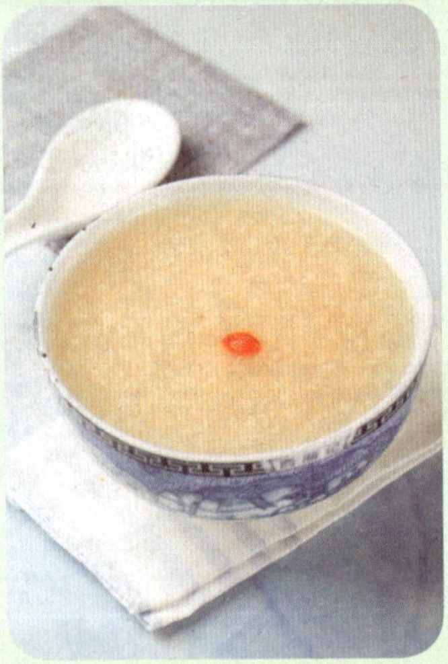

桂圆山药羹

扫码学做食疗

材料

山药200克，桂圆肉20克，白糖适量

做法

①山药切丁，蒸熟后取出，切碎，剁成泥状。②砂锅中注水，倒入桂圆肉，用小火煮约10分钟，揭盖，倒入山药泥，拌匀，加盖，用小火再煮3分钟。③揭盖，加入适量白糖，拌匀调味即可。

功效

此羹能益心脾、补血养颜、安神，对虚劳羸弱、贫血、血虚头晕、低血压等症状有食疗功效。

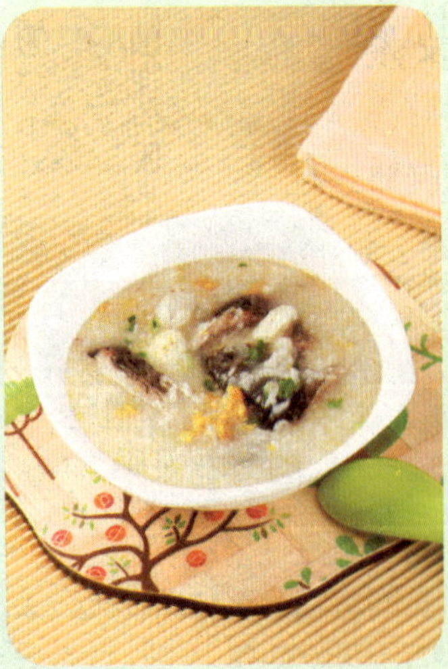

鲫鱼百合糯米粥

扫码学做食疗

材料

净鲫鱼350克，鱼子20克，水发糯米180克，干百合8克，姜丝少许，调料适量

做法

①鲫鱼斩成块，加盐、鸡粉，淋入料酒，拌匀腌渍。②将糯米、干百合加盖炖煮。③揭盖，加鱼子、鱼块，拌匀，加姜丝，煮至熟透，加盐、鸡粉调味即可。

功效

本品对低血压及脾胃虚弱者有很好的食疗功效。

高血压

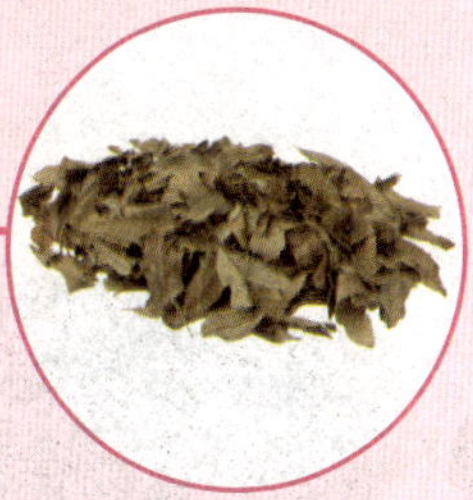

高血压是指在静息状态下动脉收缩压或舒张压增高，常伴有心、脑、肾、视网膜等器官功能性或器质性病变，以及脂肪和糖代谢紊乱等现象。高血压分为原发性高血压和继发性高血压。

症状分析

①头晕：有些是一过性的，常在突然下蹲或起立时出现，有些是持续性的。②头痛：多为持续性钝痛或搏动性胀痛，甚至有炸裂样剧痛。③烦躁、心悸、失眠。④注意力不集中，记忆力减退。⑤肢体麻木，常见手指、脚趾麻木或皮肤如蚁行感或项背肌肉紧张、酸痛。

注意事项

生活要有规律，避免过度劳累和精神刺激，早睡早起，并养成睡午觉的好习惯，时间不宜过长，以20～30分钟为宜。白天多喝水，晚餐少吃，且要吃易消化的食物，还应配些汤类。

生活验方

取桑叶、黑芝麻各250克，牡丹皮、栀子各120克，一同研成粉末，加水制成梧桐子大小的药丸，早晚各用开水送服6～9克，主治高血压眩晕，适合高血压患者食用。

取荠菜花30～60克，加入适量的水，煎汤内服，一日一杯，可代茶饮，长期服用有明显的降压效果，非常适合高血压患者饮用。

对症药材和食材

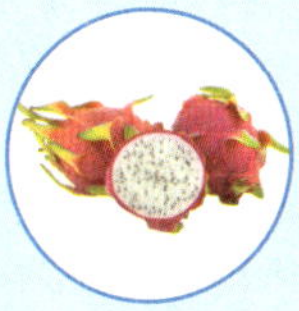

火龙果：火龙果具有明目、降火的功效，有预防高血压的作用，而且还有美容功效。

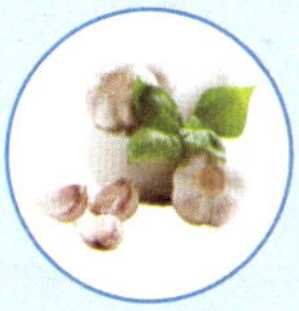

大蒜：大蒜具有消炎杀菌、降压降脂的功效。其所含的大蒜素还具有降血压的作用。

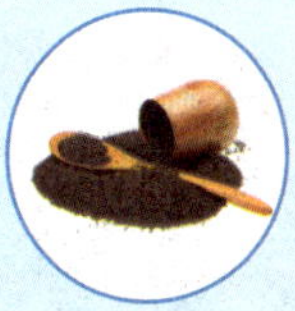

黑芝麻：黑芝麻含有丰富的亚油酸和膳食纤维，具有调节胆固醇及降压降脂的作用。

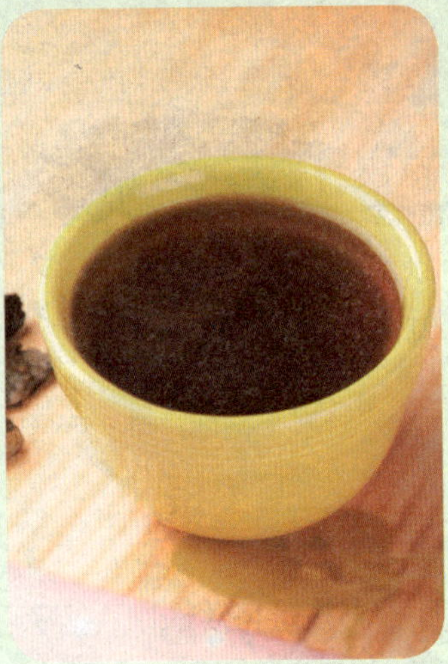

葛根丹参何首乌茶

扫码学做食疗

材料

葛根15克，丹参10克，黄精10克，制何首乌10克，桑寄生10克

做法

①砂锅中注水烧开，放入葛根、丹参、黄精、制何首乌、桑寄生，拌匀，加盖，用小火煮20分钟。②揭盖，将药材及杂质捞干净。③盛出，装入杯中即可。

功效

本品具有活血养血、理气健脾的功效，对血行不畅、高血压、动脉硬化者有疗效。

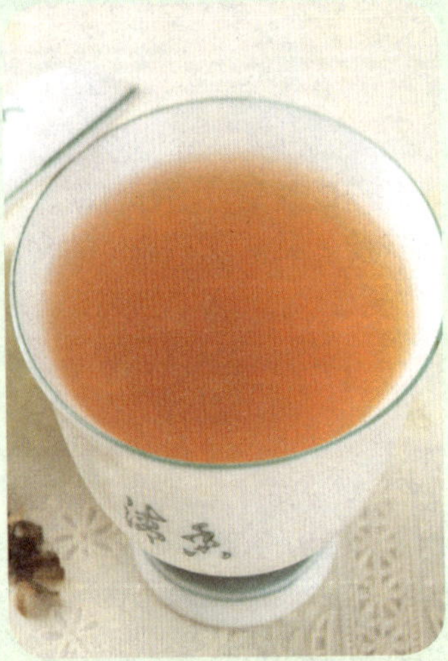

罗布麻降压茶

扫码学做食疗

材料

罗布麻6克，山楂5克，五味子5克，冰糖20克

做法

①砂锅中注水烧开，倒入罗布麻、山楂、五味子，拌匀，加盖，煮沸后用小火煮约15分钟。②揭盖，放入冰糖，拌匀。③盛出即可。

功效

本品具有稳定血压、降低胆固醇的作用，长期适当服用对血压的控制有一定益处。

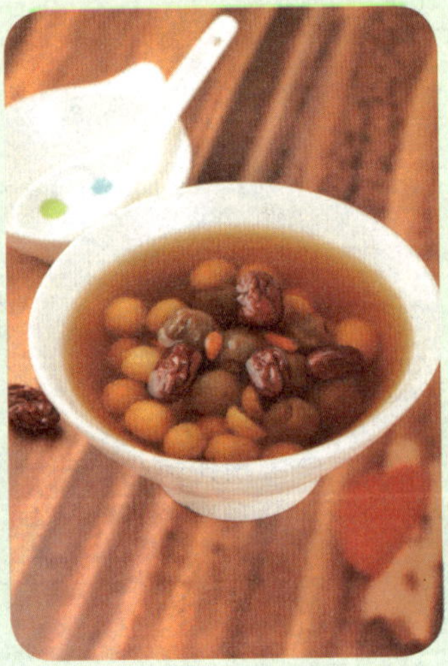

降压安神汤

扫码学做食疗

材料

水发莲子100克，桂圆肉50克，红糖40克，红枣20克，枸杞10克

做法

①莲子剥开，去除莲心。②砂锅中注水烧开，倒入桂圆肉、莲子、红枣和枸杞，拌匀，加盖，煮至食材熟软。③揭盖，加入红糖，拌匀，盛出即可。

功效

本品可滋阴潜阳、降血压，对高血压及动脉硬化等症均有防治作用。

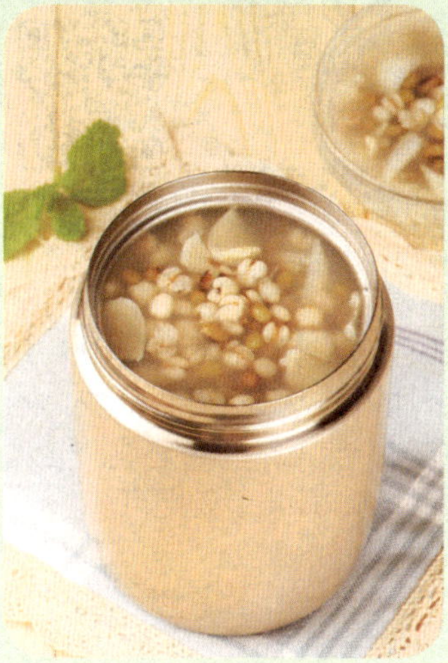

绿豆薏米汤

扫码学做食疗

材料

水发绿豆30克，水发薏米20克，水发百合20克，开水300毫升，冰糖适量

做法

①往焖烧罐中加入绿豆、薏米，倒入百合、开水，加盖，摇晃片刻。②开盖，倒出水，加冰糖、开水，加盖，摇晃片刻，焖至熟透。③开盖，装入碗中即可。

功效

本品可降血压、维持血压稳定，保护心脏，对心脑血管疾病有很好的防治功效。

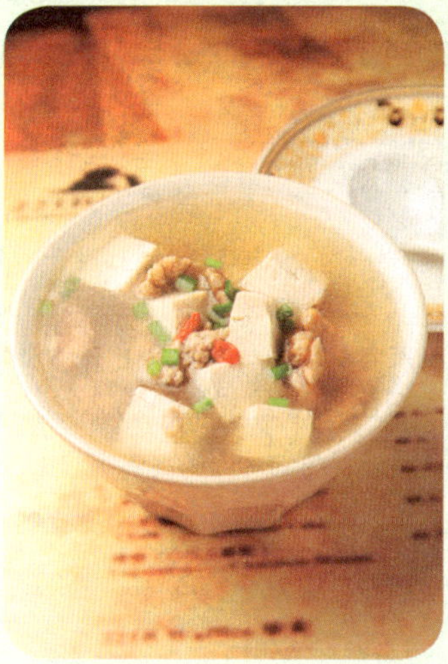

核桃仁豆腐汤

扫码学做食疗

材料

豆腐200克，核桃仁30克，肉末45克，蒜末少许，盐、鸡粉、食用油各适量

做法

①豆腐切块，核桃仁切块。②用油起锅，倒入肉末，炒至变色，注水炖煮至沸腾，加蒜末、核桃仁、豆腐，拌匀，煮至熟透。③加盐、鸡粉调味即可。

功效

此汤可预防高血压、动脉硬化等疾病。

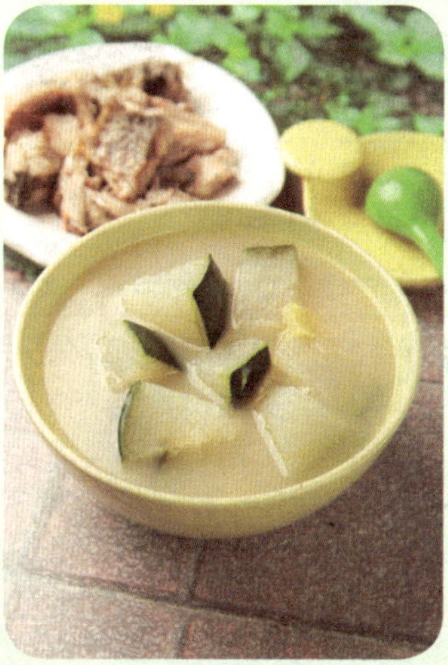

冬瓜鲫鱼汤

扫码学做食疗

材料

冬瓜200克，净鲫鱼400克，姜片、香菜段各少许，调料少许

做法

①冬瓜切薄片。②锅中注水烧开，加盐、鸡粉调味，撒上姜片，放入冬瓜、鲫鱼、食用油，加盖，煮3分钟。③揭盖，撒胡椒粉调味，盛出后撒上香菜即可。

功效

此汤具有生津止渴、清热利水、降低血糖等功效，糖尿病、高血压等患者均可食用。

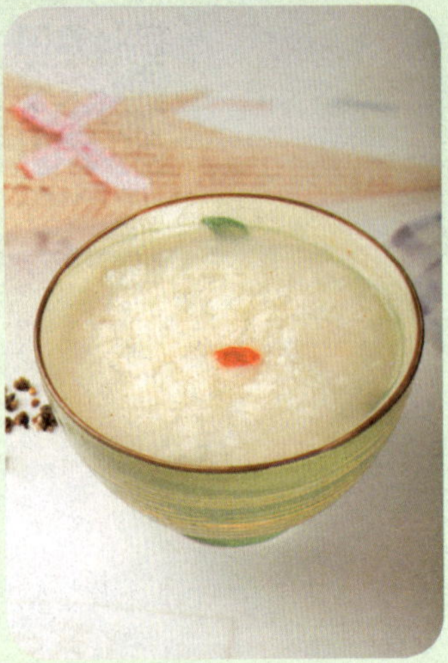

麻仁苏子粥

扫码学做食疗

材料

火麻仁10克，紫苏子10克，水发大米150克

做法

①将药材放入杵臼中研碎，倒入小碟子中。②砂锅中注水烧开，倒入药材末，加盖，煮15分钟，揭盖，将药材捞出，倒入大米，搅匀，加盖，煮30分钟，至大米熟透。③揭盖持续搅拌片刻，盛出装碗即可。

功效

本品对高血压患者有辅助治疗作用。

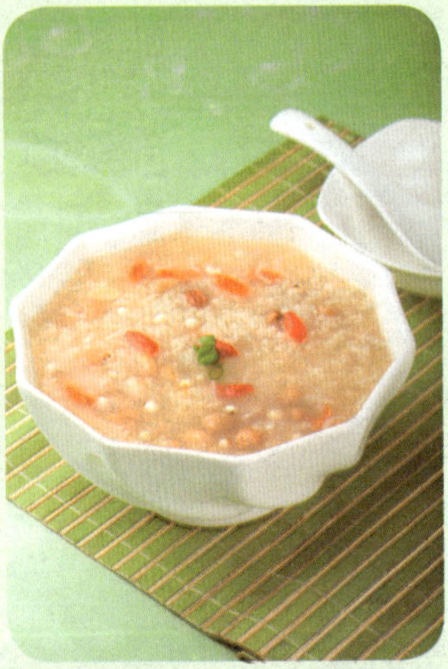

枸杞川贝花生粥

扫码学做食疗

材料

枸杞10克，川贝母10克，水发花生70克，水发大米150克

做法

①砂锅中注水烧开，倒入大米，搅散，放入花生，加入川贝母、枸杞，拌匀，加盖，煮至大米熟透。②揭盖，用勺搅拌。③将粥盛出装入碗中即可。

功效

本品有清热燥湿、补中益气的功效，适合高血压患者食用。

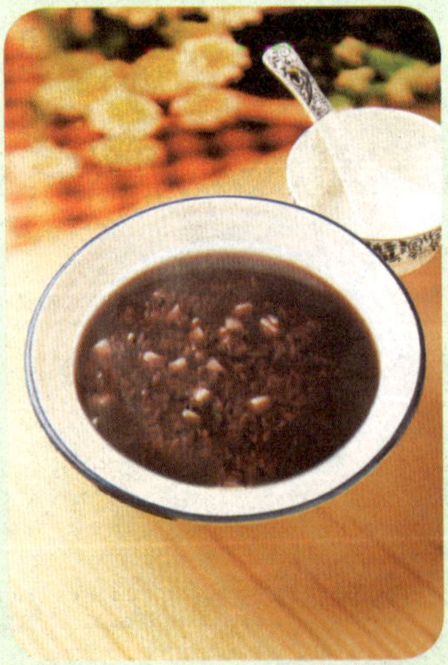

紫米山药糯米粥

扫码学做食疗

材料

水发紫米100克，水发糯米180克，山药120克，黑芝麻15克，红糖适量

做法

①山药切丁。②砂锅中注水烧开，放入糯米，拌匀，再下入紫米，撒上黑芝麻，拌匀，加盖，煮至米粒变软。③揭盖，倒入山药丁，拌匀，加盖，煮至全部食材熟透，揭盖，撒入红糖，拌匀后盛出装碗即可。

功效

本品有补中益气的功效，适合高血压患者食用。

高脂血症

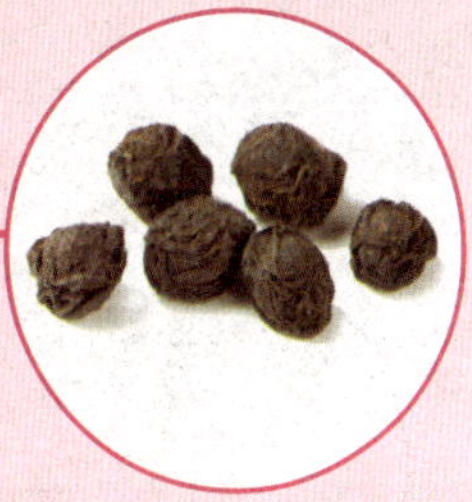

高脂血症即血脂异常，如果符合以下一项或几项，即患有高脂血症：总胆固醇、甘油三酯过高；低密度脂蛋白胆固醇过高；高密度脂蛋白胆固醇过低。高脂血症可分为原发性高脂血症和继发性高脂血症。

症状分析

高脂血症在发病早期可能没有不适的症状，但没有症状不等于正常。多数患者在发生了冠心病、中风后才发现血脂异常，可表现为头晕、头痛、胸闷、心痛、乏力等。

注意事项

提倡坚持体育锻炼，适当运动减肥，控制肥胖是预防血脂过高的重要措施之一，降脂运动的时间最好安排在晚饭后或晚饭前2小时。

生活验方

取山楂3克、蒲黄10克，平均分成两份，装入两个棉纸袋中，封口后放入杯中，用沸水冲泡，盖上杯盖，闷15分钟即可，每次用1袋，每日2次，可降低血脂、活血化瘀，适用于高脂血症患者。

取菠萝、苹果、包菜各30克，芦荟50克，一起榨汁饮用，可减少胆固醇的吸收，适用于高脂血症患者。

对症药材和食材

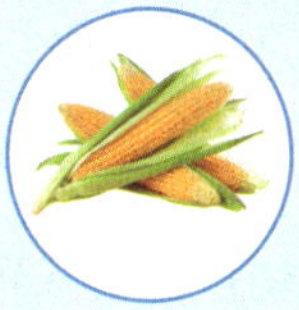

玉米须：玉米须具有利尿、泄热、平肝、利胆的功效，能抑制脂肪吸收，可降低胆固醇和血脂。

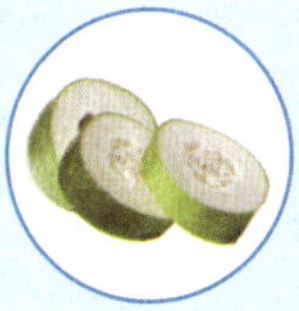

冬瓜：冬瓜具有清热解毒、利水消肿的功效，还有抑制肠道吸收胆固醇的作用，有利于防治高脂血症。

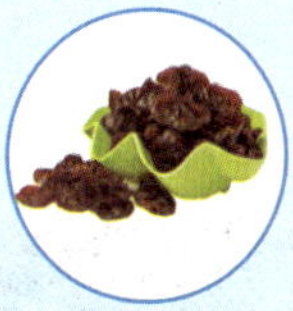

黑木耳：黑木耳具有补血活血、滋阴润燥、通便的功效，可抑制肠道吸收胆固醇，经常食用可预防脑出血、心肌梗死等病。

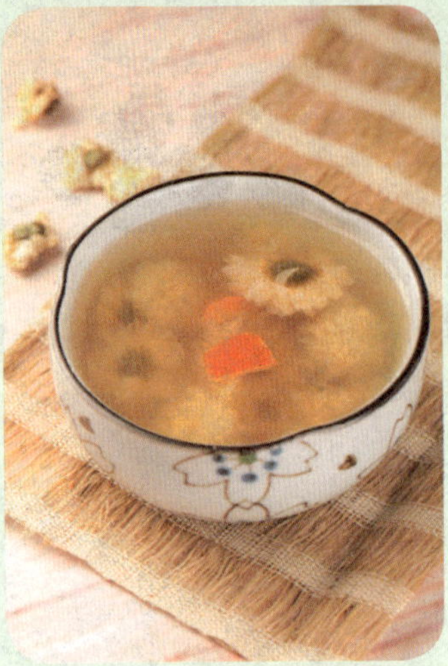

山楂菊花茶

扫码学做食疗

材料

鲜山楂90克，干菊花15克

做法

①山楂切成小块。②砂锅中注水烧开，倒入干菊花，放入山楂，加盖，煮沸后用小火炖煮约10分钟。③揭盖盛出即可。

功效

本品清热泻火、降脂瘦身、降糖降压，非常适合高血压、高脂血症、糖尿病、冠心病等患者食用。

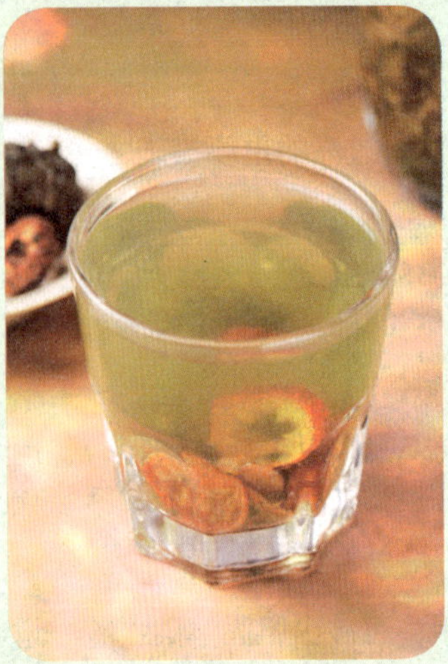

山楂乌梅甘草茶

扫码学做食疗

材料

乌梅40克，干山楂20克，甘草10克

做法

①砂锅中注水烧开，放入乌梅、干山楂、甘草。②加盖，用小火煮约20分钟。③揭盖，搅拌片刻，关火后盛出即可。

功效

乌梅可生津解渴、去油解腻、助消化，其天然成分能使血液由酸性恢复到对人体有益的弱碱性，以达到去脂的功效。

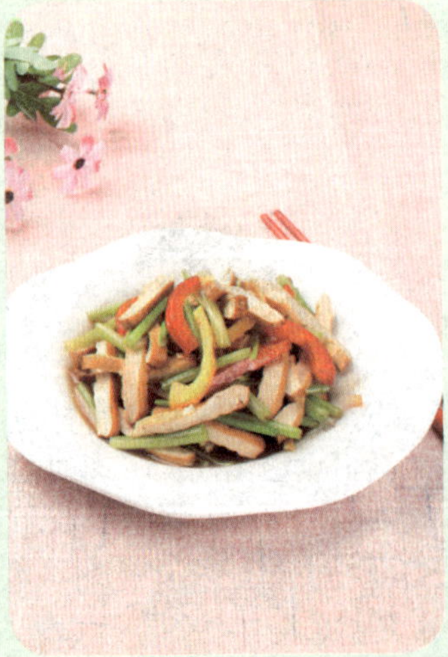

芹菜拌豆腐干

扫码学做食疗

材料

芹菜85克，豆腐干100克，彩椒80克，蒜末少许，调料适量

做法

①豆腐干切条；芹菜切成段；彩椒切条；豆腐干、彩椒、芹菜段加入盐、食用油，焯水至断生。②将焯过水的食材装入碗中，放入蒜末。③加入鸡粉、盐、生抽、芝麻油，拌匀调味，淋入陈醋，拌匀即可。

功效

本品有调节血脂的作用，适合高脂血症患者食用。

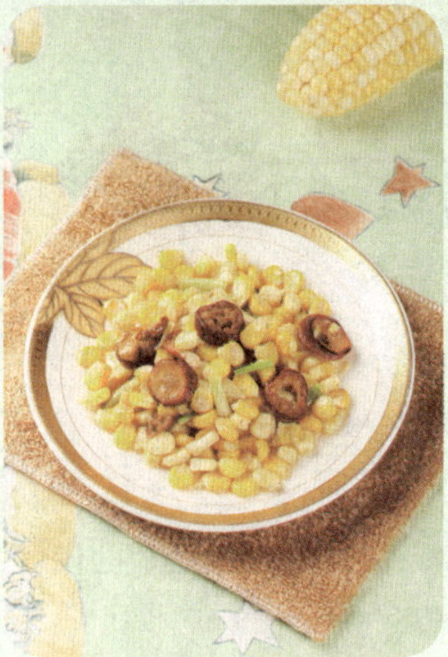

山楂玉米粒

扫码学做食疗

材料

鲜玉米粒100克，水发山楂20克，姜片、葱段各少许，调料适量

做法

①玉米粒、山楂加盐，焯水。②起锅注油烧热，下入姜片、葱段，炒香，倒入玉米粒和山楂，炒匀。③加盐、鸡粉，炒匀，倒入水淀粉，炒匀盛出即可。

功效

本品有降低血液中胆固醇、血脂的含量，适合高脂血症患者食用。

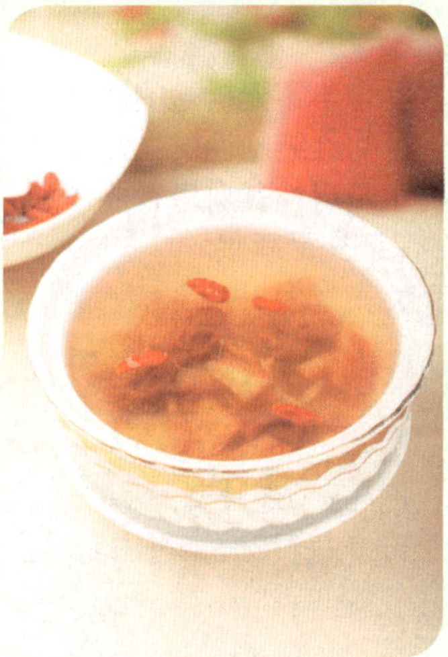

山楂酸梅汤

扫码学做食疗

材料

山楂90克，酸梅45克，谷芽10克，麦芽10克，冰糖适量

做法

①山楂切开，去核，切块。②砂锅中注水烧开，倒入谷芽、麦芽，加入酸梅、山楂块，加盖，煮10分钟。③揭盖，放入适量冰糖，拌匀，盛出即可。

功效

本品有益气补虚、增强体质的功效，适合高脂血症患者食用。

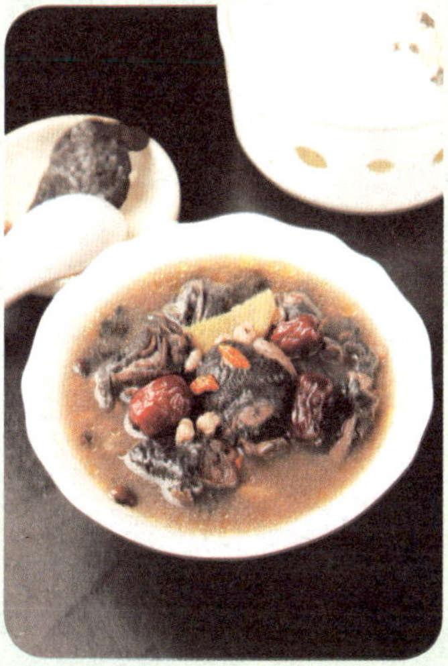

何首乌黑豆乌鸡汤

材料

乌鸡块270克，水发黑豆80克，红枣30克，何首乌25克，陈皮15克，姜片少许，盐、鸡粉各适量

做法

①乌鸡块焯水。②砂锅中注水烧开，倒入何首乌、陈皮、红枣，撒入姜片，倒入乌鸡块、黑豆，搅散，加盖，煮至熟透。③揭盖，加盐、鸡粉调味，盛出即可。

功效

本品可补肝肾、降血脂，适合高脂血症患者食用。

贫血

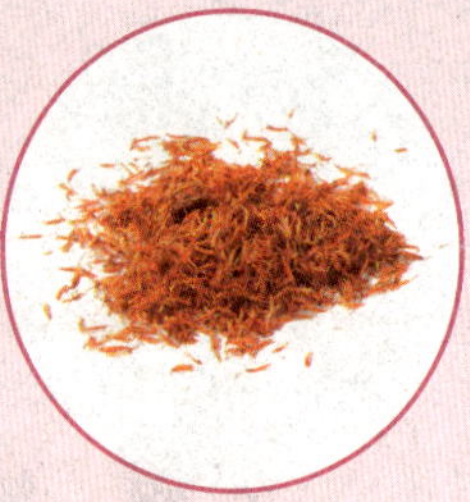

在一定容积的循环血液内，红细胞计数、血红蛋白量及红细胞压积均低于正常标准，称为贫血。贫血常分为缺铁性贫血、出血性贫血、溶血性贫血、再生障碍性贫血。

症状分析

贫血的主要症状为头晕、眼花、耳鸣，面部及耳部色泽苍白，疲乏无力，心慌、气短，指甲颜色苍白易脆，口唇色淡，眼睛无光泽，巩膜色白，食欲不佳，女性月经不调等。

注意事项

贫血患者宜食用富于营养和高热量、高蛋白、多维生素、含丰富无机盐的饮食，以助于恢复造血功能。缺铁性贫血可多吃动物的内脏。巨幼红细胞性贫血在疗程后期可能出现相对缺铁现象，要注意及时补充铁剂。再生障碍性贫血患者要注意防止交叉感染，尽量不要去公共场所。避免过度劳累，保证充足睡眠。

生活验方

取当归、生地黄尾各50克，一起捣成粗末，放入锅中，加入500毫升黄酒，以小火煮1小时，滤去药渣，取汁装瓶备用，每次饮用温酒20毫升，每日3次，有滋阴养血的功效，适用于贫血患者。

取阿胶10克捣碎，红枣4颗洗净去核，一同放入锅中，加入清水300毫升，煮开后转文火续煮25分钟，加入适量的红糖搅匀即可，每日早晨饮用1杯，有很好的滋阴补血效果。

对症药材和食材

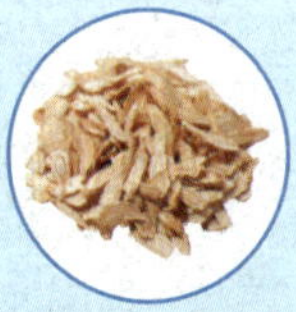

当归：当归具有补血和血的功效，可用于月经不调、痛经、闭经等病。

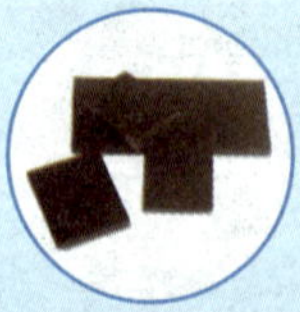

阿胶：阿胶具有提高红细胞数和血红蛋白量，增强造血功能的作用。

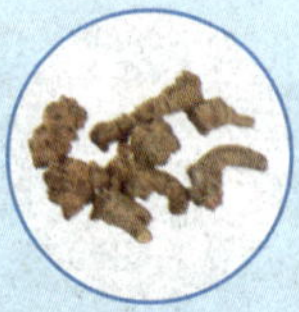

三七：三七可活血、散瘀、消肿，适合贫血体虚者食用。

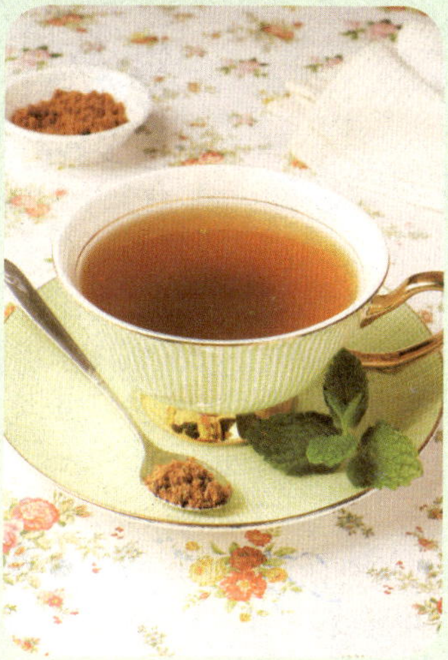

薏米枸杞红枣茶

扫码学做食疗

材料

水发薏米100克，枸杞25克，红糖30克，红枣35克

做法

①蒸汽萃取壶中倒入薏米、红枣、枸杞，注入适量水至水位线，加入红糖。②扣紧壶盖，按下“开关”键。③断电后取出内胆，将药茶倒入杯中即可。

功效

此茶具有清热利湿、益气生津、补血养颜的功效，可辅助治疗贫血、脾胃虚弱、面色萎黄等症状。

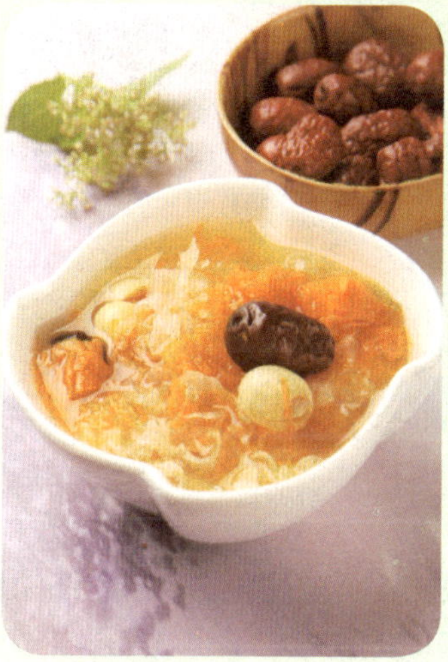

三色补血汤

扫码学做食疗

材料

南瓜100克，水发银耳100克，水发莲子20克，红枣6颗，红糖10克

做法

①南瓜切小块，银耳切小块。②锅中放入切好的银耳，倒入南瓜、莲子、红枣，放入红糖，倒入适量水，加盖，炖煮至食材熟软。③揭盖盛出即可。

功效

此汤具有健脾、益气、补血的功效，适合贫血、面色萎黄者食用。

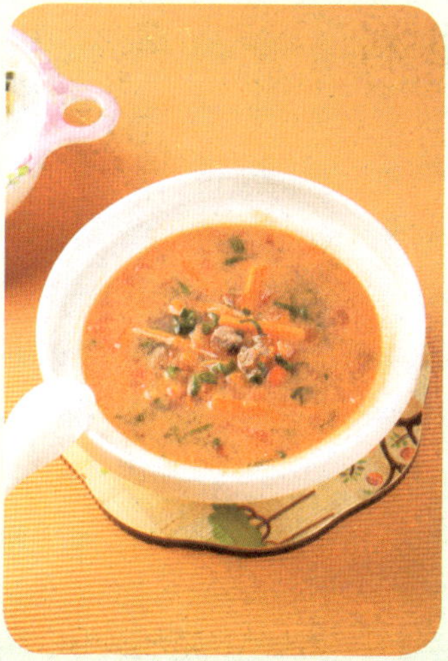

青菜猪肝汤

扫码学做食疗

材料

猪肝90克，菠菜30克，胡萝卜25克，番茄55克，高汤200毫升，盐适量

做法

①菠菜切碎；猪肝、番茄、胡萝卜分别切粒。②用油起锅，倒入高汤，加盐，倒入胡萝卜、番茄，烧开，放入猪肝，下入菠菜，烧开。③盛出即可。

功效

本品可益气补血、补虚损，可有效改善贫血、头晕、面色萎黄等症状。

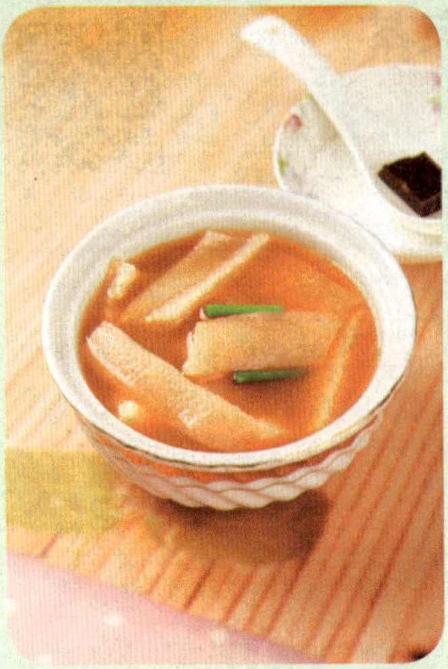

阿胶猪皮汤

材料

猪皮130克，阿胶10克，葱白少许，调料适量

做法

①猪皮焯水；阿胶加热水，拌至溶化。②砂锅注水烧开，加猪皮、葱白、料酒，加盖炖至食材熟软。③揭盖，加盐、生抽、阿胶，拌匀，煮至阿胶溶化即可。

功效

本品具有健脾止涎、养心安神的功效，可辅助治疗贫血、小儿营养不良、神经衰弱等病。

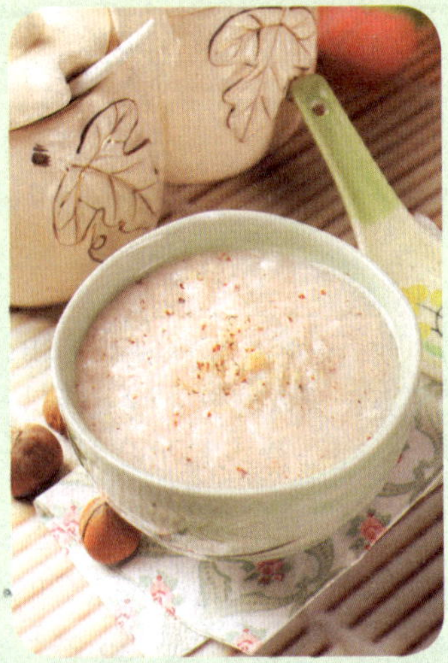

榛子粳米粥

材料

水发粳米230克，榛子仁粉40克

做法

①砂锅中注水烧开，倒入泡发好的粳米，搅拌片刻，加盖，煮开后转小火煮40分钟至熟软。②揭盖，倒入榛子仁粉，拌匀，加盖，续煮10分钟。③揭盖盛出即可。

功效

此粥营养健康，可有效防治痔疮便秘、改善胃肠功能，对贫血等病也有一定功效。

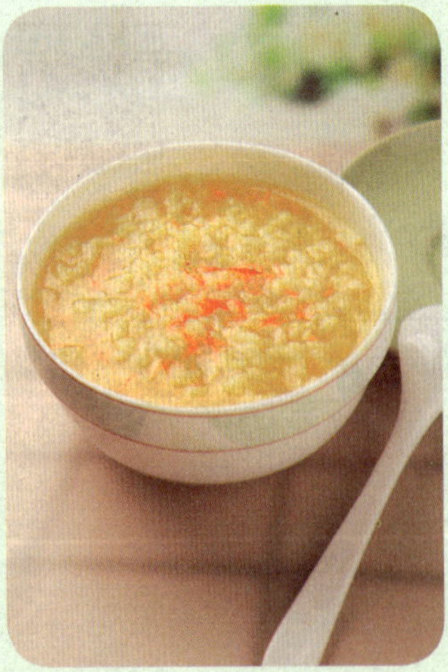

当归红花补血粥

材料

大米200克，红花5克，黄芪5克，当归5克，川芎5克，白糖适量

做法

①砂锅中注水，放入川芎、当归、黄芪，煮开后倒入大米，加盖，用大火煮开后转小火煮30分钟。②揭盖，倒入红花，拌匀，再加盖，续煮30分钟至食材熟透。③揭盖，加入少许白糖，拌匀，盛出即可。

功效

此粥可补气养血，对贫血、血虚闭经有食疗功效。

冠心病

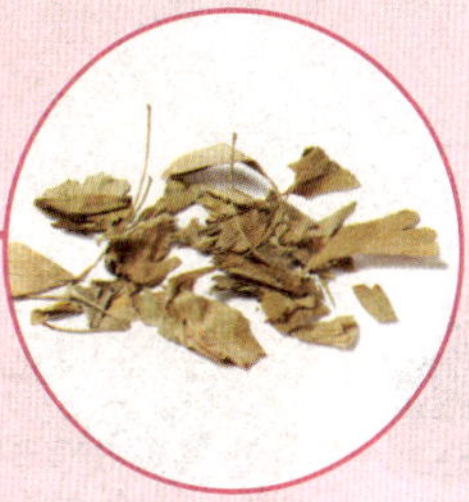

冠心病即冠状动脉粥样硬化性心脏病，是冠状动脉粥样硬化病变致使心肌缺血、缺氧的心脏病。冠心病分为隐匿型冠心病、心绞痛型冠心病、心肌梗死型冠心病、猝死型冠心病4种类型。

症状分析

冠心病有发作性胸骨后疼痛、心悸、呼吸困难、原发性心脏骤停、心绞痛、心肌梗死、心律失常，伴随明显的焦虑，持续3～5分钟，常发散至左侧臂部、肩部、下颌、背部，也可放射至右臂。用力、情绪激动、受寒、饱餐等增加心肌耗氧情况下发作的称为劳力性心绞痛，休息和含服硝酸甘油可缓解。

注意事项

患者要做到起居规律，早睡早起，避免熬夜。保持身心愉快，忌暴怒、惊恐、过度思虑及过喜。饮食宜清淡、易消化，少食多餐，晚餐量要少。

生活验方

取菊花6克、甘草3克分别洗净放入锅内，加入300毫升水煮10分钟，去渣取汁，加入15克冰糖拌匀饮用，有清心泻火的功效，适用于冠心病患者。

取丹参9克、红花9克加水煎煮25分钟，滤出汁液，放入15克白糖拌匀。另将田七、沉香、琥珀各3克研成粉状，与药液一起服用即可。每日1剂，分早晚各1次服用，有活血化瘀的功效，适用于冠心病患者。

对症药材和食材

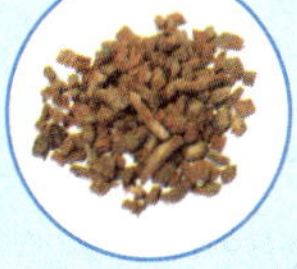

丹参：丹参具有扩张血管、预防血栓和降压的作用，对心脑血管疾病有一定的防治作用。

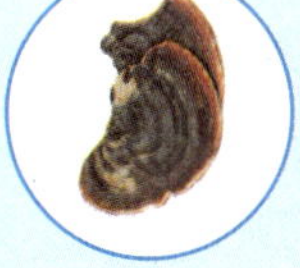

灵芝：灵芝可益气血、安心神，适用于虚劳、心悸、失眠、头晕、久咳气喘、冠心病、硅肺等症。

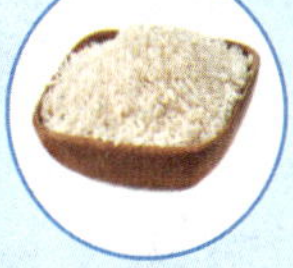

糯米：糯米具有活血化瘀、通脉止痛的功效，适合心血瘀阻型的冠心病患者食用。

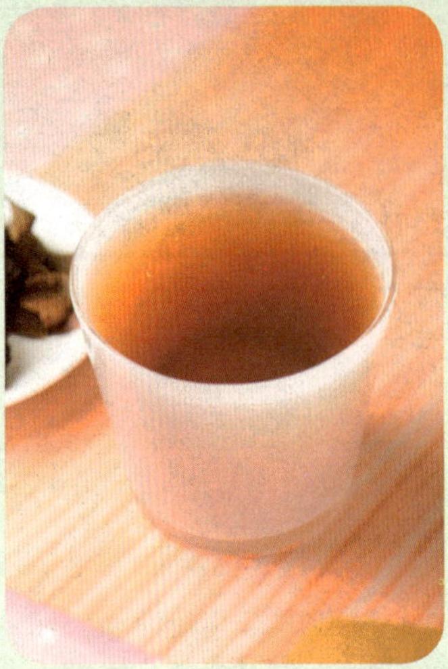

杜仲银杏叶茶

扫码学做食疗

材料

杜仲20克，银杏叶10克，白糖适量

做法

①砂锅中注水烧开，放入杜仲、银杏叶，轻轻拌匀，加盖，煮沸后用小火煮约20分钟。②揭盖，放入白糖，转中火拌匀，略煮片刻。③关火后盛出煮好的药茶。

功效

杜仲能稳定或降低血压，促进血液循环，降低胆固醇和中性脂肪，冠心病患者长期饮用此茶能起到一定疗效。

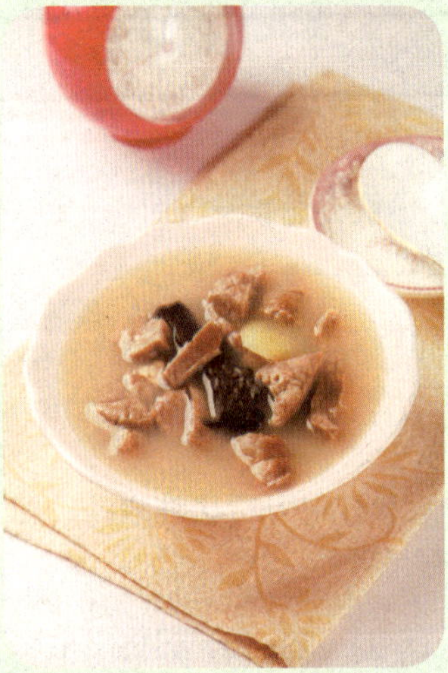

灵芝猪肺汤

扫码学做食疗

材料

猪肺120克，灵芝少许，调料适量

做法

①猪肺切块，焯水3分钟。②砂锅中注水烧开，倒入猪肺块、灵芝，拌匀，淋入料酒，加盖，大火煮开转小火煮40分钟至析出有效成分。③揭盖，加入盐、鸡粉，搅拌片刻至入味即可。

功效

本品可行气活血，对冠心病、高血压等病有疗效。

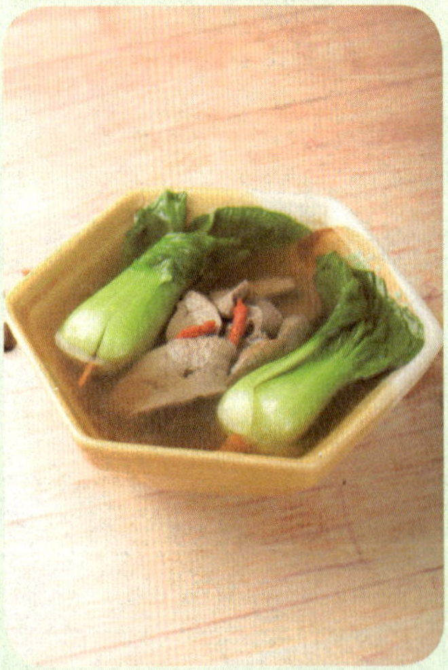

丹参猪肝汤

扫码学做食疗

材料

丹参15克，猪肝120克，上海青90克，调料适量

做法

①猪肝切片，装碗，加盐、鸡粉、料酒，加水淀粉，拌匀腌渍；将上海青焯水。②锅中注水烧开，倒入丹参，加盖，煮15分钟。③揭盖，将药渣捞出，放入盐、鸡粉，倒入猪肝和上海青，拌匀后盛出即可。

功效

本品可养血补血，可缓解冠心病胸闷、胸痛等症状。

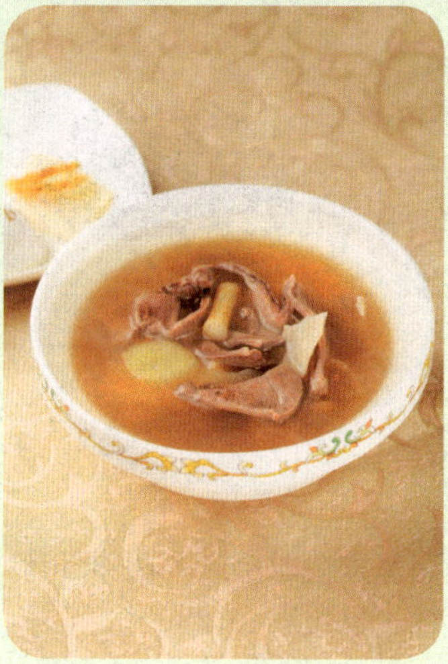

玉竹参归炖猪心

扫码学做食疗

材料

猪心180克，玉竹10克，党参12克，当归12克，姜片少许，盐、鸡粉、料酒适量

做法

①猪心切片，焯水。②砂锅中注水烧开，放入玉竹、党参、当归、姜片，倒入猪心，加料酒，拌匀，加盖，煮沸。③揭盖，放入盐、鸡粉，拌匀盛出即可。

功效

此汤可安神宁心，经常食用可防治冠心病。

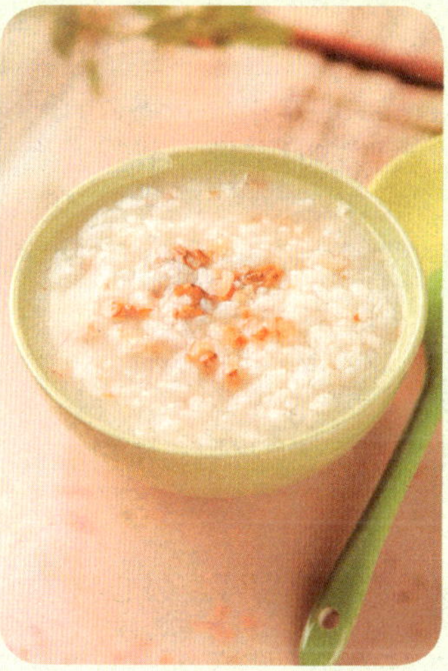

核桃仁粥

扫码学做食疗

材料

核桃仁10克，大米350克

做法

①核桃仁切碎，备用。②砂锅中注水烧热，倒入大米，拌匀，加盖，用大火煮开后转小火煮40分钟至大米熟软。③揭盖，倒入切碎的核桃仁，拌匀后略煮片刻，盛出即可。

功效

核桃中的油酸、亚油酸等不饱和脂肪酸含量均高于橄榄油，可预防动脉硬化、冠心病等病。

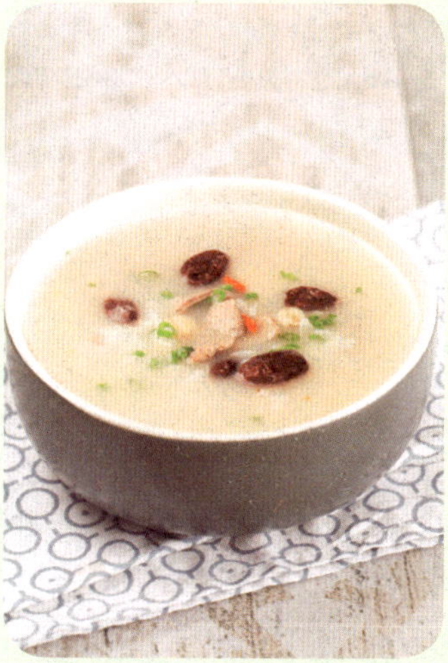

莲子红枣猪肝粥

扫码学做食疗

材料

水发莲子80克，红枣10克，枸杞5克，猪肝100克，水发大米150克，姜丝、葱花各少许，调料适量

做法

①莲子去芯；猪肝切片，加姜丝、盐、鸡粉、料酒、水淀粉、食用油，拌匀腌渍。②砂锅中注水烧开，倒入大米、莲子、红枣，加盖炖煮。③揭盖，加枸杞、猪肝，煮熟，加盐、鸡粉、胡椒粉调味即可。

功效

本品可益气补血，对贫血、失眠等患者有功效。

心律失常

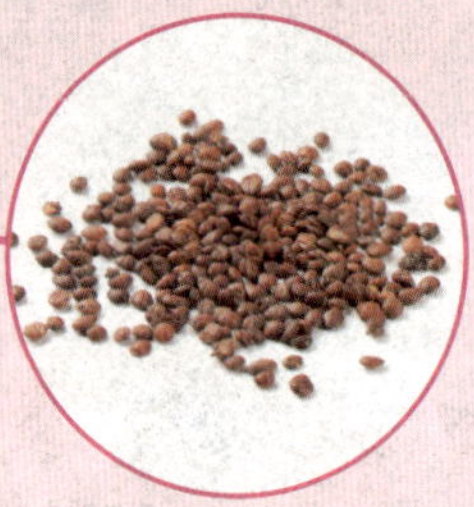

心律失常是指心律起源部位、心搏频率与节律或冲动传导等出现异常，即心脏的跳动速度或节律发生改变。正常心律起源于窦房结，频率为60~100次/分（成人）。

症状分析

心律失常是一种自觉心脏跳动的不适感或心慌感。当心率加快时感到心脏跳动不适，心率缓慢时感到搏动有力。心悸时，心率可快可慢，也可有心律失常，心率和心律正常者也可有心悸。

注意事项

患者应养成按时作息的习惯，保证睡眠。运动要适量。洗澡时水不要太热，时间不宜过长。养成按时排便的习惯，保持大便通畅。饮食要定时定量。节制性生活。不饮浓茶、不吸烟。避免着凉，预防感冒。

生活验方

取黄芪、党参各25克洗净，煎煮药汁2次，将所得药液混合，分2次服用，每日1剂，能补气养血，适合心律失常患者食用。

取万年青3克、红枣8颗分别洗净放入锅内，加水煎汁服，有清热解毒、强心利尿的功效，适合心律失常患者食用。

对症药材和食材

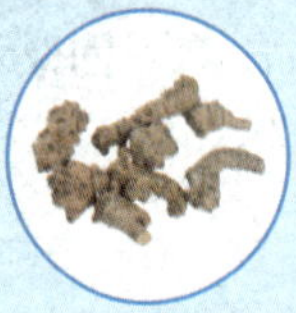

田七：田七能降低动脉压，略减心率，使心脏工作量减少，从而明显减少心肌的耗氧量。

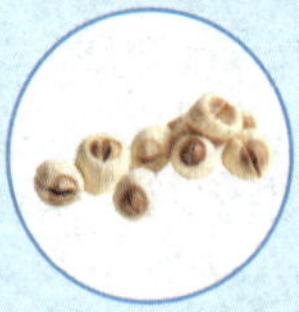

莲子：莲子具有补脾止泻、益肾涩精、养心安神的功效，有促进凝血，使某些酶活化，维持神经传导性，维持肌肉的伸缩性和心跳的节律等作用。

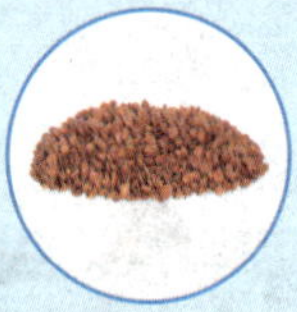

酸枣仁：酸枣仁可养肝、宁心安神、敛汗，适用于失眠多梦、心律失常、阴虚盗汗、脾胃气虚、虚热烦渴者。

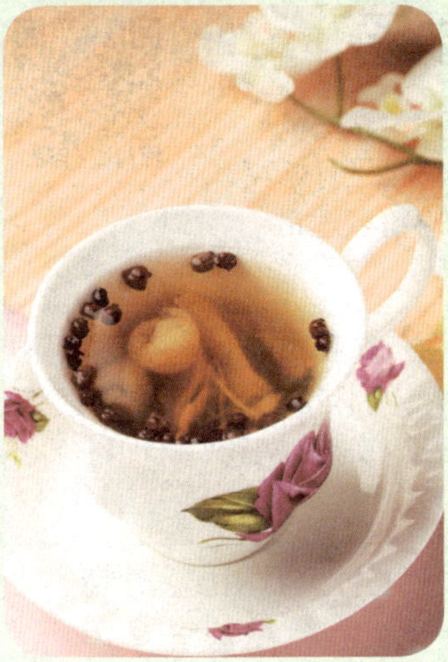

桂圆人参茶

扫码学做食疗

材料

人参片10克，五味子8克，桂圆肉15克，绿茶叶6克

做法

①砂锅中注水烧开，放入人参片、五味子、桂圆肉。②加盖，用小火煮约20分钟。③揭盖盛出即可。

功效

本品可清热泻火、养心护心。常服对心火内燔的癫狂证、心律失常等有辅助治疗作用。

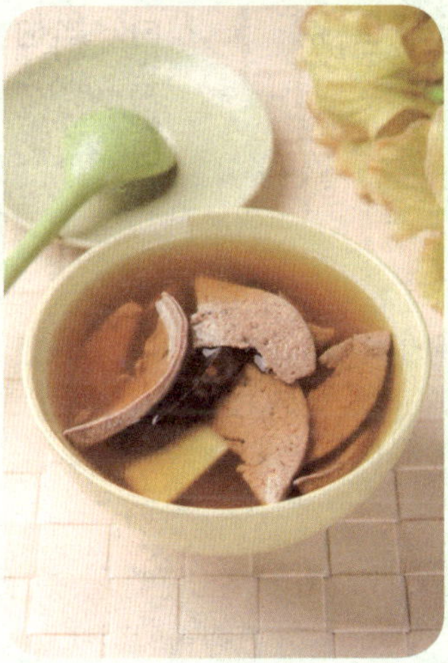

灵芝猪肝汤

扫码学做食疗

材料

猪肝230克，灵芝、姜片各少许，盐、鸡粉、料酒各少许

做法

①猪肝切薄片，焯水备用。②砂锅中注水烧开，放入灵芝、姜片，倒入焯过水的猪肝，拌匀，淋入少许料酒，加盖，烧开后用小火煮约20分钟至食材熟透。③揭盖，加入盐、鸡粉，拌匀调味即可。

功效

本品补血养心，适合心血不足的心律失常患者食用。

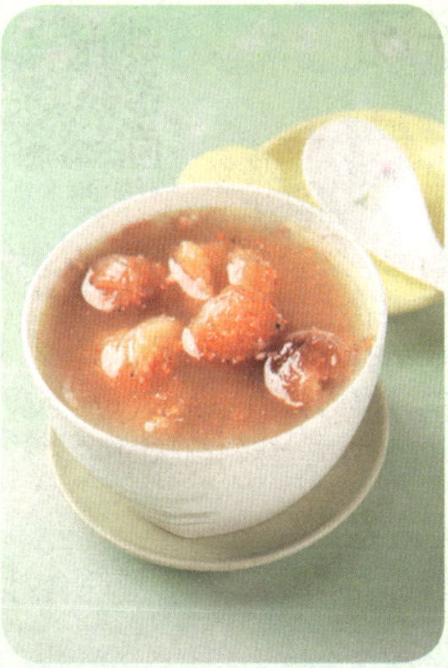

酸枣仁桂圆茶

扫码学做食疗

材料

酸枣仁粉10克，桂圆肉15克

做法

①取一个茶碗，放入桂圆肉、酸枣仁粉。②注入适量开水，盖上杯盖，泡约10分钟。③揭盖即可饮用。

功效

此茶具有滋补功效，主治头痛、贫血，对头痛引起的眩晕、神志不清、心神不宁等症状有缓解作用。

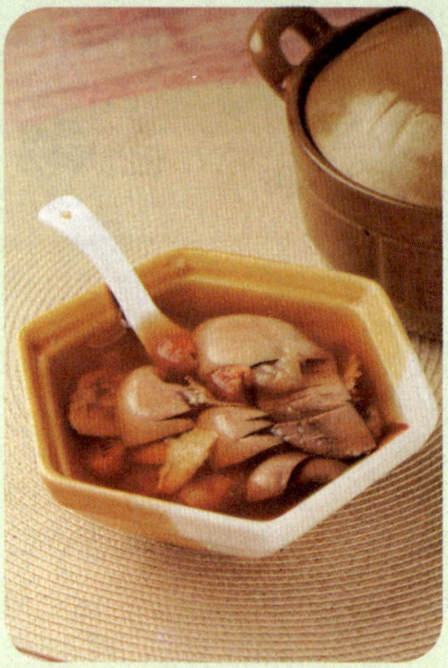

龙眼当归猪腰汤

扫码学做食疗

材料

猪腰400克，当归10克，桂圆肉40克，姜片少许，料酒、盐、鸡粉各适量

做法

①猪腰对半切开，切去白色筋膜，打上花刀，加料酒焯水。②砂锅中注水烧开，加猪腰、当归、桂圆肉、姜片，加盖煮熟。③揭盖，放盐、鸡粉调味即可。

功效

此汤可养血安神，对失眠心悸、肾阴虚、遗精、盗汗等有功效。

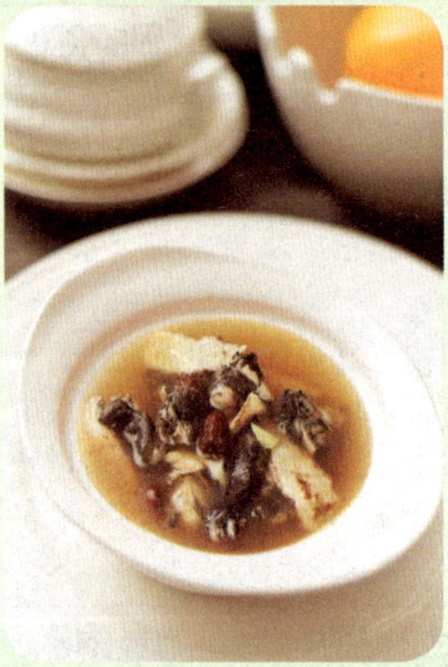

当归黄芪红枣乌鸡汤

扫码学做食疗

材料

乌鸡350克，当归、黄芪、红枣、姜片各少许，调料少许

做法

①乌鸡切块，焯水。②砂锅中注水烧开，倒入鸡块、红枣、黄芪、当归、姜片，淋入料酒，加盖，煮至鸡肉熟透。③揭盖，加盐、鸡粉、胡椒粉调味即可。

功效

本品可补气养血、养心安神，用于气血亏虚所致的心悸失眠、心律失常、气短疲乏等病的辅助治疗。

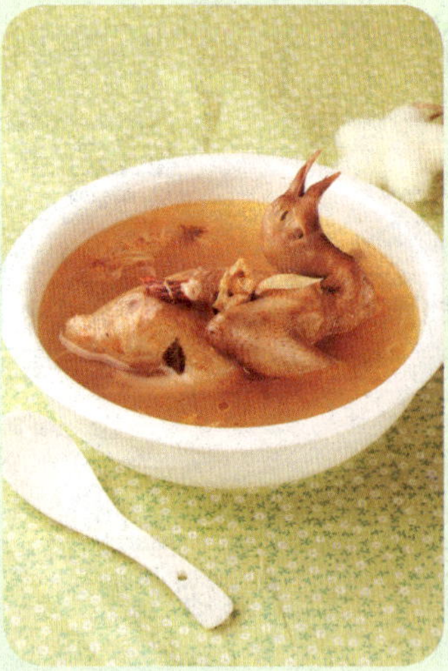

田七菊花鸽子汤

扫码学做食疗

材料

乳鸽1只，田七10克，白芍10克，丹参10克，菊花3克，姜片少许，调料适量

做法

①乳鸽焯水。②砂锅中注水烧开，放入姜片、田七、白芍、丹参、菊花、乳鸽，淋入料酒，加盖，煮至食材熟透。③揭盖，放入盐、鸡粉，拌匀调味即可。

功效

田七有活血化瘀、滋补气血的功效，与乳鸽同食对心律失常有很好的缓解作用。

脑血管硬化

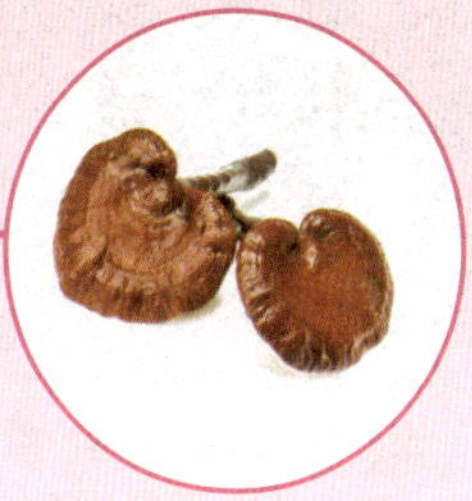

脑血管硬化是中枢神经系统的常见病，由脑部血管弥漫性粥样硬化、管腔狭窄、小血管闭塞等使脑部的血流供应减少引起。

症状分析

脑血管硬化最大的危害就是容易引起中风，其初期的主要症状有头晕、头痛，常发生在前额部和枕部，多为钝痛；记忆力减退、注意力不集中、脑力劳动能力降低等。晚期症状主要表现为记忆力缺损、意识障碍，有的还出现幻觉，有冲动、攻击等行为。

注意事项

脑血管硬化的症状比较多，当出现部分症状时，患者应及时去医院诊断检查，做好治疗工作；平时可多吃碱性食物，其有软化血管的作用，同时要改进膳食结构，加强体育锻炼，养成良好的生活习惯。

生活验方

取川芎、丹参各6克分别润透，切片，放入炖锅内，加600毫升水，以武火烧沸，转文火煮15分钟，然后加入15克白糖拌匀，代茶饮用，有活血祛瘀的功效，适用于脑血管硬化患者。

取桃仁6克、红花6克、丹参10克、山楂20克分别处理洗净，放入炖锅内加300毫升水以小火炖煮15分钟，待凉后，滤去药渣，取液加入白砂糖拌匀即可饮用，每日2次，有祛瘀血、降血压的功效，适用于脑血管硬化患者。

对症药材和食材

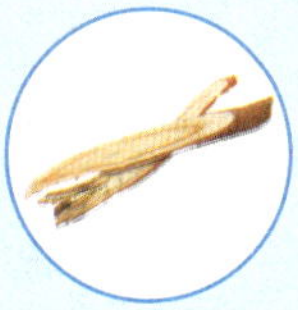

赤芍：赤芍富含赤芍总苷，可通过对凝血系统和抗血小板聚集作用的影响而产生抗血栓作用。

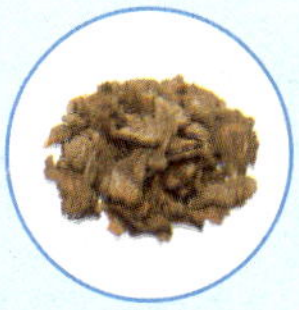

川芎：川芎具有行气开郁、活血止痛的功效，适用于脑血管疾病。

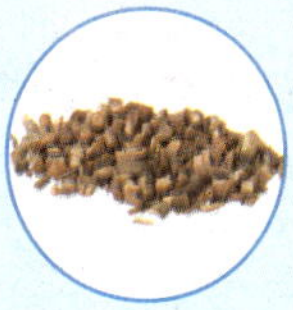

夜交藤：夜交藤可养心安神、通络祛风，适用于失眠、风湿痹痛，以及脑血管硬化和高血压患者。

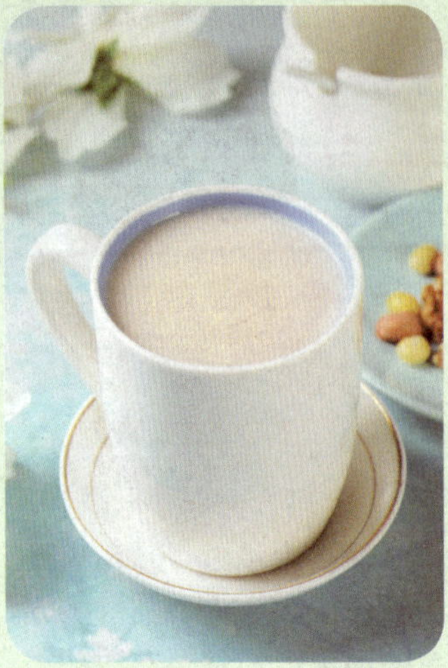

核桃花生豆浆

扫码学做食疗

材料

核桃仁25克，花生35克，大米40克，水发黄豆50克

做法

①将材料沥水，倒入豆浆机，放入花生、核桃仁，注水至水位线即可。②盖上豆浆机机头，开始打浆，约20分钟，即成豆浆。③将豆浆机断电，取下机头，滤取豆浆，倒入杯中即可。

功效

本品可有效防治高血压、高血脂、动脉硬化等病。

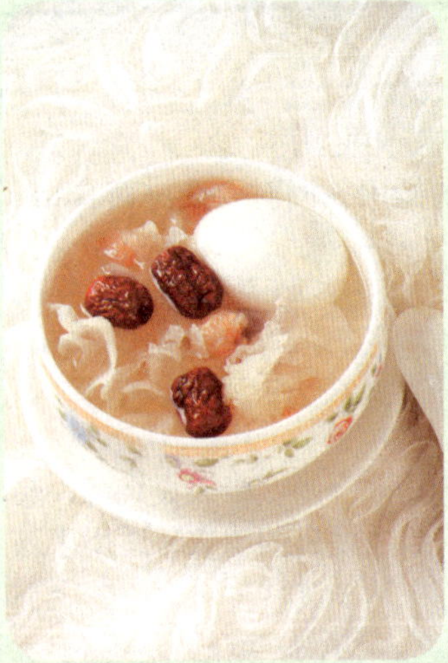

红枣银耳炖鸡蛋

扫码学做食疗

材料

去壳熟鸡蛋2个，红枣25克，水发银耳90克，桂圆肉30克，冰糖30克

做法

①砂锅中注水，倒入熟鸡蛋、银耳、红枣、桂圆肉，拌匀，加盖，炖至食材熟软。②揭盖，加入冰糖，拌匀，加盖，炖至冰糖溶化。③揭盖，搅拌片刻至入味，关火后盛出炖好的鸡蛋，装入碗中即可。

功效

本品可活血化瘀、疏通血管，能有效防治动脉硬化。

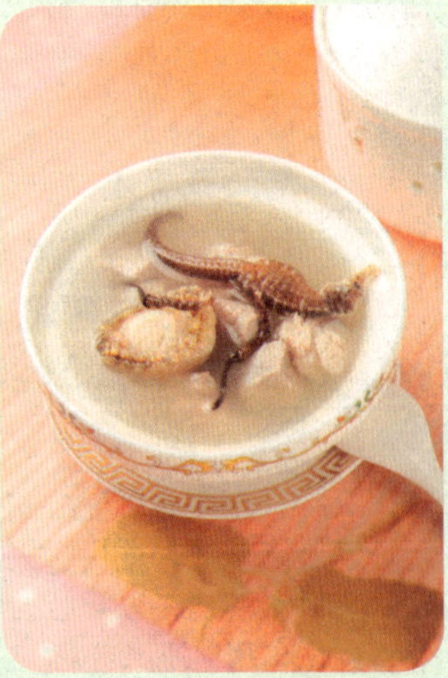

虫草海马小鲍鱼汤

扫码学做食疗

材料

小鲍鱼70克，海马10克，冬虫夏草2克，瘦肉150克，鸡肉200克，调料少许

做法

①瘦肉切块，焯水；鸡肉切块，焯水。②砂锅中注水，加海马、小鲍鱼、鸡肉、瘦肉、冬虫夏草，加料酒，拌匀。③加盖，煮熟后加盐、鸡粉拌匀调味即可。

功效

此汤有滋阴润肺、宽中下气的功效，并有清热的作用。

中风后遗症

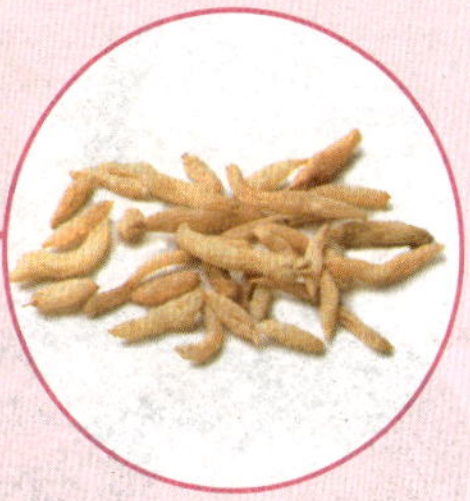

中风是中医学的一个病名，也是人们对急性脑血管疾病的统称和俗称。中风后遗症是指中风发病6个月以后，仍遗留程度不同的偏瘫、麻木、言语謇涩不利、口舌㖞斜、痴呆等症状。

症状分析

主要症状为猝然昏倒、不省人事、半身不遂或无昏倒而突然出现半身不遂。

注意事项

保持室内洁净干爽和空气流通，注意保暖。保持口腔卫生，随时清除呼吸道的分泌物，以防坠积性肺炎。鼓励患者做胸部扩张、深呼吸等运动。定时为患者调整姿势，勤擦身、洗澡、换衣，对患者受压处要常进行按摩，以防发生压疮。

生活验方

将30克白术加700毫升水，用文火煎半小时，再加20克钩藤，水煎10分钟，去渣取汁，分2次服用。

牛肉500克，天麻、地龙各10克，盐、胡椒粉、味精、葱段、姜片、酱油、料酒各适量。牛肉洗净，切块，入锅加水烧沸，略煮捞出，牛肉汤待用；天麻、地龙洗净；油锅烧热，加葱段、姜片煸香，加酱油、料酒和牛肉汤烧沸，加盐、胡椒粉、味精、牛肉、天麻、地龙同炖至肉烂，捞出葱段、姜片即可。

对症药材和食材

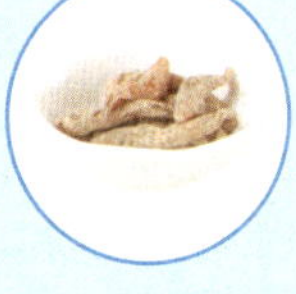

天麻：天麻可息风、定惊，适用于眩晕、头风头痛、肢体麻木、抽搐拘挛、中风半身不遂等症。

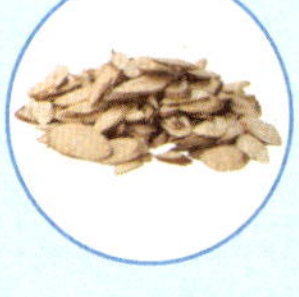

桑枝：桑枝可祛风湿、通经络，适用于风湿痹痛、中风半身不遂、水肿脚气、肌肤风痒等症。

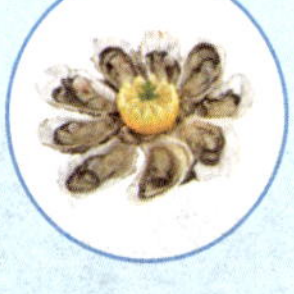

牡蛎：牡蛎可敛阴、潜阳、止汗，与天麻、地龙配伍，可治疗中风半身不遂等病。

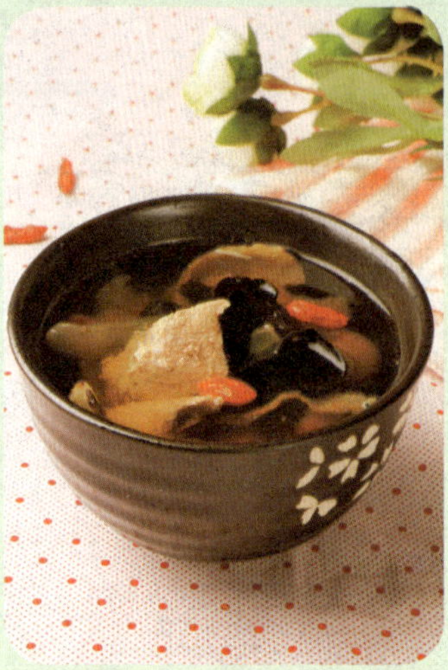

灵芝玉竹麦冬汤

材料

灵芝20克，麦冬20克，玉竹15克，桂圆15克，枸杞25克，黑木耳25克，瘦肉150克，盐少许

扫码学做食疗

做法

①黑木耳、枸杞、桂圆、灵芝、麦冬、玉竹浸泡。②瘦肉焯水。③将瘦肉、黑木耳、桂圆、灵芝、麦冬、玉竹煮100分钟，加枸杞、盐，煮熟，盛出即可。

功效

灵芝可清热凉血，用于治疗阴虚内热证。

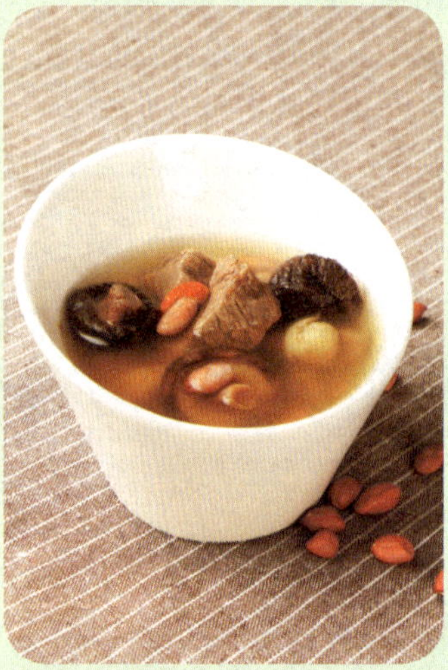

黄芪红枣牛肉汤

材料

黄芪15克，花生25克，红枣25克，莲子30克，香菇20克，牛肉块200克，盐适量

扫码学做食疗

做法

①莲子、香菇泡发。②黄芪、花生、红枣泡发；牛肉块焯水。③砂锅中注水，倒入牛肉块、莲子、香菇、黄芪、花生、红枣，煮至熟软，加盐，搅匀盛出即可。

功效

本品可益气补虚，适用于中风日久的患者食用。

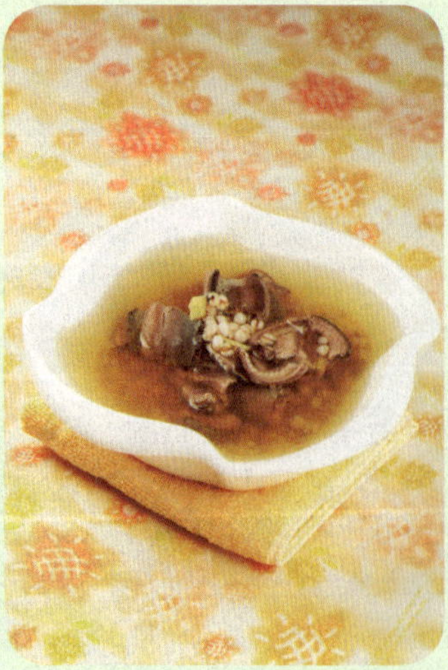

薏米鳝鱼汤

材料

鳝鱼120克，水发薏米65克，姜片少许，盐3克，鸡粉3克，料酒3毫升

扫码学做食疗

做法

①鳝鱼切块，加盐、鸡粉、料酒，抓匀，腌渍。②汤锅中注水烧开，放入薏米，煮至薏米熟软，放入鳝鱼，搅匀，再加入姜片，煮至食材熟烂。③揭盖，放入盐、鸡粉，拌匀调味，盛出，装入碗中即可。

功效

本品富含蛋白质、钙、磷、铁等，能益气养血。

PART 4

第四章

神经系统疾病食疗方

神经系统由神经元和神经胶质组成，可分中枢神经系统和周围神经系统两部分。其主要功能是由感受器接收来自人体内外环境的各种信息，经脑和脊髓的各级中枢神经整合后，再经周围神经控制和调节机体各个系统和器官的活动。

本章简要介绍了神经系统常见的 8 种疾病的主要症状，以及对症药材和食材，并精心为患者搭配了科学合理的药膳以进行食疗。

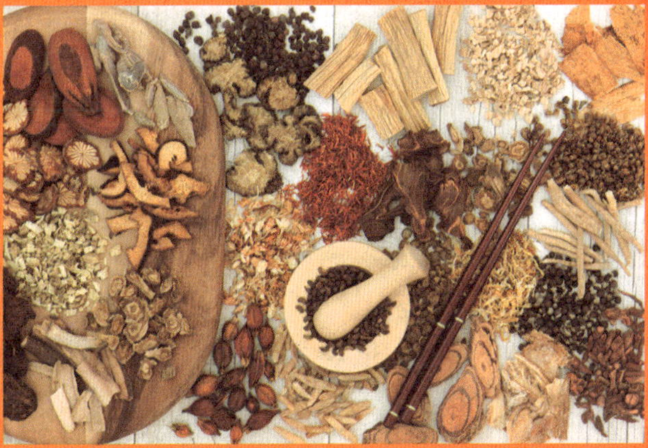

神经衰弱

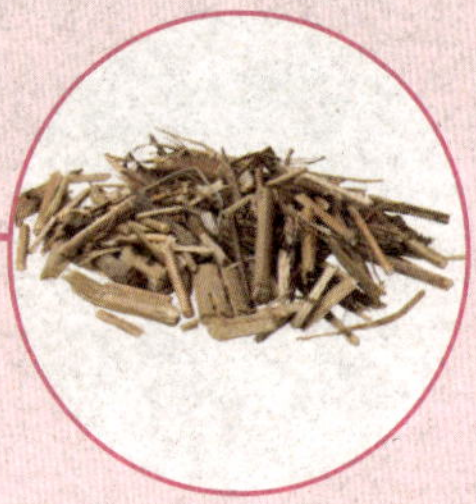

神经衰弱是指大脑由于长期的情绪紧张和精神压力，从而产生精神活动能力减弱，精神容易兴奋，脑力容易疲乏，常有烦恼及心理、生理状况的神经症性障碍。发病年龄多在16～40岁，男女发病无明显差异，其中从事脑力劳动者占多数。

症状分析

神经衰弱的临床表现主要包括：患者易兴奋、激惹；大脑易疲劳，看书学习稍久就会感到头昏脑胀，注意力不集中，记忆力减退，头晕头痛等；睡眠障碍，有时入睡困难、早醒或醒后不易再入睡，多噩梦；自主神经功能紊乱，可能引发心动过速、出汗、厌食、便秘、腹泻、月经失调、早泄等症状；继发性疑病症。

注意事项

患者要学会自我调节，加强自身修养，以适当方式宣泄自己内心的不快和抑郁，以解除心理压抑和精神紧张。要正确认识自己，尽量避免做一些力所不及的事情。培养豁达开朗的性格。饮食应全面营养，忌甜食。

生活验方

将核桃仁、黑芝麻、桑叶各30克捣成泥状，做成丸子，每丸约3克重，每次服9克，每日2次，可治疗神经衰弱、健忘、失眠、多梦、食欲减退等。

将阿胶10克、钩藤30克、枣仁25克水煎内服，每日1剂，日服3次，兑酒饮，具有补肝、宁心、安神等作用，患者服药15～20天，头昏眼花、虚烦失眠、健忘多梦症状会渐渐缓解。

对症药材和食材

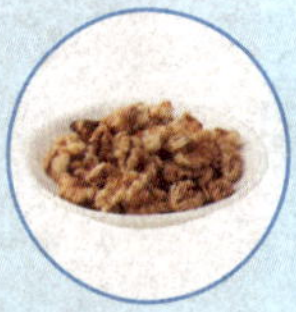

核桃仁：核桃仁对调节大脑神经功能、防止记忆力减退有很大帮助。

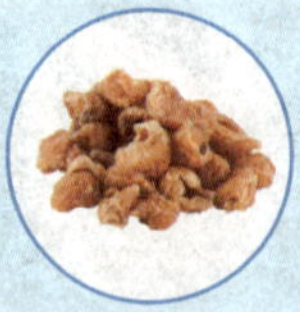

桂圆肉：桂圆肉对失眠、心悸、神经衰弱、记忆力减退有较好的疗效。

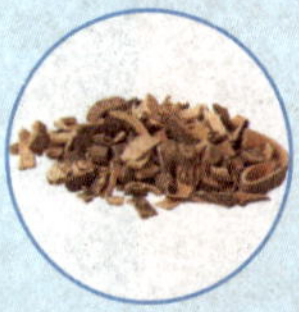

合欢皮：合欢皮可解郁、活血、止痛，治疗失眠、胸闷、神经衰弱等。

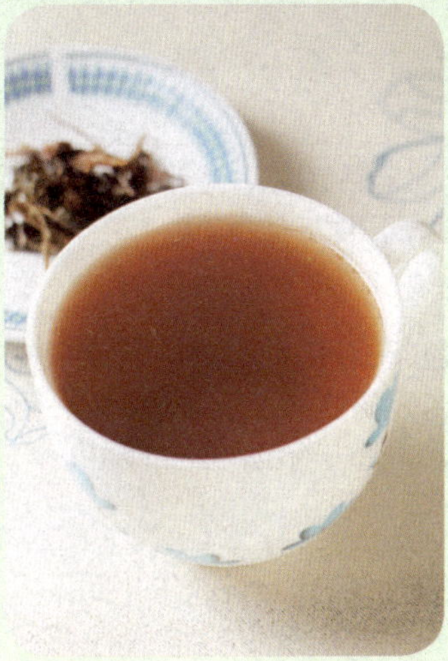

养心安神茶

材料

五味子、刘寄奴各适量

做法

①将五味子、刘寄奴洗净后放入杯内。②往杯子里加入适量开水。③冲泡15分钟后静置放凉即可饮用。

功效

本品具有养心安神的功效，对失眠多梦、头痛头昏、神经衰弱等有食疗功效。

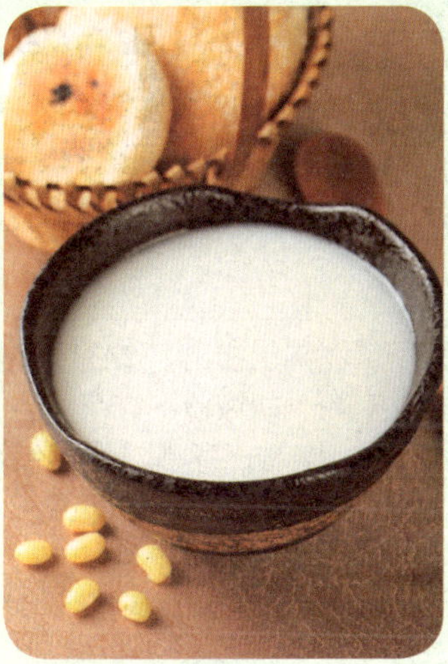

龙眼豆浆

扫码学做食疗

材料

桂圆15克，水发黄豆50克

做法

①桂圆去皮、去核，取出果肉待用；将泡发的黄豆洗净。②把桂圆肉、黄豆倒入豆浆机中，注水至水位线，盖上豆浆机机头，开始打浆，约15分钟，即成豆浆。

功效

本品具有补气养血、镇惊安神、疏肝解郁等功效，对气血不足、神经衰弱、健忘失眠等有功效。

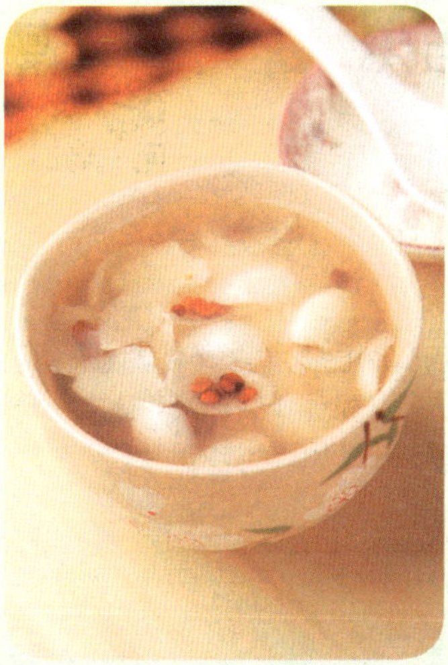

枣仁鲜百合汤

扫码学做食疗

材料

鲜百合60克，酸枣仁20克

做法

①将酸枣仁切碎，备用。②砂锅中注入适量水，大火烧热，倒入酸枣仁，加盖，用小火煮约30分钟，揭盖，倒入百合，拌匀，用中火煮约4分钟，至食材熟透。③关火后盛出煮好的汤料，装入碗中即成。

功效

酸枣仁具有益肝、养心安神的功效，对神经衰弱引起的失眠、健忘等有较好的功效。

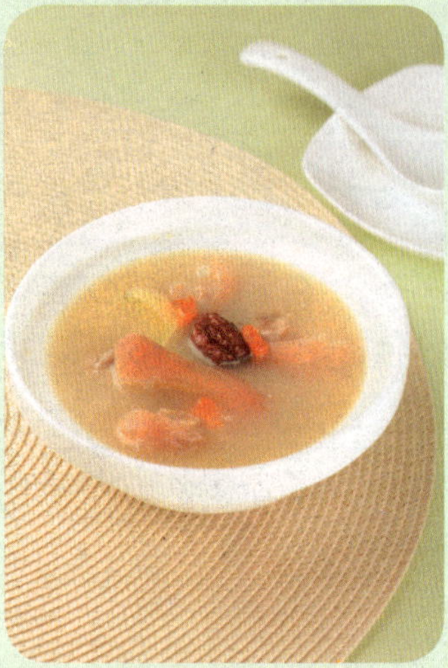

人参猪蹄汤

材料

人参须、黄芪、麦冬、枸杞各10克，薏米50克，猪蹄200克，胡萝卜100克，姜片、盐各3克

做法

①人参须、黄芪、麦冬包起；胡萝卜切片，猪蹄汆烫后斩件。②将枸杞、薏米、胡萝卜、猪蹄、姜片、药包入锅，加水煮至熟透。③捞去药包，加盐即可。

功效

此汤可生津安神，对改善神经衰弱有较好的作用。

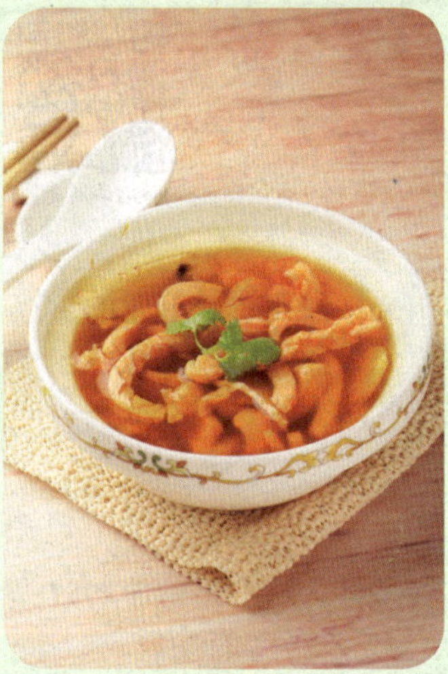

红花当归炖鱿鱼

扫码学做食疗

材料

鱿鱼干200克，红花6克，当归8克，姜片20克，葱条少许，调料适量

做法

①锅中注水烧开，加鱿鱼干，煮沸，捞出。②锅中注水烧开，淋入料酒，加盐、鸡粉、胡椒粉、红花、当归、姜片、葱条，加鱿鱼干，拌匀，煮沸，盛出装碗。③将碗放入蒸锅中，隔水蒸40分钟，取出即可。

功效

本品可安神助眠，对神经衰弱有良好的功效。

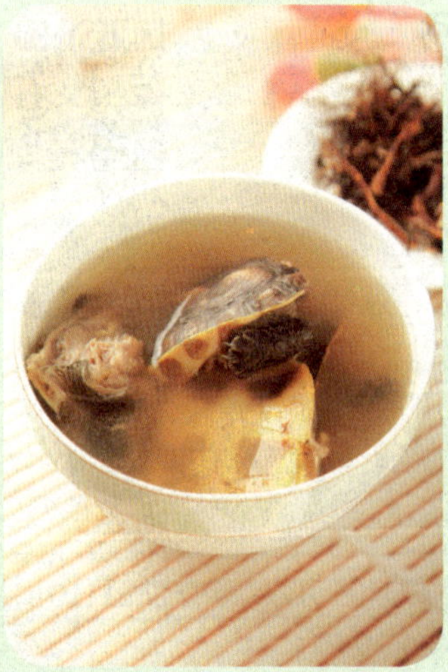

柴胡白术炖乌龟

扫码学做食疗

材料

乌龟500克，白术、桃仁、柴胡、白花蛇舌草各5克，姜片、葱段少许，调料适量

做法

①将上述药材放入药包，乌龟焯水。②将药包、乌龟、姜片、葱段、料酒入锅，炖至熟软。③加盐、鸡粉，拌匀，拣去药包、姜片、葱段，装碗即可。

功效

本品可养心安神，可改善神经衰弱患者失眠多梦、心悸气短、食欲减退等症状。

眩晕

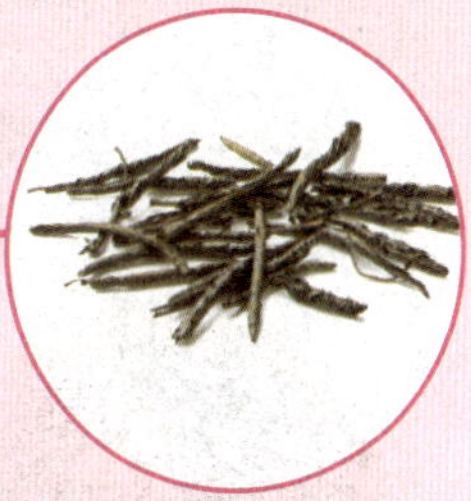

眩晕是以头晕目眩、视物旋转为主要表现的一种自觉症状，常见于西医学的梅尼埃病、颈椎病、贫血及高血压、脑血管病等。中医学认为本病与忧郁恼怒、嗜食厚味、劳伤过度和气血虚弱有关。

症状分析

突然头晕目眩，感觉天旋地转，轻者闭目即止，重者如坐车船，甚至仆倒，可伴有恶心、呕吐、眼球震颤、耳鸣耳聋、出冷汗、面色苍白等自主神经失调症状。

注意事项

在饮食方面，患者应多吃清淡的食物，少吃高脂肪、含盐量过高、非常油腻的食物或甜食，戒烟少酒。患者应保持心情舒畅，这也是预防眩晕的重要措施。

生活验方

沙苑子（盐炙）500克，研成细末，每次服用10克，每日2次，适用于肝肾不足所致的头晕目眩。

地骨皮10克，牡丹皮4克，沸水冲泡，闷约15分钟饮用，适用于头晕目眩。

对症药材和食材

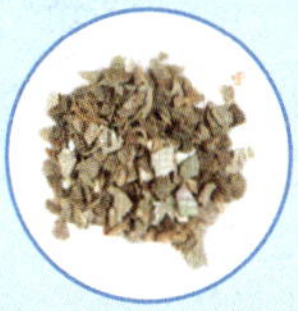

石决明：石决明可平肝潜阳、清肝明目，适用于头痛眩晕、目赤翳障、视物昏花、青盲雀目等症。

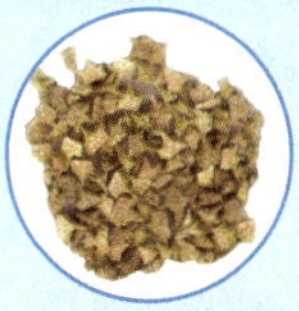

刺蒺藜：刺蒺藜可平肝解郁、活血祛风，适用于头痛眩晕、胸胁胀痛、乳房胀痛、经闭、目赤翳障、风疹瘙痒、白癜风等症。

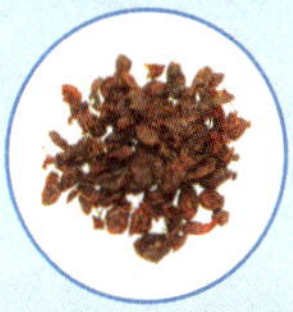

山茱萸：山茱萸可补肝肾、涩精气、固虚脱，适用于腰膝酸痛、眩晕耳鸣、阳痿、遗精滑精、小便频数、肝虚寒热、虚汗不止、崩漏带下等症。

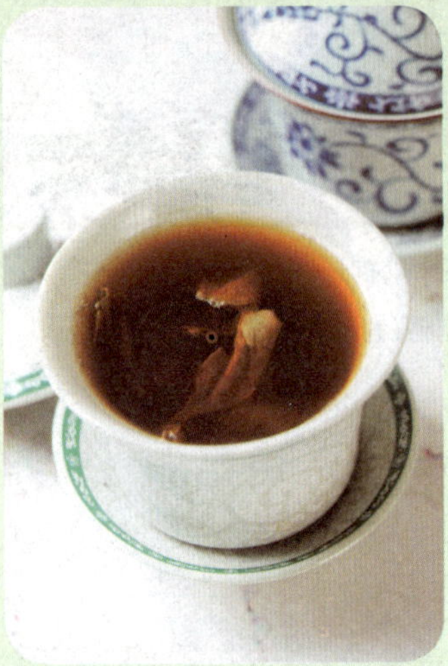

决明子苦丁茶

材料

决明子15克，苦丁茶叶少许

扫码学做食疗

做法

①砂锅中注水烧开，放入决明子，加盖，用小火煮约20分钟。②揭盖，用小火保温。③取一个茶杯，放入苦丁茶叶，盛入砂锅中的药汁，至八九分满即可。

功效

本品能保肝护肝、清热明目、润肠通便，适用于目赤涩痛、头痛眩晕、大便秘结等症。

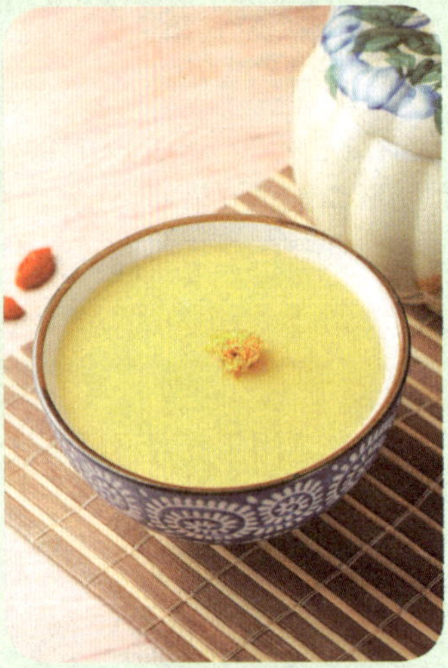

菊花枸杞豆浆

材料

水发黄豆100克，菊花、枸杞各少许

扫码学做食疗

做法

①将已浸泡8小时的黄豆放入碗中，注水洗净，沥水。②取豆浆机，倒入黄豆、菊花、枸杞，注水至水位线，盖上豆浆机机头，开始打浆，约20分钟，即成豆浆。③断电后滤取豆浆，倒入碗中即可。

功效

本品有清热解毒的功效，适用于头痛眩晕等症。

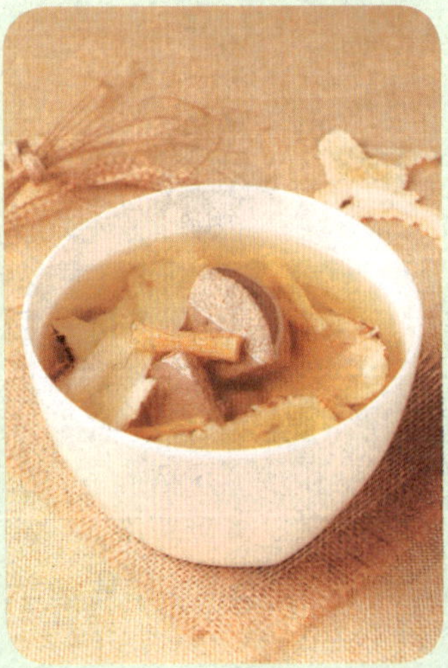

黄芪当归猪肝汤

材料

猪肝200克，党参20克，黄芪15克，当归15克，姜片少许，盐2克，料酒适量

扫码学做食疗

做法

①猪肝切块，加料酒焯水。②砂锅中注水，倒入猪肝、姜片、党参、黄芪、当归，加盖，炖2小时。③揭盖，加盐，搅拌片刻，盛出装入碗中即可。

功效

本汤具有补中益气、滋补肝肾、明目养血等功效，对肝血亏虚引起的目干、贫血、眩晕等症状有疗效。

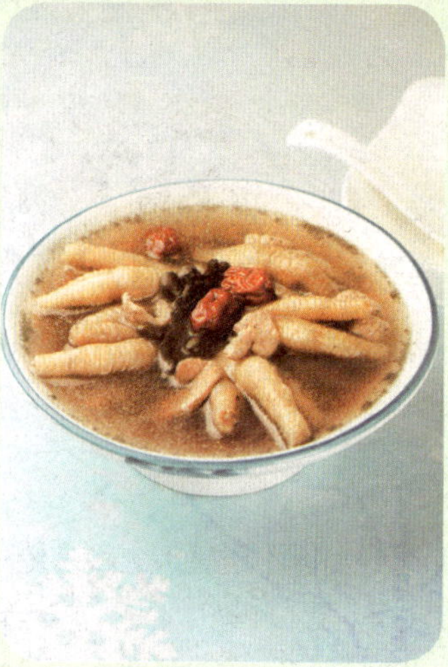

何首乌黑豆煲鸡爪

扫码学做食疗

材料

何首乌10克，红枣10克，水发黑豆80克，鸡爪200克，猪瘦肉100克，料酒20毫升，盐2克，鸡粉2克

做法

①猪瘦肉切片，焯水；鸡爪切去爪尖，焯水。②何首乌、红枣、黑豆、瘦肉、鸡爪、料酒入锅，拌匀。③加盖炖40分钟，揭盖，加盐、鸡粉，拌入味即可。

功效

本品适用于肝血亏虚型眩晕的辅助治疗。

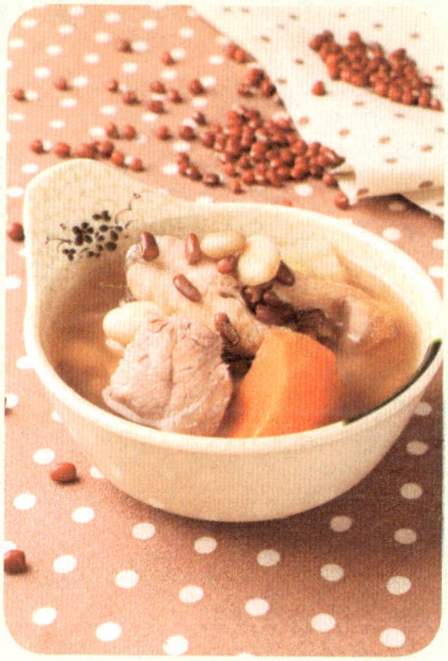

葛根赤小豆黄鱼汤

扫码学做食疗

材料

胡萝卜90克，葛根75克，赤小豆85克，瘦肉90克，白扁豆75克，眉豆55克，黄鱼块100克，调料适量

做法

①胡萝卜切块；瘦肉切块，焯水；葛根切片。②黄鱼块煎黄盛出。③瘦肉、黄鱼块、胡萝卜、葛根、眉豆、白扁豆、赤小豆入锅，加盖煮熟，加盐拌匀即可。

功效

本汤对失眠、头晕、食欲减退有良好的疗效。

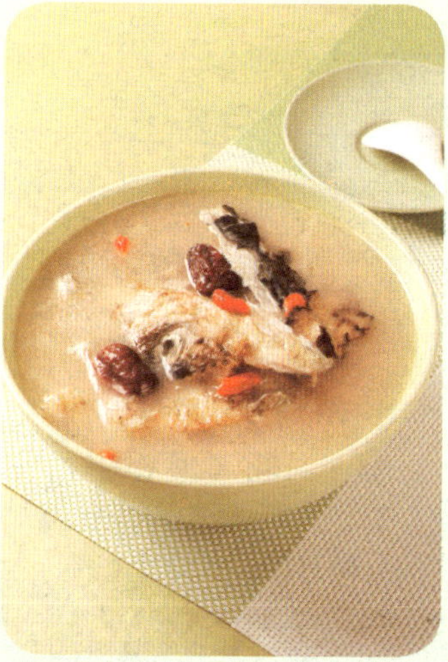

天麻川芎白芷鲢鱼头汤

扫码学做食疗

材料

天麻8克，川芎5克，红枣10克，枸杞5克，鲢鱼头200克，白芷20克，盐适量

做法

①锅中注入高汤烧开，放入天麻、川芎、红枣、白芷、鲢鱼头，拌匀，加盖煮3小时。②揭盖，加入枸杞、盐，搅匀调味。③将鱼汤盛出，装入碗中即可。

功效

本汤可行气活血、息风止颤，对肝阳眩晕、中风等病均有较好的疗效。

失眠

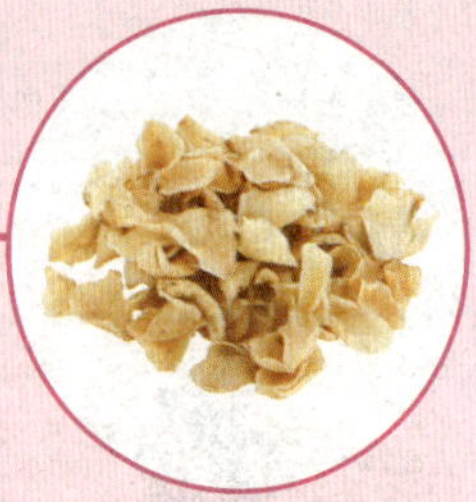

失眠指无法入睡或无法保持睡眠状态，导致睡眠不足，表现为各种原因引起的入睡困难、早醒及睡眠时间不足或睡眠质量差等。

症状分析

患者出现睡眠障碍，伴有心悸不安（自觉心跳加快，并伴有心前区不适感）、精神倦怠、疲劳乏力、全身不适、头痛、反应迟钝、精神不集中、记忆力减退等症状。长期失眠会对人体造成很大伤害，影响最大的是精神方面，严重者会造成精神分裂。

注意事项

患者要保持乐观、知足常乐的良好心态。生活规律，保持正常的睡醒节律。创造助眠条件——睡前洗热水澡、泡脚、喝牛奶等。白天适度地进行体育锻炼，有助于晚上入睡。

生活验方

将100克莲子与25克桂花煎水，去渣取汁饮用，有补中益气、健脾养胃、清心安神的功效，适合心烦失眠、心神不宁、口舌生疮等症状。

远志、夜交藤、松仁各9克，将三味药入锅，加适量清水煎煮15分钟，加少许白砂糖。每日早晚各饮1杯，7天为1个疗程，有安神宁心的功效，适合失眠、更年期心悸患者食用。

对症药材和食材

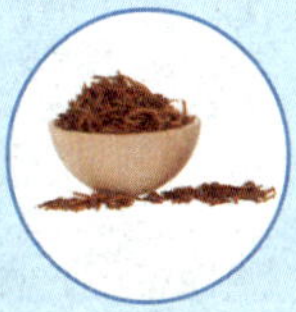

远志：远志中的生物碱具有较强的安神、抗惊厥、缓解心悸等功能，适用于心肾不交引起的失眠多梦、神志恍惚等症状。

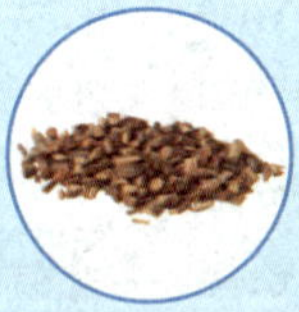

夜交藤：夜交藤可养心安神、通络祛风，主治失眠、劳伤、多汗、血虚身痛、痈疽、瘰疬、风疮疥癣等症。

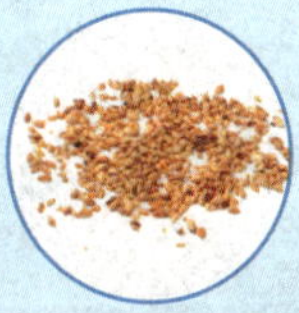

柏子仁：柏子仁可养心安神、润肠通便，主治惊悸、失眠、遗精、盗汗、便秘等症。

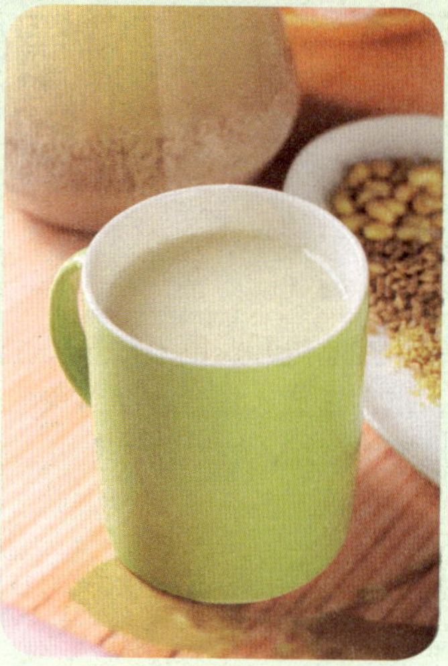

五谷豆浆

扫码学做食疗

材料

黄豆40克，小麦20克，小米10克，大米30克

做法

①将小麦、小米、大米、黄豆泡发，洗净。②将食材倒入豆浆机中，注水至水位线，盖上豆浆机机头，开始打浆，约15分钟，即成豆浆。③将豆浆机断电，滤取豆浆，倒入杯中即可。

功效

本品可补脑安神，对改善精气不足有功效。

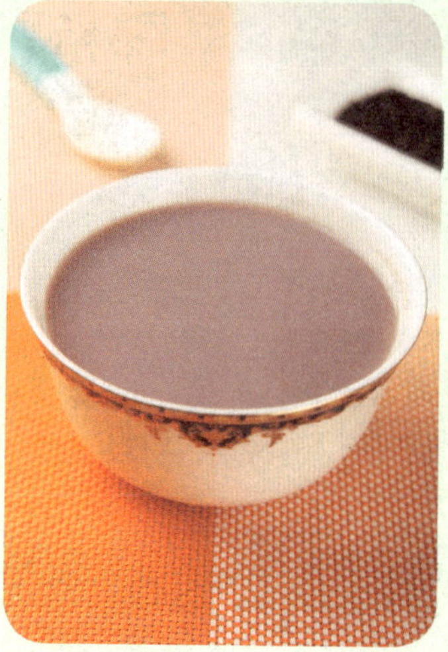

黑米红枣豆浆

扫码学做食疗

材料

水发黑米40克，水发黄豆50克，红枣20克

做法

①将黑米装碗，加黄豆，洗净；红枣去核切块。②把红枣、黄豆、黑米倒入豆浆机中，注水至水位线，盖上豆浆机机头，开始打浆，约20分钟，即成豆浆。③断电，滤取豆浆，装碗即可。

功效

本品可益智安神，对改善老年失眠多梦有疗效。

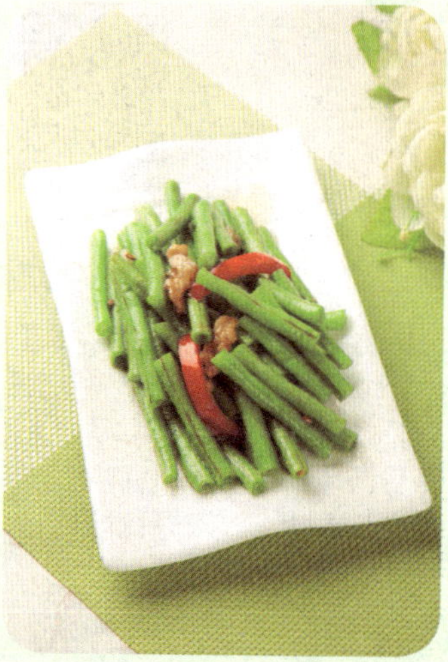

柏子仁核桃炒豆角

扫码学做食疗

材料

豆角300克，核桃仁30克，彩椒10克，柏子仁适量，姜片、葱段少许，调料适量

做法

①彩椒切条形；豆角切成长段，加食用油、盐，焯水备用。②用油起锅，倒入姜片、葱段，爆香，放入柏子仁、豆角、彩椒丝、核桃仁，炒匀，加盐、鸡粉、水淀粉，炒至食材熟软入味。③盛出炒好的菜肴即可。

功效

本品适用于心火旺所致的心悸失眠、烦躁易怒等症。

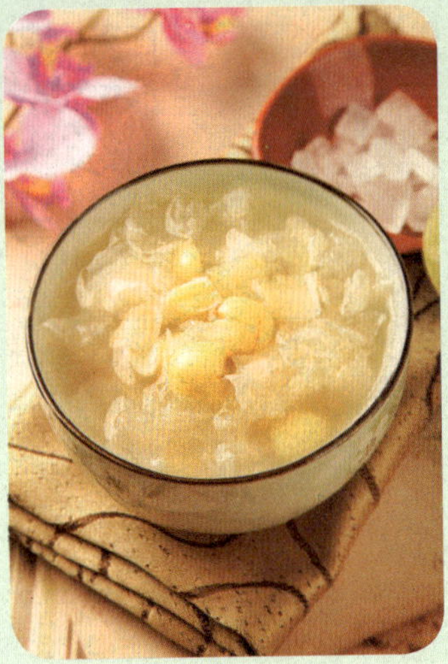

莲子百合安眠汤

扫码学做食疗

材料

莲子50克，百合40克，水发银耳250克，冰糖20克

做法

①将银耳切小块。②砂锅中注水烧开，倒入银耳、莲子，加盖煮至食材熟软，揭盖，放入百合，加盖煮至熟软。③揭盖，加冰糖搅拌至溶化，盛出装碗即可。

功效

本汤可滋阴润肺、安神助眠，用于心气虚所致的心悸、失眠多梦、易惊醒等症的辅助治疗。

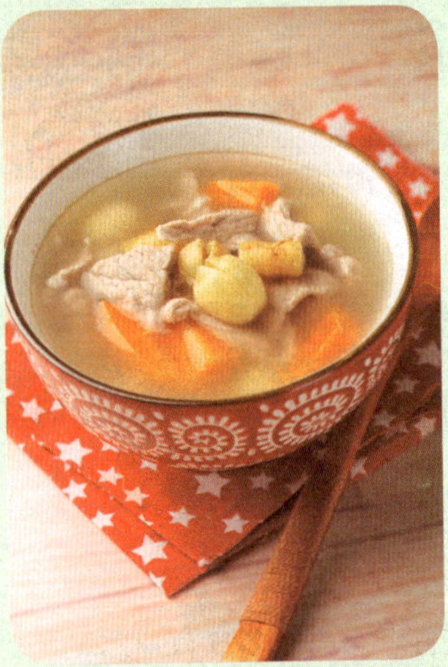

瘦肉莲子汤

扫码学做食疗

材料

猪瘦肉200克，莲子40克，胡萝卜50克，党参15克，调料适量

做法

①胡萝卜切块，瘦肉切片。②莲子、党参、胡萝卜、瘦肉入锅，拌匀，加盖煮30分钟，揭盖，加盐、鸡粉、胡椒粉，拌匀。③盛出汤料，装入碗中即可。

功效

莲子能补血安神、益脑力，搭配瘦肉炖汤，可缓解神经衰弱引起的头痛、失眠、贫血等。

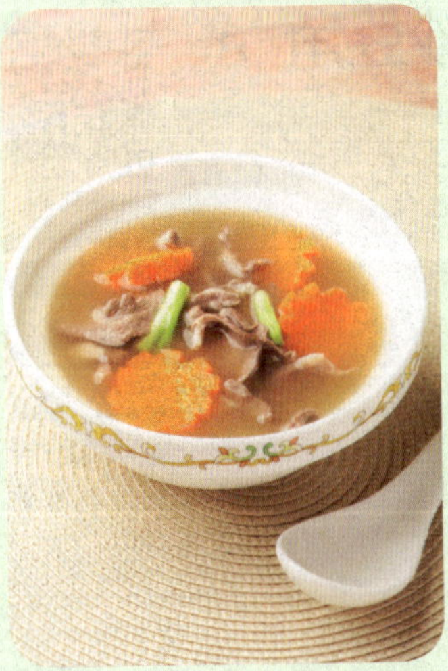

远志菖蒲猪心汤

扫码学做食疗

材料

远志15克，菖蒲15克，猪心250克，胡萝卜100克，姜片20克，葱花少许，调料适量

做法

①胡萝卜切片；猪心切片，焯水；远志、菖蒲放入隔渣袋。②砂锅注水烧开，加隔渣袋、姜片、猪心、料酒，炖40分钟，倒入胡萝卜，炖15分钟。③加盐、鸡粉，拌匀，捞出隔渣袋，盛出汤料，放入葱花即可。

功效

本汤可补益气血、养心安神。

头痛

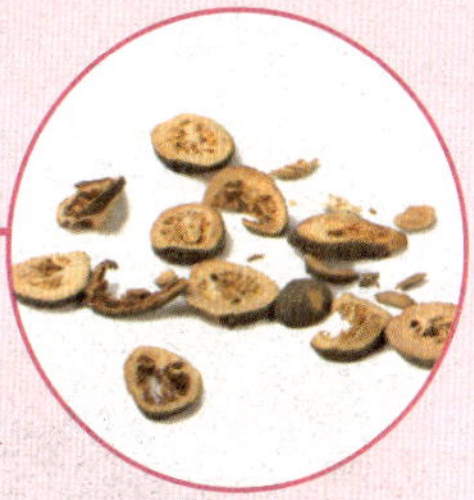

头痛是临床常见病，分为外感头痛及内伤头痛。神经性头痛多为内伤头痛，主要是因脏腑、气血损伤，或痰湿、火邪上扰所致。

症状分析

外感头痛发病急，多表现掣痛、跳痛、胀痛、重痛，痛无休止，多因外邪所致；内伤头痛起病缓，多表现为隐痛、空痛、昏痛，病势悠悠，遇劳则剧，时作时止。

注意事项

避免嘈杂的声音，过多噪声是引发神经性头痛的原因。勿嚼口香糖，咀嚼时的反复动作可能使肌肉紧绷，因而引发神经性头痛。少吃盐，有些人摄取高量的盐会引发偏头痛。

生活验方

当归（酒洗）3克，小川芎3克，白芷3克，细辛0.9克，羌活3克，防风3克，菊花1.5克，蔓荆子1.5克，苍术（米泔浸）3克，麦冬3克，独活3克，生甘草0.9克，黄芩片（酒炒）4.5克，水煎服，每日1剂，此方具有活血祛风、清热燥湿、通络止痛的功效。

取川芎、白芷、炙远志各15克焙干，再加冰片7克，共研成细粉后装瓶备用。在治疗偏头痛时，可用绸布包少许药粉塞右鼻，一般塞鼻后15分钟左右便可止痛。

对症药材和食材

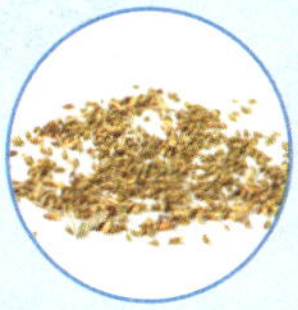

槐花：槐花可凉血止血、清肝泻火，适用于血热妄行、肝热目赤、头痛眩晕、疮毒肿痛、血痢、崩漏、吐血、衄血等症。

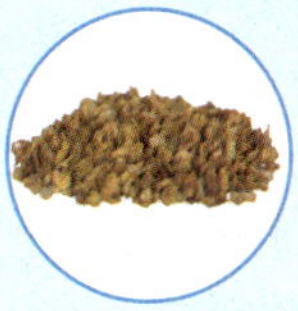

延胡索：延胡索可活血散瘀、行气止痛，适用于胸痹心痛、头痛、腰痛、痛经、经闭等症。

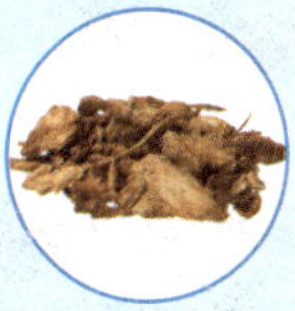

独活：独活可祛风、胜湿、散寒、止痛，适用于风寒湿痹、腰膝酸痛、手脚挛痛、慢性气管炎、头痛、齿痛等症。

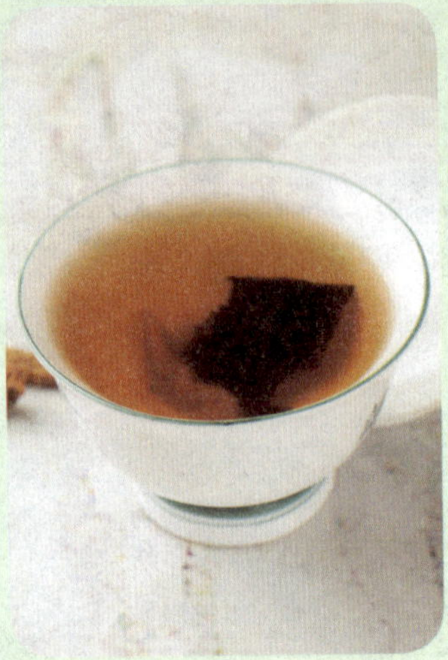

灵芝天麻茶

扫码学做食疗

材料

灵芝20克，天麻15克

做法

①砂锅中注水烧开，将灵芝、天麻倒入锅中，拌匀。②加盖，用小火煮30分钟。③揭盖，搅拌片刻，将煮好的药茶盛出，装入杯中。

功效

本品可滋阴潜阳、息风止痛，用于肝阳上亢型内伤头痛的辅助治疗。

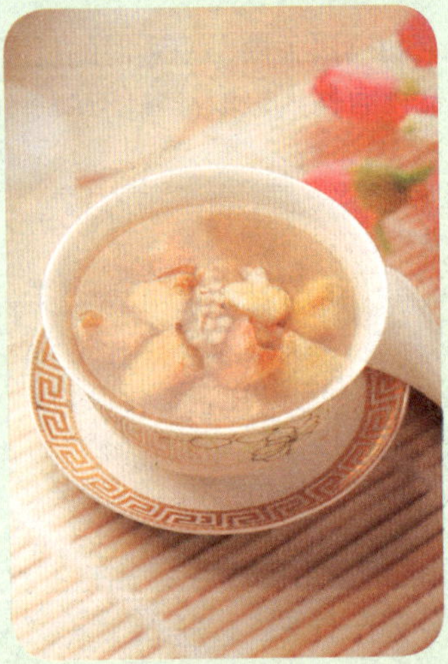

菱角薏米汤

扫码学做食疗

材料

水发薏米130克，菱角肉100克，白糖适量

做法

①锅中注水烧热，放入薏米，加盖，煮至米粒变软。②揭盖，倒入菱角肉、白糖，拌匀，煮至白糖完全溶化。③揭盖盛出即可。

功效

此汤可解表祛邪、散寒止痛，可辅助治疗外感头痛，缓解头痛恶寒、身重疼痛等症状。

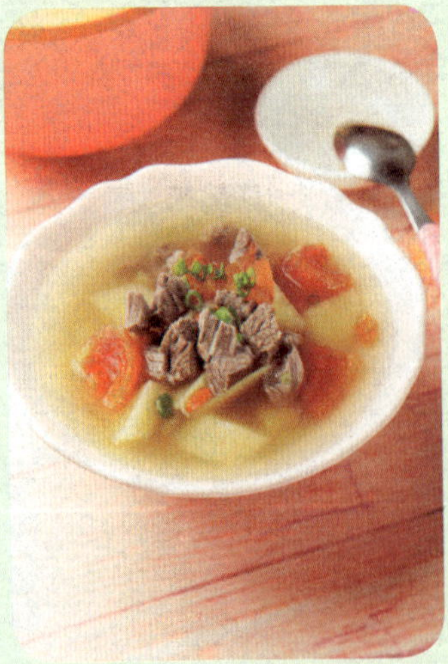

家常牛肉汤

扫码学做食疗

材料

牛肉200克，马铃薯150克，番茄100克，姜片、枸杞各适量，葱花少许，调料适量

做法

①牛肉切丁，马铃薯切块，番茄切块。②砂锅中注水煮沸，加姜片、枸杞、牛肉丁、料酒，加盖，煮至熟软；揭盖，倒入马铃薯块、番茄块，加盖，煮至熟透。③揭盖，加盐、鸡粉、胡椒粉，盛出，撒上葱花即可。

功效

本汤有补中益气的功效，能缓解头痛的症状。

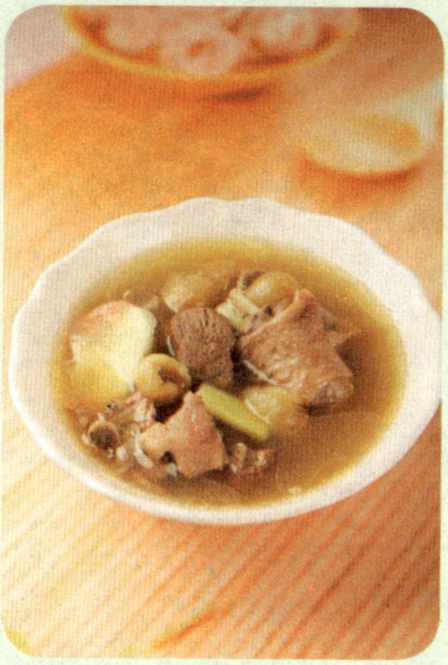

枳实淮山鸭汤

扫码学做食疗

材料

鸭肉块400克，桂圆肉15克，淮山20克，姜片、枳实各少许，调料适量

做法

①鸭肉块焯水。②桂圆肉、淮山、姜片、枳实入锅，煮5分钟，倒入鸭肉块，拌匀，加料酒煮35分钟。③揭盖，加盐、鸡粉，拌匀调味，盛出即可。

功效

此汤具有滋补功效，对头痛引起的晕眩、神志不清、心神不宁等症状有缓解作用。

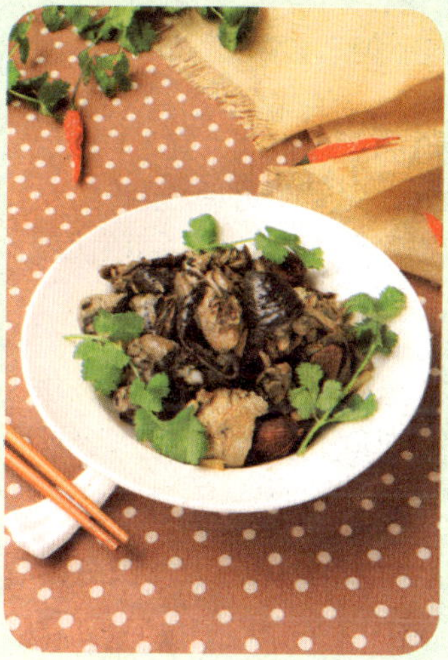

蒸乌鸡

扫码学做食疗

材料

乌鸡400克，姜丝8克，葱段10克，草果2个，调料适量

做法

①乌鸡斩成块，焯水后装碗，加料酒、生抽、姜丝、草果、盐、葱段、鸡粉，拌匀，腌渍15分钟。②将乌鸡块放入蒸锅蒸熟。③揭盖，取出蒸好的乌鸡即可。

功效

本品有益气补血的功效，适合肾虚型头痛患者食用。

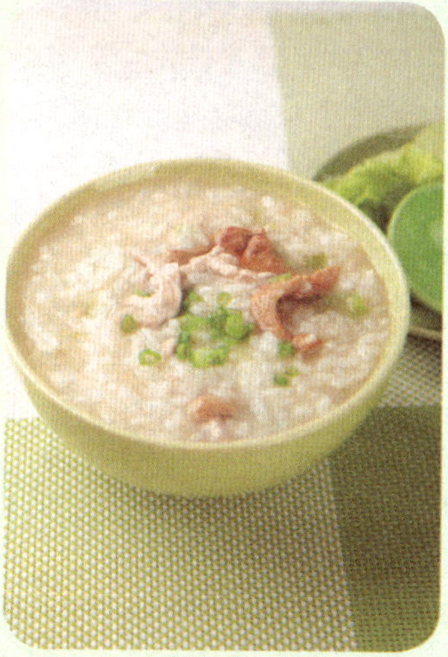

猪肝瘦肉粥

扫码学做食疗

材料

水发大米160克，猪肝90克，瘦肉75克，生菜叶30克，调料适量

做法

①瘦肉切丝；猪肝切片，加盐、料酒、水淀粉、食用油，拌匀腌渍；生菜切丝。②大米入锅，搅匀，加盖煮熟，揭盖，倒入瘦肉丝，加盖煮熟。③揭盖，倒入猪肝，拌匀，撒生菜丝，煮熟，盛出装碗即可。

功效

本品有滋补肝肾的功效，适合头痛患者食用。

三叉神经痛

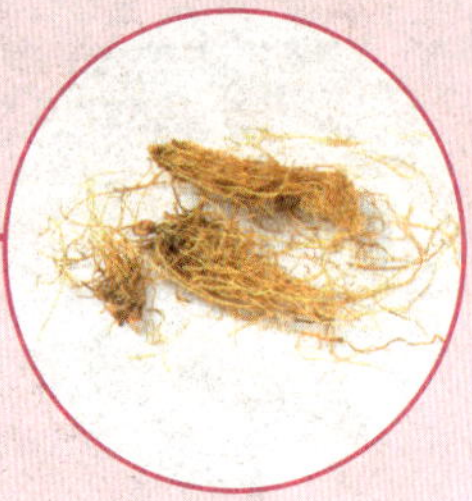

三叉神经痛是最常见的脑神经疾病，以一侧面部三叉神经分布区内反复发作的阵发性剧烈疼痛为主要表现。

症状分析

多在唇、鼻翼、眉及口腔内等处骤然发作，痛如放电、刀割样，难以忍受。说话、刷牙或微风拂面时都会导致阵发性的剧烈疼痛，历时数秒或数分钟，疼痛呈周期性发作，发作间歇期如常人。常伴有面肌抽搐、流泪、流涎、面潮红、结膜充血等症状。

注意事项

饮食要有规律，宜选择质软、易嚼的食物。饮食要营养丰富，以清淡为宜。吃饭、漱口、说话、刷牙、洗脸动作宜轻柔。注意头面部保暖，避免局部受寒、受冻。

生活验方

泽泻6克，猪苓、茯苓、白术各4.5克，桂枝3克，以上药材研为末，混合，水煎服，随量服用，此方有活血通络、祛风止痉的功效，适用于三叉神经痛患者。

生牡蛎30克、白芍30克、丹参15克、甘草15克，以上4种原料加水后取汁饮用，每日1剂，分2次服用，此方适用于肝阳上亢的三叉神经痛患者。

对症药材和食材

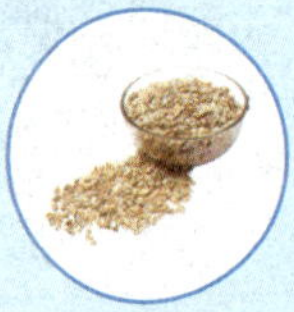

薏米：薏米可健脾补肺、清热利湿，适用于泄泻、湿痹、筋脉拘挛、屈伸不利、淋浊、白带异常等病。

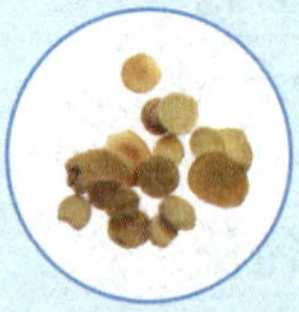

白芍：白芍可养血柔肝、缓中止痛，多用于治疗胸腹疼痛、泻痢腹痛、自汗盗汗、阴虚发热、月经不调、崩漏、带下病。

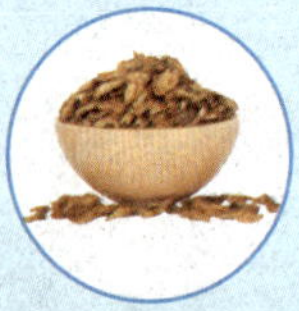

防风：防风可祛风解表、胜湿止痛，常用于治疗外感风寒表证、风疹瘙痒、风湿痹痛、骨节酸痛、破伤风等症。

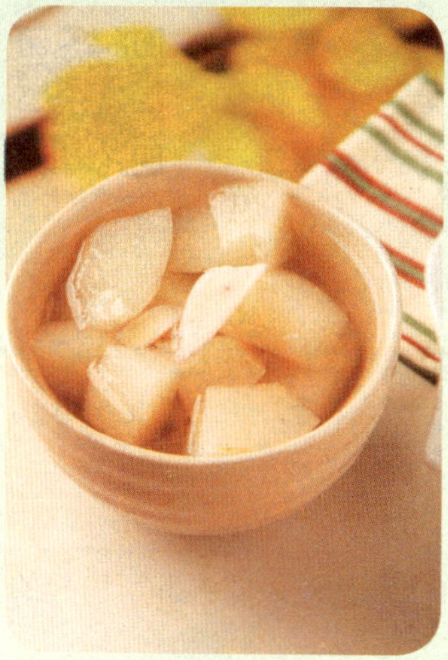

白芍炖梨

扫码学做食疗

材料

梨200克，白芍3克，麦冬5克，西洋参2克，冰糖少许

做法

①梨切块。②白芍、麦冬、西洋参入锅，再放入梨块，加盖，用大火煮半小时。③揭盖，倒入冰糖，拌匀，煮至溶化，再煮10分钟至汤汁入味，装碗即可。

功效

梨可生津止渴，白芍疏肝，麦冬清热，西洋参滋阴；四者搭配炖汤，对三叉神经痛有一定的疗效。

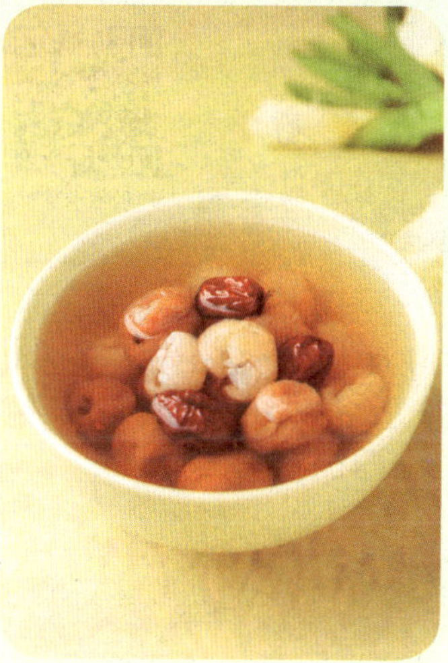

红枣荔枝桂圆糖水

扫码学做食疗

材料

红枣6克，荔枝干7克，桂圆肉12克，冰糖15克

做法

①砂锅中注水烧开，倒入荔枝干、桂圆肉、红枣，加盖，煮至熟软。②揭盖，加入冰糖，拌匀，加盖，煮至冰糖完全溶化。③揭盖，拌匀，盛出装碗即可。

功效

红枣、荔枝干、桂圆肉具有益气补血、健脾和胃、祛风的功效，对治疗三叉神经痛有一定作用。

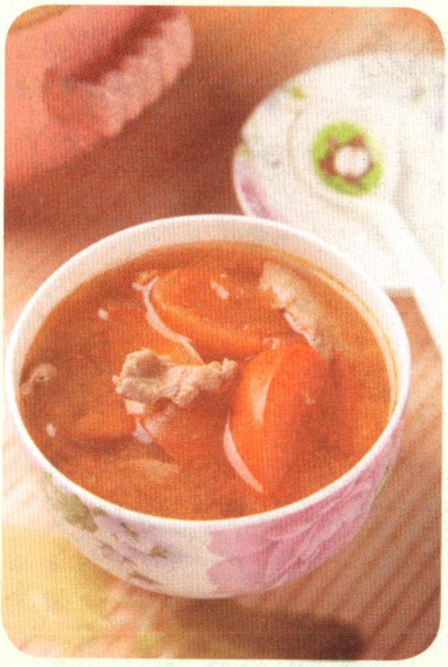

羊肉番茄汤

扫码学做食疗

材料

羊肉100克，番茄100克，高汤适量，盐2克，鸡粉3克，芝麻油适量

做法

①砂锅中注入高汤煮沸，放入羊肉，倒入番茄，拌匀，加盖，煮至食材熟软。②揭盖，放入盐、鸡粉、芝麻油，拌匀。③盛出煮好的汤料，装入碗中即可。

功效

羊汤中含有丰富的蛋白质和微量元素及维生素，适量喝羊汤，对三叉神经痛有一定的疗效。

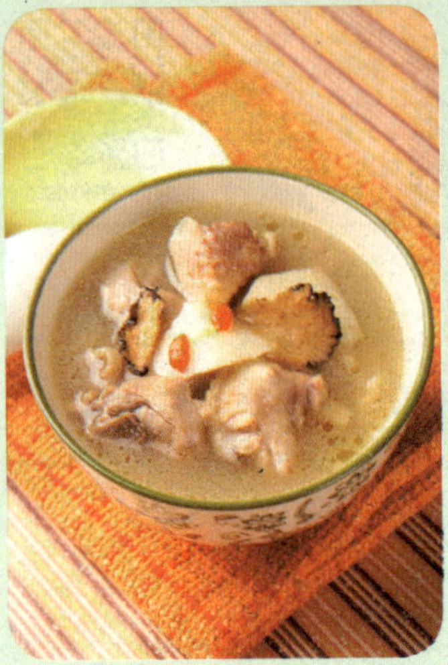

山药鸡肉汤

扫码学做食疗

材料

鸡块165克，山药100克，川芎、当归、枸杞各少许，盐、鸡粉各2克

做法

①山药切滚刀块，鸡块焯水。②砂锅中注水烧开，加鸡块、川芎、当归、山药，搅匀，撒上枸杞。③加盖，煮约45分钟，加盐、鸡粉，续煮至熟即可。

功效

本品可行气活血、祛湿止痛，对风寒湿邪所引起的三叉神经痛有较好的缓解作用。

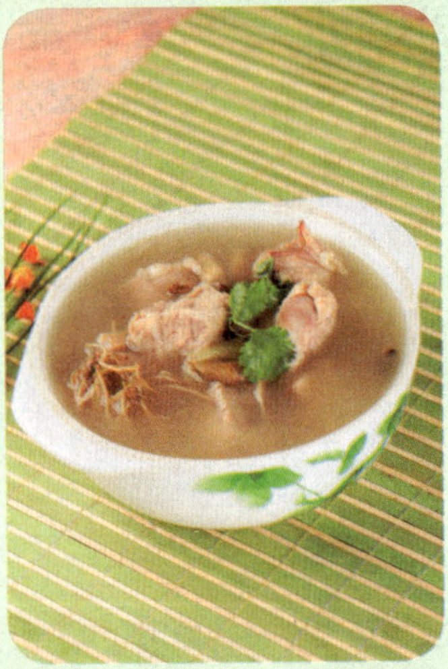

细辛排骨汤

扫码学做食疗

材料

细辛3克，苍耳子10克，辛夷10克，姜片20克，排骨400克，调料适量

做法

①排骨焯水。②砂锅中注水烧开，倒入细辛、苍耳子、辛夷，放入姜片、排骨，淋入料酒，加盖炖至排骨熟烂。③揭盖，加入少许鸡粉、盐，拌匀即可。

功效

本品可祛风止痛、温肺化饮，是一道易做又美味的药膳汤。

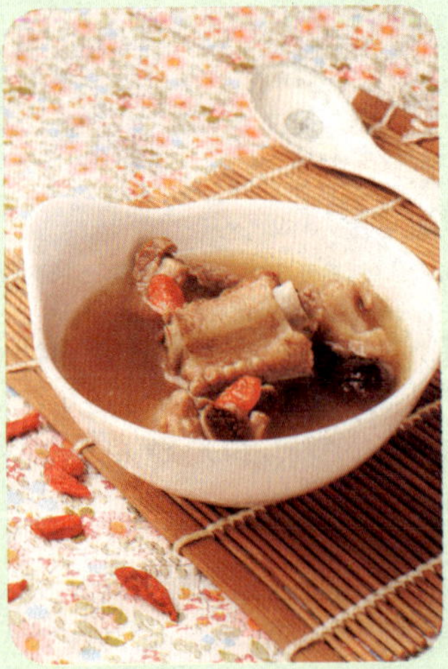

灵芝茯苓排骨汤

扫码学做食疗

材料

灵芝片15克，葛根15克，枸杞10克，茯苓6克，白芍8克，红枣20克，排骨100克，盐适量

做法

①灵芝、葛根、茯苓、白芍泡发，装入隔渣袋；红枣洗净，枸杞泡发，排骨焯水。②隔渣袋、红枣、排骨入锅，加盖炖煮，再加枸杞炖煮。③加盐搅匀即可。

功效

排骨搭配白芍可有效缓解三叉神经痛。

坐骨神经痛

坐骨神经是支配下肢的主要神经干，坐骨神经痛是指坐骨神经通路及其分布区域内的疼痛，包括臀部、大腿后侧、小腿后外侧和足的外侧面。

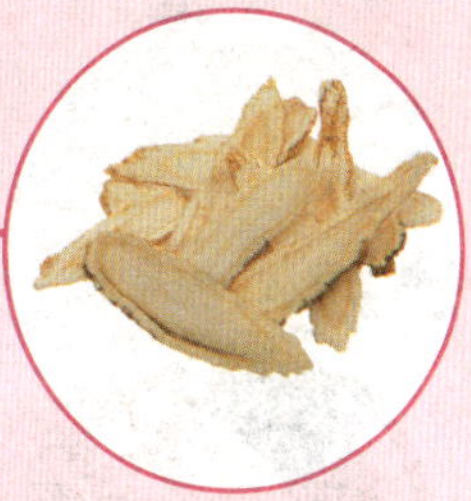

症状分析

患者首先突然感到下背部酸痛和腰部僵直，或者发病前数周走路和运动时下肢有短暂疼痛，逐渐发展为剧烈疼痛，而后疼痛由腰部、髋部、臀部开始，向下沿大腿后侧、腘窝、足背、小腿外侧扩散，病痛为烧灼样或针刺样持续疼痛，夜间更甚。

注意事项

要注意劳逸结合、保持生活规律，适当进行步行等低强度的运动，保持合理的姿势。不要穿任何带跟的鞋，包括高跟鞋、中跟鞋和坡跟鞋，有条件者可以使用前高后低的负跟鞋，保持重心后移。运动后要注意保护腰部和患肢，以防受凉、受风。

生活验方

取延胡索、川红花、生大黄各30克，研成药末，将药末放入坛内，加白酒500毫升，密封，浸泡半个月后去渣取汁饮用，具有活血化瘀、消炎止痛、理气通络的功效，可治疗坐骨神经痛、软组织损伤等病。

取延胡索、艾叶、制川乌各20克，艾叶切碎，制川乌、延胡索切片，入砂锅小火煎煮1小时，加艾叶再煮10分钟，去渣取汁，兑入蜂蜜即成，早晚各服1次，可消炎止痛、温经散寒、通络。

对症药材和食材

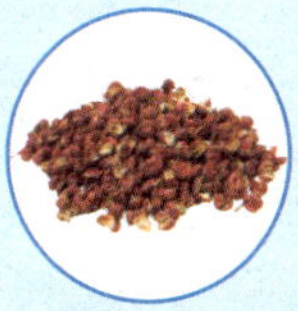

花椒：花椒富含挥发油成分，具有祛寒除湿的作用，可用来治疗寒湿型坐骨神经痛。

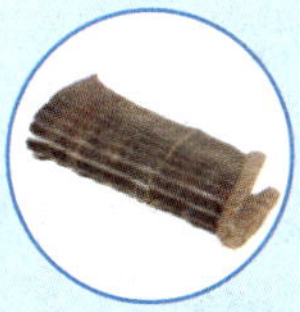

杜仲：杜仲可补肝肾、强筋骨，用于治疗腰膝酸痛、足膝痿弱、小便余沥、阴下湿痒、筋骨无力等症。

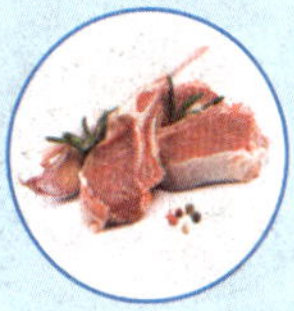

羊肉：羊肉可补肾养血、益气固精，适合肾气虚弱、腰膝酸软疼痛的患者食用。

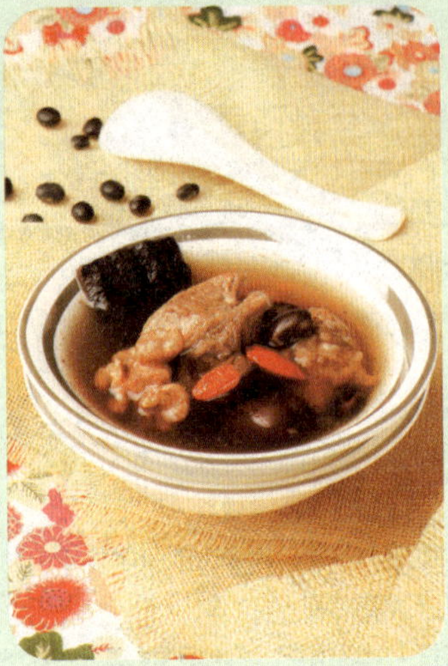

杜仲枸杞骨头汤

扫码学做食疗

材料

杜仲6克，枸杞15克，核桃仁、黑豆、红枣各20克，筒骨200克，盐适量

做法

①黑豆、枸杞、杜仲、红枣泡发，筒骨焯水。②筒骨、红枣、杜仲、黑豆、核桃仁入锅，拌匀，煮100分钟。③倒入枸杞，续煮20分钟，加盐搅匀即可。

功效

本品可益肾健骨、壮腰强筋，对肾虚引起的坐骨神经痛、腰膝酸痛等症有良好的功效。

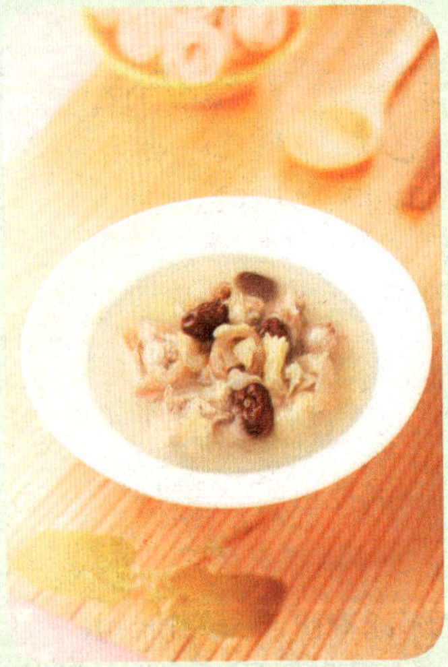

西洋参红枣猪尾汤

扫码学做食疗

材料

猪尾250克，姜片10克，西洋参7克，红枣10克，盐、鸡粉、料酒各适量

做法

①猪尾斩成块，焯水。②砂锅中注水烧开，倒入猪尾、西洋参、红枣、姜片，淋入料酒，加盖煮至猪尾熟软。③揭盖，加入适量盐、鸡粉，拌匀即可。

功效

本品可益肾健骨、壮腰强筋，对肾虚引起的坐骨神经痛、腰膝酸痛等症有良好的食疗功效。

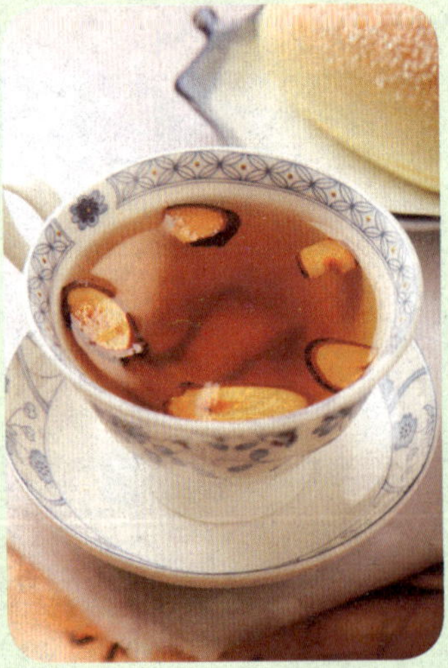

甘草桂枝茶

扫码学做食疗

材料

炙甘草10克，桂枝15克

做法

①取一茶杯，放入桂枝和炙甘草。②注入适量的开水。③浸泡约5分钟即可。

功效

桂枝性温、味辛，可祛寒散湿、活络止痛，可治疗寒湿闭阻引起的坐骨神经痛。

疲劳综合征

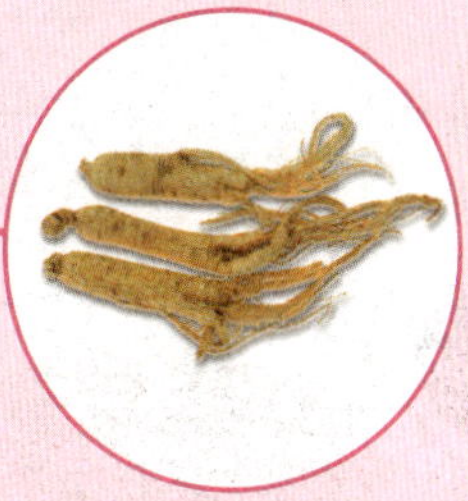

疲劳综合征即慢性疲劳综合征，因慢性疲劳综合征的临床症状复杂，一般体检及实验室检查结果又无重大异常，通常表现程度不同，症状也轻重不一。中医学认为本病主要由于劳累过度、情志内伤或反复患病，导致肝肾功能失调。

症状分析

本病典型表现为短期记忆力减退或注意力不集中、疲乏无力、精神萎靡、手足酸软、记忆力下降等。

注意事项

易疲劳者应多注意休息，调整自己的心情，多给自己解解压。

生活验方

人参3克、茉莉花10克、黄芪3克、绿茶适量。水煎，随时均可服用，代茶饮。

每日取枸杞10~15克，放入茶杯，用开水冲泡，温后饮用，当枸杞味道变淡时，就更换上新的枸杞泡水。

对症药材和食材

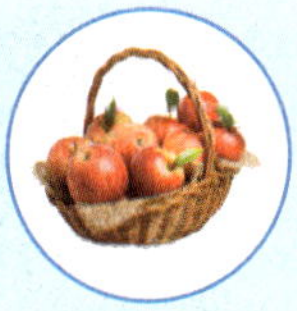

苹果：苹果是一种效果非凡的减压水果，所含的多糖、钾、果胶、酒石酸、苹果酸、枸橼酸等，能有效缓解人体疲劳，预防因疲劳及压力引起的月经不调。

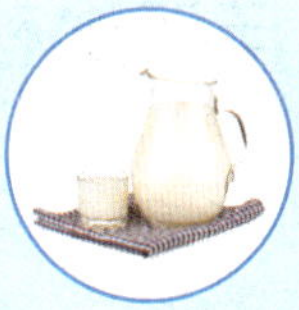

牛奶：牛奶富含优质蛋白和维生素B_2，具有帮助睡眠、缓解疲劳的功效。牛奶还有镇定安神的功效，人感到疲倦时，可以喝一杯热牛奶，以缓解疲劳。

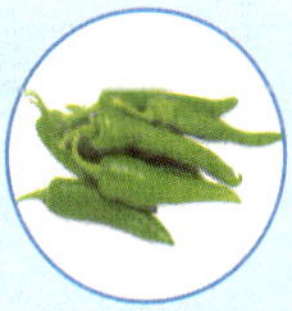

青椒：青椒富含维生素C，具有温中下气、散寒除湿、增强人体免疫力、缓解因工作造成的疲劳的功效。

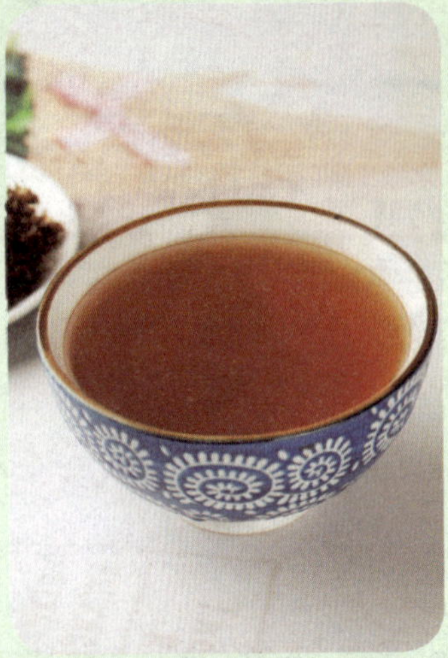

夏枯草杜仲茶

扫码学做食疗

材料

夏枯草12克，杜仲15克

做法

①砂锅中注水烧开，放入夏枯草、杜仲，拌匀，加盖，用小火煮20分钟。②揭盖，将药材及杂质捞净。③关火后盛出煮好的药汁，装入碗中。

功效

杜仲是补阳药的一种，有补肝肾、强筋骨的效用；夏枯草可保肝利胆。二者合饮能加速肩周的血液畅通，舒缓疲劳不适。

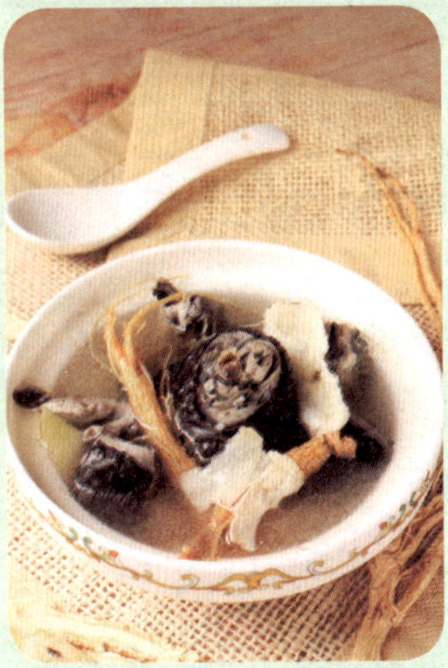

人参淮山当归乌鸡汤

扫码学做食疗

材料

乌鸡块350克，人参25克，淮山、当归各少许，姜片8克，盐适量

做法

①乌鸡块焯水，备用。②砂锅中注水烧热，倒入乌鸡块，放入淮山、人参、当归，撒上姜片，拌匀，加盖煮至食材熟透。③揭盖，加盐，拌匀，盛出即可。

功效

人参能缓解压力、疲劳等，搭配淮山、当归、乌鸡等食材一同炖汤，可消除疲劳。

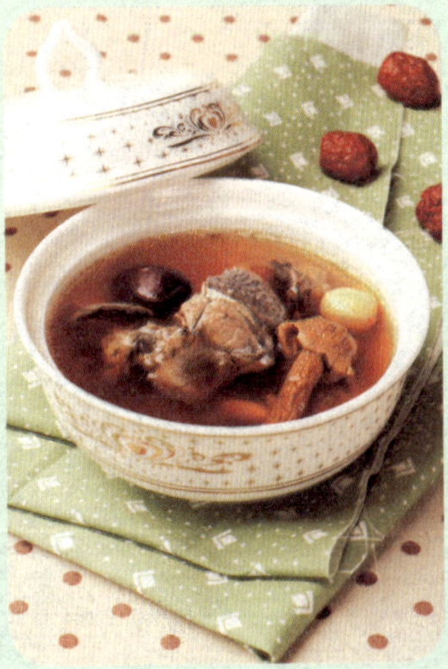

西洋参姬松茸乌鸡汤

扫码学做食疗

材料

西洋参10克，太子参10克，莲子25克，姬松茸20克，红枣25克，茯苓10克，丹参10克，乌鸡200克，盐2克

做法

①将丹参、茯苓装进隔渣袋，与红枣、太子参、西洋参泡发；莲子、姬松茸泡发；鸡块焯水。②将所有材料入锅，加盖炖煮至熟透。③加盐搅匀，盛出即可。

功效

本品具有抗疲劳、美容养颜、延缓衰老等功效。

阿尔茨海默病

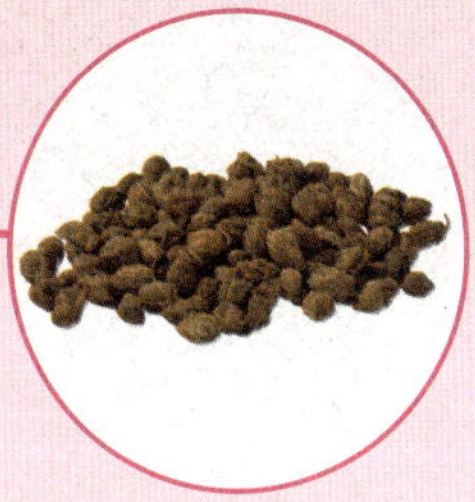

阿尔茨海默病俗称老年痴呆症，是一种中枢神经系统变性病，起病隐匿，病程呈慢性进行性，是老年期痴呆最常见的一种类型。

症状分析

临床表现为认知和记忆力不断减退恶化、动作迟缓、走路不稳、偏瘫甚至卧床不起、大小便失禁、不能自主进食等。

注意事项

饮食强调做到“三定”“三高”“三低”和“两戒”，即定时、定量、定质，高蛋白、高不饱和脂肪酸、高维生素，低脂肪、低热量、低盐，戒烟、戒酒。

生活验方

取西洋参3～5克，用300毫升沸水冲泡，焖5分钟后当茶频饮，反复冲泡至无味后将西洋参嚼服，西洋参有静心凝神、消除疲劳、增强记忆力等作用，可适用于失眠、烦躁、记忆力衰退等症状及阿尔茨海默病。

柴胡、白芍、柏子仁、浮小麦、白术各12克，佛手、合欢花、当归、大枣、香附、川芎、炙甘草、茯苓各9克，以上中药材加水煎煮，取药汁，每日1剂，分2次服，此方可疏肝解郁、养心补血，适用于肝郁血虚所致的阿尔茨海默病。

对症药材和食材

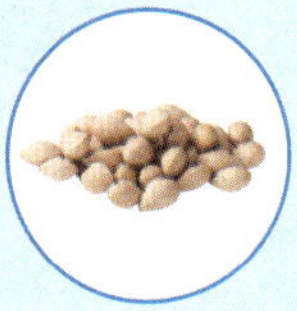

银杏：银杏具有通畅血管、改善大脑功能、延缓衰老、增强记忆力等功效，适用于阿尔茨海默病和脑供血不足等病。

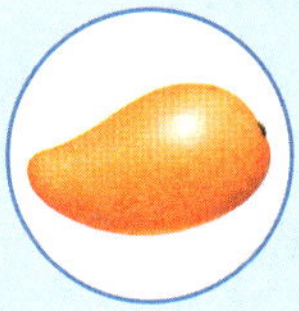

芒果：芒果含有丰富的维生素A、维生素C，能起到保护视力、延缓细胞衰老、预防阿尔茨海默病的作用。

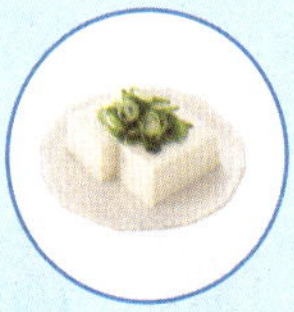

豆腐：豆腐营养丰富，具有补中益气、清热润燥的作用，可预防阿尔茨海默病，有利于增智健脑。

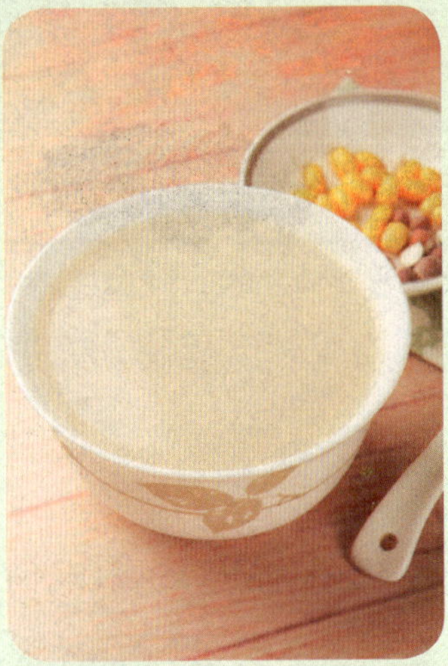

芡实豆浆

材料

水发芡实30克，水发黄豆50克

扫码学做食疗

做法

①将已浸泡8小时的黄豆倒入碗中，放入芡实，加水洗净。②把材料倒入豆浆机中，注水至水位线，盖上豆浆机机头，开始打浆，约20分钟，即成豆浆。③断电，滤取豆浆即可。

功效

本品可补中益气、滋阴补脑，对阿尔茨海默病的患者有一定的功效。

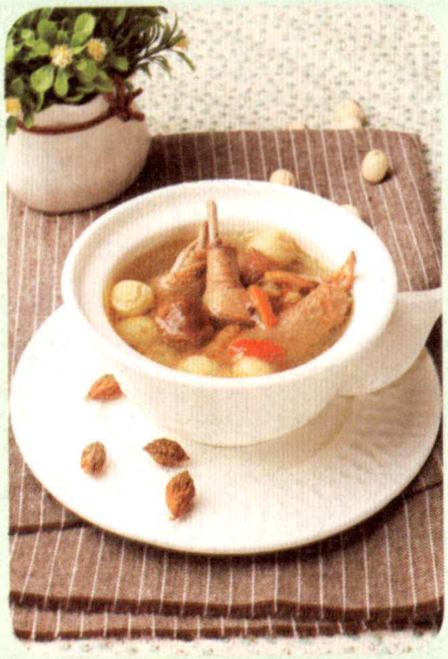

桂圆益智鸽肉汤

材料

益智仁10克，桂圆20克，枸杞15克，陈皮8克，莲子25克，乳鸽1只，盐适量

扫码学做食疗

做法

①益智仁装入隔渣袋，浸泡；陈皮、枸杞、桂圆浸泡；莲子泡发；鸽肉焯水。②砂锅中注水，倒入鸽肉、莲子、隔渣袋、陈皮，煮100分钟。③倒入枸杞、桂圆，拌匀，煮20分钟，放入盐搅匀即可。

功效

此汤对阿尔茨海默病、神经衰弱有一定的改善作用。

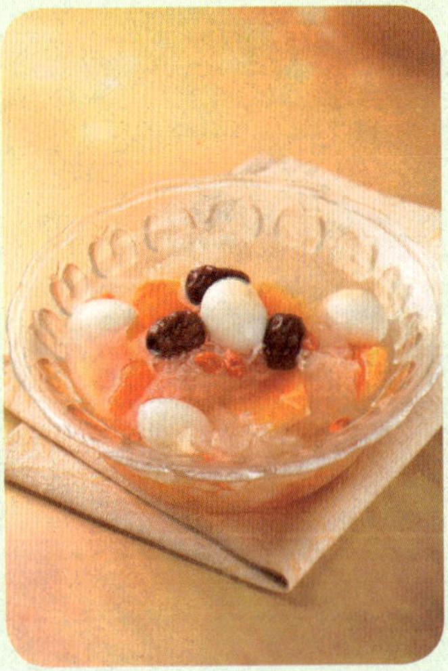

木瓜银耳炖鹌鹑蛋

材料

木瓜200克，水发银耳100克，鹌鹑蛋90克，红枣20克，枸杞10克，白糖40克

扫码学做食疗

做法

①木瓜切块，银耳切块。②砂锅注水烧开，加红枣、木瓜、银耳，搅匀，加盖炖至食材熟软。③揭盖，放入鹌鹑蛋、白糖、枸杞，略煮片刻，装碗即可。

功效

本品可养血补脑、益智安神，对缓解阿尔茨海默病进展有一定的疗效。

PART 5

第五章

消化系统疾病食疗方

消化系统由消化道和消化腺两部分组成，包括口腔、咽、食管、胃、小肠、大肠，以及开口于消化道各段的消化腺，如肝脏、胰腺、唾液腺等。

本章简要介绍了消化系统常见的14种疾病的主要症状，以及对症药材和食材，并精心为患者搭配了科学合理的药膳以进行食疗。

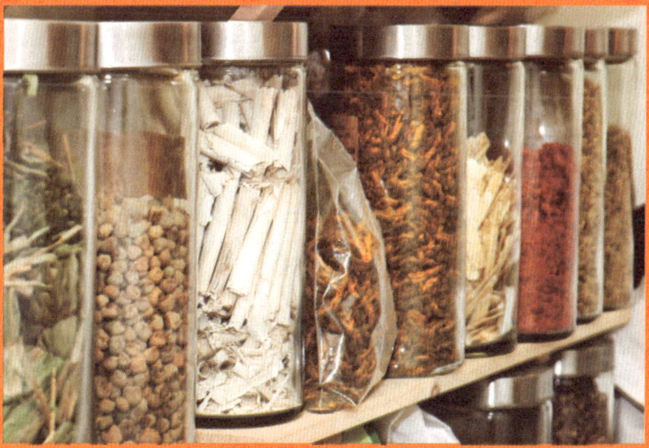

呕吐

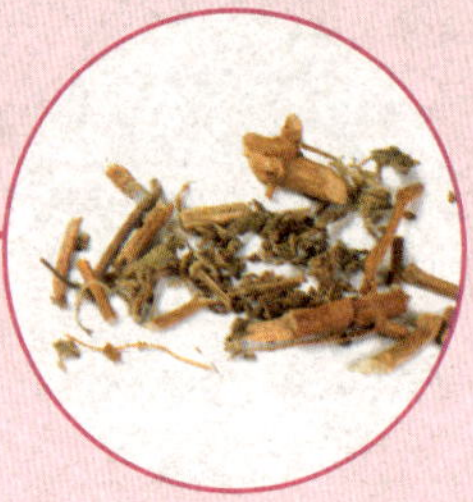

呕吐是临床常见疾病，既可单独为患，亦可见于多种疾病，是机体的一种防御反射动作。

症状分析

呕吐可分为3个阶段，即恶心、干呕和呕吐。恶心常为呕吐前的症状，表现为上腹部特殊不适感，常伴有头晕、流涎。

注意事项

患者日常饮食应多吃清淡、容易消化、养护脾胃的食物，如小米粥、山药粥、面条等，以促进胃肠功能的缓慢恢复。

生活验方

焦麦芽、焦谷芽、焦山楂各15克，水煎服，每日1剂，分2次服，此方可治疗饮食所伤导致的呕吐酸腐、脘腹胀满等症状。

佛手、姜、半夏各6克，厚朴10克，水煎取汁，每日1剂，分2次服，此方可治疗因情志失调导致的呕吐吞酸、嗳气频作、胸胁满胀等症状。

对症药材和食材

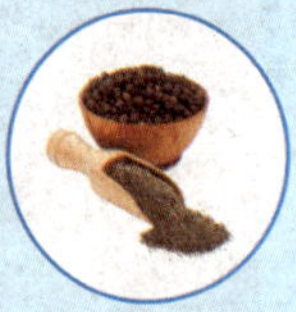

胡椒：胡椒有温中、下气、消痰、解毒的功效，对脘腹冷痛、反胃、呕吐清水、泄泻、冷痢等有功效。

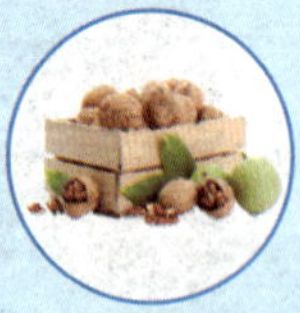

核桃：核桃的营养丰富，有助于预防呕吐现象，因此适合食用。

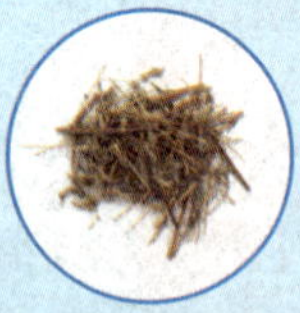

香薷：香薷可发汗解表、化湿和中、利水消肿，适用于夏月感寒饮冷、头痛发热、恶寒无汗、胸痞腹痛、呕吐腹泻、水肿、脚气等症。

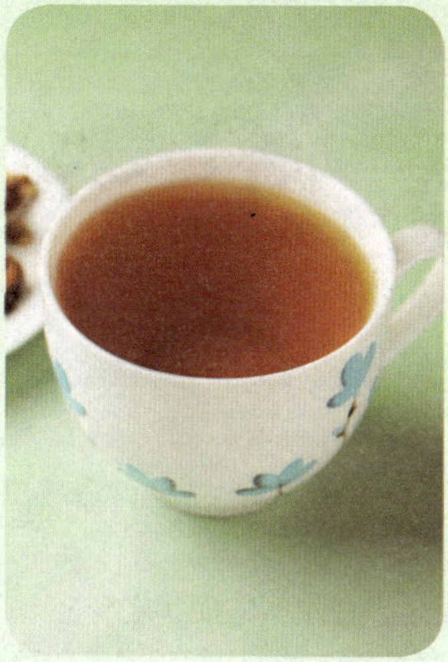

柴胡黄芩茶

扫码学做食疗

材料

柴胡15克，黄芩8克，大黄4克

做法

①砂锅中注水烧开，放入药材，轻轻拌匀。②加盖，煮沸后用小火煮约20分钟至其析出有效成分。③揭盖，转中火拌匀，略煮片刻，关火后盛出煮好的药茶。

功效

此茶泻解毒火、清热燥湿，适用于暑温胸闷呕吐、高热烦渴、胎动不安等症。

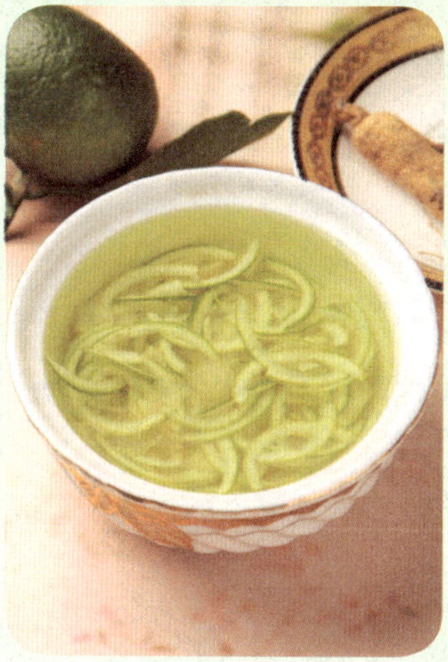

人参橘皮汤

扫码学做食疗

材料

橘皮15克，人参片少许，白糖适量

做法

①橘皮切成细丝。②砂锅中注水烧热，倒入人参片、橘皮，拌匀，烧开后转小火煮15分钟。③加入少许白糖，拌匀后盛出即可。

功效

人参可温胃止呕，是止呕第一要药；橘皮可理气健脾、行气和胃，两者同用，对胃寒呕吐的早孕患者有很好的疗效。

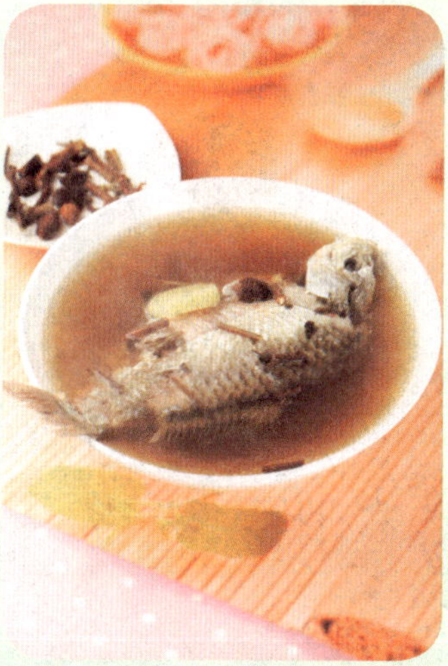

藿香鲫鱼汤

材料

藿香8克，砂仁6克，鲫鱼400克，姜片适量，盐、鸡粉、生抽、料酒各适量

做法

①锅中注水烧开，加入生抽、料酒、鸡粉、盐，撒入姜片，放入藿香、砂仁，拌匀，煮至沸腾。②将药汤盛出，装碗，再放入鲫鱼；将碗放入蒸锅中，加盖蒸至食材熟透。③揭盖，将鲫鱼汤取出即可。

功效

本品对脾胃湿热型呕吐、口气酸臭有很好的疗效。

便秘

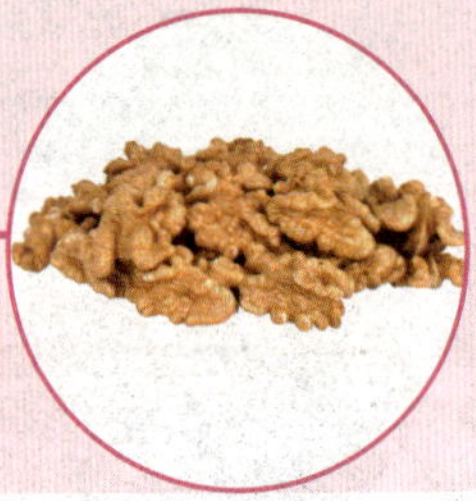

便秘不是一种疾病，而是临床上常见的一组复杂的症状，其发病率可高达27%，严重影响人们的生活质量。

症状分析

便秘可分为急性便秘和慢性便秘两类，主要表现为大便次数减少，间隔时间延长，或时间正常，但粪质干燥，排出困难；或粪质不干，排出不畅。可伴有腹胀、腹痛、食欲减退等。便秘不是一种具体的疾病，而是多种疾病的症状之一。

注意事项

患者首先要注意饮食的量，只有足够的量，才足以刺激肠蠕动，使粪便正常通行和排出体外。其次要注意饮食的质，主食不要太过精细，要注意吃些粗粮和杂粮，多喝水，养成良好的排便习惯，每日定时排便，多运动。

生活验方

取番泻叶3克用开水浸泡，加少许冰糖搅匀，一次性喝完，可泻下通便、缓解便秘症状，适用于便秘患者。

取土豆适量捣烂取汁服用，每天早晨和午饭前分别喝半杯，有润肠通便、预防大便干燥的作用，适用于便秘患者。

对症药材和食材

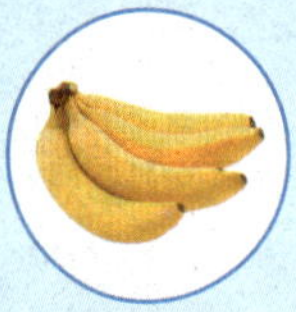

香蕉：香蕉具有清热、通便、解酒、降压的功效，其富含纤维素，能加快胃肠蠕动，帮助消化，对便秘、痔疮患者大有益处。

土豆：土豆富含膳食纤维、胡萝卜素、维生素B_1、维生素B_2、维生素C等营养成分，能减少肠道中的水分吸收，预防大便干燥，从而起到通便的作用。

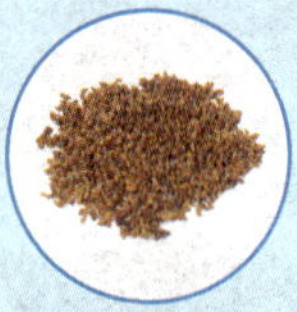

决明子：决明子可清肝明目、利水通便，适用于风热赤眼、青盲、雀目、高血压、肝炎、肝硬化、腹水、习惯性便秘等症。

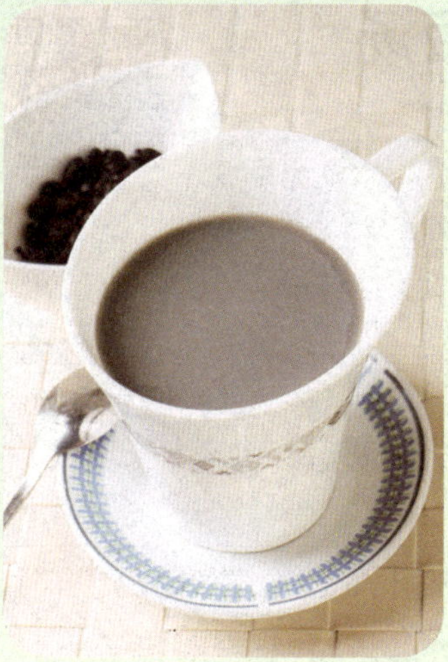

三黑豆浆

扫码学做食疗

材料

黑芝麻20克，黑米15克，花生15克，水发黑豆40克

做法

①将黑豆、黑米装碗，注水洗净。②将花生、黑芝麻、黑豆、黑米倒入豆浆机中，注水至水位线，盖上豆浆机机头，开始打浆，约20分钟，即成豆浆。③断电，滤取豆浆即可。

功效

本品有润滑肠道的作用，适合肠燥所致便秘患者食用。

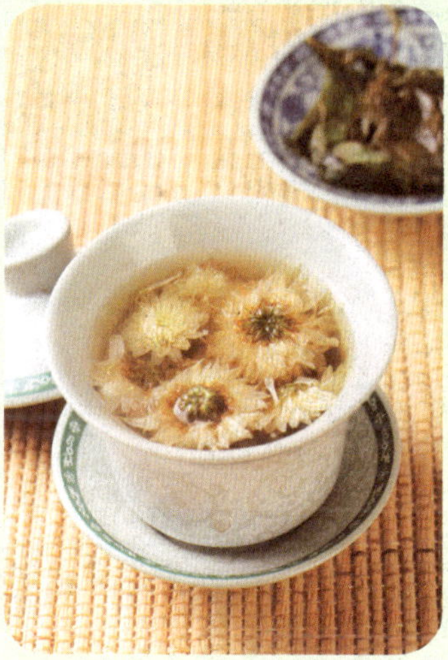

桑叶菊花饮

扫码学做食疗

材料

桑叶3克，菊花7克，冰糖15克

做法

①砂锅中注水烧开，倒入桑叶、冰糖，加盖，用小火煮约15分钟。②揭盖，捞出桑叶，用中火保温，备用。③取一个茶杯，倒入菊花，盛入砂锅中的药汁，至八九分满即可。

功效

此饮具有清热解毒、清肝明目、利水通便的功效，常用来辅助治疗目赤肿痛、高血压、便秘等症。

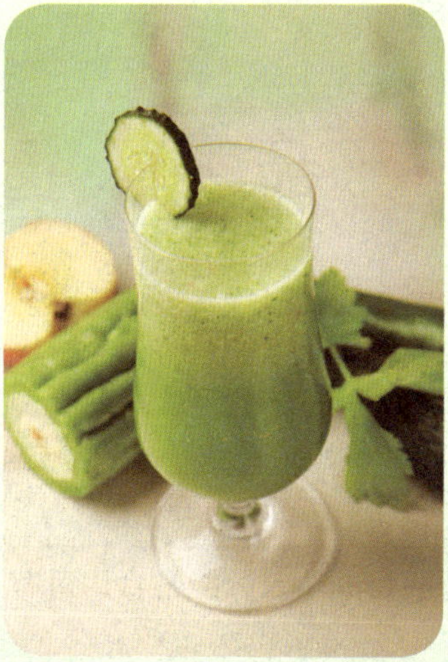

五清排毒汁

扫码学做食疗

材料

苹果130克，苦瓜65克，西芹40克，黄瓜50克，青椒25克

做法

①西芹切段；黄瓜切块；苦瓜切块；苹果取果肉，切块；青椒切块。②取榨汁机，倒入所有材料，注入适量纯净水，榨出蔬果汁。③断电，倒出装杯即成。

功效

本品具有清燥热、清毒素、清宿便等功效，适合减脂期及作息不规律的上班族。

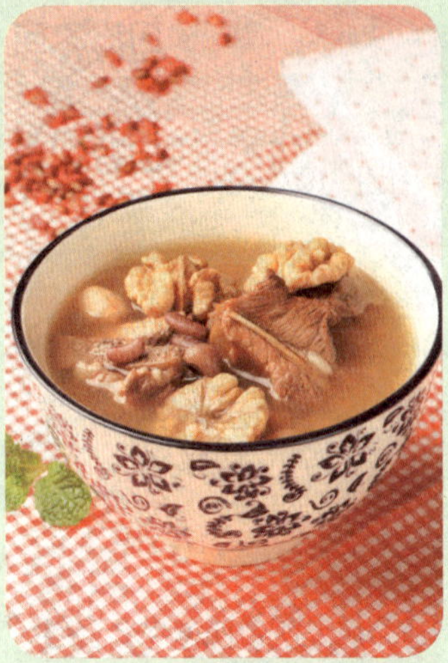

核桃花生双豆汤

扫码学做食疗

材料

排骨155克，核桃仁70克，水发赤小豆45克，花生55克，水发眉豆70克，盐2克

做法

①排骨焯水。②将排骨、眉豆、核桃仁、花生、赤小豆入锅，拌匀，加盖煮熟。③揭盖，加盐拌匀即可。

功效

此汤可滋阴养血、润肠通便，对血虚便秘、老年性便秘都有较好的疗效。

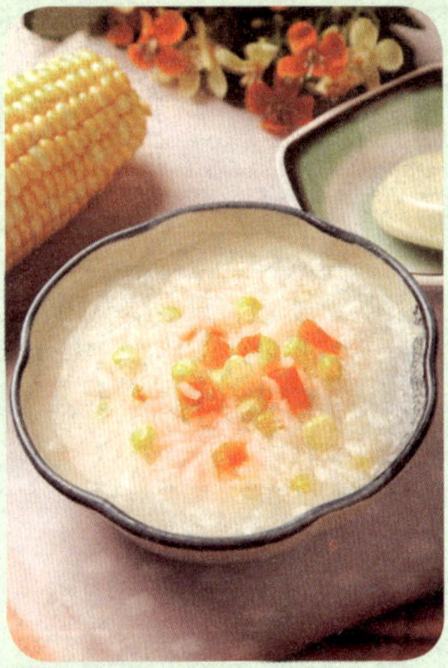

玉米胡萝卜粥

扫码学做食疗

材料

鲜玉米粒250克，胡萝卜240克，水发大米250克

做法

①砂锅中注水烧开，倒入大米、胡萝卜、玉米粒，搅拌片刻，加盖，煮30分钟至熟软。②揭盖，持续搅拌片刻。③将煮好的粥盛出，装入碗中即可。

功效

此羹具有清热养阴、润肺生津的功效，可缓解便秘、皮肤粗糙、痤疮等症状。

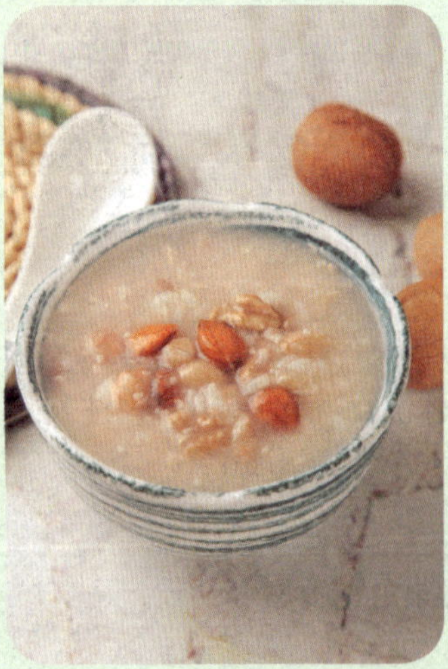

五仁大米粥

材料

水发大米135克，花生、瓜子、杏仁、核桃仁、白芝麻各少许，白糖适量

做法

①砂锅中注水烧热，倒入花生、瓜子、杏仁、核桃仁、白芝麻、大米，拌匀，加盖，煮至食材熟透。②揭盖，加入白糖，拌匀，盛出即成。

功效

此粥有润肠通便、清肝明目的功效，经常食用可有效防治习惯性便秘。

腹泻

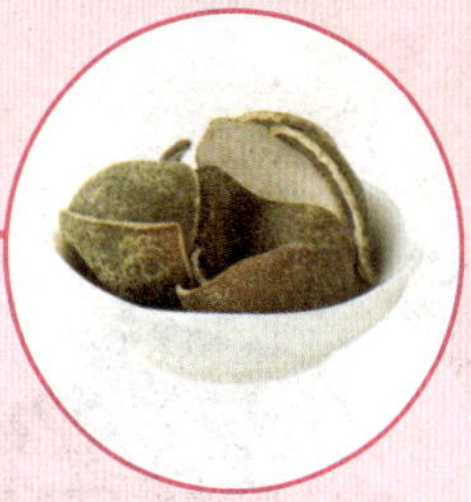

腹泻是指以排便次数增多、粪便稀溏，甚至泻如水样为主要症状的疾病。中医认为本病是因感受外邪，或被饮食所伤，或情志失调，或脾胃虚弱，或脾肾阳虚等原因引起。

症状分析

腹泻分为急性腹泻和慢性腹泻。急性腹泻会伴有水样泻、痢疾样泻，若是感染性因素引起，还会出现发热、食欲减退、恶心呕吐等症状；慢性腹泻表现为排便次数增多、大便不成形等，还可能在排便时出现黏液、脓血等。

注意事项

成人轻度腹泻，可控制饮食，禁食牛奶、肥腻或渣多的食物，给予清淡、易消化的半流质食物。而小儿轻度腹泻，婴儿可继续母乳喂养。若为人工喂养，年龄小于6个月的，用等量的米汤或水稀释牛奶或其他代乳品喂养2天，以后恢复正常饮食。

生活验方

取乌梅15～20克，粳米100克，冰糖适量，乌梅洗净入锅，加水适量，煎煮至汁浓时，去渣取汁，加入淘净的粳米煮粥，至米烂熟时，加入冰糖稍煮即可，每日2次，趁热服食，可作早晚餐服食，能泻肝补脾、涩肠止泻。

藿香、马齿苋、苏叶、苍术各12克，加水1500毫升，煎汁，煎好的药汁平均分为3碗，早、中、晚各服用1碗，可清热解毒、祛湿解暑、止泻止呕。

对症药材和食材

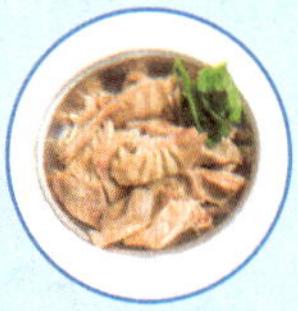

猪肚：猪肚有补虚损、健脾胃的功效，多用于脾虚腹泻、尿频或遗尿等症，适合气虚型子宫脱垂患者食用。

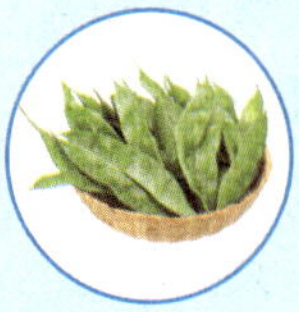

扁豆：扁豆可健脾和中、消暑清热、解毒消肿，对脾胃虚弱、便溏腹泻、体倦乏力、水肿等症有一定的功效。

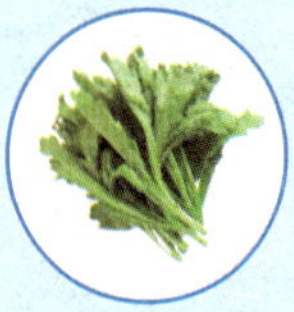

茼蒿：茼蒿具有平补肝肾、缩小便、宽中理气的作用，对心悸、怔忡、失眠多梦、腹泻、胃脘胀痛等症有功效。

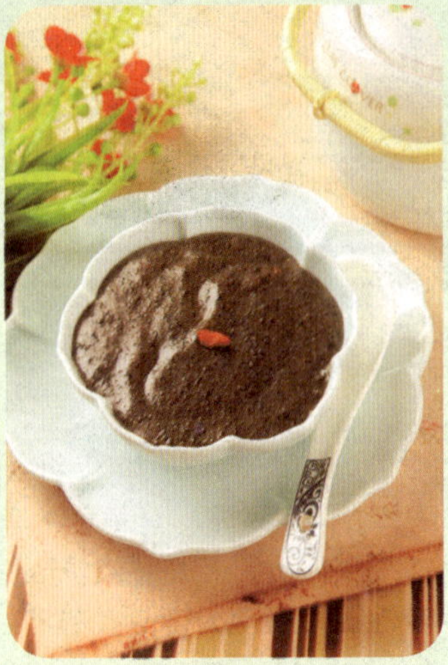

芝麻糯米糊

扫码学做食疗

材料

糯米粉30克，黑芝麻粉40克，陈皮2克，白糖15克

做法

①将糯米粉倒入备有大半碗水的碗中，搅拌调匀成浆。②砂锅中注水，放入陈皮，加盖煮15分钟。③揭盖，加入黑芝麻粉，拌匀，加白糖，倒入糯米浆，拌匀，转中火，煮约1分钟，盛入碗中即可。

功效

糯米可健脾养胃，对腹胀腹泻有一定缓解作用。

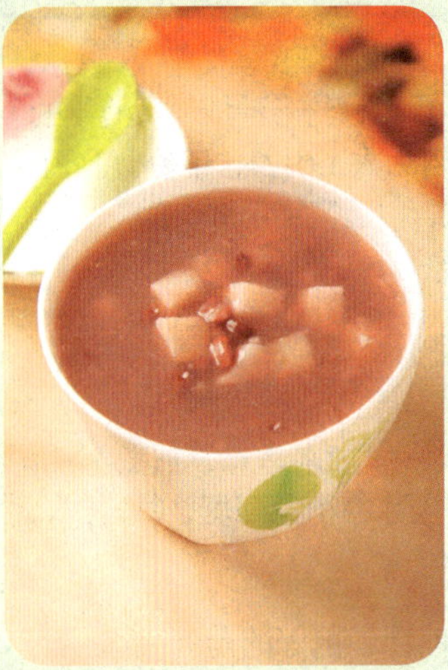

赤小豆山药羹

材料

水发赤小豆150克，山药200克，白糖、水淀粉各适量

做法

①山药切丁。②砂锅中注水，倒入赤小豆，搅匀，加盖煮40分钟，揭盖，放入山药丁，加盖煮至所有食材熟透。③揭盖，加入白糖、水淀粉，拌匀，盛出即可。

功效

将山药和赤小豆搭配食用，可起到健脾止泻、消除水肿的作用。

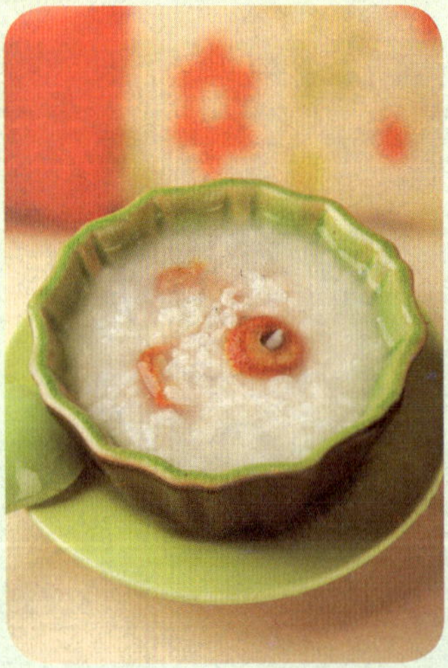

山楂白糖粥

扫码学做食疗

材料

水发大米120克，干山楂25克，白糖4克

做法

①砂锅中注水烧热，倒入干山楂、大米，拌匀，加盖，烧开后用小火煮约40分钟至食材熟软。②揭盖，加入白糖，搅拌片刻，煮至白糖溶化。③关火后盛出煮好的粥，装入碗中即可。

功效

山楂开胃消食、活血化瘀，是治疗腹泻的常用食物，可用于调理肠胃，尤其适合食肉过多的人。

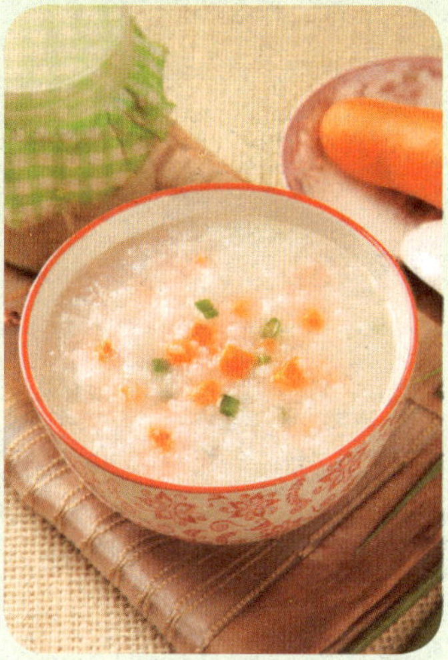

胡萝卜粳米粥

扫码学做食疗

材料

水发粳米100克，胡萝卜80克，葱花少许，盐、鸡粉各2克

做法

①胡萝卜切丁。②砂锅中注水烧开，倒入胡萝卜、粳米，搅散，加盖煮1小时，揭盖，加入鸡粉、盐，拌匀调味，再撒上葱花。③盛出装入碗中即成。

功效

胡萝卜中的果胶成分可防止腹泻，对止泻有一定的帮助。

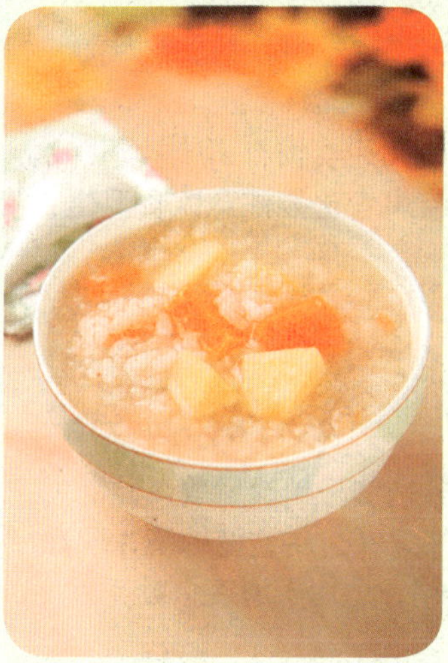

焦米南瓜苹果粥

扫码学做食疗

材料

大米140克，南瓜140克，苹果125克

做法

①南瓜切块，苹果切块，大米炒至米粒呈焦黄色。②砂锅中注水烧热，倒入大米，拌匀，加盖，煮至米粒变软。③揭盖，倒入南瓜、苹果，搅散，煮15分钟，关火后盛出煮好的粥，装在碗中即可。

功效

本品可运脾和胃、消食化滞，适用于伤食泻。

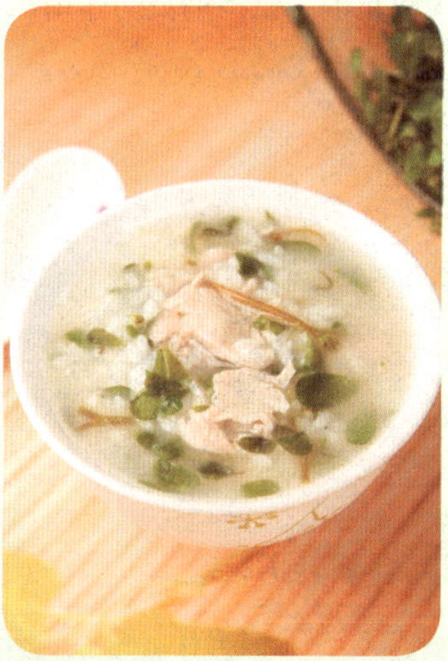

马齿苋生姜肉片粥

扫码学做食疗

材料

水发大米120克，马齿苋60克，猪瘦肉75克，姜40克，调料适量

做法

①马齿苋切段；瘦肉切片，加盐、鸡粉、料酒、水淀粉，拌匀，腌渍。②砂锅中注水烧热，倒入大米，煮20分钟。③倒入马齿苋，煮5分钟；倒入瘦肉、姜丝，加芝麻油、胡椒粉，煮熟后盛出即可。

功效

本品对脾胃虚弱型腹泻有一定疗效。

痢疾

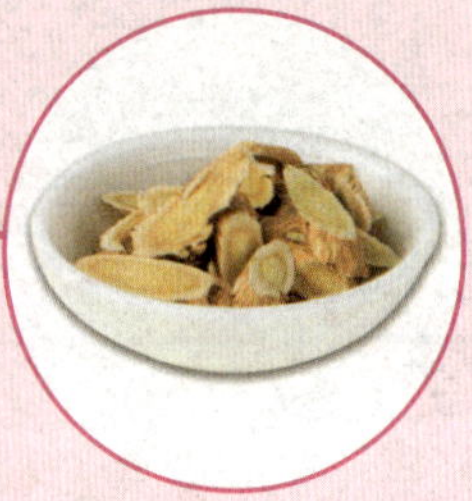

痢疾，古称肠澼、滞下，为急性肠道传染病之一。如果是感染疫毒，发病急剧，伴突然高热，神昏、惊厥者，为疫毒痢。

症状分析

不同类型的痢疾表现不同：①湿热痢表现为腹痛、腹泻、里急后重、下痢脓血、肛门灼热、小便短赤等；②疫毒痢表现为发病急骤、高热口渴、腹痛烦躁、里急后重等；③寒湿痢表现为腹痛、里急后重等；④休息痢表现为痢疾时止时作、临厕腹痛、里急后重、大便夹有黏液、精神倦怠、食少畏寒等。

注意事项

预防痢疾应做到饭前便后洗手，不饮生水，不吃变质或腐烂食物，不吃被苍蝇沾过的食物。不暴饮暴食，以免胃肠道抵抗力降低。痢疾患者更要注意饮食卫生，平常要加强锻炼，增强免疫力。

生活验方

取马齿苋40克、绿豆芽20克、黑芝麻10克、白菜根1个分别洗净处理后放入砂锅内，加适量的清水，以大火煮至沸腾，然后再改用小火继续熬煮20分钟，滤掉渣，取汁待凉可饮，每日1次，有清热解毒、补肝肾、除湿利尿的作用，适用于痢疾患者。

取苹果、柿子各300克分别洗净去皮去核，剁成泥状，然后和凉开水200毫升一起放入榨汁机中搅打，取汁饮用，每次50克，每日2次，有生津止渴、止泻消炎的作用，适用于痢疾患者。

对症药材和食材

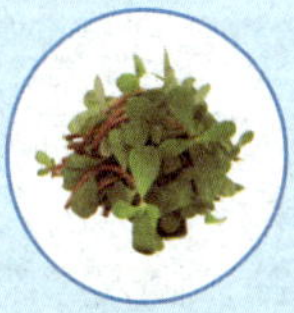

马齿苋：马齿苋具有清热解毒、凉血止痢的功效，可治疗肠道传染病。

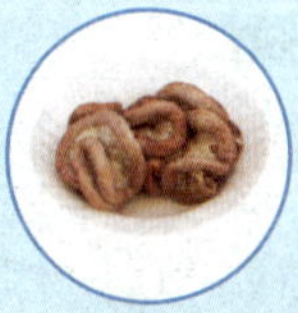

猪肠：猪肠可润肠、祛风、解毒，对痢疾、脱肛等症有一定的功效。

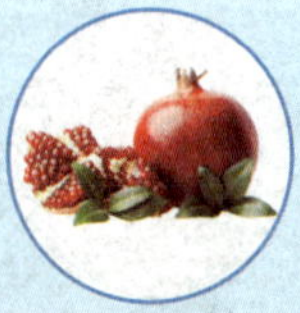

石榴：石榴可生津止渴、涩肠止泻，对慢性腹泻、痢疾等有功效。

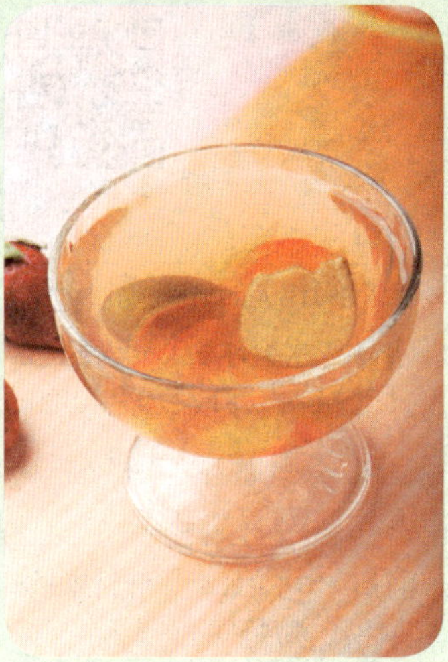

山楂陈皮茶

材料

鲜山楂50克，陈皮10克，冰糖适量

扫码学做食疗

做法

①山楂去核，切成小丁。②砂锅中注水烧开，撒上陈皮，倒入切好的山楂丁，加盖，煮沸后用小火煮约15分钟。③揭盖，加入适量冰糖，拌匀，盛出即可。

功效

本品可消食化积、行气散瘀，可治疗初起痢疾。

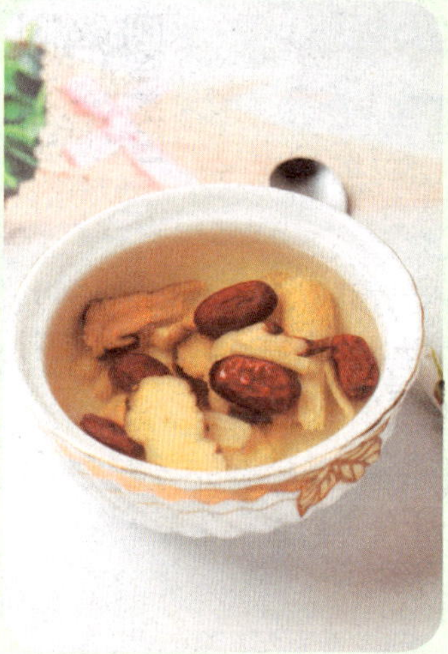

党参白术茶

材料

白术15克，黄芪15克，党参15克，红枣20克

扫码学做食疗

做法

①砂锅中注水烧开，放入白术、黄芪、党参、红枣，拌匀。②加盖，煮约30分钟至药材析出有效成分。③关火后盛出煮好的药茶，装入碗中即可。

功效

本品可补脾健胃、止泻固肠，主治慢性肠炎、慢性痢疾。

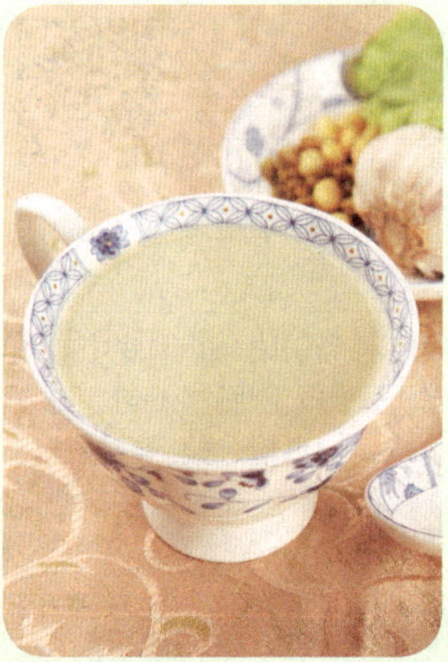

生菜蒜汁豆浆

材料

生菜10克，蒜头10克，水发黄豆50克

扫码学做食疗

做法

①生菜切碎；将已浸泡8小时的黄豆倒入碗中，注水洗净；把黄豆倒入滤网，沥干水分。②将蒜头、黄豆、生菜倒入豆浆机中，注水至水位线，盖上豆浆机机头，开始打浆，约15分钟，即成豆浆。③断电，滤取豆浆，倒入杯中即可。

功效

本品可止泻止痢，可辅助治疗急性细菌性痢疾。

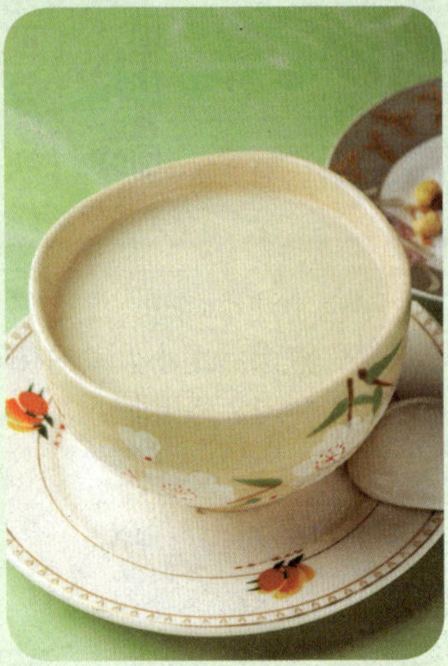

金银花豆浆

材料

金银花10克，水发黄豆55克

做法

①将已浸泡8小时的黄豆倒入碗中，加水洗净。②把黄豆、金银花倒入豆浆机中，注水至水位线，盖上豆浆机机头，开始打浆，约15分钟，即成豆浆。③断电，滤取豆浆即可。

功效

本品可清热泻火、止血消肿，可治疗多种热性病症，如口腔溃疡、痤疮、痢疾、痔疮等。

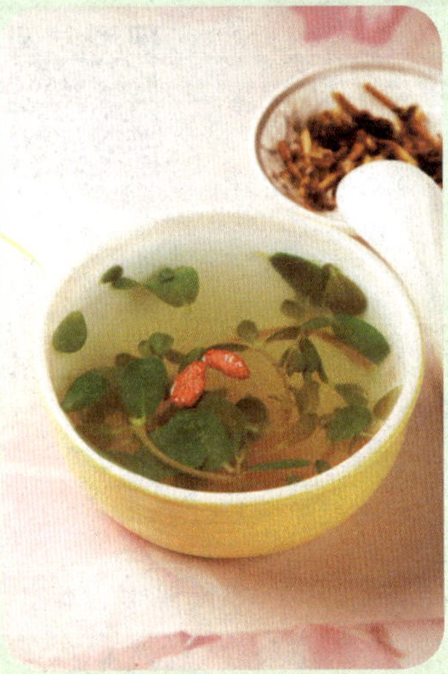

马齿苋蜜茶

材料

马齿苋40克，蜂蜜60克，枸杞少许

做法

①砂锅中注水烧开，放入马齿苋，加入枸杞，搅拌均匀，加盖，煮至食材熟透。②揭盖，倒入蜂蜜，拌匀。③盛出拌好的甜汤，装入碗中即可。

功效

本品可清热解毒、凉血止痢，对湿热下注引起的痢疾、腹泻、阴道炎等症有很好的功效。

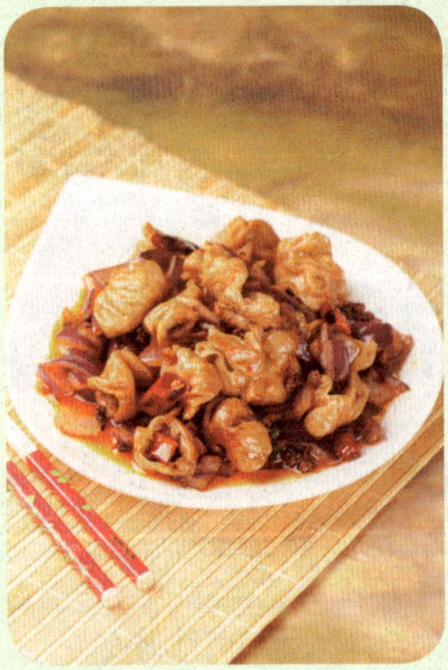

干煸肥肠

材料

熟肥肠200克，洋葱70克，干辣椒7克，花椒6克，蒜末、葱花各适量，调料适量

做法

①将洋葱切块，炸至金黄；肥肠切段。②锅底中放入蒜末、干辣椒、花椒，爆香，倒入肥肠，炒匀，淋入生抽，炒匀。③放入洋葱块，加鸡粉、盐、辣椒油，拌匀，撒上葱花，炒出香味，盛出炒好的菜肴即可。

功效

猪大肠润燥、补虚，可用于治疗便血、便秘等症。

痔疮

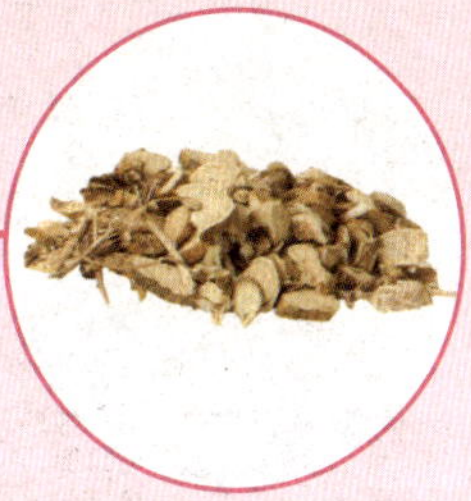

痔疮又名痔、痔核、痔病、痔疾，是指人体直肠末端黏膜下和肛管皮肤下静脉丛发生扩张和屈曲所形成的柔软静脉团。

症状分析

内痔早期的症状不明显，以排便间断出鲜血为主，不痛，无其他不适；中、晚期则有排便痔脱出、流黏液、发痒和发作期疼痛等症状。外痔可看到肛缘的痔隆起或皮赘，以坠胀疼痛为主要表现。混合痔则两种症状均有。

注意事项

患者平日要忌烟、酒，不吃辛辣刺激性食物，多吃些蔬菜、水果，既可保持排便通畅，又可减轻痔疮的瘀血扩张。不可久坐、久蹲、久站，每日定时排便且保持大便通畅，便后要清洗肛门，保持肛门周围清洁干燥。

生活验方

取生地黄、苦参各30克，生大黄、槐花各9克，放入砂锅中加适量清水煎汁，取汁服用，对于痔核及痔核出血有良好的疗效。

取苦参60克加水，煎浓汁，滤渣取汁，然后放入2个鸡蛋和60克红糖，煮至鸡蛋熟后去壳连汤一起服用，每日1剂，4天为1个疗程，对于混合痔患者有较好的疗效，病症轻者1个疗程即可，病症较重者则需2~3个疗程。

对症药材和食材

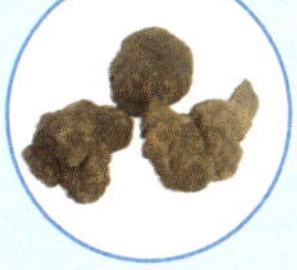

生地黄：生地黄具有滋阴清凉、凉血补血的功效，可改善机体微循环，促进表皮细胞增长，可用来防治痔疮。

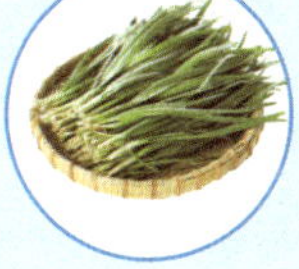

韭菜：韭菜含有丰富的膳食纤维，可促进胃肠蠕动，并能促进有毒物质排出体外，可通过促进排便，来治疗痔疮。

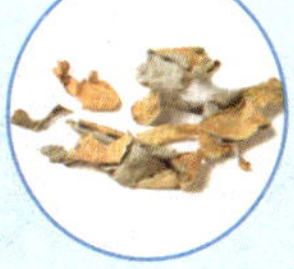

冬瓜皮：冬瓜皮可清热泻火、利尿消肿，可治水肿胀满、小便不利、暑热口渴、小便短赤、暑湿、肺痈、痔疮等。

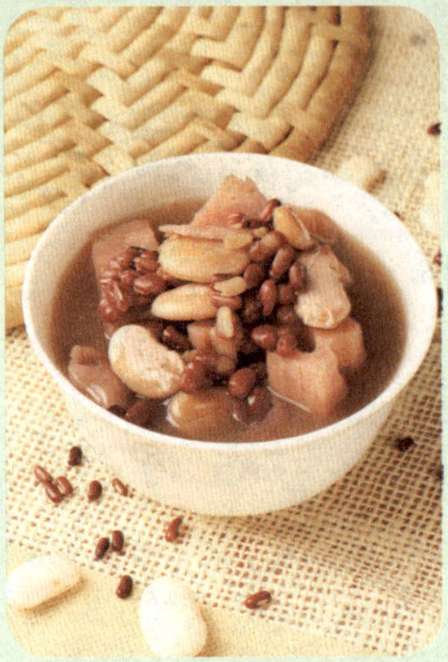

芸豆赤小豆鲜藕汤

扫码学做食疗

材料

藕300克，水发赤小豆200克，芸豆200克，姜片少许，盐少许

做法

①去皮的莲藕切成块待用。②砂锅注水烧热，倒入藕、芸豆、赤小豆、姜片，搅拌片刻，加盖，煮开后转小火煮2小时至熟软。③揭盖，加入少许盐，搅拌片刻，将煮好的汤盛出装入碗中即可。

功效

本品可清热凉血，对痔疮有较好的功效。

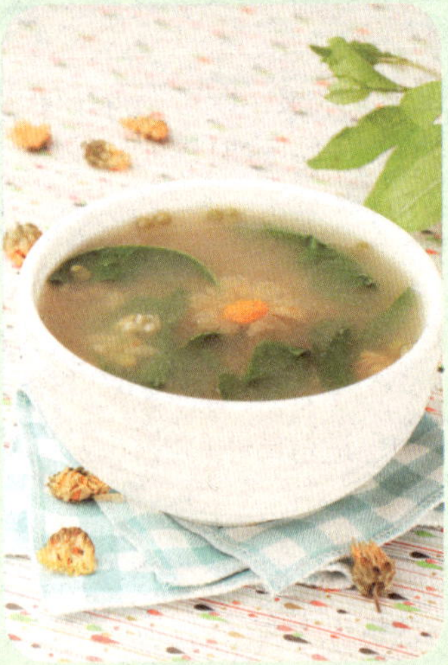

菊花枸杞叶绿豆汤

扫码学做食疗

材料

菊花5克，枸杞叶15克，水发绿豆100克，冰糖、白糖各适量

做法

①绿豆、菊花入锅，加入冰糖，搅匀，加盖，烧开后转小火煮30分钟至食材熟软。②揭盖，放入白糖、枸杞叶。③搅拌片刻，续煮2分钟入味，盛出即可。

功效

本品可清热泻火、止血消肿，可治疗多种热性病症，如口腔溃疡、痤疮、痢疾、痔疮等。

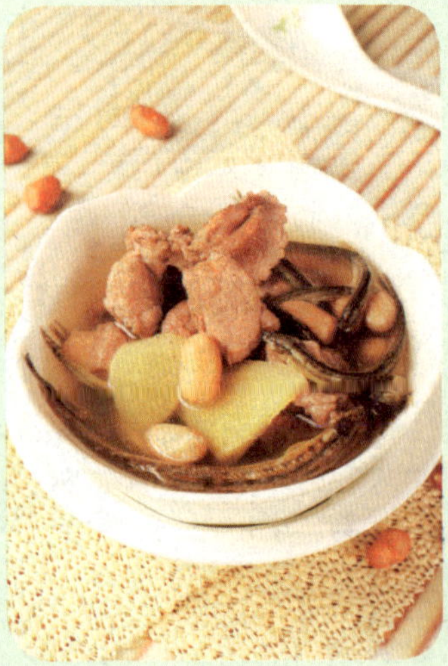

花生瘦肉泥鳅汤

扫码学做食疗

材料

花生200克，瘦肉300克，泥鳅350克，姜片少许，盐3克，胡椒粉2克

做法

①瘦肉切成块，焯水。②瘦肉、花生、姜片入锅，加盖煮1小时。③揭盖，倒入处理好的泥鳅，加入盐、胡椒粉，搅匀调味，再续煮5分钟即可。

功效

本品可清热解毒，适合痔疮、皮肤疥癣瘙痒患者食用。

急性肠炎

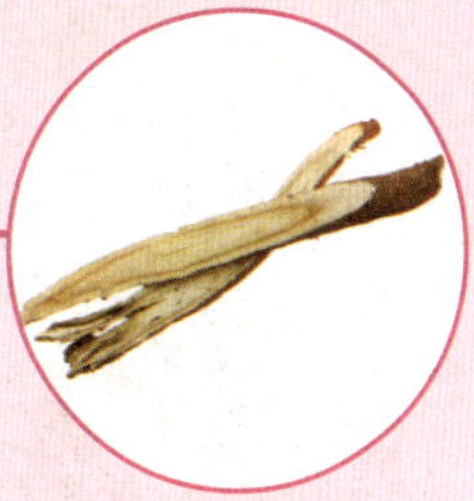

急性肠炎是一种较为常见的消化系统疾病。致病原因是肠道细菌、病毒感染或饮食不当（如进食了变质食物，食物中含有有害化学物质、寄生虫，食物过敏）等。

症状分析

①大便次数明显增多，便变稀，形态、颜色、气味改变，含有脓血、黏液、不消化食物、脂肪，或便为黄色稀水，绿色稀糊，气味酸臭。②大便时有腹痛、下坠、里急后重、肛门灼痛等症状。③严重者可并发原发性小肠吸收不良综合征、肠结核、胃肠神经官能综合征、特发性溃疡性结肠炎等。

注意事项

肠炎患者要注意平时的饮食卫生。不要进食病死牲畜的肉和内脏。肉类、禽类、蛋类等要煮熟后才能食用。少食生冷，不吃不新鲜、隔夜的食物，尤其对生吃的水果、蔬菜应彻底清洗后再食用。

生活验方

枣树皮20克，红糖15克，水煎去渣，加红糖调服，每日1剂，此方可消炎、止泻、固肠，可治疗肠胃炎、下痢腹痛、胃痛等。

乌梅15克，秦皮30克，黄连、苍术、厚朴、陈皮、生姜各10克，大枣5枚，水煎取汁，每日1剂，分3次服，此方适用于肠胃炎。

对症药材和食材

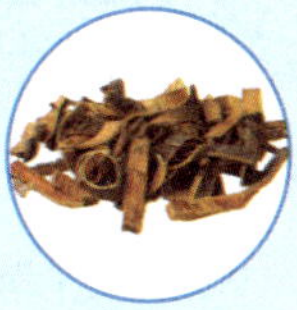

黄柏：黄柏具有清热燥湿、泻火解毒的功效，对金黄色葡萄球菌、肺炎球菌、白喉杆菌、草绿色链球菌等均有抑制作用。

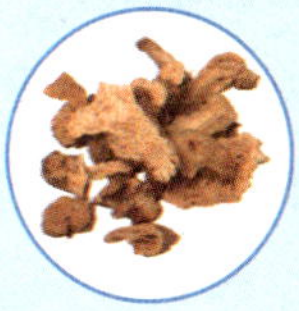

白术：白术具有健脾益气、燥湿利水、健胃、助消化的作用，能增强机体清除自由基的能力，减少自由基对机体的损伤。

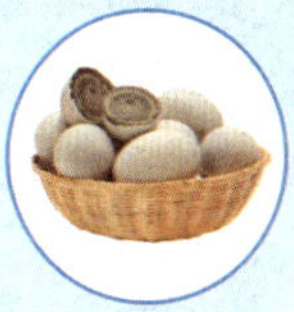

松花蛋：松花蛋具有润肺、养阴止血、止泻、降压的功效，对急性肠炎、高血压、动脉硬化等病有很好的功效。

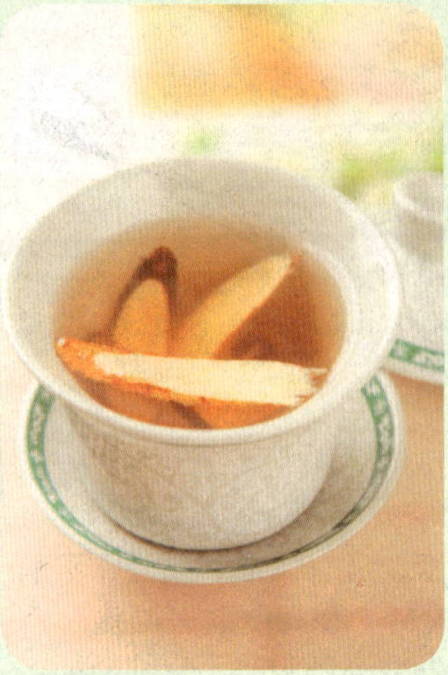

赤芍甘草茶

扫码学做食疗

材料

赤芍15克，甘草20克

做法

①砂锅中注水烧热，倒入赤芍，加盖，大火烧开后改小火煮约25分钟。②揭盖，搅拌几下，转中火，保温待用。③取一茶杯，放入甘草，再盛入砂锅中的药汁，至八九分满即可。

功效

本品可清热燥湿、解毒杀虫，可辅助治疗急性肠炎、胃痛等病。

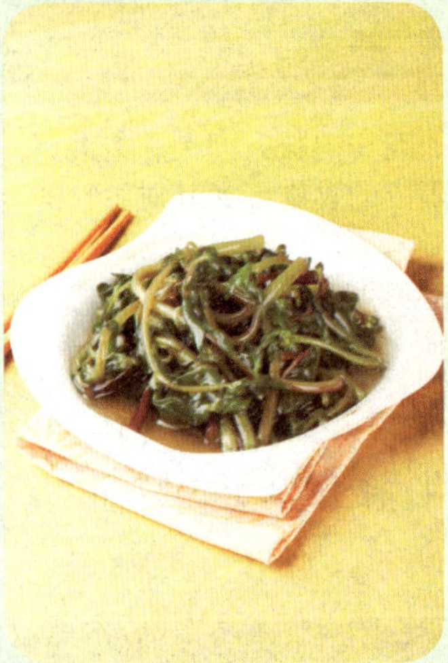

蒜蓉马齿苋

扫码学做食疗

材料

马齿苋300克，蒜末150克，盐、白糖、鸡粉各适量

做法

①用油起锅，倒入蒜末，爆香，倒入马齿苋，炒匀。②加入盐、鸡粉、白糖，炒匀调味。③将炒好的马齿苋盛出装盘即可。

功效

本品可清热解毒、消炎杀菌，对湿热下注引起的阴道炎、痢疾、乳腺炎有一定的疗效。

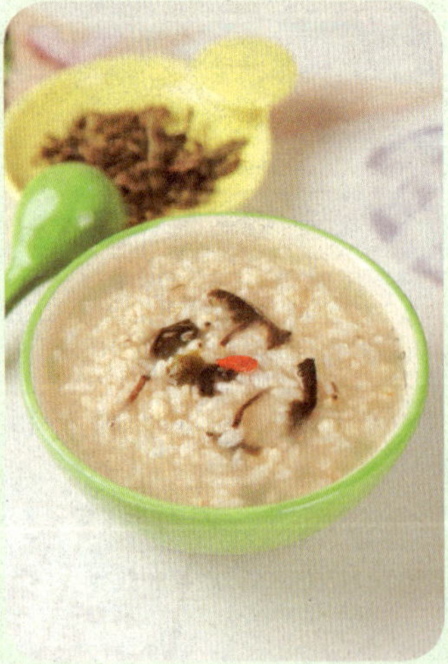

蒲公英薏米粥

扫码学做食疗

材料

水发大米120克，水发薏米85克，蒲公英少许，白糖适量

做法

①砂锅中注水烧开，倒入蒲公英、大米、薏米，搅匀，加盖煮至食材熟透。②揭盖，加入白糖，拌匀，煮至其溶化。③盛出煮好的薏米粥，装入碗中即可。

功效

本品可清热解毒、健脾止泻，对于肠胃具有一定的调理作用。

慢性肠炎

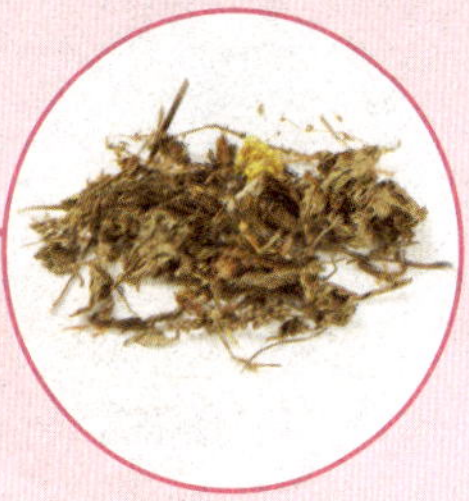

慢性肠炎泛指肠道的慢性炎症性疾病，其病因可为细菌、真菌、病毒、原虫等微生物感染，亦可为过敏反应等原因所致。

症状分析

慢性肠炎临床表现为长期慢性反复发作的腹痛腹泻、完谷不化、面色不华、精神不振、少气懒言、四肢乏力、喜温怕冷等，严重者可有黏液便或水样便。

注意事项

预防慢性肠炎要加强锻炼，增强体质，使脾旺不易受邪；不吃腐败变质的食物，不喝生水，生吃瓜果要烫洗，要养成饭前便后洗手的良好习惯。慢性肠炎患者要注意休息和增加营养，给予易消化的食物，如米汤、粥汤等。

生活验方

锅焦60克，山楂15克，适量红糖，加水煎，加红糖调服即可，此方适用于有湿热症状的患者。

土木香6克，神曲15克，马齿苋15克，凤尾草15克，以上药材加水煎服，每日1剂，此方可有效治疗慢性肠炎。

对症药材和食材

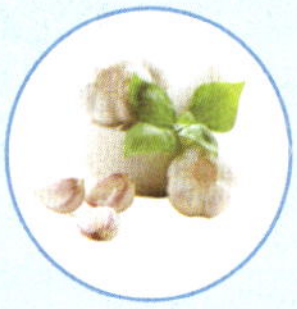

大蒜：大蒜性温，具有清热利湿、健脾止泻的功效，适合湿热型慢性肠炎患者食用。

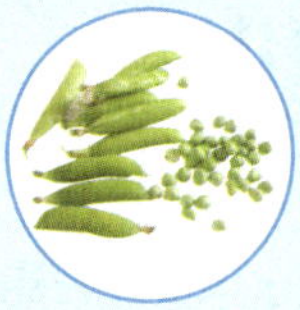

豌豆：豌豆中富含粗纤维，能促进大肠蠕动，起到清洁大肠的作用，帮助慢性肠炎患者减轻肠道负担。

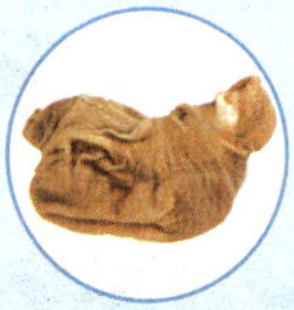

羊肚：羊肚有健脾补虚、益气健胃的功效，适合脾胃气虚型慢性肠炎患者食用。

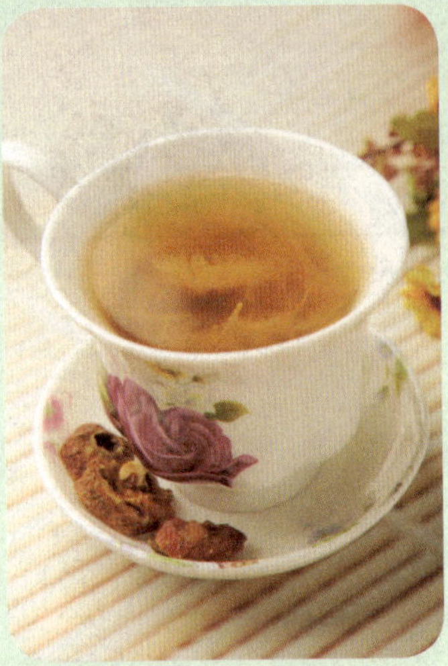

双花山楂茶

扫码学做食疗

材料

金银花15克，山楂干25克，菊花10克

做法

①碗中放水，倒入金银花、山楂干和菊花，洗净沥干，备用。②汤锅中倒入材料，注水，加盖，烧开后用小火煮约20分钟。③揭盖后关火，盛出煮好的山楂茶，装入茶杯中即成。

功效

本品可清热解毒，适用于流感、细菌性痢疾、急慢性肠炎、急性结膜炎患者的辅助治疗。

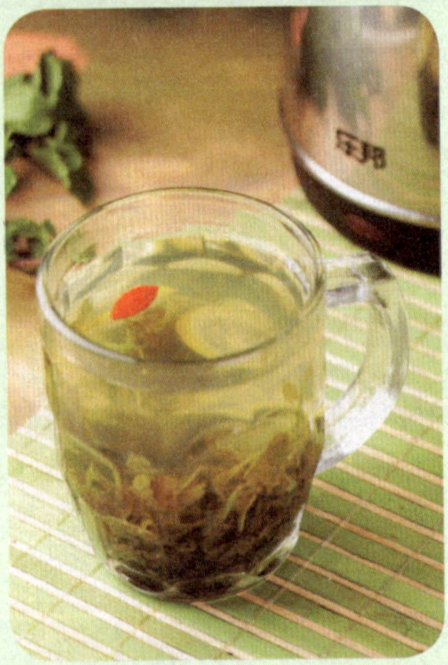

薄荷柠檬茶

扫码学做食疗

材料

柠檬片40克，鲜薄荷叶30克，蜂蜜适量

做法

①薄荷叶揉碎，待用。②取一个干净的玻璃茶杯，放入揉碎的薄荷叶，撒上柠檬片，注入适量开水。③加入适量蜂蜜，拌匀，泡约2分钟，至其散发出香味，趁热饮用即可。

功效

柠檬中的柠檬酸有抗肠炎菌、沙门菌等功效。

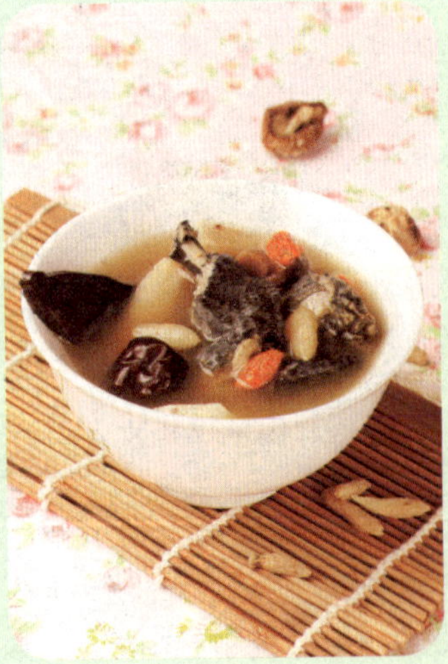

养肝健脾神仙汤

扫码学做食疗

材料

灵芝10克，淮山15克，枸杞15克，小香菇20克，麦冬8克，红枣10克，乌鸡块200克，盐2克

做法

①小香菇、枸杞、灵芝、麦冬、红枣浸泡5分钟；乌鸡块焯水。②乌鸡块、小香菇、灵芝、淮山、麦冬、红枣入锅，煮100分钟。③加枸杞煮至熟软，加盐即可。

功效

本品可补中益气，对慢性肠炎患者有功效。

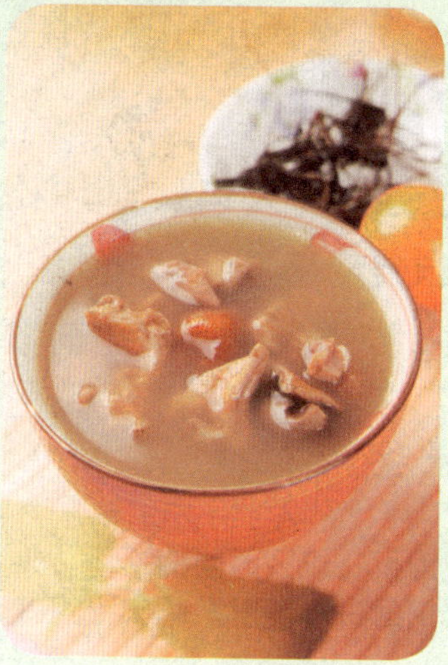

车前草猪肚汤

扫码学做食疗

材料

猪肚200克，水发薏米、水发赤小豆各35克，车前草、蜜枣各少许，调料适量

做法

①猪肚焯水。②砂锅中注水烧热，倒入猪肚，放入车前草、蜜枣、薏米、赤小豆，放入姜片，淋入料酒，加盖煮2小时。③揭盖，加入盐、鸡粉、胡椒粉，拌匀，拣出车前草，盛出煮好的汤即可。

功效

本品可补虚健胃，适用于脾胃虚寒型慢性肠炎患者。

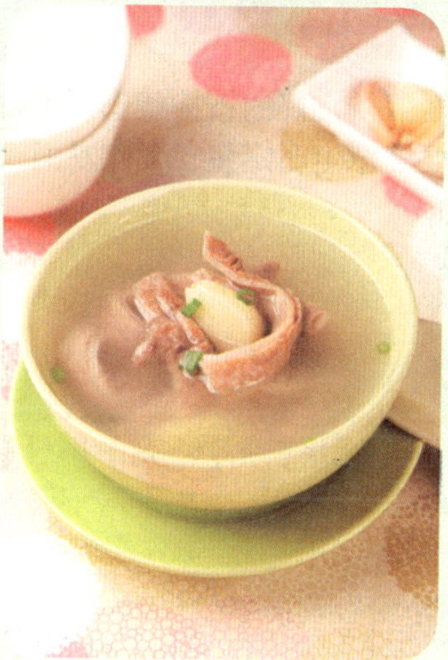

大蒜猪肚汤

扫码学做食疗

材料

熟猪肚120克，蒜头50克，姜片、葱花各少许，盐、胡椒粉各适量

做法

①猪肚切条。②砂锅注水烧开，倒入猪肚条，放入蒜头、姜片，拌匀，加盖，煮1小时至猪肚熟软。③揭盖，加入葱花、盐、胡椒粉，搅匀调味即可。

功效

此汤具有健脾止泻、收敛抗菌的功效，对脾虚久泻、久痢的患者有较好的功效。

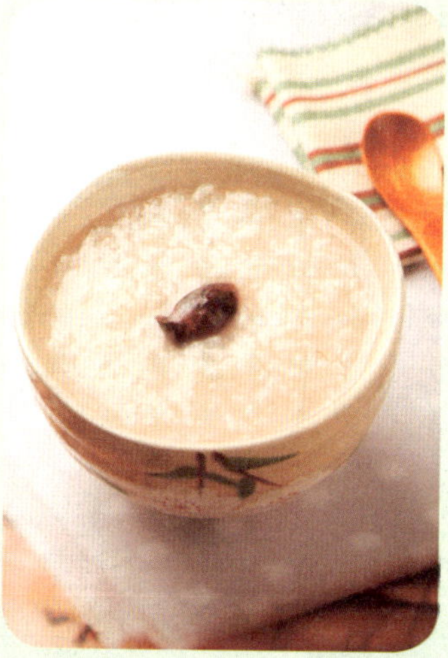

金樱子大米粥

扫码学做食疗

材料

金樱子5克，大米300克

做法

①砂锅中注水烧热，倒入金樱子、大米，加盖，烧开后转小火煮1小时至大米熟软。②揭盖，拌匀。③关火后盛出煮好的粥，装入碗中即可。

功效

本品可健脾养胃、理气止泻，适合慢性肠炎属脾虚泄泻者食用。

消化性溃疡

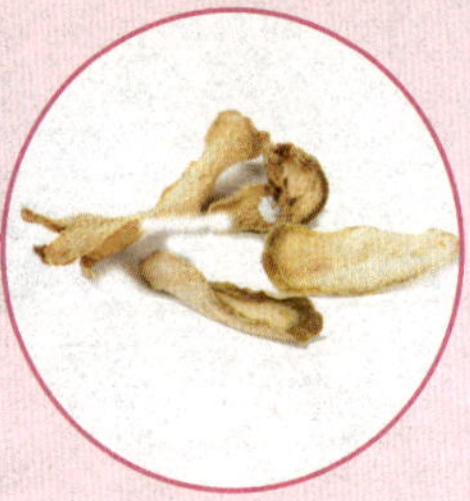

消化性溃疡主要指发生在胃和十二指肠的慢性溃疡，患者有周期性上腹部疼痛、反酸、嗳气等症状。本病易反复发作，呈慢性病程。

症状分析

上腹部疼痛可为钝痛、灼痛、胀痛或剧痛，也可表现为仅在饥饿时隐痛不适。典型者表现为轻度或中度剑突下持续性疼痛，可被制酸剂或进食缓解。临床上约有2/3的疼痛呈节律性，疼痛大多持续几周，可反复发生。

注意事项

患者要注意生活及饮食规律，防止疲劳，注意休息。要保持良好的精神状态，因为精神的好坏对胃黏膜的修复有很大影响。饮食一定要注意定时定量，多吃易消化的食物。

生活验方

甘草适量，研碎成细粉，加入适量水蒸熟，连汤带粉一起服用，每次3克，每日3次，3周为1个疗程，有抑制胃酸分泌、缓急止痛、补脾益气的作用，适用于消化性溃疡患者。

将人参15克、白术15克、炙甘草9克、姜10克分别洗净切片，茯苓15克烘干磨成粉，红枣5颗洗净、去核，一起加入锅中，加适量水，用小火煎煮25分钟，去渣取液，加适量白砂糖搅匀服用，每日1剂，分3次饮用，有抑制胃酸分泌、增进食欲、清热泻火的作用，适用于消化性溃疡患者。

对症药材和食材

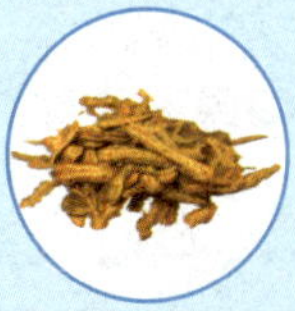

黄连：黄连可抑制幽门螺杆菌，能缓解消化性溃疡的病情。

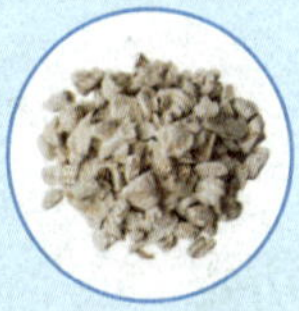

龙骨：龙骨可镇惊安神、敛汗固精、止血涩肠，主治失眠多梦、溃疡等症。

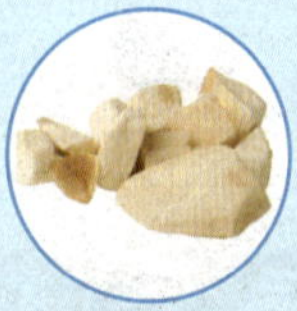

海螵蛸：海螵蛸可收敛止血、涩精止带，主要用于胃痛吞酸、溃疡病等症。

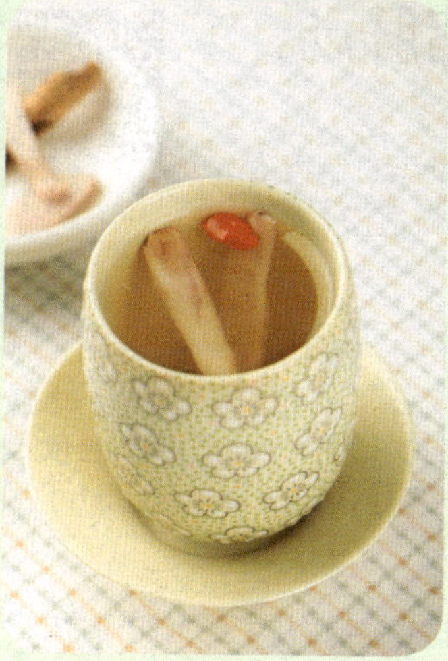

白芍茶

扫码学做食疗

材料

白芍10克

做法

①砂锅中注水烧开，放入白芍。②加盖，用小火煮20分钟至其析出有效成分。③揭盖，略微搅动片刻，把煮好的白芍茶盛出，装入杯中即可。

功效

本品具有清热解毒、补血柔肝、缓中止痛的功效，可辅助治疗胃及十二指肠溃疡。

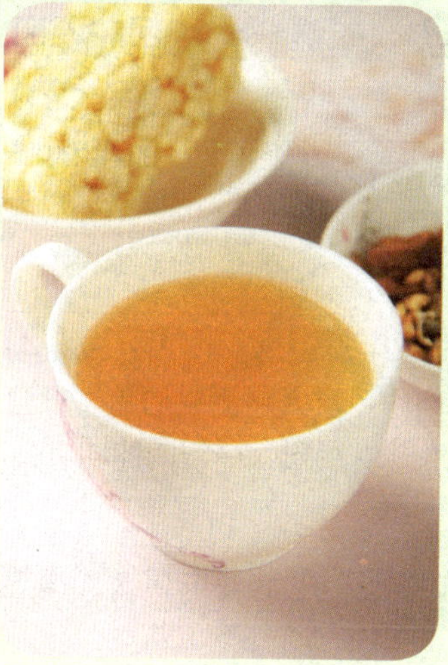

山楂陈皮麦芽茶

扫码学做食疗

材料

麦芽15克，山楂干少许，陈皮少许，冰糖适量

做法

①砂锅中注水烧热，倒入麦芽、山楂干、陈皮，加盖，煮约20分钟。②揭盖，倒入冰糖，拌匀，煮至溶化。③关火后盛出煮好的药茶，滤入杯中即可。

功效

本品健胃消食，适用于食积不消、脘腹胀痛、乳房胀痛等病症。

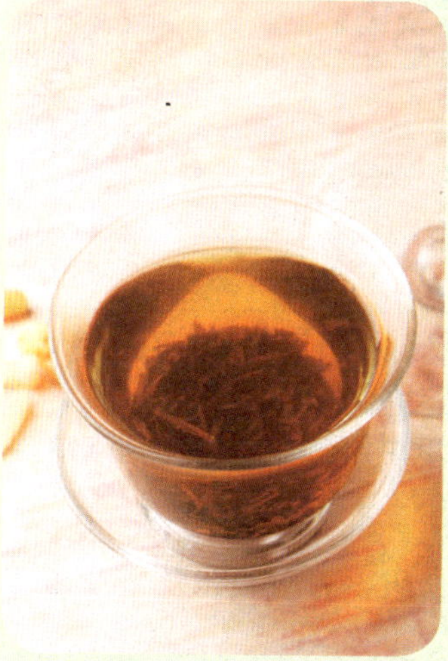

麦冬党参红茶

扫码学做食疗

材料

麦冬10克，党参15克，红茶叶8克

做法

①将红茶叶放入茶杯中，备用。②砂锅中注水，烧开，放入党参、麦冬，加盖，用小火煮20分钟。③揭盖，将药渣捞出，盛出少许药汁，放入茶杯即可。

功效

本品具有养胃益气、生津止渴的功效，适合胃阴亏虚、口干咽燥、胃脘灼痛的消化性溃疡患者食用。

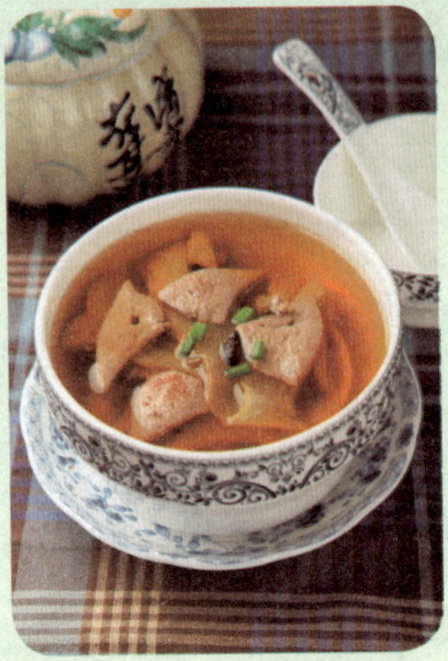

佛手延胡索猪肝汤

扫码学做食疗

材料

猪肝270克，佛手、延胡索、制香附、姜片、葱花各少许，调料适量

做法

①猪肝切片，加盐、鸡粉、水淀粉、料酒，拌匀，腌渍片刻。②砂锅中注水烧热，倒入佛手、延胡索、制香附、姜片，煮约15分钟，揭盖，加盐、鸡粉，放入猪肝，炖煮。③撒上胡椒粉，拌匀，撒上葱花即可。

功效

此汤可疏肝和胃，可辅助治疗胃及十二指肠溃疡。

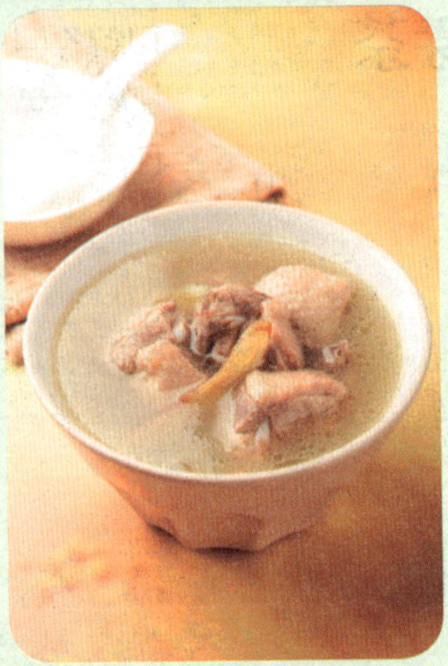

甘草绿豆炖鸭

扫码学做食疗

材料

鸭肉块300克，水发绿豆120克，甘草、姜片各少许，调料适量

做法

①鸭肉块焯水。②砂锅中注水烧热，倒入甘草、姜片，放入绿豆，倒入鸭肉块，淋入料酒，加盖，煮至食材熟透。③揭盖，加入盐、鸡粉，拌匀调味即可。

功效

本品可滋阴益胃、中和胃酸，主治暑热烦渴、湿热泄泻、水肿腹胀、消化性溃疡等症。

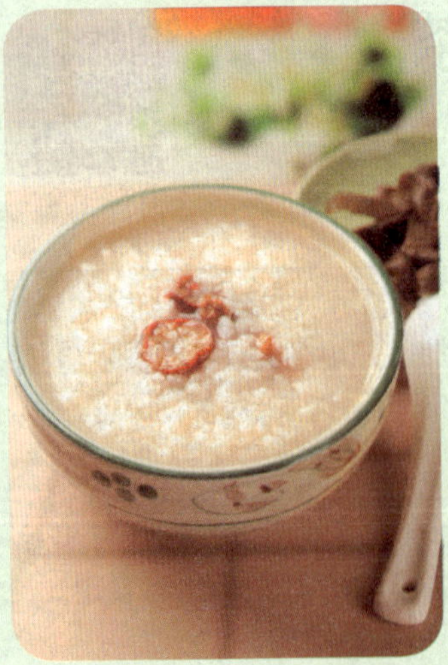

荷叶郁金粥

扫码学做食疗

材料

荷叶15克，山楂干15克，大米200克，郁金10克，冰糖适量

做法

①砂锅中注水，倒入荷叶、山楂干、郁金，放入大米，拌匀，加盖，煮至食材熟透。②揭盖，加入冰糖，拌匀，拣出荷叶。③盛出煮好的粥，装入碗中。

功效

郁金能行气解郁、凉血破瘀，对腹胀及胃溃疡有良效。

肠易激综合征

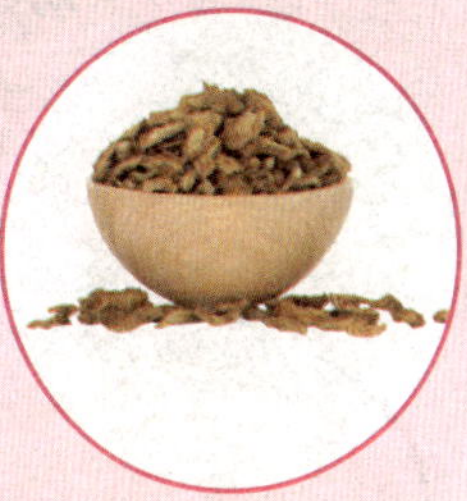

肠易激综合征是指一组包括腹痛、腹胀、排便习惯改变和大便性状异常、黏液便等表现的临床综合征，持续存在或反复发作，须经检查排除可引起这些症状的器质性疾病。

症状分析

腹痛：几乎所有肠易激综合征患者都有不同程度的腹痛。腹痛部位不定，以下腹和左下腹多见，多于排便或排气后缓解。

腹泻：一般每日大便5次左右，少数严重发作期可达十数次。大便多呈稀糊状，也可为成形软便或稀水样。

便秘：排便困难，粪便干结、量少，呈羊粪状或细杆状，表面可附黏液。

注意事项

患者需养成良好的生活习惯。饮食上避免诱发症状的食物，一般而言，宜避免产气的食物如奶制品、大豆等。

生活验方

炒白芍20～30克，炒白术、防风、陈皮、枳壳、鸡内金、广木香各10克，太子参15克，柴胡、蝉蜕、甘草各6克，水煎服，每日1剂，此方可治疗肝郁脾虚型肠易激综合征。

生地黄、玄参各15～30克，枳实、厚朴、大黄、栀子各6～10克，槟榔、杏仁各10克，火麻仁10～20克，生甘草6克，水煎服，每日1剂，此方可治疗阳明热结型肠易激综合征。

对症药材和食材

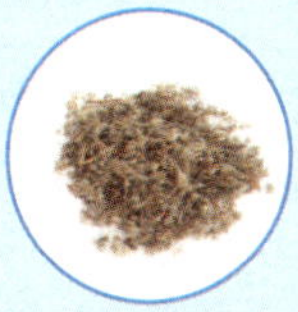

溪黄草：溪黄草可清热利湿、凉血散瘀，常用于治疗痢疾、肠炎等症。

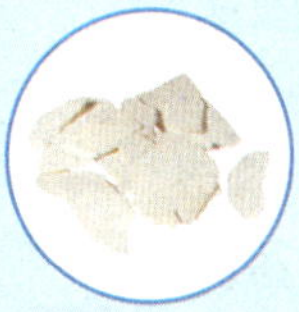

茯苓：茯苓有利水祛湿的功效，能有效改善胀痛和恶心等症状。

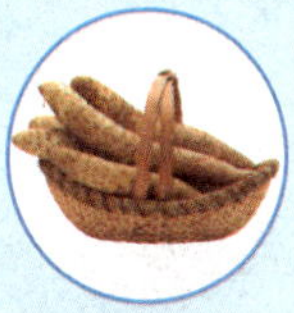

山药：山药具有补气养血的作用，适用于脾虚食少、久泻久痢等症。

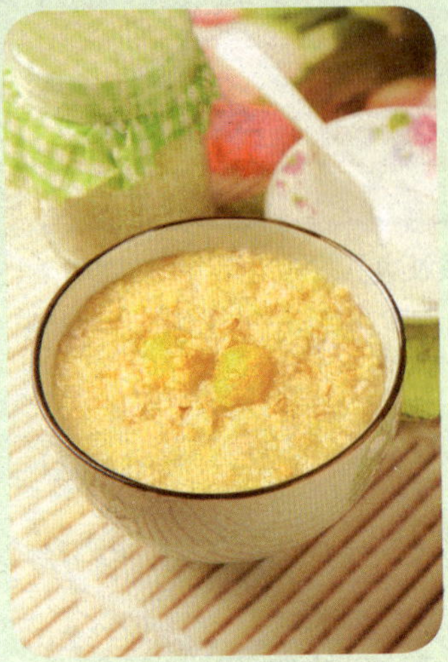

润肠板栗燕麦粥

扫码学做食疗

材料

板栗肉50克，小米50克，燕麦70克，冰糖20克

做法

①砂锅中注水，倒入板栗，加盖煮沸，揭盖，放入燕麦，拌匀，加盖煮至食材熟软。②揭盖，加入小米，拌匀，加盖煮至食材熟透。③揭盖，加入冰糖即可。

功效

本品具有益肝和胃、润肠通便的功效，能有效缓解胃胀痛、腹胀痛。

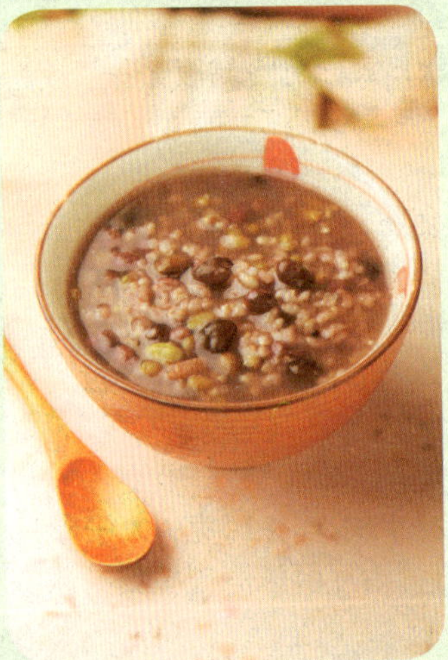

杂豆糙米粥

材料

水发糙米175克，水发绿豆100克，水发黑豆50克，水发赤小豆40克，水发花豆65克

做法

①砂锅注水烧热，倒入糙米、绿豆、黑豆、赤小豆、花豆。②加盖煮至食材熟透。③揭盖，拌匀盛出即可。

功效

本品具有健脾养胃、润肠通便的功效，能有效改善肠易激综合征的相关症状。

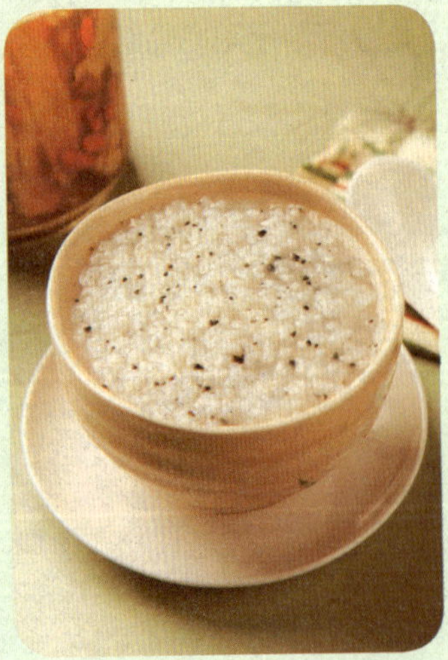

黑芝麻蜂蜜润肠粥

扫码学做食疗

材料

水发大米200克，黑芝麻粉5克，蜂蜜少许

做法

①大米入锅，搅匀，加盖煮至食材熟透。②揭盖，放入黑芝麻粉、蜂蜜，拌匀。③盛出装碗即可。

功效

本品具有促进排便、缓解便秘的功效，适合肠胃燥热、津液不足患者食用。

慢性胃炎

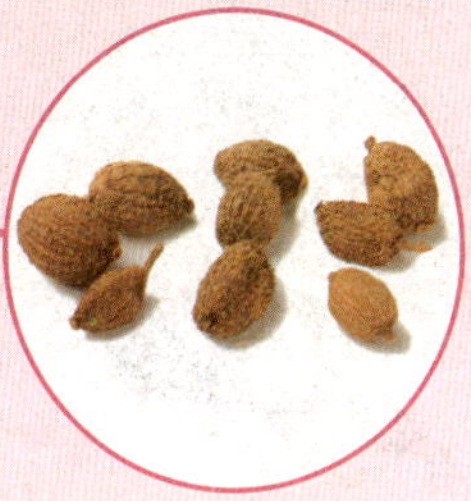

慢性胃炎是指由各种原因引起的胃黏膜炎症。这是一种常见病，其发病率在各种胃病中居首位。

症状分析

慢性胃炎主要表现为中上腹疼痛，多为隐痛，常为饭后痛，因进冷食、硬食、辛辣或其他刺激性食物引发症状或使症状加重。患者进少量食物，甚至空腹时，都觉上腹饱胀。偶尔伴有胃灼热、恶心、呕吐、食欲减退、乏力等。

注意事项

饮食宜定时定量：每日三餐应按时进食，且不宜吃得过饱。正餐之间可少量加餐，但不宜过多，以免影响正餐。多食用软、烂、易消化的主食、蔬菜及鱼肉等荤菜，特别是豆类、花生等硬果类都要煮透、烧熟使之软烂，易于消化吸收，少吃粗糙和粗纤维多的食物。

生活验方

将大黄3克磨成粉，放入杯中，冲入开水，待其略凉后，加入蜂蜜15毫升，搅拌均匀后10分钟即可饮用，每日1次，有清热解毒、活血益气、润肠通便的功效，适用于慢性胃炎、便秘患者。

将青皮9克加适量的水，煎汁，取汁空腹服用，对于慢性胃炎引起的胸胃胀痛有良好的疗效。

对症药材和食材

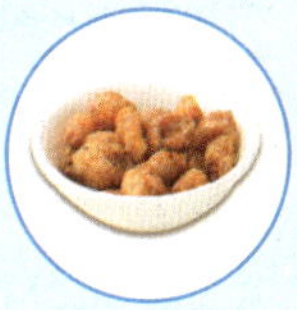

半夏：半夏含挥发油、脂肪酸、淀粉、黏液质等成分，具有镇吐的作用，可缓解慢性胃炎引起的恶心、吐苦水等症状。

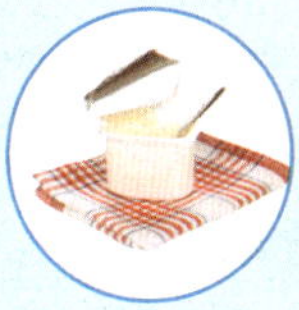

酸奶：酸奶具有生津止渴、补虚开胃、保护胃黏膜、促进溃疡面愈合的作用，对慢性胃炎有一定的防治作用。

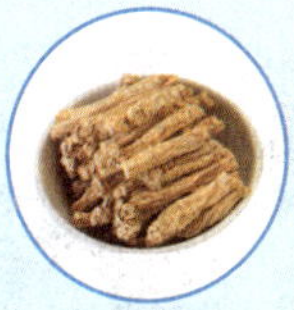

党参：党参可补中益气、健脾益肺，适用于脾肺虚弱、气短心悸、食少便溏、虚喘咳嗽、内热消渴等症。

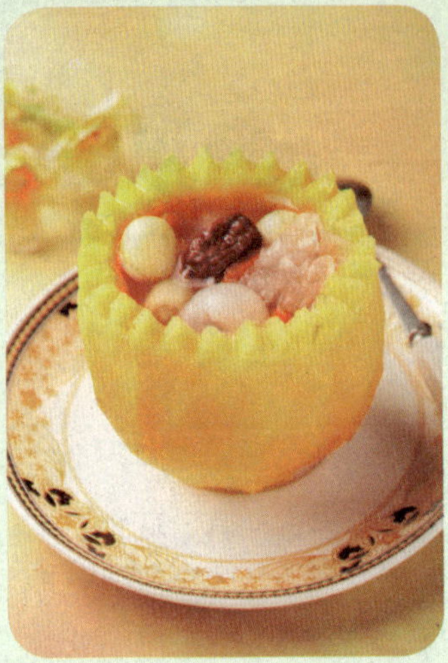

桂圆红枣木瓜盅

扫码学做食疗

材料

木瓜500克，莲子30克，桂圆肉25克，水发银耳40克，枸杞、红枣各少许，蜂蜜10克，食粉少许

做法

①木瓜制成木瓜盅。②银耳、莲子加食粉，煮1分钟，捞出。③红枣、枸杞、桂圆肉、银耳、莲子入锅煮5分钟，加蜂蜜搅匀，盛入木瓜盅蒸10分钟即可。

功效

本品可治疗胃酸分泌过少所致的慢性胃炎。

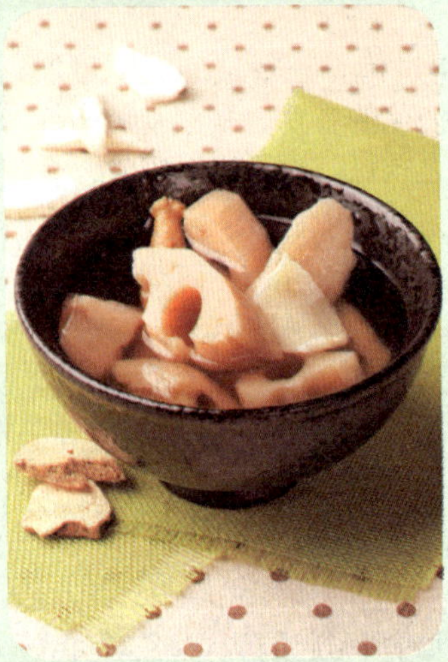

茯苓百合养胃汤

扫码学做食疗

材料

莲藕块200克，茯苓、龙牙百合、白术、甘草、淮山、党参、盐适量

做法

①将茯苓、白术、甘草装入隔渣袋；淮山、党参、龙牙百合泡发。②莲藕块、淮山、党参、隔渣袋入锅，拌匀，加盖煮100分钟。③揭盖，放入龙牙百合，拌匀，加盖煮至龙牙百合熟，用盐调味即可。

功效

本品可利水渗湿，主治慢性胃炎、胃溃疡等病。

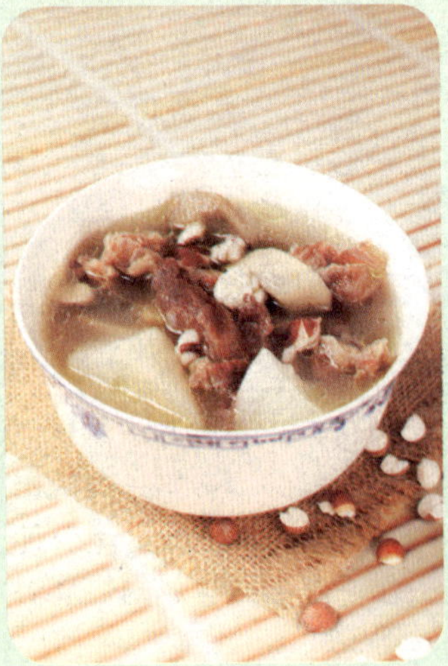

萝卜淮山煲牛腩

扫码学做食疗

材料

牛腩300克，去皮白萝卜150克，淮山20克，去皮牛蒡100克，芡实20克，姜片、葱段各少许，调料适量

做法

①牛蒡切段；白萝卜切块；牛腩切块，焯水。②牛腩、牛蒡、白萝卜、淮山、芡实、姜片、葱段入锅，拌匀，煮3小时。③加入胡椒粉、盐，拌匀即可。

功效

本品可开胃消食，适用于虚寒性胃痛、慢性胃炎等病。

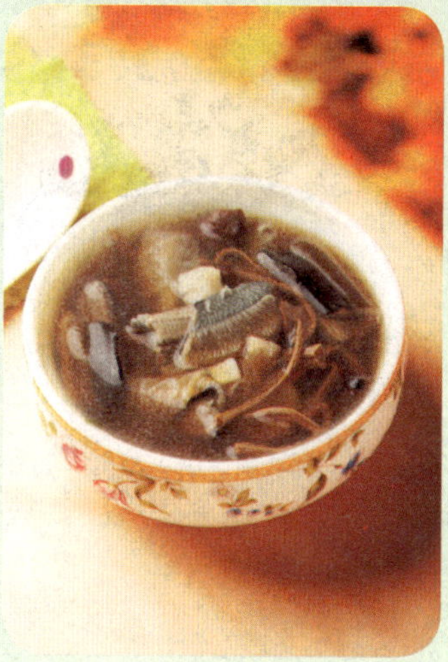

茯苓黄鳝汤

材料

茯苓10克，姜片20克，鳝鱼200克，水发茶树菇100克，盐2克，鸡粉2克，料酒10毫升

做法

①将鳝鱼切段。②砂锅中注水烧开，放入茯苓，倒入茶树菇，加盖煮15分钟，揭盖，放入鳝鱼段、姜片，淋入料酒，拌匀煮15分钟。③放入盐、鸡粉即可。

功效

本品可温中健脾，可治疗脾胃气虚型胃炎。

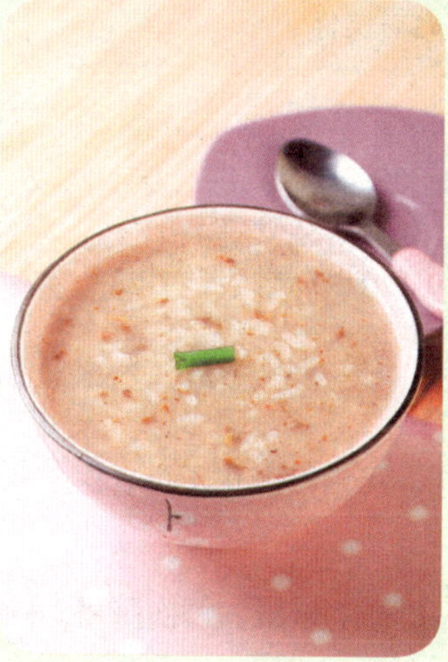

砂仁粥

材料

水发大米170克，砂仁粉15克

扫码学做食疗

做法

①砂锅中注水烧开，倒入大米，拌匀，放入砂仁粉，搅匀。②加盖，烧开后用小火煮约40分钟。③揭盖，拌匀，盛出装碗即可。

功效

砂仁可健脾化湿，可辅助治疗慢性胃炎。

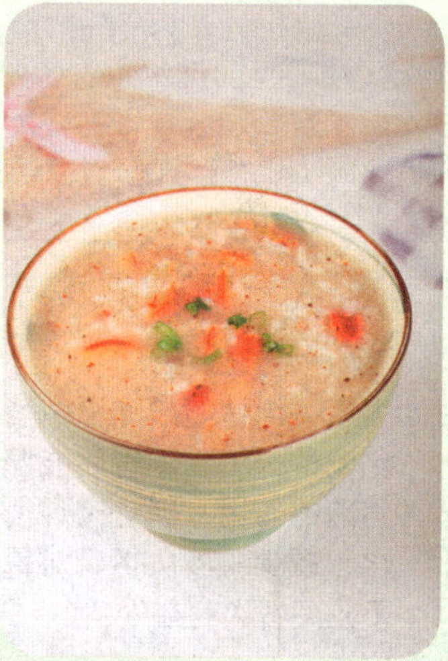

山楂莱菔子粥

材料

水发大米120克，山楂80克，莱菔子7克，盐适量

扫码学做食疗

做法

①山楂，去核，切块；莱菔子炒至表皮裂开，磨至呈粉末状。②砂锅中注水烧开，倒入大米，拌匀，加盖煮约30分钟。③揭盖，放入山楂、莱菔子粉末，搅匀，炖至食材熟软后，再用盐调味即可。

功效

莱菔子有消食除胀的作用，适合慢性胃炎患者服用。

胃下垂

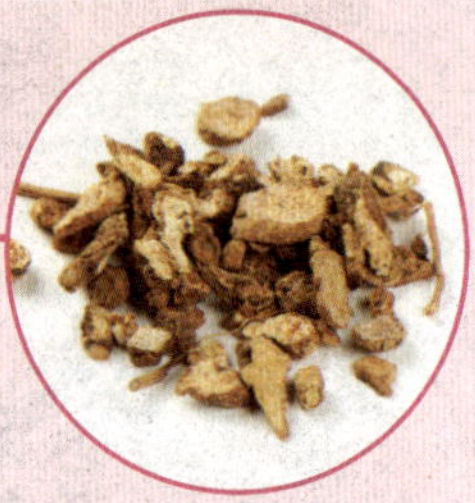

胃下垂是指站立时，胃下缘达盆腔，胃小弯弧线最低点降至髂嵴连线以下。临床诊断以X线、钡餐透视、超声检查为主，可以确诊。中医将胃下垂分为脾肾阳虚型胃下垂、痰湿中阻型胃下垂、中气不足、中气下陷型胃下垂。

症状分析

腹胀及上腹不适：患者多主诉腹部有胀满感、沉重感、压迫感。

腹痛：持续性隐痛，常于餐后发生，与食量有关。

恶心、呕吐：常于饭后活动时发作，尤其进食过多时更易发作。

注意事项

胃下垂患者饮食调养方面要定时定量，少食多餐。每天3~4餐，每次吃七八成饱，要细嚼慢咽。节制生冷食物，特别是冷水、凉菜、生菜、生食等。

生活验方

鸡内金5克用火烤黄，研成细末，用开水送服，每日3次，可治疗消化不良、腹部胀满等，适合胃下垂患者。

莱菔子30克，大黄、砂仁各9克混合在一起研成细末，用开水送服，每次服用3~6克，每日2次，可治疗食积腹胀等症，适合胃下垂患者。

对症药材和食材

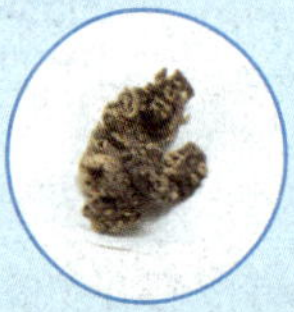

升麻：升麻可用于解表透疹，用于升阳，用于治疗胃下垂、子宫脱垂、中气不足、脾虚泄泻等症。

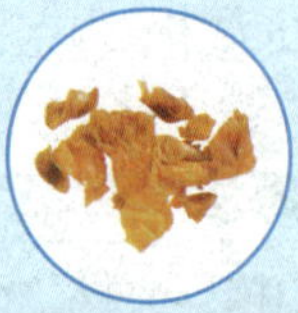

鸡内金：鸡内金可消积食、止泻痢，主治食积胀满、呕吐反胃、泻痢、小儿疳积、夜尿频多、消渴、牙疳口疮等症。

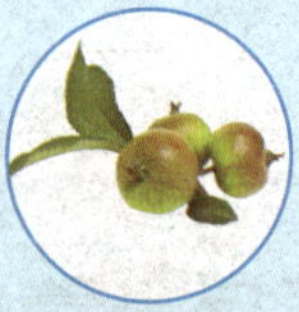

山楂：山楂能增加胃中消化酶的分泌，入胃后能增强酶的作用，促进肉类消化，减少胃肠负担，对胃下垂患者大有益处。

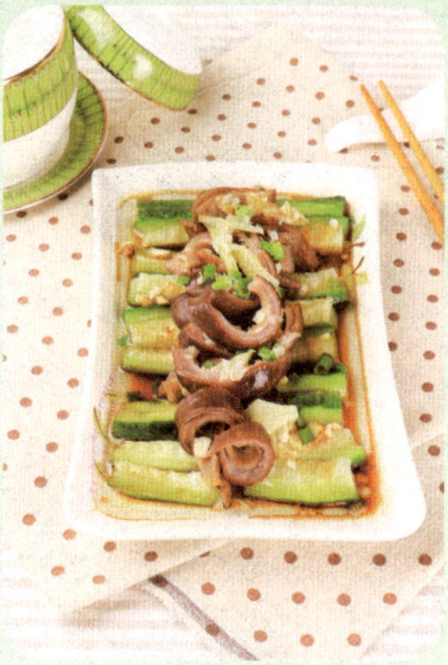

丝瓜蒸猪肚

扫码学做食疗

材料

丝瓜（已去硬皮的部分）110克，熟猪肚90克，姜片少许，调料适量

做法

①丝瓜切段，猪肚切条。②将丝瓜铺在盘底，放上猪肚，表面放上姜片。③电蒸锅注水烧开，放入食材，加盖，蒸15分钟至熟软，再淋入热油即可。

功效

本品具有补脾益气的功效，适用于胃下垂、子宫脱垂等患者食用。

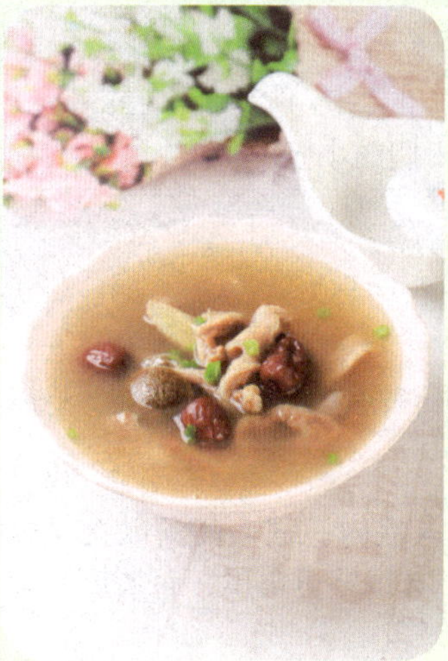

苍术炖猪肚

扫码学做食疗

材料

猪肚270克，红枣15克，苍术、陈皮、甘草、厚朴、姜片各少许，调料适量

做法

①猪肚切条形，加料酒，焯水。②砂锅中注水烧开，倒入红枣、姜片和药材，倒入猪肚，淋入料酒，加盖炖至食材熟透。③揭盖，加入盐、鸡粉，拌匀即可。

功效

苍术祛湿养脾，猪肚健脾胃、益心神，两者结合对身体虚弱者、孕妇有很好的滋补作用。

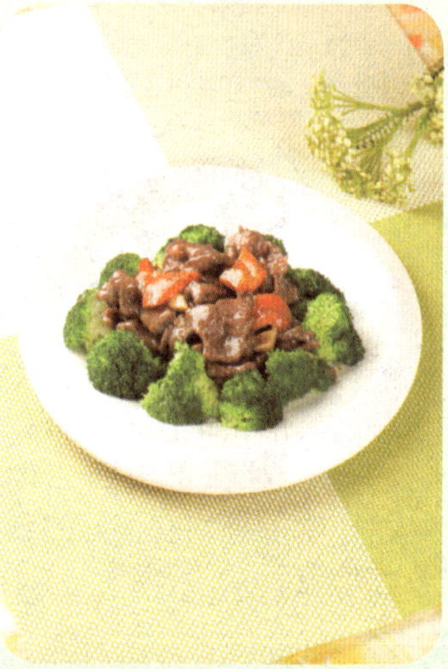

西蓝花炒牛肉

扫码学做食疗

材料

西蓝花300克，彩椒40克，牛肉200克，姜片、蒜末、葱段各少许，调料适量

做法

①西蓝花焯水；红椒、洋葱切块；牛肉切片，加盐、胡椒粉、料酒腌渍。②起油锅，姜片、洋葱爆香，放入红椒、牛肉、料酒、蚝油、生抽，炒匀。③注水，加西蓝花、盐、鸡粉、水淀粉炒匀即可。

功效

本品有补气固表、益脾健胃的功效。

脂肪肝

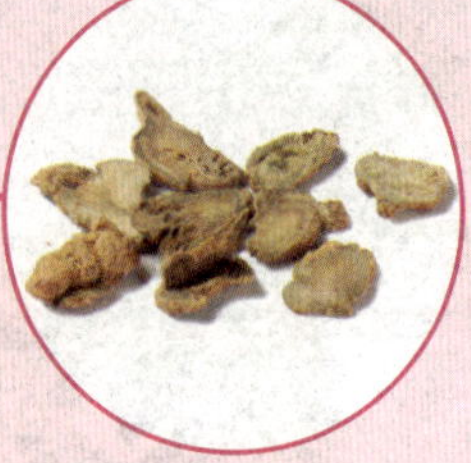

脂肪肝是指由各种原因引起的肝细胞内脂肪堆积过多的病变。一般而言，脂肪肝属可逆性疾病，早期诊断并及时治疗可恢复正常。

症状分析

脂肪肝的临床表现多样，轻度脂肪肝患者通常仅有疲乏感，而多数脂肪肝患者较胖，故更难发现轻微的自觉症状。中重度脂肪肝有类似慢性肝炎的表现，可有食欲减退、疲倦乏力、恶心、呕吐、体重减轻、肝区或右上腹隐痛等。

注意事项

脂肪肝患者应控制能量摄入，提高摄入蛋白质的质与量，蛋白质供给量每日为110～115克，并保证一定量的优质蛋白。建议每天摄入脂肪小于30克。

生活验方

取泽泻15克，洗净放入砂锅内加水煎汁，取汁服用，每日1次，具有利水渗湿、清热解毒的作用，适合脂肪肝患者。

取冬瓜500克，去皮，洗净，切块，薏米30克淘净放入锅内，注入高汤以大火烧沸，再改用小火继续炖至八成熟，然后加入冬瓜、盐、味精即可食用，有清热消肿的作用，有助于防止脂肪堆积，适合脂肪肝患者食用。

对症药材和食材

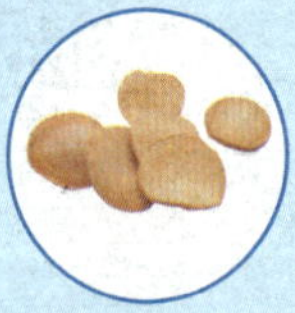

泽泻：泽泻含有泽泻醇A、泽泻醇B、泽泻醇A乙酸酯、泽泻醇B乙酸酯等成分，可降低胆固醇、保护肝脏，对脂肪肝、高脂血症有良好的治疗作用。

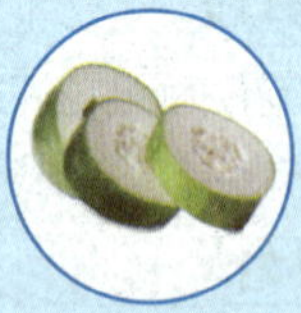

冬瓜：冬瓜里的丙醇二酸能抑制糖类转化为脂肪，烟酸能降低血中胆固醇的含量，可防治高血脂、脂肪肝、肥胖症。

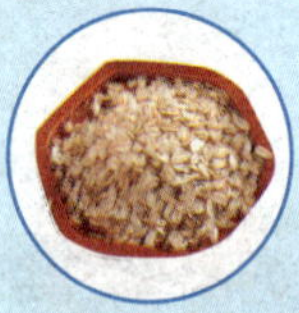

燕麦：燕麦可健脾、益气、补虚、止汗、养胃、润肠，对脾胃虚弱、便秘、水肿等均有很好的食疗功效。

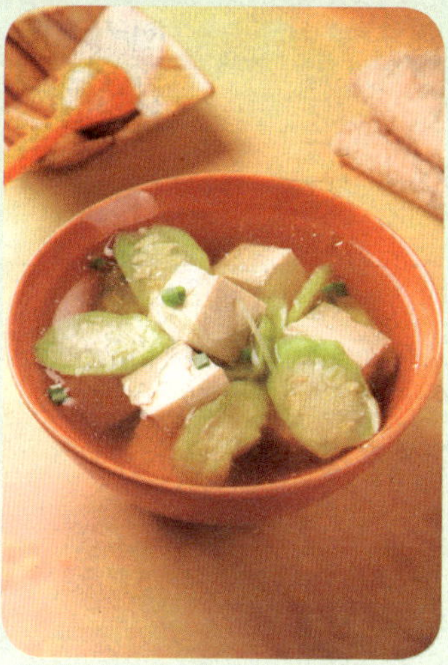

丝瓜豆腐汤

扫码学做食疗

材料

豆腐250克，去皮丝瓜80克，姜丝、葱花各少许，调料适量

做法

①丝瓜切厚片，豆腐切块。②沸水锅中倒入姜丝，放入切好的豆腐块、丝瓜，稍煮片刻至沸腾。③加入盐、鸡粉、老抽、陈醋、葱花，拌匀调味即可。

功效

此汤具有利水渗湿、泻热降脂的功效，对脂肪肝、高脂血症、肥胖症均有一定的疗效。

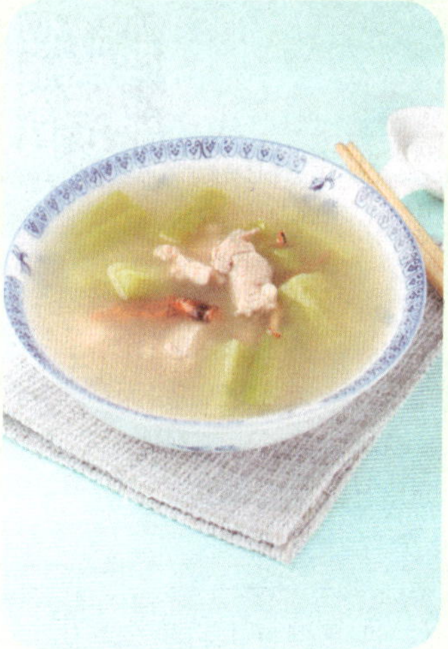

柴胡苦瓜瘦肉汤

扫码学做食疗

材料

柴胡12克，川贝母10克，苦瓜100克，猪瘦肉200克，盐、鸡粉、料酒各适量

做法

①苦瓜切段，瘦肉切丁。②砂锅注水烧开，倒入柴胡、川贝母、肉丁，淋入料酒，加入苦瓜，加盖炖至食材熟透。③揭盖，放入少许盐、鸡粉，拌匀即可。

功效

此汤具有和解表里、疏肝理气、减少脂肪的功效，可辅助治疗脂肪肝等。

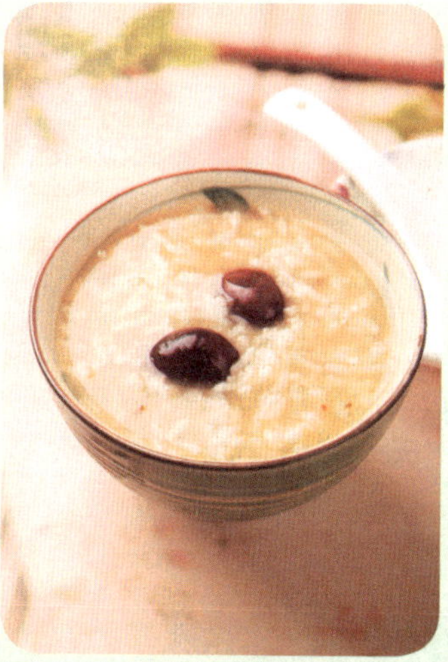

三七红枣粥

扫码学做食疗

材料

三七粉2克，红枣8克，大米200克，红糖适量

做法

①砂锅中注水，放入红枣、三七粉，倒入大米，加盖煮至食材熟软。②揭盖，放入红糖，拌匀。③关火后盛出煮好的粥即可。

功效

本品可活血化瘀、抗脂肪肝，适用于改善脂肪肝、糖尿病的相关症状。

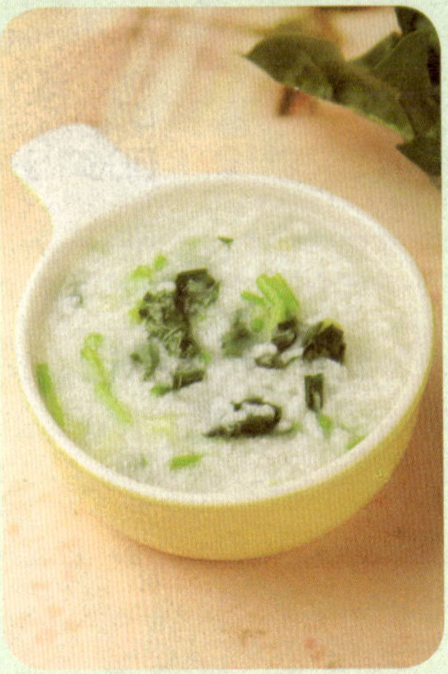

菠菜芹菜粥

扫码学做食疗

材料

水发大米140克，菠菜60克，芹菜35克

做法

①菠菜切成小段，芹菜切成丁。②砂锅中注水烧开，放入大米，搅散，加盖，烧开后用小火煮约35分钟，至米粒变软。③揭盖，倒入切好的菠菜段、芹菜丁，搅匀，煮至断生后盛出装碗即可。

功效

本品具有抗脂肪肝的作用，可调节机体免疫功能。

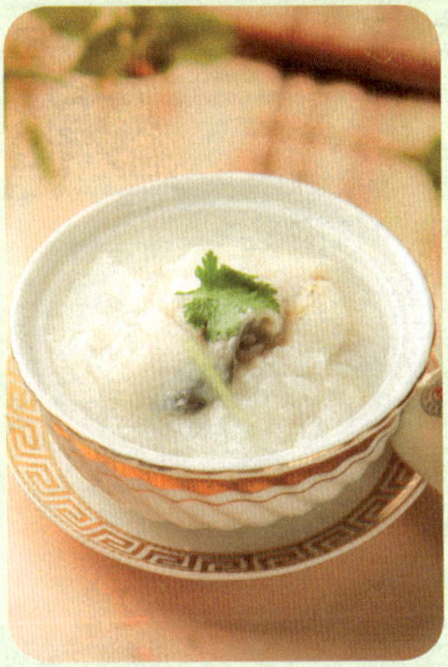

砂锅鱼片粥

扫码学做食疗

材料

大米200克，草鱼肉130克，蛋清、生粉适量，姜丝、香菜叶各少许，调料适量

做法

①草鱼肉用斜刀切片，加1克盐、蛋清、生粉，拌匀腌渍。②砂锅中注水，倒入大米，搅散，加盖煮30分钟，揭盖，加盐、鸡粉、姜丝、鱼肉，搅匀，煮至鱼肉熟软。③盛出装碗，点缀上香菜叶即可。

功效

本品具有降脂护肝的功效，尤其适合中老年人食用。

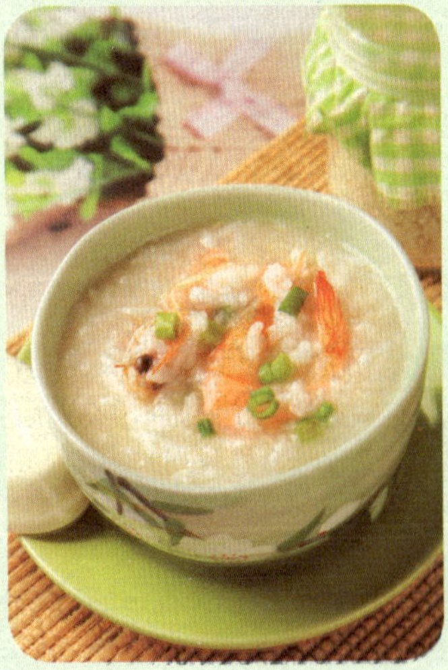

鲜虾粥

扫码学做食疗

材料

基围虾200克，水发大米300克，姜丝、葱花各少许，调料适量

做法

①虾切去虾须，切开背部，去除虾线。②砂锅中注水烧热，倒入大米，搅散，加盖煮30分钟，揭盖，加食用油，倒入虾、姜丝、盐、料酒、胡椒粉，搅匀调味，续煮2分钟。③盛出装碗，撒上葱花即可。

功效

本品可降低胆固醇，对治疗脂肪肝有益处。

肝硬化

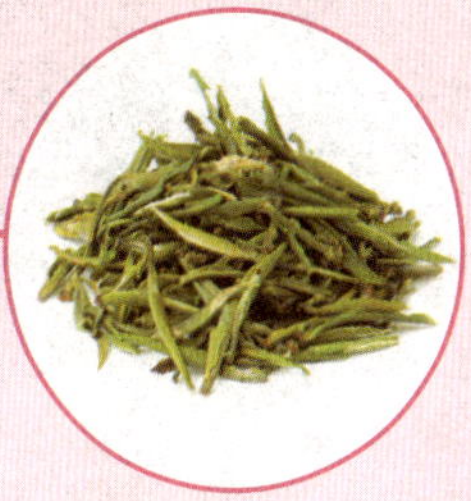

肝硬化是指由于多种有害因素长期反复作用于肝脏，导致肝组织弥漫性纤维化，以假小叶生成和再生结节形成为特征的慢性肝病。分为病毒性肝炎肝硬化、酒精性肝硬化、代谢性肝硬化、胆汁淤积性肝硬化。

症状分析

①起病隐匿，伴有乏力、食欲减退、腹胀、腹泻、消瘦等。②肝大，边缘硬，常为结节状，伴有蜘蛛痣、肝掌、脾大、腹壁静脉曲张、腹水等。③常有轻度贫血，血小板及白细胞数减少。④超声可提示诊断。食管钡餐透视若见静脉曲张的X线阳性征也有决定性诊断意义。

注意事项

患者应保持低盐、适度蛋白质、低脂肪的饮食；进食富含维生素食物，选择易于消化的细软食物；避免暴饮暴食，避免饥饿，戒烟戒酒，注意食品卫生，防止腹泻。

生活验方

取苍术10克、白术10克、青皮9克、陈皮9克、厚朴8克、枳实9克、香附6克、丁香6克、砂仁10克、茯苓10克、腹皮15克、猪苓15克、泽泻15克、灯心草6克、生姜3片一同放入锅内加水煎汁，主治肝硬化腹水。

取猪苓20克、茯苓25克、桂枝10克、白术15克入锅加水煎煮，取汁加白砂糖搅匀饮用，有健脾利湿、散寒止痛的作用，适用于肝硬化患者。

对症药材和食材

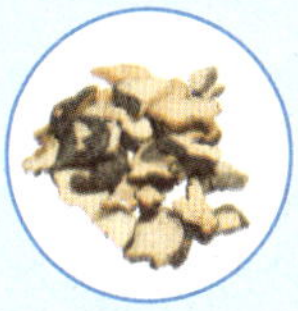

猪苓：猪苓中含有的猪苓多糖可降低谷丙转氨酶，对肝组织有修复作用。

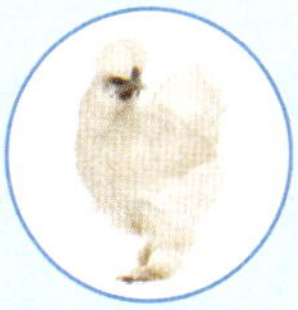

乌鸡：乌鸡可滋阴养血、补肾添精、益肝，能调节人体免疫功能。

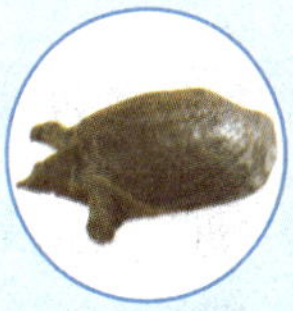

甲鱼：甲鱼对预防和抑制肝硬化、急性淋巴性白血病引起的贫血、虚弱、白细胞减少等症状功效显著。

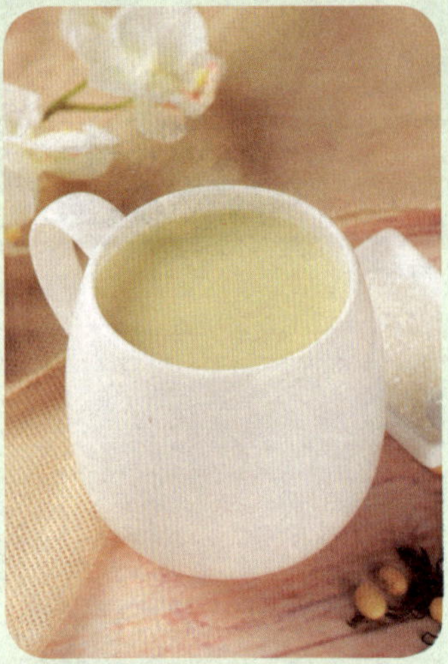

清口龙井豆浆

扫码学做食疗

材料

龙井茶叶10克，水发黄豆60克

做法

①黄豆泡发，搓洗干净。②将黄豆和茶叶倒入豆浆机中，注入适量水至水位线即可，盖上豆浆机机头，磨成豆浆。③将豆浆机断电，把煮好的豆浆倒出即可。

功效

本品养肝明目、清热解毒，适量饮用有助于减轻肝脏负担，对肝硬化有较好的疗效。

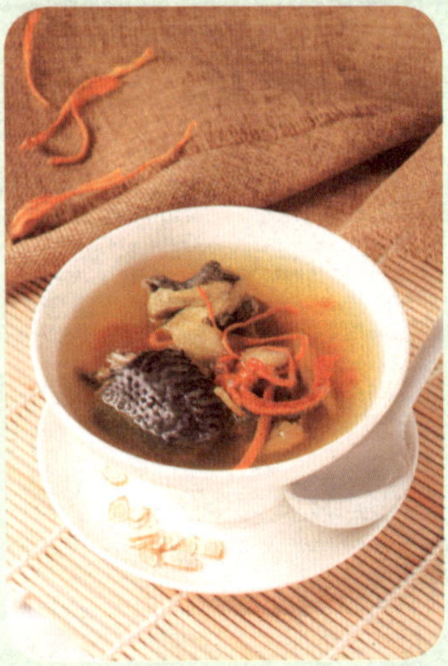

西洋参虫草花炖乌鸡

扫码学做食疗

材料

乌鸡块300克，虫草花15克，西洋参8克，姜片少许，盐适量

做法

①乌鸡块焯水，备用。②砂锅中注水烧热，放入乌鸡块、虫草花、西洋参、姜片，加盖，煮开后转小火煮3小时至熟透。③揭盖，加入少许盐，搅匀调味即可。

功效

本品可补气血、祛瘀血、消腹水，对肝硬化有较好的功效。

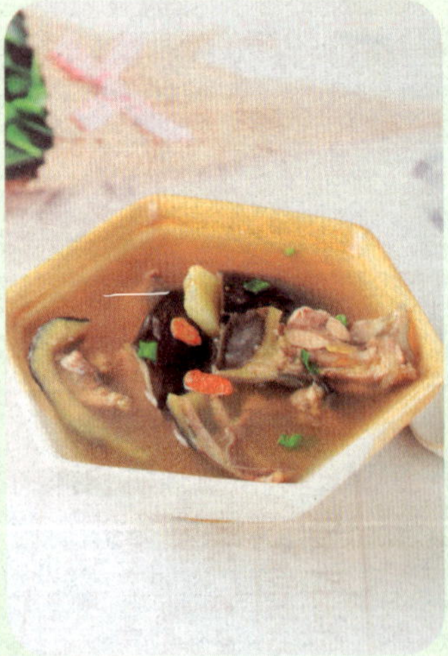

黄芪枸杞炖甲鱼

扫码学做食疗

材料

甲鱼块600克，黄芪20克，枸杞8克，姜片、葱花各少许，调料适量

做法

①甲鱼块加料酒，焯水。②砂锅中注水烧开，放入姜片、黄芪、枸杞，放入甲鱼块，淋入适量料酒，拌匀，加盖，烧开后用小火炖1小时，至食材熟透。③揭盖，加入少许盐、鸡粉、胡椒粉调味即可。

功效

本品可滋阴养血，可辅助治疗肝硬化等病。

胆结石

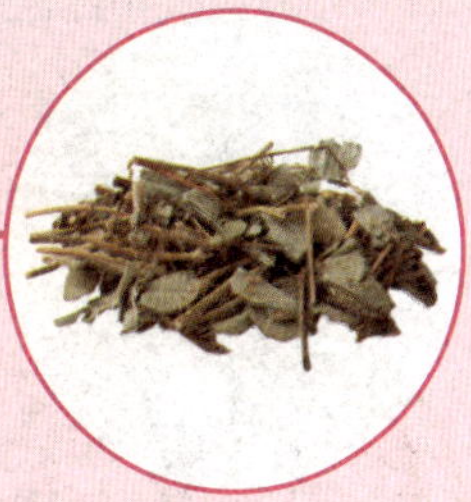

胆结石又称胆石症，是指胆道系统包括胆囊或胆管内发生结石的疾病。本病在早期通常没有明显症状，大多数在常规体检中发现。有时可伴有轻微不适，常被误认为是胃病。

症状分析

当胆结石嵌顿时会出现胆绞痛，呈持续性右上腹痛，阵发性加剧，可向右肩背放射，往往会伴有恶心、呕吐等症状。如果胆囊结石嵌顿持续不缓解，容易发展为急性胆囊炎，少部分患者可进展为急性化脓性胆囊炎，严重时会发生胆囊穿孔，临床后果严重。

注意事项

有胆结石高危因素的人群应注意早餐按时合理，三餐规律，多进食高纤维饮食，减少高热量食物的摄入。此外，要适当增加运动。

生活验方

取金钱草9克、茵陈3克，沸水冲泡加盖，5分钟后可饮，每日服数次。

取核桃仁120克，纯香油30～60克，金钱草煎液少许，将核桃仁和纯香油入锅煎炒，加入少许金钱草煎液，待炒香后盛出来即可食用，每日1剂，分3次服用。

对症药材和食材

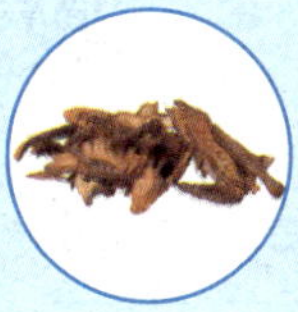

虎杖：虎杖有利湿退黄的作用，可用于治疗黄疸及胆结石等病。

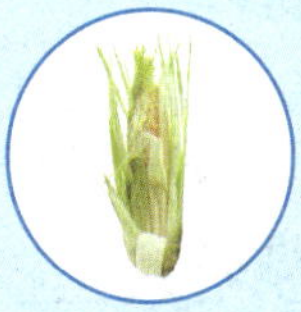

玉米须：玉米须可利水通淋、降压降脂，主治肾炎水肿、脚气、黄疸、肝炎、胆囊炎、胆结石、高血压、高血脂等病。

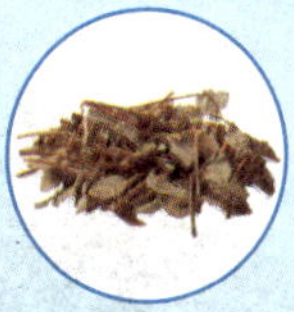

金钱草：金钱草可清热解毒、利尿消肿，可治黄疸、水肿、结石症、肺痈咳嗽、风湿痹痛、痈肿疮癣、湿疹等病。

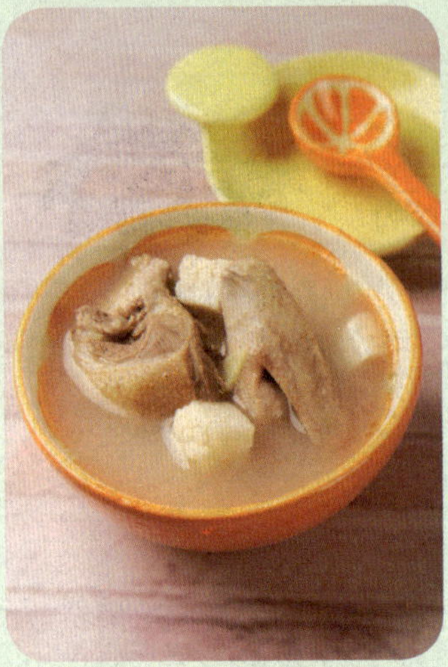

茯苓鸽子煲

扫码学做食疗

材料

乳鸽肉块200克，茯苓50克，姜片少许，高汤适量，盐2克

做法

①乳鸽肉块焯水。②锅中注入高汤，大火烧开，加入乳鸽肉块、茯苓、姜片，拌匀，加盖炖至食材熟透。③揭盖，加盐，拌匀，盛出即可。

功效

本品可利胆除湿、补虚排石，适合各种结石症患者食用，如胆结石、尿路结石、肾结石等。

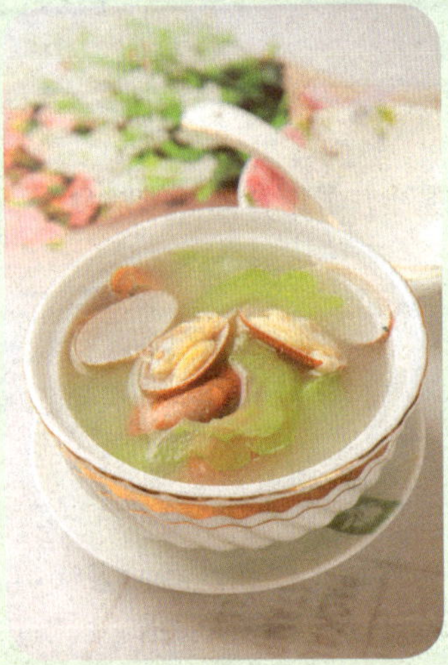

苦瓜花甲汤

扫码学做食疗

材料

花甲250克，苦瓜300克，姜片、葱段各少许，盐、鸡粉、胡椒粉、食用油各适量

做法

①锅中注入食用油，放入姜片、葱段，爆香，倒入花甲，炒匀，加入水，拌匀，煮至沸腾。②倒入苦瓜，煮约3分钟。③加入鸡粉、盐、胡椒粉，拌匀即可。

功效

花甲富含优质蛋白，适用于胆结石患者食用。

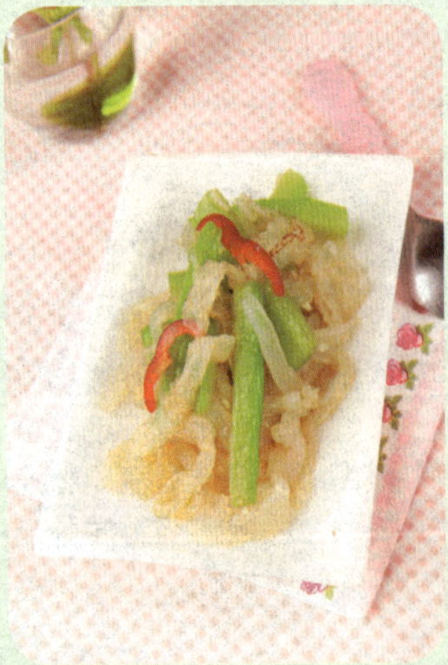

凉瓜海蜇丝

扫码学做食疗

材料

水发海蜇150克，苦瓜90克，蒜末少许，调料适量

做法

①海蜇切丝，焯水；苦瓜去瓤，切丝，焯熟。②碗中倒入海蜇丝、苦瓜，拌匀。③加盐、鸡粉、白糖、陈醋、芝麻油，撒上蒜末，拌匀，至食材入味即可。

功效

本品可清热利尿、化痰消积、利胆排石，可辅助治疗各种结石症，还可防治尿路感染、黄疸等。

PART 6 第六章

内分泌系统疾病食疗方

内分泌系统由内分泌腺和分布于机体其他器官的内分泌细胞组成。内分泌腺主要有甲状腺、甲状旁腺、肾上腺、垂体、松果体、胰岛、胸腺、性腺等。内分泌腺和内分泌细胞的分泌物，我们称之为激素，它对于机体有着重要的调节作用。

本章简要介绍了内分泌系统常见的5种疾病的主要症状、及对症药材和食材，并精心为患者搭配了科学合理的药膳以进行食疗。

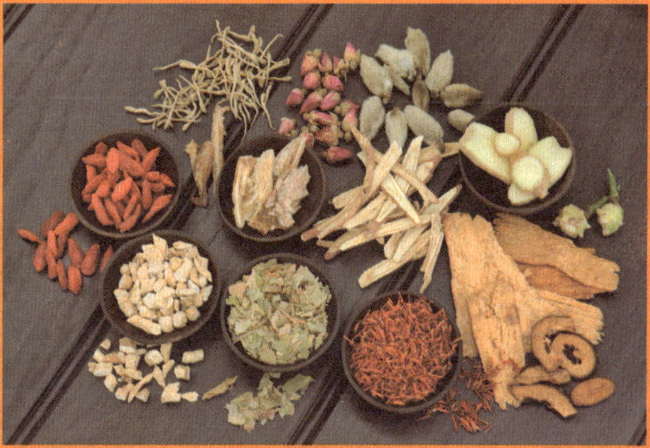

糖尿病

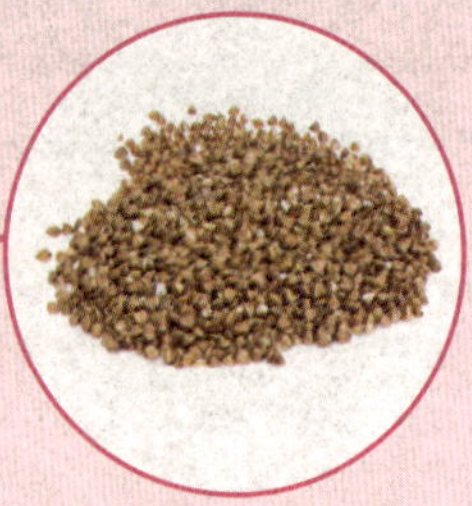

糖尿病是由遗传因素、免疫功能紊乱等致病因子作用于机体，导致胰岛功能减退、胰岛素抵抗等而引发的一系列代谢紊乱综合征。分为1型糖尿病、2型糖尿病、妊娠糖尿病、继发性糖尿病。临床上以高血糖为主要特点。

症状分析

一般包括两个方面：一是血糖、尿糖多造成的“三多一少”，即吃的多、喝的多、排尿多、体重下降；另一个是并发症造成的症状，如糖尿病视网膜病变等。

注意事项

生活要有规律，可进行适当的运动，以促进糖类的利用，减少胰岛素的需要量。注意个人卫生，预防感染。饮食应选少油少盐的清淡食品，菜肴烹调多用蒸、煮、凉拌、涮、炖等方式。

生活验方

取黄精10克、香茅5克，一同研成细末，每次取5～7克用开水送服，每日2次，可降血糖、解消渴，对于糖尿病有很好的疗效。

取柚子肉50克切小丁，与甘草6克、茯苓9克、白术9克一同放入锅内加水煎汁，滤去药渣，取汁加冰糖调匀即可，每周1～2次，可促进胰岛素分泌，从而降低血糖，适合糖尿病患者食用。

对症药材和食材

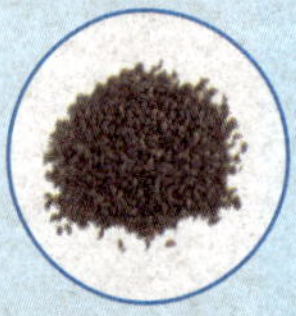

女贞子：女贞子富含女贞子苷、洋橄榄苦苷等成分，能抑制肾上腺素升高血糖，对糖尿病有预防作用。

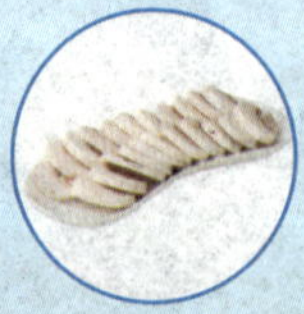

鸡腿菇：鸡腿菇具有调节体内糖代谢、降低血糖的作用，并能调节血脂，对糖尿病患者和高血脂患者有疗效。

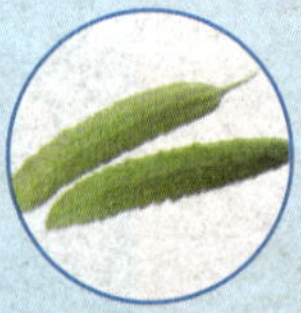

苦瓜：苦瓜含有的苦瓜皂苷，有快速降低血糖浓度、调节胰岛素功能，还能预防和改善糖尿病并发症，调节血脂、提高免疫力。

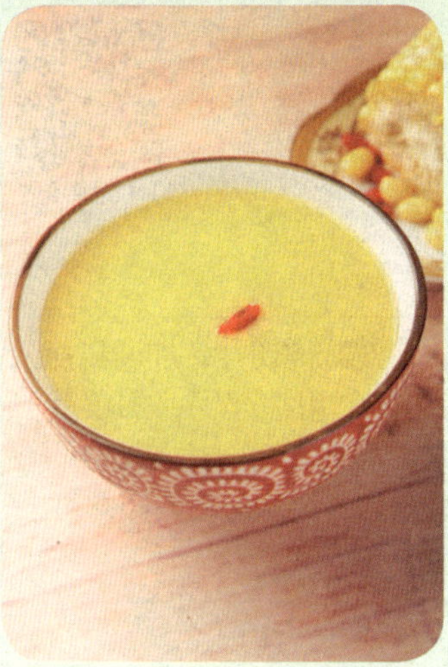

玉米枸杞豆浆

扫码学做食疗

材料

水发黄豆45克，玉米粒35克，枸杞8克

做法

①把黄豆倒入豆浆机中，放入玉米粒、枸杞，注水，盖上豆浆机机头，开始打浆，约15分钟，即成豆浆。②断电，滤取豆浆。③倒入碗中，用汤匙撇去浮沫，待稍微放凉后即可饮用。

功效

本品可养肝滋肾、清热降糖，且含有丰富的膳食纤维，适量食用可降血糖。

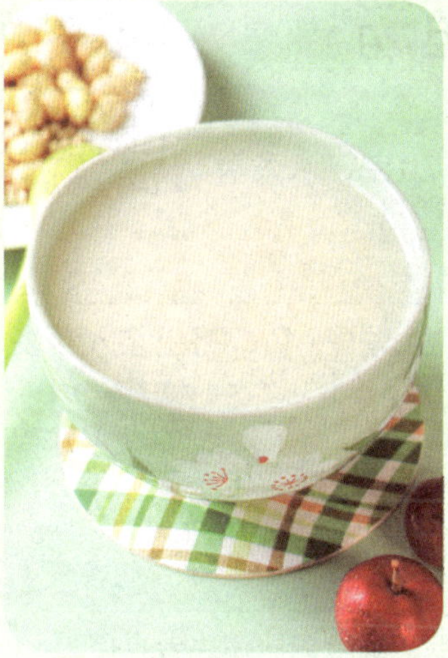

荞麦山楂豆浆

扫码学做食疗

材料

水发黄豆60克，荞麦10克，鲜山楂30克

做法

①山楂切块，将黄豆、荞麦洗净。②将山楂、黄豆、荞麦倒入豆浆机中，注水至水位线，盖上豆浆机机头，开始打浆，约15分钟，即成豆浆。③断电，滤取豆浆，倒入杯中即可。

功效

本品具有降血脂、明目、防治心脑血管疾病、降血糖等功效。

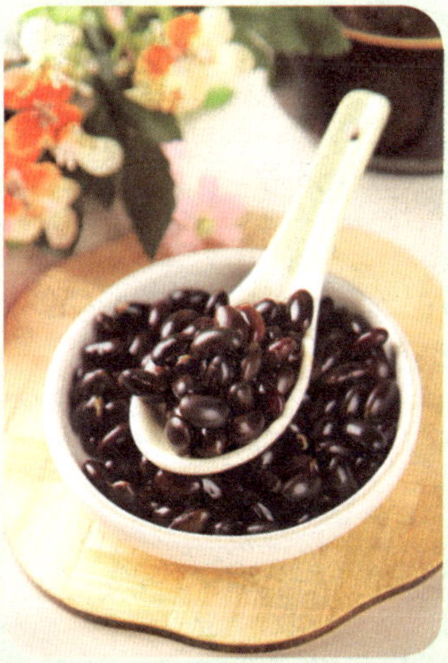

醋泡黑豆

扫码学做食疗

材料

黑豆150克，陈醋150毫升

做法

①锅中倒入黑豆，用中小火翻炒约5分钟，至食材涨裂开，待用。②取一玻璃罐，盛入炒好的黑豆。③注入陈醋没过材料，加盖，扣紧，置于阴凉处，浸泡约7天即成。

功效

本品可降血压、降血糖，可辅助治疗高血压、高胆固醇、糖尿病等病。

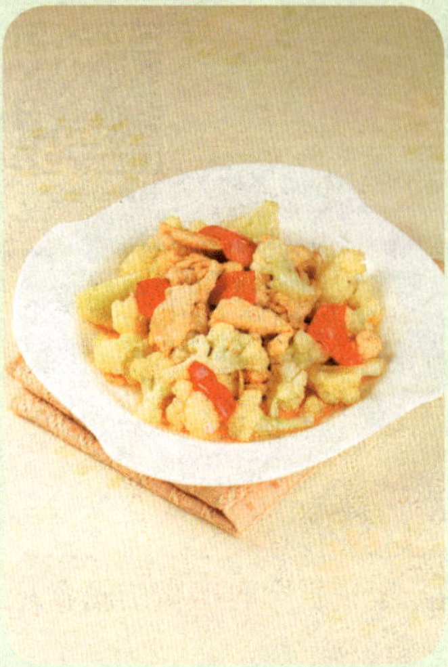

花菜炒鸡片

材料

花菜200克，鸡胸肉180克，彩椒40克，姜片、蒜末、葱段各少许，调料适量

扫码学做食疗

做法

①花菜、彩椒切块，焯水；鸡胸肉切片，加调料抓匀腌渍，滑油至变色，捞出。②用油起锅，加姜片、蒜末、葱段爆香，加花菜、彩椒、鸡肉片，加料酒炒香。③加盐、鸡粉、蚝油炒匀，用水淀粉勾芡即可。

功效

本品可降血糖，适合糖尿病患者食用。

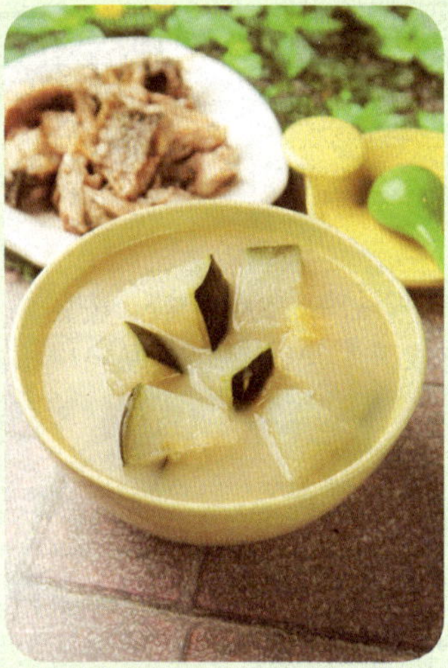

薏米冬瓜鲫鱼汤

材料

鲫鱼块350克，冬瓜170克，水发薏米、姜片各适量，调料适量

扫码学做食疗

做法

①冬瓜切块；鲫鱼块煎至两面金黄，盛出装入纱袋备用。②砂锅中注水烧开，倒入薏米、姜片，放入鱼袋，倒入冬瓜，加盖，烧开后用小火煮约30分钟至食材熟透。③揭盖，拣出鱼袋，加入盐、鸡粉，拌匀调味即可。

功效

此汤可清热利水、降血糖，适合糖尿病患者食用。

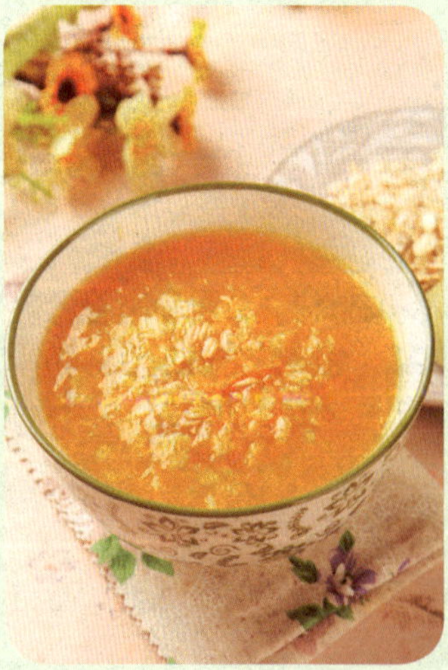

南瓜麦片粥

材料

南瓜150克，燕麦片80克，白糖8克

扫码学做食疗

做法

①将南瓜切开，改切成片。②砂锅中注水烧开，倒入南瓜片，煮约6分钟，边煮边碾压，至南瓜呈泥状，倒入燕麦片，拌匀，用中火煮约3分钟，至所有食材熟透。③加入白糖，拌匀，煮至白糖溶化即可。

功效

本品既能补脾益气，又能辅助降血糖，特别适合糖尿病人群食用。

痛风

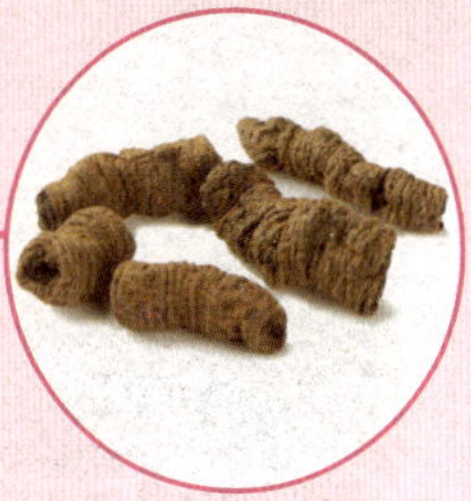

痛风是由于嘌呤代谢紊乱导致血尿酸增加而引起组织损伤的疾病。多发人体末端部位的关节剧烈疼痛，一般1～7天后痛像“风”一样吹过去了，所以叫“痛风”。

症状分析

无症状期表现为有高尿酸血症而无临床症状。发病时主要表现为痛风性关节炎、痛风结节（常见于耳轮和关节周围，呈大小不一的隆起赘生物，可向皮肤破溃，排出白色的尿酸盐结晶）、肾脏病变、发热和头痛等全身症状。

注意事项

痛风患者不要酗酒，荤腥不要过量。一旦诊断为痛风病，肉、鱼、海鲜都在限食之列。辛辣、刺激性食物也不宜多吃，还要下决心戒酒！多食嘌呤含量低的碱性食物，如瓜果、蔬菜，少食肉、鱼等酸性食物，做到饮食清淡，低脂低糖，多饮水，以利体内尿酸排泄。

生活验方

取樱桃20颗洗净，去柄、核，苹果1个洗净，去皮、核，与2朵玉兰花一起放入榨汁机中榨汁即可，可祛风除湿、促进尿酸排泄，适用于痛风患者。

取杜仲15克，用盐水炒焦，熟地黄20克洗净，一起入锅煎取药汁，加15克白糖搅匀代茶饮，有强筋补肾、抗痛风的功效，适用于痛风患者。

对症药材和食材

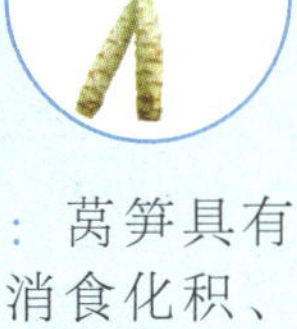

莴笋：莴笋具有增进食欲、消食化积、利肠通便、利尿降压的功效，适量食用可防治痛风。

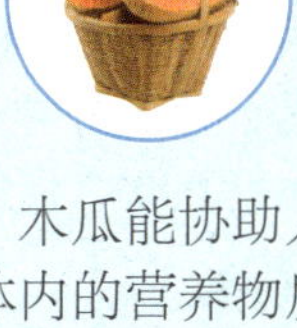

木瓜：木瓜能协助人体将摄入体内的营养物质分解代谢，并排出体外，因此可纠正嘌呤代谢紊乱，缓解痛风症状。

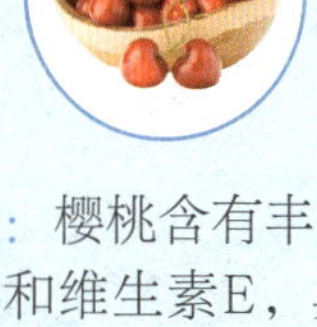

樱桃：樱桃含有丰富的花青素和维生素E，具有很强的抗氧化能力，可促进尿酸排泄，缓解痛风、关节炎等不适症状。

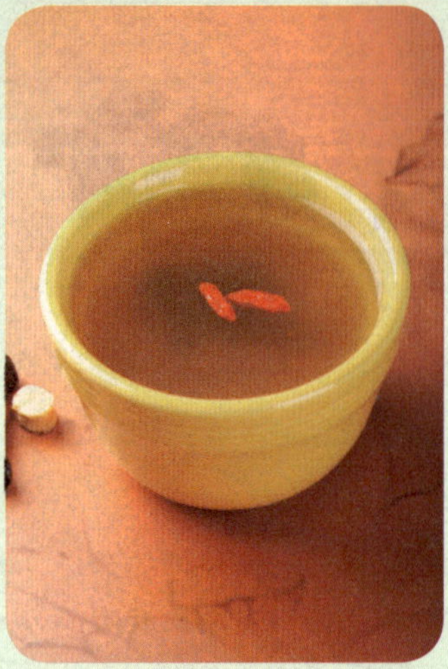

巴戟天牛膝茶

扫码学做食疗

材料

巴戟天8克，牛膝10克

做法

①砂锅中注水烧开，倒入巴戟天、牛膝。②加盖，煮沸后用小火煮约20分钟至其析出有效成分。③揭盖，拌匀，关火后盛出煮好的茶水即可。

功效

本品具有祛风除湿、活络通经、利尿通淋作用，适合痛风患者食用，有利于体内多余尿酸从小便排出。

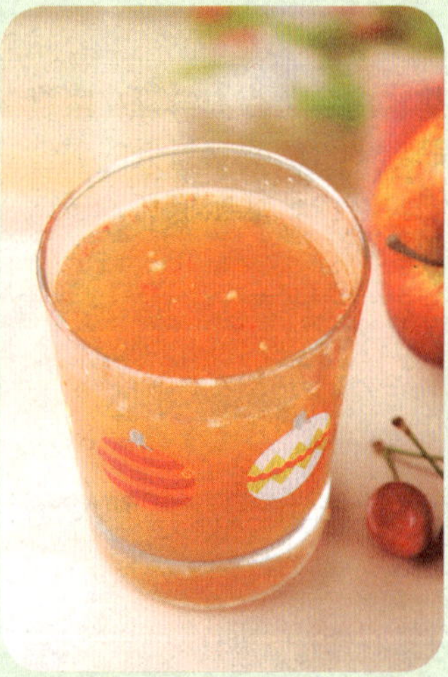

苹果樱桃汁

扫码学做食疗

材料

苹果130克，樱桃75克

做法

①苹果去核，切块；樱桃去蒂，切开，去核。②取榨汁机，选择搅拌刀座组合，倒入苹果、樱桃，注入少许矿泉水，盖好盖子，选择“榨汁”功能，榨取果汁。③断电后揭盖，倒出果汁，装入杯中即可。

功效

此饮具有调中益气、祛风除湿的功效，可促进体内尿酸的排泄，缓解痛风。

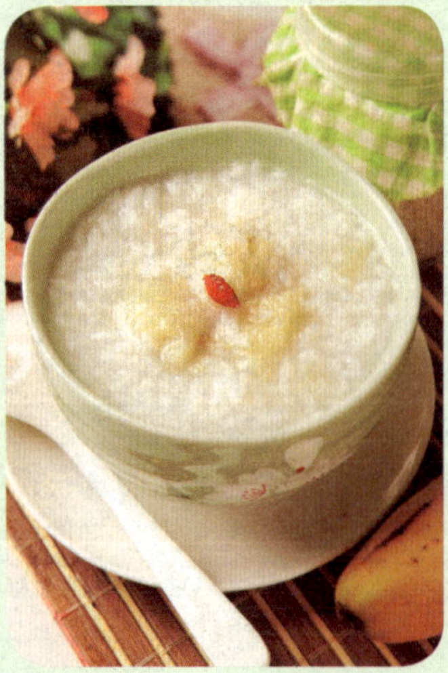

香蕉粥

扫码学做食疗

材料

去皮香蕉250克，水发大米400克

做法

①香蕉切丁。②砂锅中注水烧开，倒入大米，搅匀，加盖，煮20分钟至熟。③揭盖，放入香蕉，搅匀，煮至食材熟软，将煮好的粥盛出，装入碗中即可。

功效

本品具有祛风湿、通经络的功效，适用于肩周关节麻痹肿痛、经络拘急、风湿性关节炎、痛风患者。

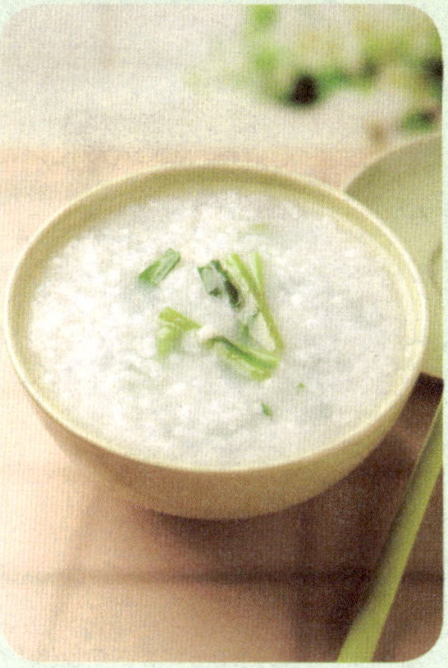

空心菜粥

扫码学做食疗

材料

空心菜50克，水发大米200克，盐2克，鸡粉2克

做法

①空心菜切段。②砂锅中注水烧开，倒入大米，搅散，加盖，煮40分钟至熟。③揭盖，加入盐、鸡粉，放入空心菜，拌匀，略煮一会儿，盛出即可。

功效

本品可解表祛风、除湿止痛、活血化瘀，适用于湿热痹阻型痛风患者食用。

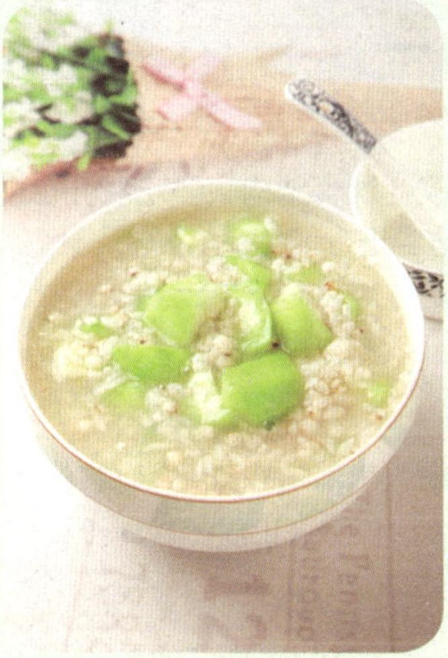

丝瓜竹叶粥

扫码学做食疗

材料

大米100克，薏米100克，竹叶少许，丝瓜30克

做法

①丝瓜切块。②砂锅中注水烧热，倒入竹叶，煮30分钟，揭盖，将竹叶捞干净，倒入大米、薏米，拌匀，煮1小时。③揭盖，倒入丝瓜，煮熟，盛出即可。

功效

本品可祛风除湿、强筋通络，对痛风、风湿性关节炎有较好效果。

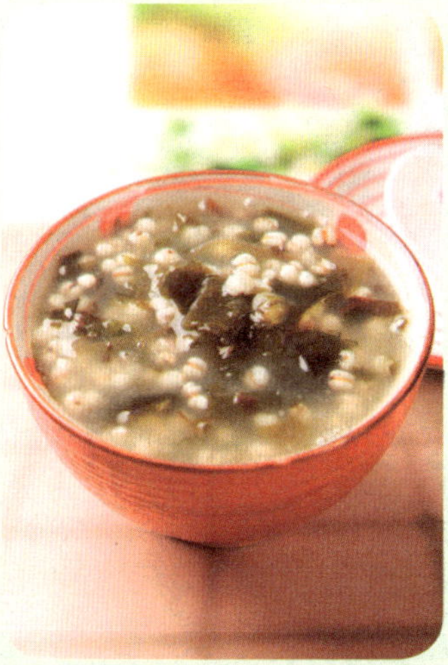

薏米海藻粥

扫码学做食疗

材料

水发薏米150克，水发海藻70克，水发海带45克

做法

①海带切丝，海藻切碎。②薏米、海带丝入锅，搅匀，加盖，煮至米粒变软，揭盖，撒上海藻，拌匀，再加盖，煮至食材熟透。③盛出装碗即可。

功效

本品可散寒除湿、活血止痛，适合风寒湿痹及脾肾阳虚型痛风患者食用。

肾结石

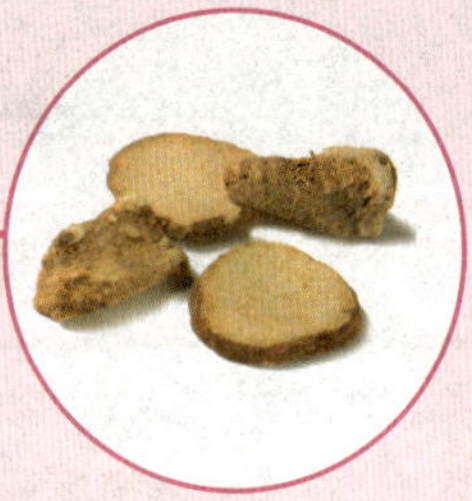

肾结石是指发生于肾盏、肾盂及输尿管连接部的结石。肾结石是泌尿系统的常见疾病之一，临床上通常把结石分为四大类：草酸钙结石、感染性结石、尿酸结石和胱氨酸结石。其中，80%为草酸钙结石，近年来，尿酸结石的发生率有逐步上升的趋势。

症状分析

肾结石的临床表现与结石的病因、成分、大小、数目、位置、活动度、有无梗阻感染及肾实质病理损害的程度有关。所以轻者可无任何症状，而重者可有肾绞痛、肾衰竭、中毒性休克，甚至死亡。

注意事项

要保持生活规律，切忌熬夜，养成良好的生活习惯；改变饮食结构，多吃碱性食品，改善酸性体质；远离烟、酒等典型的酸性食品；适当进行锻炼。

生活验方

取车前草50克、金钱草30克洗净装入纱布袋，放入淘米水中浸泡1小时，取药汁放入锅内，加入白砂糖，烧至沸腾停火待凉饮用，每日1次，有清热止痛、利尿排石的作用，适用于肾结石患者。

取麻根60克、海金沙15克，加入适量的水煎服，每日1次，有利尿排石的功效，适用于泌尿系结石患者。

对症药材和食材

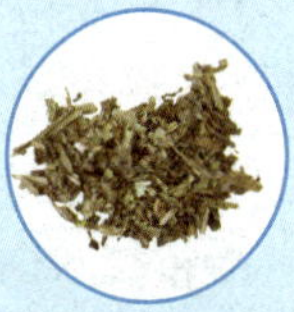

车前草：车前草具有清热解毒、消炎止血的功效，主要治疗小便不利、蛋白尿、血尿、水肿、黄疸、肾结石等。

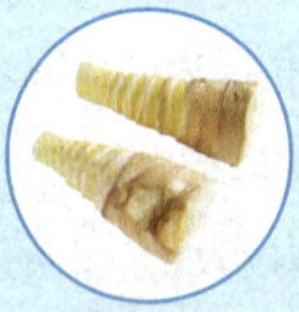

竹笋：竹笋具有清热化痰、生津利尿的功效，其富含植物有机活性，能平衡酸碱度，迅速排出体内酸毒，保护肾脏。

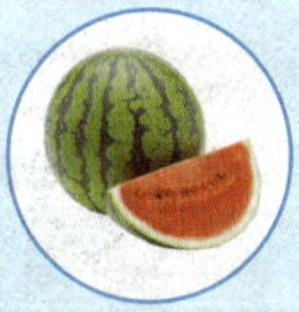

西瓜：西瓜具有清热解暑、除烦止渴、降压美容、利水消肿等功效，适量食用可缓解肾结石的相关症状。

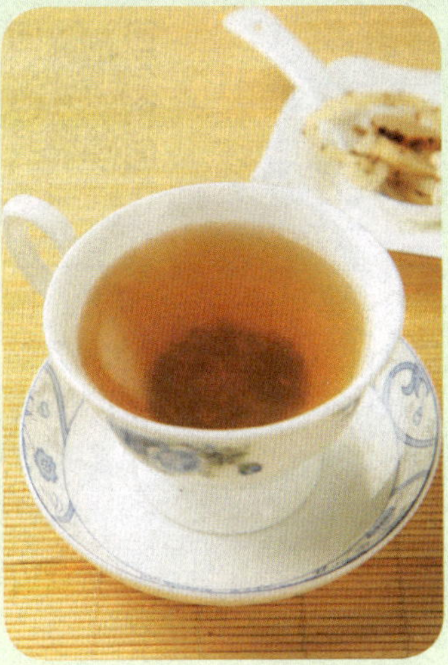

通草车前子茶

扫码学做食疗

材料

通草5克，车前子、白茅根、黄芪各少许，冰糖适量

做法

①砂锅中注水烧热，倒入药材，加盖，烧开后用小火煮约30分钟。②揭盖，放入冰糖，拌匀，煮至冰糖溶化。③关火后盛出药茶，滤入杯中即可。

功效

本品具清热利湿、利尿排石等功效，适合慢性肾炎、肾结石等患者食用。

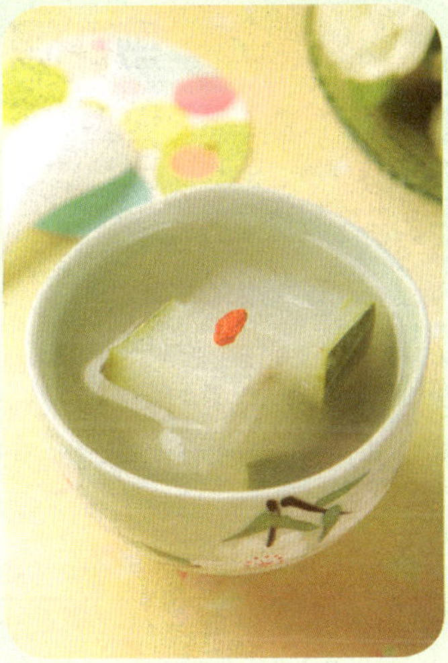

泽泻冬瓜汤

扫码学做食疗

材料

冬瓜270克，泽泻少许，盐适量

做法

①冬瓜切开，去瓤，再切成小块。②砂锅中注水烧热，倒入泽泻、冬瓜，加盖，烧开后用小火煮约30分钟至熟。③揭盖，加入少许盐，拌匀调味即可。

功效

本品可利尿通淋、消炎止痛、消肿降压，对慢性肾炎者，症见少尿、水肿、高血压等有很好的疗效。

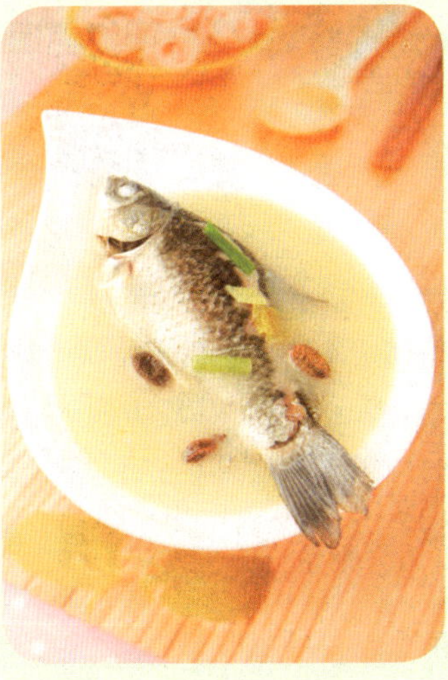

鸡内金鲫鱼汤

扫码学做食疗

材料

鲫鱼320克，鸡内金、砂仁、姜片、葱段各少许，盐、食用油各适量

做法

①鲫鱼用小火煎至两面断生。②注入热水，放入姜片、葱段，倒入鸡内金、砂仁，加盖煮熟。③揭盖，加盐，拌匀调味，盛出装盘即可。

功效

鲫鱼可利水通淋、清热解毒，结合鸡内金有消石排石的功效，适用于湿热内蕴结石症。

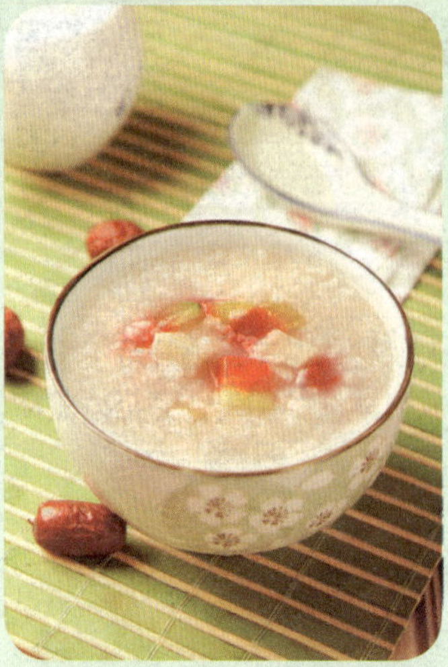

藕丁西瓜粥

扫码学做食疗

材料

莲藕150克，西瓜200克，大米200克

做法

①莲藕切成丁，西瓜切成块。②砂锅中注水烧热，倒入大米，搅匀，揭盖煮40分钟至食材熟软。③揭开锅盖，倒入藕丁、西瓜，加盖煮20分钟，揭开锅盖，搅拌均匀，盛出装碗即可。

功效

本品有健脾和胃、补气养血、利尿通淋的功效，对肾结石有一定的功效。

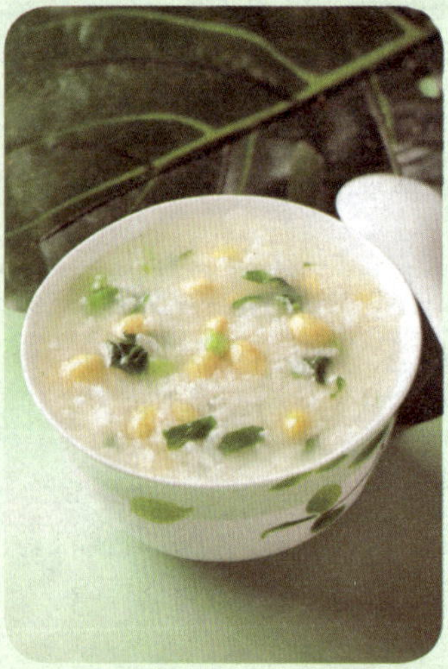

芥菜黄豆粥

扫码学做食疗

材料

水发黄豆100克，芥菜50克，水发大米80克，盐、鸡粉、芝麻油各适量

做法

①芥菜切末。②砂锅中注水烧开，倒入黄豆、大米，拌匀，加盖，煲煮至食材熟透。③揭盖，搅匀，倒入芥菜，拌煮至软，放入盐、鸡粉、芝麻油，拌匀，煮至入味，盛出装碗即可。

功效

本品有健脾益气的功效，适合肾结石患者食用。

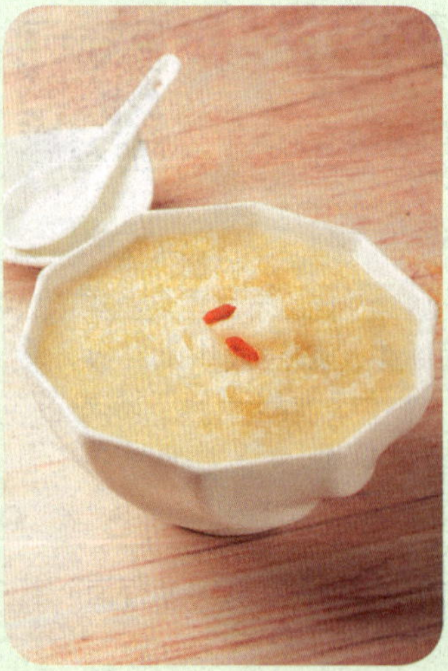

双米银耳粥

扫码学做食疗

材料

水发小米120克，水发大米130克，水发银耳100克

做法

①银耳切去黄色根部，再切成小块。②砂锅中注水烧开，倒入大米，加入小米，搅匀，放入切好的银耳，继续拌匀，加盖，烧开后用小火煮30分钟，至食材熟透。③揭盖，把煮好的粥盛出，装入碗中即可。

功效

本品可清热利湿，对肾结石患者有一定的功效。

甲状腺功能亢进

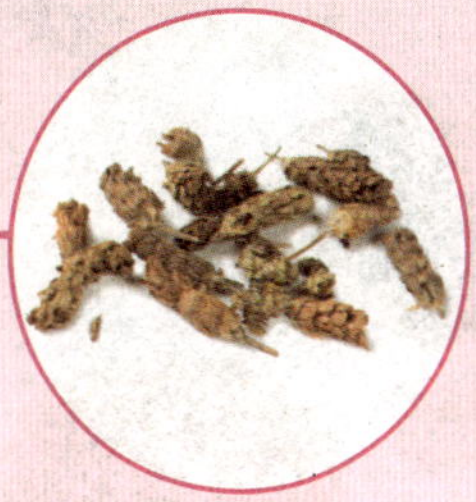

甲状腺功能亢进简称“甲亢”，是由于甲状腺分泌过多的甲状腺激素引起人体代谢率增高的一种疾病。据悉，甲亢的诱发与自身免疫、遗传和环境（细菌、病毒、碘）等因素有密切关系，其中以自身免疫因素最为重要。

症状分析

早期常有头昏头痛、心情烦躁、心悸、胸闷及睡眠障碍等类似神经衰弱的症状，早期体检不易发现眼球突出和甲状腺肿大等阳性体征。甲亢患者还有怕热、出汗、食欲亢进、心率快及消瘦等代谢旺盛的临床表现。

注意事项

少食多餐，不能暴饮暴食，忌辛辣、烟酒。及时补充水分，每天饮水2500毫升左右。适当控制高纤维素食物，尤其腹泻时。注意营养成分的合理搭配。进食含钾、钙丰富的食物。病情减轻后适当控制饮食。

生活验方

取朱砂10克，研成细末；桃仁11克，焯水，去皮，炒黄，研成细末，然后放入容器中，倒入白酒，密封煮沸，待凉后调入朱砂粉末，搅拌均匀后，静置一夜后去渣饮用，每次取10～15毫升温服，每日2次，可安神活血，适用于甲亢患者。

取夏枯草、钩藤、丹参各15克洗净，放入锅内，加适量清水，以小火煎煮，滤渣取汁即可，每日1剂，每日2次，有除烦安神、清热镇静的功效，适用于甲亢患者。

对症药材和食材

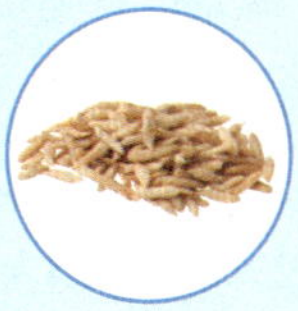

麦冬：麦冬有滋阴生津、清心除烦的功效，可缓解甲亢患者情绪躁动的症状。

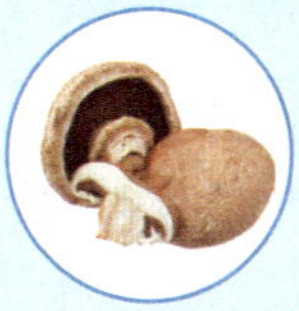

蘑菇：蘑菇可健脾益气、润燥化痰、解毒透疹，适量食用可防治甲亢。

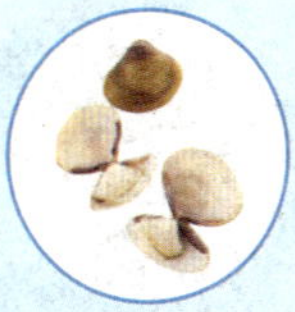

蛤蜊：蛤蜊性寒、味咸，可滋阴润燥，对淋巴结肿大、甲状腺肿大有较好的疗效。

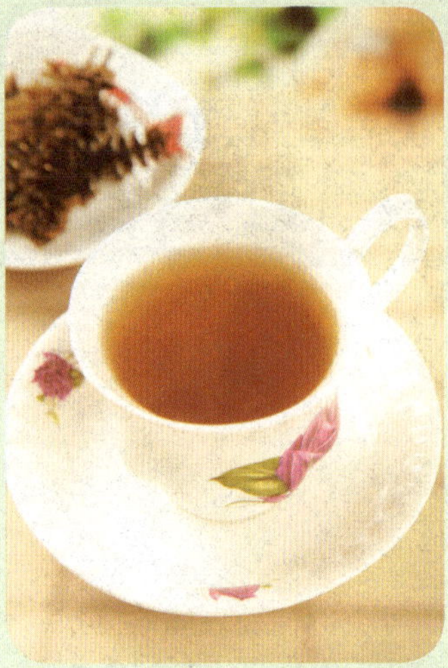

夏枯草金钱草茶

扫码学做食疗

材料

夏枯草5克，金钱草5克

做法

①砂锅中注水烧热，放入夏枯草、金钱草。②加盖，用大火煮约15分钟至药材析出有效成分。③关火后将煮好的药汁滤入杯中即可。

功效

本品具有行气解郁、清肝明目作用，可调节内分泌，缓和甲亢引起的情绪躁动、眼突眼干等。

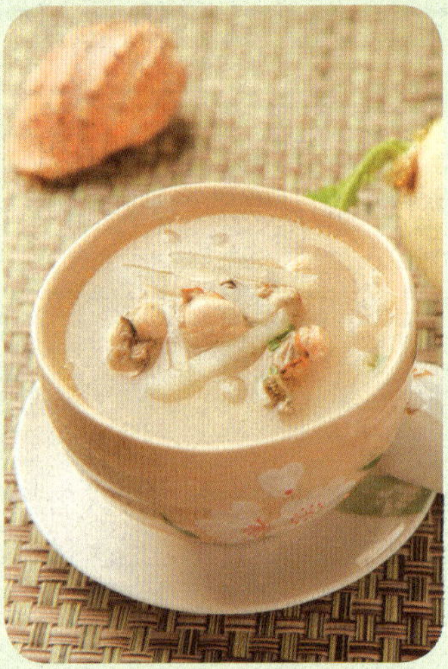

白萝卜牡蛎汤

扫码学做食疗

材料

白萝卜丝170克，牡蛎肉100克，姜丝、葱花各少许，盐、鸡粉、胡椒粉、芝麻油、料酒、食用油各适量

做法

①白萝卜丝、姜丝、牡蛎肉入锅，拌匀，加食用油、料酒，搅匀，加盖煮至食材煮透。②揭盖，淋入芝麻油。③加胡椒粉、鸡粉、盐、葱花，拌匀即可。

功效

本品适合甲亢、甲状腺肿大患者食用。

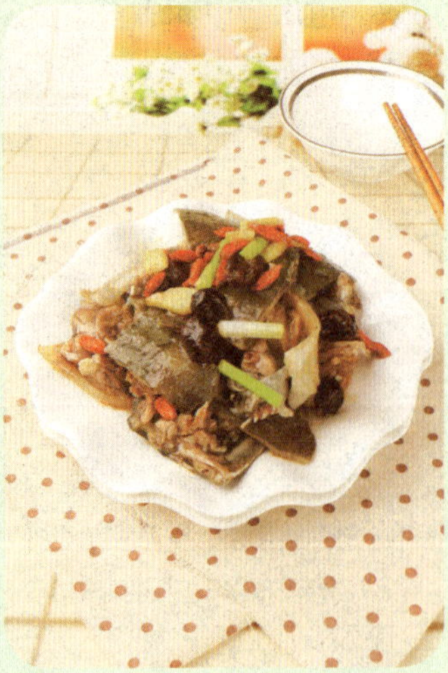

桂圆枸杞蒸甲鱼

扫码学做食疗

材料

甲鱼400克，葱段8克，姜片8克，桂圆10克，枸杞10克，调料适量

做法

①甲鱼焯水，撕去上面的衣膜，加生抽、盐、枸杞、桂圆、干淀粉、食用油，拌匀。②将甲鱼倒入蒸盘内，加盖，蒸熟。③揭盖取出即可。

功效

本品可软坚散结、养心安神，改善甲亢患者情绪亢奋、激动的症状。

系统性红斑狼疮

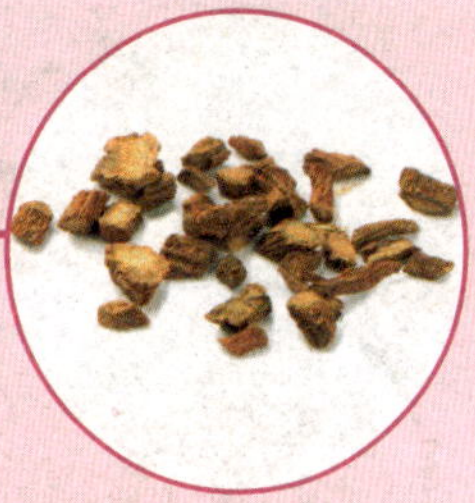

系统性红斑狼疮是一种侵犯皮肤和多脏器的弥漫性、全身性自身免疫性疾病，主要累及皮肤黏膜、骨骼肌肉、肾脏及中枢神经系统，同时还可累及肺、心脏、血液等多个器官和系统。系统性红斑狼疮分为狼疮肾炎、神经精神性狼疮、狼疮肺炎、狼疮心肌炎、狼疮肝炎等。

症状分析

皮肤出现蝶形红斑、丘疹，对光过敏，口腔、外阴或鼻溃疡，脱发；关节肿痛，肌无力，骨坏死；淋巴结肿大，脾大；头痛，抽搐，精神异常等。

注意事项

红斑狼疮患者的饮食调配原则应是高蛋白、低脂肪、低盐、低糖、富含多种维生素和钙的食物。避光及消除疲劳，光过敏可导致患者疲劳，常规的遮光伞和防晒乳及防护服非常重要。

生活验方

取金银花、连翘、当归、生地黄、玄参、粉丹皮、桑枝各9克，一起放进锅中加水煎汤，口服，对系统性红斑狼疮有一定的辅助治疗作用。

取黄芪30克、当归15克、龙眼肉15克、五味子15克、大枣10枚、黑豆30克，分别洗净一起放锅里加水煎汤，口服，每日1剂，分早晚2次服用，可益气补血，对于系统性红斑狼疮有辅助治疗作用。

对症药材和食材

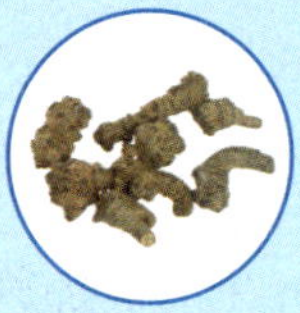

田七： 田七有散瘀止血、消肿定痛、增强免疫的功效，对红斑狼疮有一定的治疗作用。

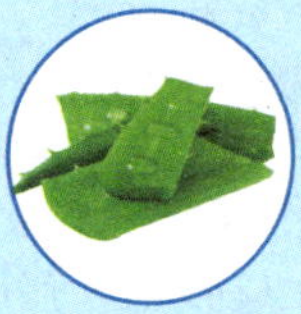

芦荟： 芦荟中含有的多糖类可增强人体对疾病的抵抗力，适合红斑狼疮患者食用。

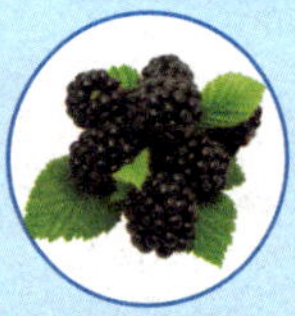

桑椹： 桑椹有滋阴补肾、增强免疫力的功效，可缓解红斑狼疮口腔溃疡、鼻溃疡，预防病情恶化。

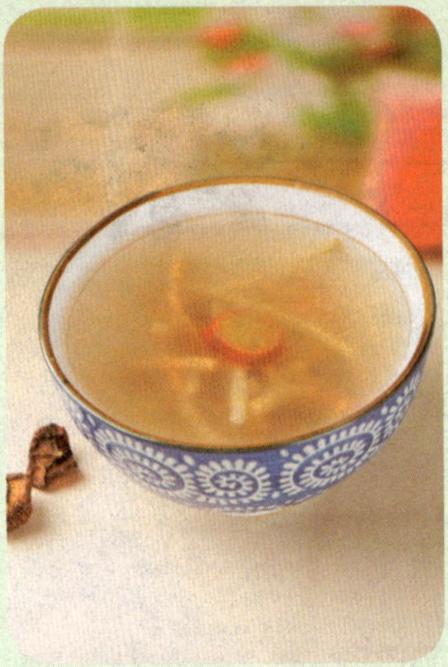

鱼腥草山楂饮

材料

鱼腥草50克，干山楂20克，蜂蜜适量

扫码学做食疗

做法

①砂锅中注水烧开，倒入鱼腥草、干山楂。②加盖，用小火炖20分钟。③关火后揭盖，放入蜂蜜，盛出煮好的药茶，装入碗中。

功效

本品具有清热解毒、排脓消肿的功效，可对系统性红斑狼疮有较好的功效。

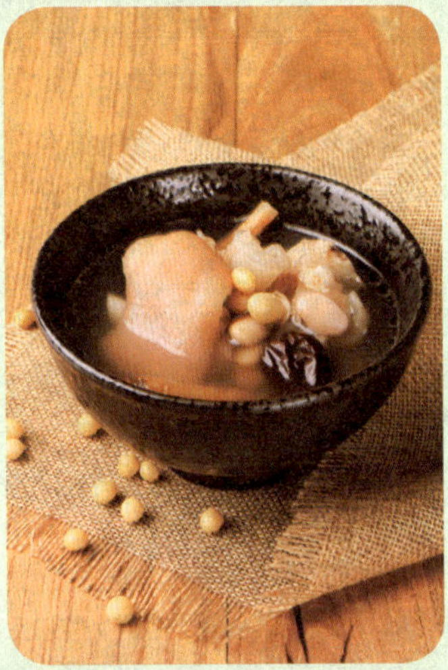

当归红枣猪蹄汤

材料

猪蹄200克，当归、黄芪、党参、红枣、白扁豆、黄豆、姜片各适量，调料适量

扫码学做食疗

做法

①当归、黄芪装进隔渣袋里，同党参、红枣泡发；黄豆、白扁豆泡发；猪蹄加料酒，焯水。②猪蹄入锅，放入隔渣袋、红枣、党参、黄豆、白扁豆、姜片，拌匀，加盖煮120分钟。③揭盖，加盐拌匀即可。

功效

本品可活血化瘀，可适合系统性红斑狼疮患者食用。

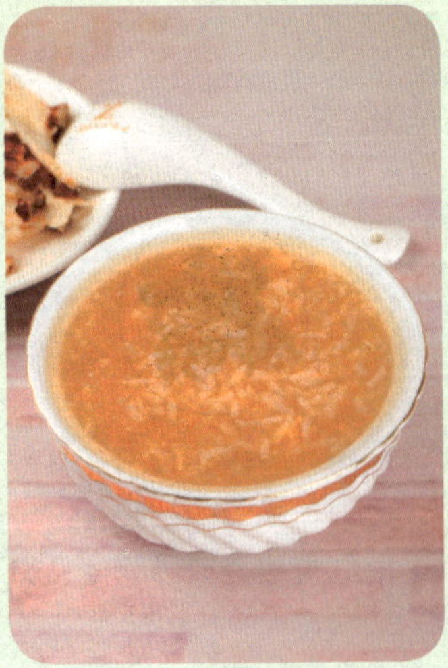

当归丹参粥

材料

当归8克，丹参10克，水发大米160克，红糖适量

扫码学做食疗

做法

①砂锅中注水烧开，倒入当归、丹参，加盖煮15分钟。②揭盖，捞出药材，倒入大米，拌匀，加盖煮至大米熟透。③揭盖，放入红糖，拌匀即可。

功效

本品可活血通络，可降低系统性红斑狼疮患者发生心血管疾病的风险。

PART 7

第七章

男科疾病食疗方

男性生殖系统包括内生殖器和外生殖器两个部分。内生殖器由生殖腺（睾丸）、输精管道（附睾、输精管、射精管和尿道）和附属腺（精囊腺、前列腺、尿道球腺）组成。外生殖器包括阴囊和阴茎。其主要功能是产生生殖细胞，繁殖新个体，分泌性激素和维持副性征。

本章简要介绍了男科常见的 9 种疾病的主要症状、及对症药材和食材，并精心为患者搭配了科学合理的药膳以进行食疗。

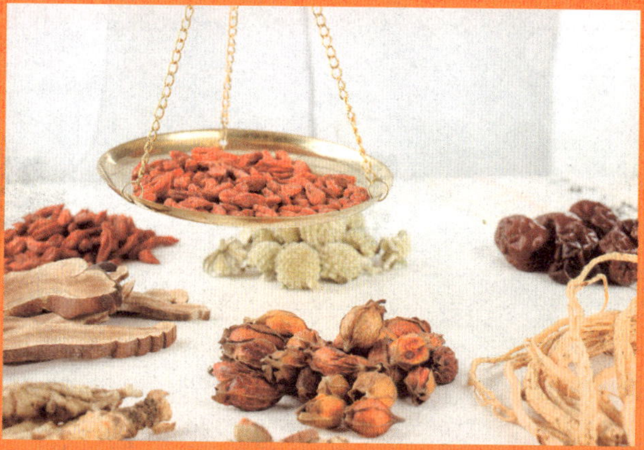

前列腺炎

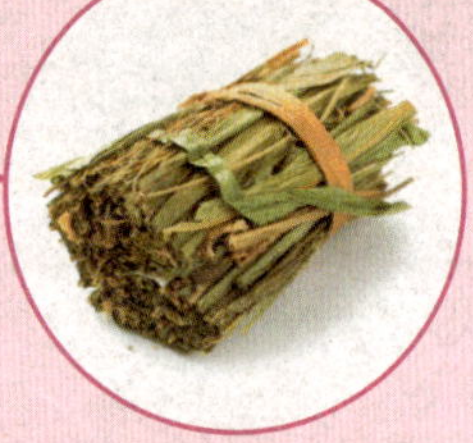

前列腺炎是指前列腺特异性和非特异性感染所致的急慢性炎症，从而引起全身或局部的某些症状。它是成年男性的常见病之一，虽然不会直接威胁生命，但却严重影响着患者的生活。

症状分析

其症状多样，轻重也千差万别。常见的症状包括：排尿不适，后尿道、会阴、肛门处坠胀不适，下腰痛，性欲减退，射精痛，射精过早，甚至可合并神经衰弱等。

注意事项

患者日常应忌食辛辣食品，戒烟酒，多食用清热生津、养阴润肺的食物，如绿豆、西瓜等，多饮水。不憋尿，应多放松，注意个人卫生。

生活验方

取干荷叶、车前子、枸杞各5克分别洗净，一起放入锅中，加水煮沸后熄火，加盖闷泡10～15分钟，滤出茶渣后调入蜂蜜即可饮用，具有清热解暑、利尿消肿的功效，适合前列腺炎、尿路感染、水肿患者服用。

取牡蛎肉200克、党参30克、桂圆肉25克一同放入炖锅内，加入适量的冰糖末，注入300毫升清水，以大火烧沸，转小火继续炖30分钟，每日1次，有补血益气的功效，适合前列腺炎患者食用。

对症药材和食材

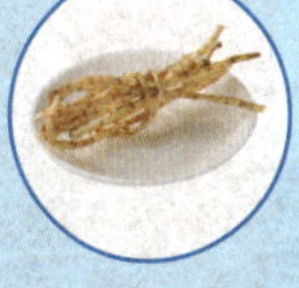

白茅根：白茅根具有凉血止血、清热利尿的功效，能有效清除有害细菌和毒素。

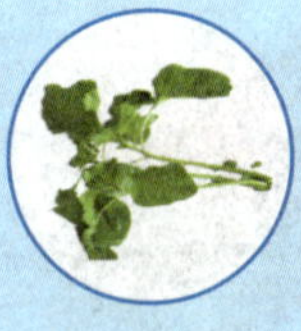

苋菜：苋菜具有解毒清热、补血止血、抗菌止泻、消炎消肿、通利小便等功效，适合前列腺炎患者食用。

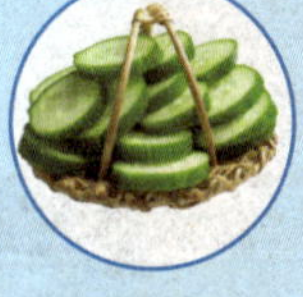

黄瓜：黄瓜有清热解毒、利尿通淋的功效，适合前列腺炎患者食用。

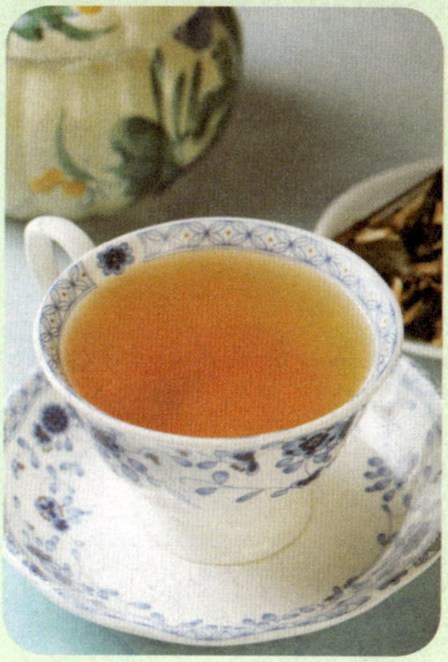

淡竹叶茅根茶

扫码学做食疗

材料

淡竹叶15克，白茅根10克

做法

①砂锅中注水烧开，放入淡竹叶、白茅根，拌匀。②加盖，烧开后用小火煮约10分钟至其析出有效成分。③揭盖，捞出药材，盛出煮好的药茶，装入杯中即可。

功效

本品可清热利尿，对尿道炎、前列腺炎、急性肾炎、急性肾盂肾炎、膀胱炎皆有很好的疗效。

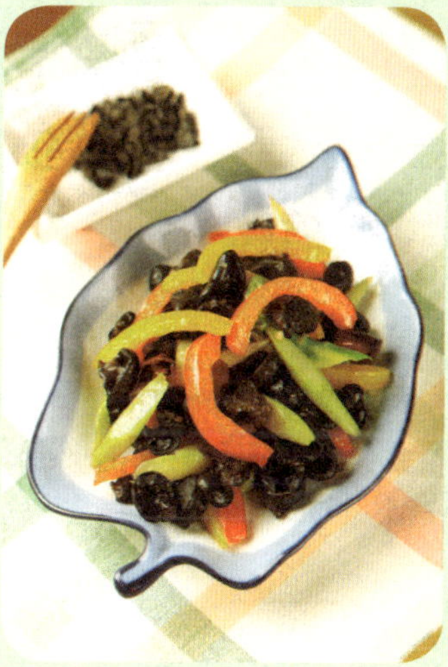

珍珠彩椒炒芦笋

扫码学做食疗

材料

去皮芦笋75克，水发珍珠木耳110克，彩椒50克，干辣椒10克，调料适量

做法

①芦笋切段，彩椒切条，将珍珠木耳、芦笋段、彩椒条焯水。②爆香姜片、蒜末、干辣椒，倒入焯好的食材，淋入料酒，炒匀。③注入清水，加盐、鸡粉、水淀粉，炒匀后盛出装盘即可。

功效

本品对急性前列腺炎、尿路感染等均有疗效。

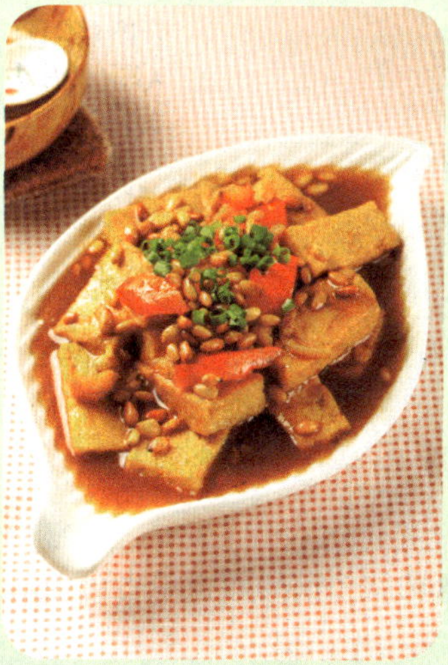

松仁豆腐

扫码学做食疗

材料

松仁15克，豆腐200克，彩椒35克，干贝12克，调料适量

做法

①彩椒切片；豆腐切块，炸至微黄；松仁炸香。②锅底留油，加姜末爆香，加干贝、料酒、彩椒，略炒，加水、盐、生抽、老抽，拌匀，倒入豆腐块，摊开，煮约2分钟。③拌炒至汤汁浓稠，盛出装盘即可。

功效

本品对前列腺炎、前列腺增生均有一定疗效。

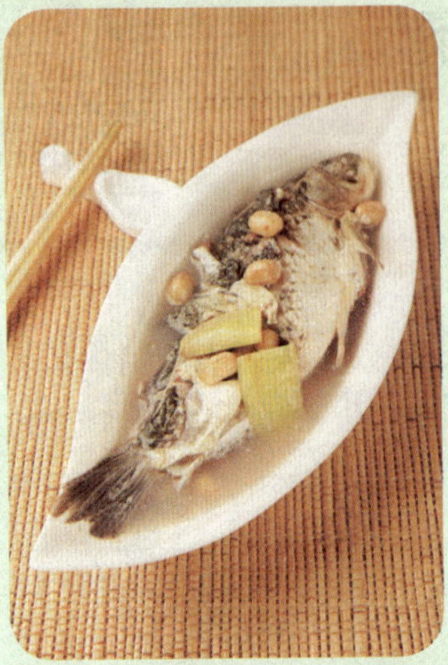

花生鲫鱼汤

扫码学做食疗

材料

鲫鱼250克，花生120克，姜片、葱段各少许，盐、食用油各适量

做法

①将鲫鱼煎至两面断生，注水，加姜片、葱段、花生，加盖煮熟。②揭盖，加盐，拌匀，煮至食材入味。③关火后盛出煮好的汤料即可。

功效

本品可清热解毒、利水消肿，可用于湿热下注所引起的前列腺炎、尿路感染、肾炎水肿等症。

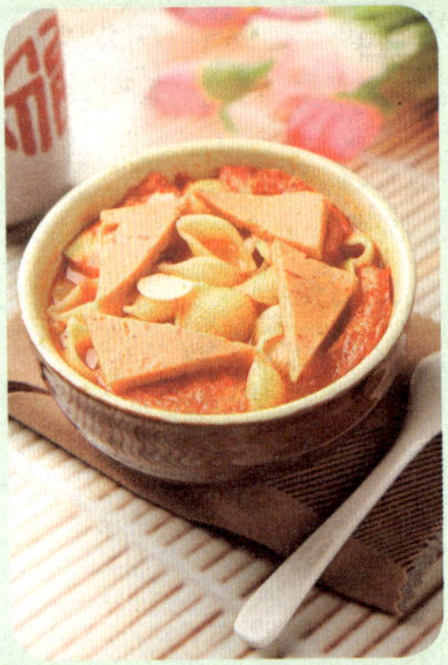

番茄贝壳面

扫码学做食疗

材料

贝壳面200克，番茄80克，午餐肉10克，意式蔬菜汤200毫升，奶油适量，蒜片少许，盐、番茄酱各适量

做法

①番茄切瓣，午餐肉切三角形，贝壳面煮熟。②锅中注水，加入奶油、蒜片、番茄、番茄酱，拌匀，倒入意式蔬菜汤、午餐肉，拌匀。③加盐拌匀即可。

功效

鲜贝和番茄均富含锌，对前列腺炎有疗效。

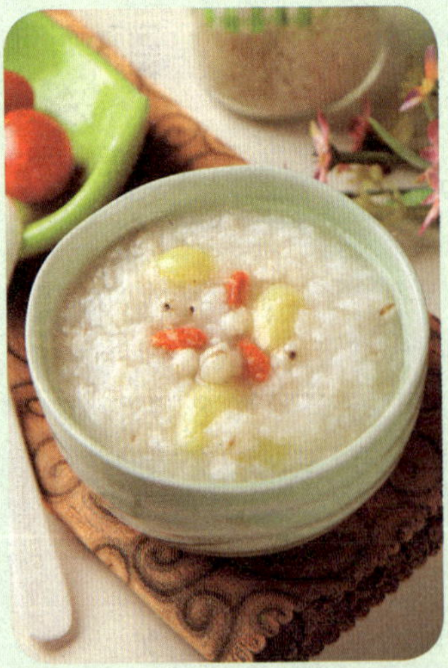

白果薏米粥

扫码学做食疗

材料

水发薏米80克，水发大米80克，白果30克，枸杞3克，盐3克

做法

①砂锅中注水烧开，倒入薏米、大米，拌匀，加盖，煮至米熟软。②揭盖，放入白果、枸杞，拌匀，加盖，煮至食材熟软。③揭盖，加盐拌匀即可。

功效

本品可清热利水、解毒排脓，前列腺炎患者可经常食用。

前列腺增生

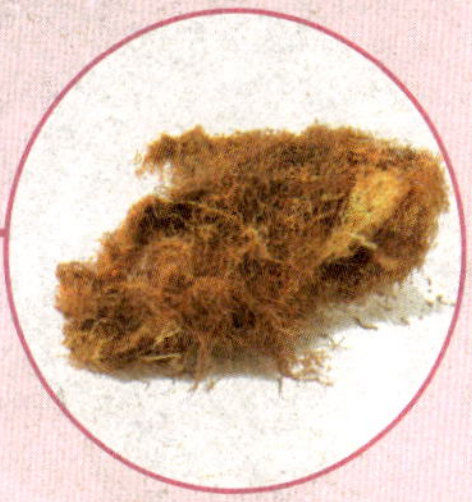

前列腺增生是老年男性的常见疾病，其病因是由于前列腺的逐渐增大对尿道及膀胱出口产生压迫，临床上表现为尿频、尿急、夜间尿次增加和排尿费力，并能导致泌尿系统感染、膀胱结石、血尿等并发症，对老年男性的生活质量产生严重影响。

症状分析

前列腺增生的临床表现主要有膀胱刺激症状和因增生前列腺阻塞尿路产生的梗阻性症状。

膀胱刺激症状：尿频、尿急、夜尿增多及急迫性尿失禁。

梗阻性症状：排尿无力、尿线变细和尿滴沥，血尿，尿潴留。常伴有膀胱结石等症状。

注意事项

前列腺增生患者平时需适量饮水，忌酒，少食辛辣的食物。日常生活要防止受寒，慎用药物。

生活验方

取芦笋150克、瘦肉50克一同放入盆内，根据个人口味加入葱、姜、味精等调料，将盆放入蒸锅内蒸2小时即可，本品有止咳、利尿的作用，适用于前列腺增生患者。

取茵陈、生地黄各30克一同放入锅内，加入适量的清水煎汤服用，每日1剂，可清热利尿，适用于前列腺增生患者。

对症药材和食材

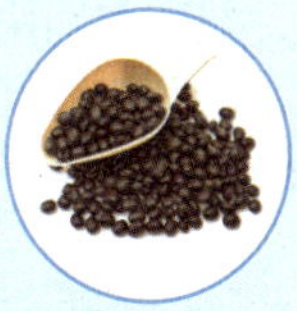

黑豆：黑豆具有补肾益阴、健脾利湿的功效，适用于前列腺增生患者。

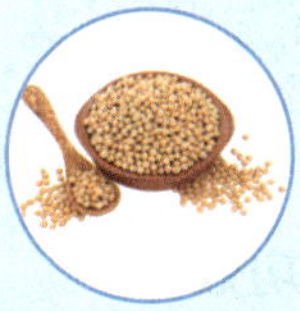

黄豆：黄豆有健脾宽中、润燥消水的功效，前列腺增生患者食用尤为适宜。

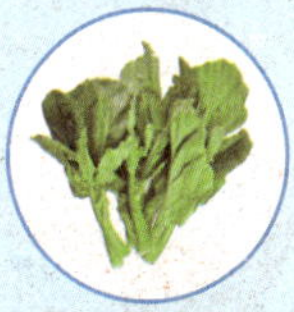

芥蓝：芥蓝有利水化痰的功效，对前列腺增生患者的恢复有一定功效。

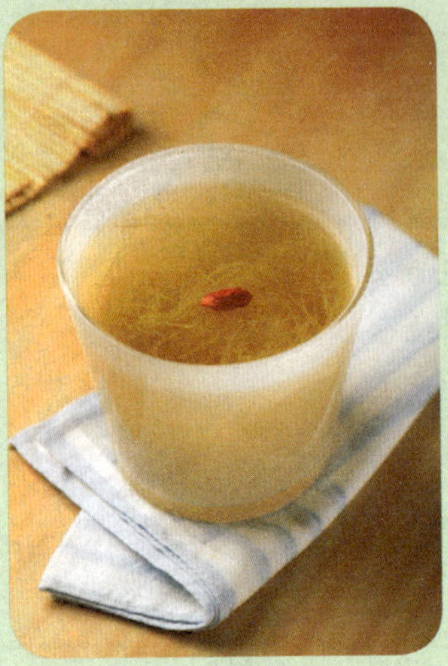

玉米须茶

材料

玉米须30克

做法

①砂锅置于旺火上，注入适量水，用大火烧开，放入玉米须。②加盖，用小火煮15分钟，至茶水呈微黄色。③揭盖，把煮好的玉米须茶盛出，装入玻璃杯中即可。

功效

玉米须具有清热利湿、利尿通淋的功效，本品对湿热下注引起的前列腺增生有很好的功效。

扫码学做食疗

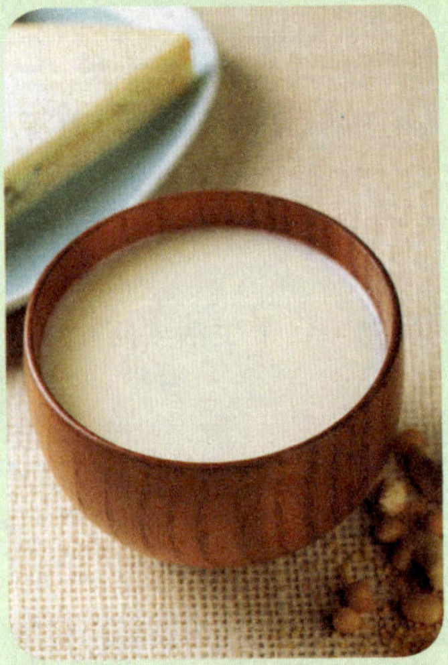

腰果小米豆浆

材料

水发黄豆60克，小米35克，腰果20克

做法

①将黄豆倒入碗中，放入小米，加水搓洗干净。②把材料倒入豆浆机中，放入腰果，注入适量水至水位线即可，盖上豆浆机机头，开始打浆。③断电，滤取豆浆即可。

功效

腰果含有丰富的锌，能补脑养血、补肾健脾、止久渴，对前列腺增生患者有很好的功效。

扫码学做食疗

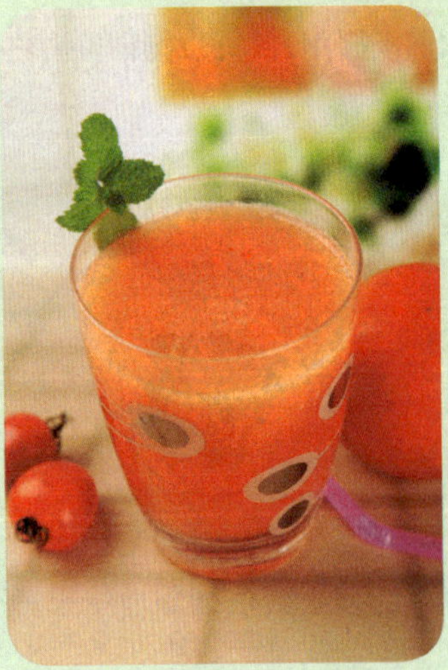

番茄汁

材料

番茄130克

做法

①番茄用开水烫一会儿，捞出剥皮，把果肉切块。②取榨汁机，倒入切好的番茄，注水，加盖，选择“榨汁”功能，榨出番茄汁。③断电后倒出即成。

功效

番茄里的番茄红素能抑制和清除游离基，保护前列腺机体细胞免受氧化伤害，适用于前列腺增生的治疗。

扫码学做食疗

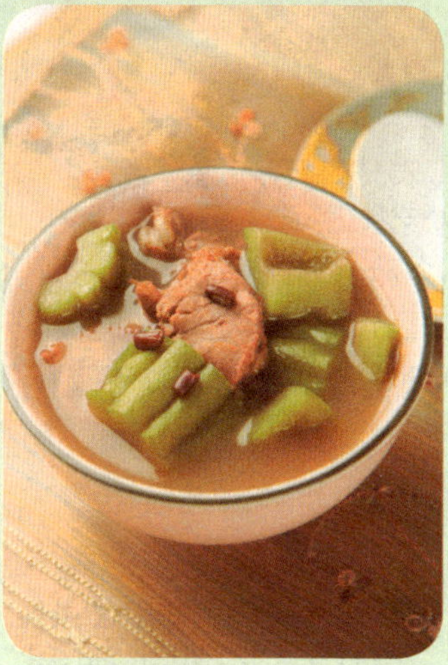

凉瓜赤小豆排骨汤

扫码学做食疗

材料

赤小豆30克，苦瓜块70克，猪骨100克，盐适量

做法

①猪骨焯水。②砂锅中倒入适量高汤，加入焯过水的猪骨，再倒入苦瓜块、赤小豆，搅拌片刻，加盖，用大火煮15分钟后转中火煮1~2小时至食材熟软。③揭盖，加入少许盐调味，拌匀至食材入味，盛出装碗即可。

功效

本汤可清热利尿，适用于淤积内阻型前列腺增生。

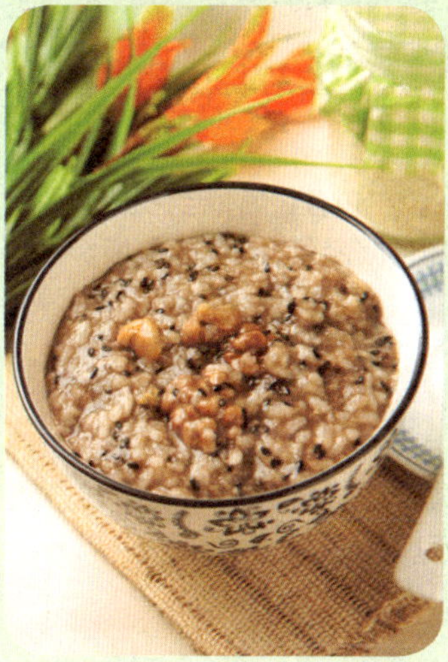

芝麻核桃仁粳米粥

扫码学做食疗

材料

黑芝麻15克，核桃仁30克，粳米120克，白糖15克

做法

①砂锅中注水烧开，倒入粳米，拌匀，加盖，煮熟。②揭盖，倒入黑芝麻、核桃仁，加入白糖，拌匀，加盖，煮至入味。③关火后盛出煮好的粥，装碗即可。

功效

核桃仁具有活血祛瘀、润肠通便、止咳平喘的功效。本品对治疗血瘀型前列腺增生有一定的疗效。

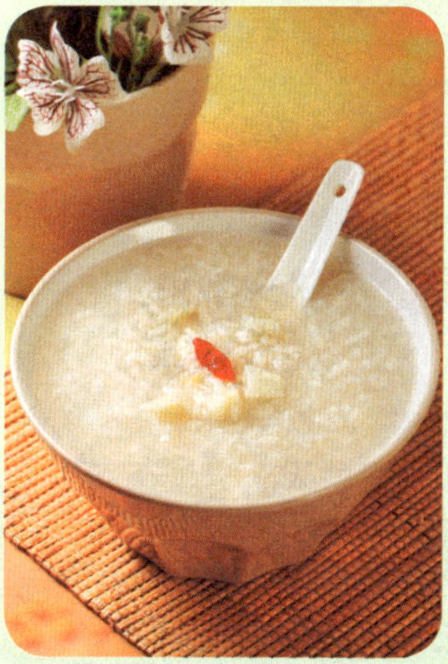

车前子山药粥

扫码学做食疗

材料

水发大米170克，山药120克，车前子少许

做法

①取一个纱布袋，放入车前子；山药切丁。②砂锅中注水烧开，倒入大米，放入药袋，拌匀，加盖，煮约15分钟，揭盖，拣出药袋，再加盖，煮约20分钟。③揭盖，倒入山药，拌匀，加盖，煮至食材熟透即可。

功效

本品可健脾除湿、利水消肿，适用于前列腺增生。

阳痿

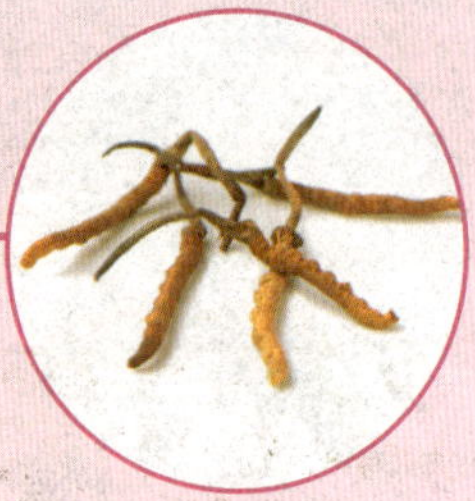

阳痿即勃起功能障碍，是指在企图性交时，阴茎勃起硬度不足以插入阴道，或阴茎勃起硬度维持时间不足以完成满意的性生活。阳痿的发病率占成年男性的50%左右。勃起功能障碍是最常见男性性功能障碍。

症状分析

①阴茎不能完全勃起或勃起不坚，以致不能圆满进行正常的性生活。②阳痿虽然频繁发生，但于清晨或自慰时阴茎可以勃起并可维持一段时间，多是由心理因素引起。③偶发阳痿，在下次性生活时完全正常，可能是一时紧张或劳累所致，不属病态。④阳痿持续存在并不断加重，多为器质性病变所引起。

注意事项

饮食上需多食优质蛋白，适当摄入脂肪，注意补充维生素。患者日常应当积极从事体育锻炼，增强体质，并注意休息，防止过劳，调整中枢神经系统的功能失衡。

生活验方

取山药50克、核桃仁30克、肉苁蓉20克、菟丝子10克分别洗净装入纱布袋中，放入砂锅内，加水煎煮30分钟，加入冰糖末搅拌均匀，待凉后捞起药袋丢弃，取液分早晚2次服，有温肾助阳、补气养血的作用，适用于阳痿患者。

取淫羊藿20克、狗鞭1条一同放入炖锅内，以大火烧沸后转小火继续炖40分钟，每日1次，有温肾助阳之功，适用于阳痿患者。

对症药材和食材

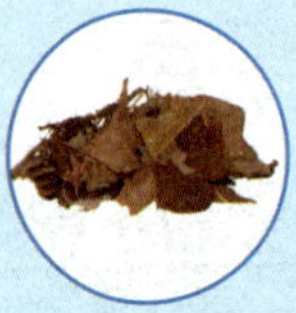

淫羊藿：淫羊藿有补肾壮阳的功效，能增加精液分泌，刺激感觉神经，起到间接兴奋作用。

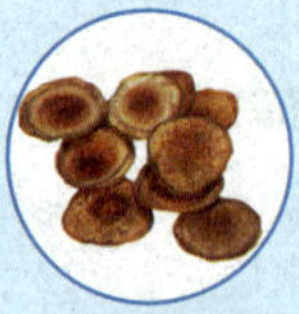

鹿茸：鹿茸具有补肾壮阳的功效，可提高人体的性腺功能，改善性功能低下引起的阳痿症状。

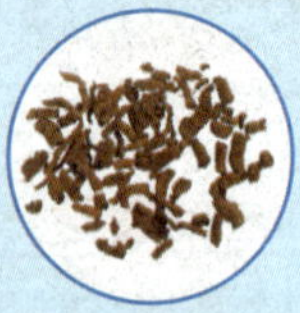

巴戟天：巴戟天可补肾阳，可缓解阳痿遗精、小腹冷痛、小便不禁、腰膝酸痛等常见症状。

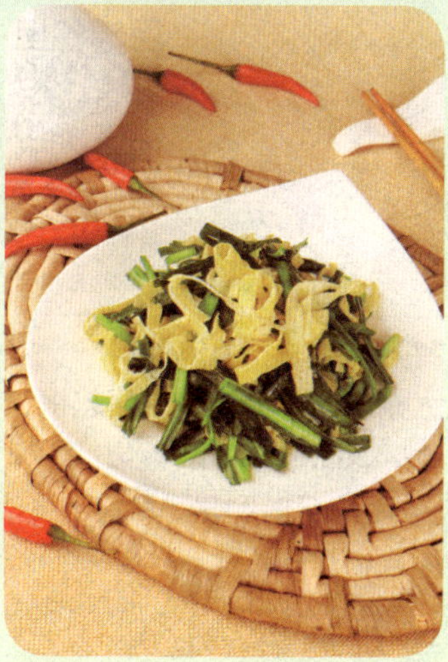

金丝韭菜

材料

韭菜段130克，鸡蛋1个，盐、鸡粉各1克，水淀粉5毫升，食用油适量

扫码学做食疗

做法

①鸡蛋中加水淀粉，搅匀成蛋液；将蛋液煎成蛋皮，取出，卷成卷，切丝。②用油起锅，倒入韭菜段，炒匀，放入蛋丝，炒匀。③加盐、鸡粉，炒匀即可。

功效

本品有温补肝肾、助阳固精的作用，对阳痿患者能起到一定治疗作用。

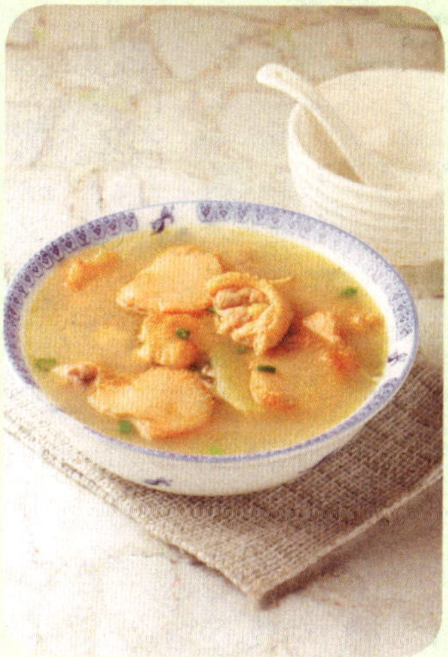

黄芪猴头菇鸡汤

材料

鸡肉块600克，黄芪10克，水发猴头菇60克，姜片、葱花各少许，调料适量

扫码学做食疗

做法

①猴头菇切块，鸡肉块加10毫升料酒焯水。②鸡肉块、黄芪、姜片、猴头菇块、10毫升料酒入锅，拌匀。③加盖炖1小时，加盐、鸡粉，撒上葱花即可。

功效

本品有温中益气、补精固髓、益脏补虚的作用，对阳痿患者能起到一定的功效。

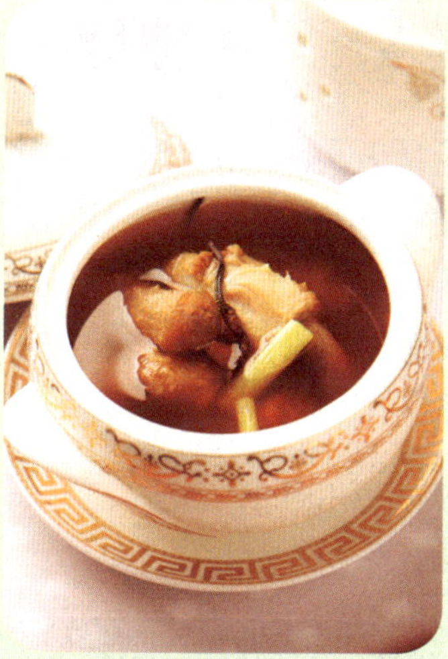

虫草炖牛鞭

材料

牛鞭400克，牛肉汤200毫升，枸杞5克，姜片、葱花、冬虫夏草各少许，盐2克，鸡粉3克，料酒适量

扫码学做食疗

做法

①牛鞭加姜片、料酒，焯水30分钟；牛鞭切段，放入炖盅，加姜片、葱花、枸杞。②倒入牛肉汤，放入冬虫夏草，加料酒、盐、鸡粉，拌匀。③炖熟即可。

功效

本品适合心理紧张引起的阳痿、早泄等患者食用。

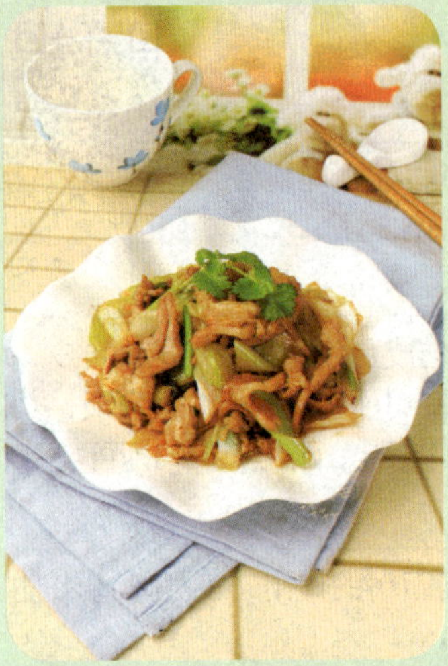

葱爆羊肉卷

扫码学做食疗

材料

羊肉卷200克，大葱70克，香菜30克，调料适量

做法

①羊肉卷切成条；大葱滚刀切小块；羊肉加料酒、生抽、胡椒粉、盐、水淀粉腌渍，焯水。②用油起锅，倒入大葱、羊肉，炒香，放入蚝油、生抽，炒匀。③加盐、鸡粉，炒入味，再倒入香菜，翻炒至熟即可。

功效

本品有壮阳补虚的作用，对阳痿患者有疗效。

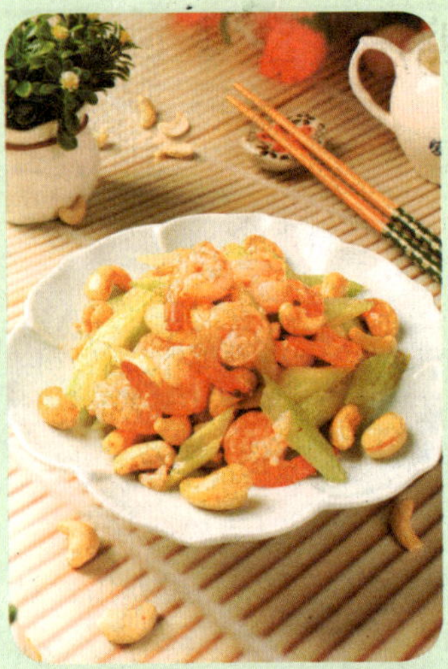

腰果西芹炒虾仁

扫码学做食疗

材料

腰果80克，虾仁70克，西芹段150克，蛋清30克，姜末、蒜末各少许，调料适量

做法

①虾仁加入蛋清、干淀粉、料酒，腌渍；将西芹段焯水；腰果炒至微黄。②锅底留油，倒入姜末、蒜末，爆香，倒入虾仁，炒至转色，放入西芹段，炒匀。③加盐，炒匀，倒入腰果，炒匀，盛出，装盘即可。

功效

本品可壮阳益肾，对阳痿患者有很好的功效。

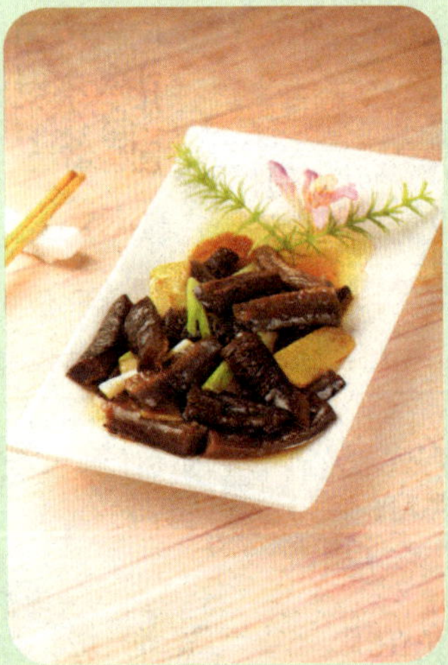

葱爆海参

扫码学做食疗

材料

海参300克，葱段50克，姜片40克，高汤200毫升，葱段少许，调料适量

做法

①海参切条，加鸡粉、盐，焯水1分钟。②用油起锅，爆香姜片、葱段，放入海参条、料酒，炒匀。③倒入高汤，放入蚝油、生抽、盐、鸡粉、白糖，炒匀，再用水淀粉勾芡，炒匀盛出即可。

功效

海参可补肾壮阳，对肾阳亏虚引起的阳痿有疗效。

早泄

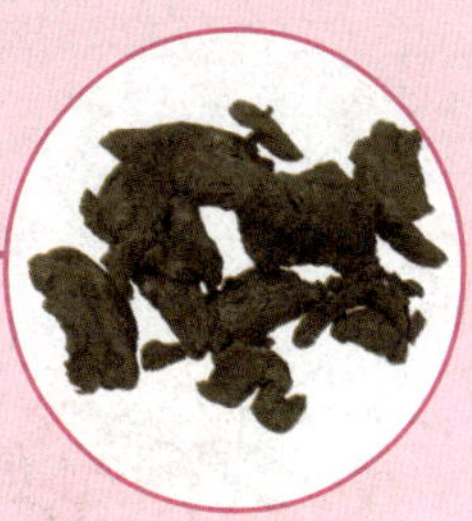

早泄是最常见的性功能障碍疾病，是指男子在阴茎勃起之后，未进入阴道之前或正当纳入及刚刚进入而尚未抽动时便已射精，阴茎也随之疲软并进入不应期。

症状分析

性交时未接触或刚接触到女方外阴，抑或插入阴道时间短暂，尚未达到性高潮便射精，随后阴茎疲软，双方达不到性满足即泄精而痿软。同时伴随精神抑郁、焦虑或头晕、神疲乏力、记忆力减退等全身症状。

注意事项

早泄患者宜选用有助于增强肾功能、壮阳健体的中药材和食材，如枸杞、巴戟天、淫羊藿、菟丝子、杜仲、韭菜、鹿肉等，慎食生冷性寒、损伤阳气的食物，如冷饮、田螺、蟹、柿子、绿豆等。

生活验方

取枸杞80克、熟地黄60克、何首乌50克、茯苓20克、红参15克一同研碎为粗末，装入纱布袋中，放入1000毫升白酒中密封浸泡，每隔1日摇1次，14天后取饮，每次50毫升，每日1次，有补虚五脏、益精活血的功效，适用于早泄患者。

取海龙10克、海马5克研碎为粉末，与猪腰一起放入炖锅内炖熟服用，每2天1剂，每天服用3次，兑酒饮，可补肾壮阳，适用于早泄、阳痿患者。

对症药材和食材

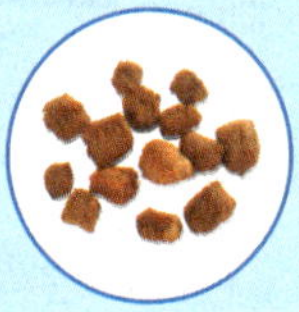

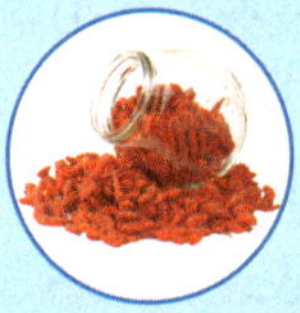

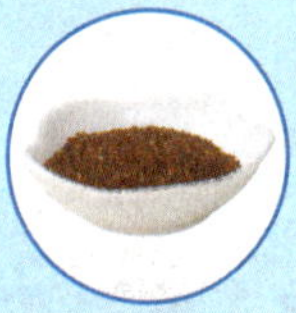

桑螵蛸：桑螵蛸具有补肾固精的功效，主治肾虚遗精、滑泄。

枸杞：枸杞有补精气、坚筋骨、滋肝肾的功效，可治疗虚劳津亏、腰膝酸痛等症，适合肝肾阴虚、血虚、慢性肝炎者食用。

菟丝子：菟丝子可滋补肝肾、固精缩尿，可用于腰膝酸软、目昏耳鸣、胎动不安、脾肾虚泄、遗精、尿有余沥等症。

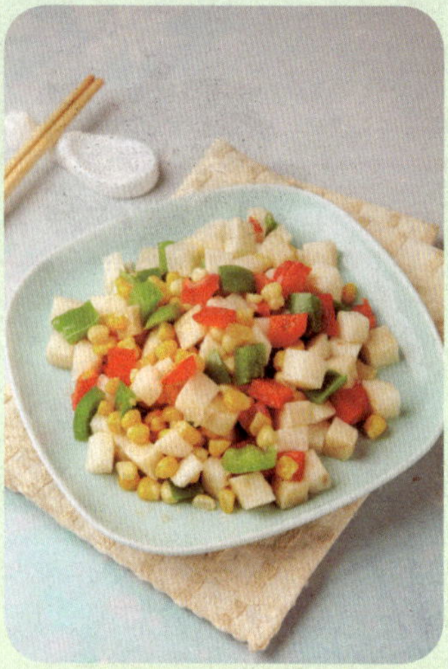

彩椒山药炒玉米

扫码学做食疗

材料

鲜玉米粒60克，彩椒25克，圆椒20克，山药120克，调料适量

做法

①彩椒、圆椒均切成块；山药切成丁；沸水锅中倒入玉米粒、山药丁、彩椒块、圆椒块、食用油、盐，煮熟后捞出。②用油起锅，倒入食材，炒匀，加盐、白糖、鸡粉，炒匀。③用水淀粉勾芡，盛出即可。

功效

本品有助于维持性功能健全，对早泄患者有疗效。

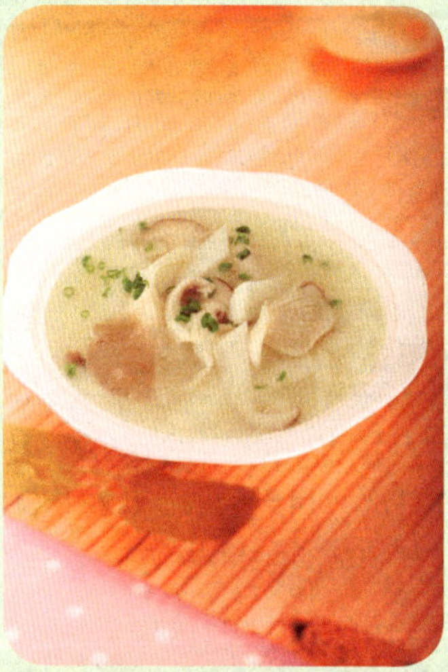

平菇山药汤

材料

平菇100克，香菇100克，山药块90克，高汤适量，葱花少许，调料适量

做法

①锅中注入高汤烧开，放入山药块，倒入平菇和香菇，拌匀，煮至全部食材熟透。②加盐、鸡粉，拌煮片刻至入味。③盛出装碗，再撒上葱花即可。

功效

本品有益气补虚的作用，能促进精液、精子生成，适用于阳痿、遗精、早泄等。

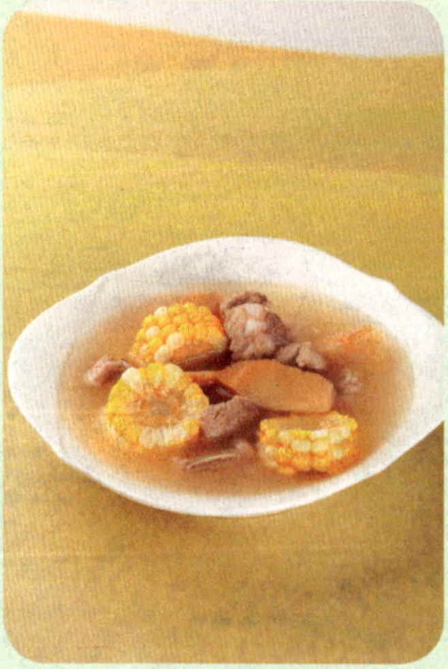

猴头菇玉米排骨汤

扫码学做食疗

材料

水发猴头菇70克，玉米棒120克，排骨300克，姜片、葱条各少许，调料适量

做法

①猴头菇切块；排骨加姜片、葱条、料酒、猴头菇，拌匀，煮沸，捞出。②将食材入锅，加入玉米棒，加盖，炖至熟透。③揭盖，加入鸡粉、盐，拌匀即可。

功效

本品有健脾补肝的作用，能维持正常性功能，提升精子的活跃度，对早泄有一定的缓解作用。

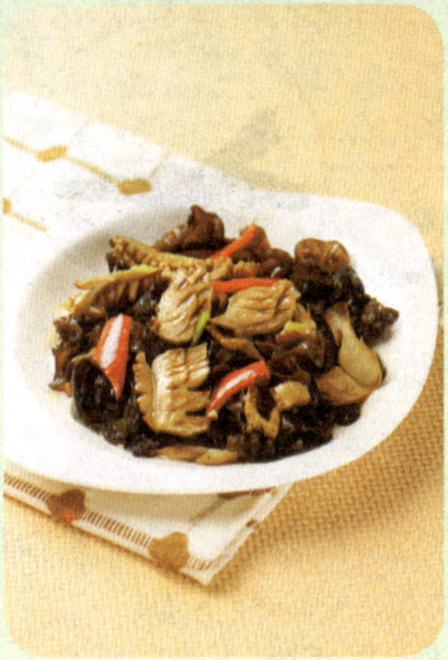

木耳炒腰花

扫码学做食疗

材料

猪腰200克，木耳100克，红椒20克，姜片、蒜末、葱段各少许，调料适量

做法

①红椒切块；木耳切块，焯水；猪腰切片，加盐、鸡粉、料酒、水淀粉，拌匀腌渍，焯水。②油锅爆香姜片、蒜末、葱段，加入红椒块、猪腰、料酒、木耳块。③加生抽、蚝油、盐、鸡粉、水淀粉，炒匀即可。

功效

本品有补肾益精的作用，适合早泄患者食用。

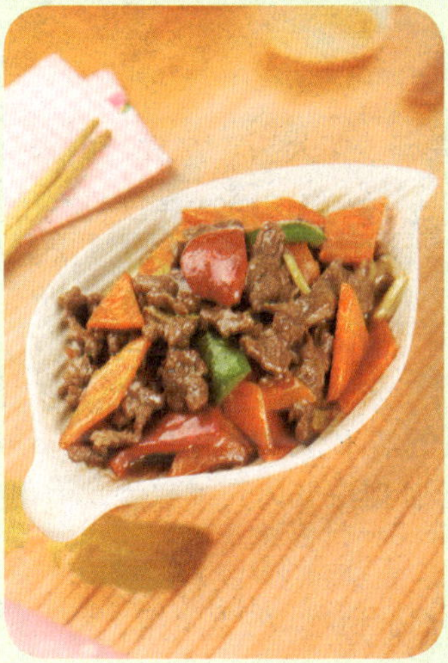

胡萝卜炒牛肉

扫码学做食疗

材料

牛肉300克，胡萝卜150克，彩椒、圆椒各30克，姜片、蒜片各少许，调料适量

做法

①胡萝卜切片；彩椒、圆椒切块；牛肉切片，加盐、生抽、食粉、水淀粉、食用油，腌渍；胡萝卜片、彩椒块、圆椒块，加盐、食用油，煮至断生。②爆香姜片、蒜片，倒入牛肉片，炒至变色，下食材，炒匀。③加盐、生抽、鸡粉、料酒、水淀粉，炒匀即可。

功效

牛肉可补中益气、滋养脾胃，有利于缓解早泄症状。

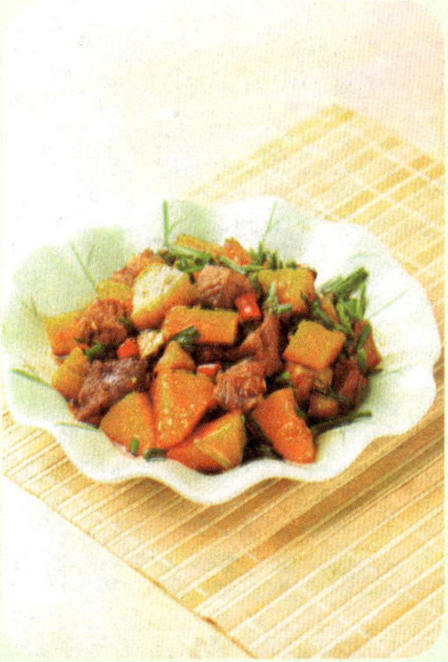

葱韭牛肉

扫码学做食疗

材料

牛腱肉300克，南瓜220克，韭菜70克，小米椒15克，泡椒20克，调料适量

做法

①牛腱肉加老抽、鸡粉、盐，焯水；南瓜切块；韭菜切段。②油锅爆香蒜末、姜片、葱段，倒入小米椒、泡椒、牛肉块、料酒、豆瓣酱。③加入生抽、老抽、盐、南瓜块、冰糖、水、鸡粉、韭菜段、水淀粉炒匀即可。

功效

本品可温补肝肾，因此适合早泄、遗精患者食用。

遗精

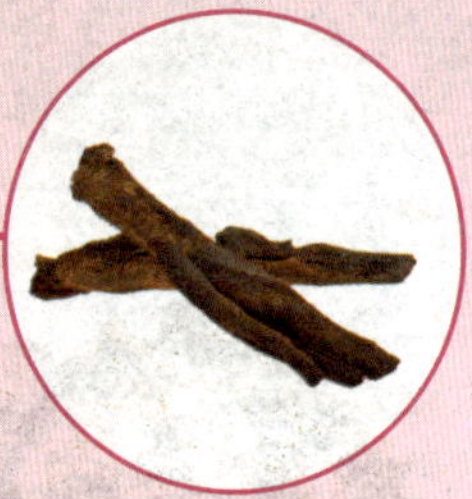

遗精是指男性在没有性交的情况下精液自行泄出的现象。男性首次遗精一般发生在11～18岁，是正常的生理现象，但如果频率过高，且伴有萎靡不振、头昏乏力等现象，则需要就医。

症状分析

①梦遗是指睡眠过程中遗精。②滑精又称“滑泄”，指夜间无梦而遗或清醒时精液自动滑出的病症。③生理性遗精是指未婚青年或婚后分居无性交的射精，一般2周或更长时间遗精1次，阴茎勃起功能正常，可无梦而遗，也可有梦而遗。

注意事项

遗精患者宜选用具有抑制精液排出功能的中药材和食材，如芡实、龙骨、山茱萸、莲子、牡蛎等，慎食过于辛辣之物，如酒、辣椒、胡椒、葱、姜、蒜等。

生活验方

取合欢皮15克、甘草8克分别洗净放入锅内，加入适量的清水，以中火煎煮20分钟后，放入合欢花10克烧沸，滤去药汁，取液代茶饮，可补血益气、安神除烦，适用于遗精患者。

取酸角仁30克研碎，加适量的白砂糖制成丸剂或者散剂，每次取2克服用，每日2次，对于肾虚引起的遗精、早泄有很好的疗效。

对症药材和食材

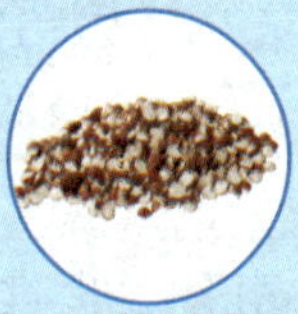

芡实：芡实具有固肾涩精、补脾止泄的功效，可有助于提高肾功能，维持精液的稳定性，抑制精液排出。

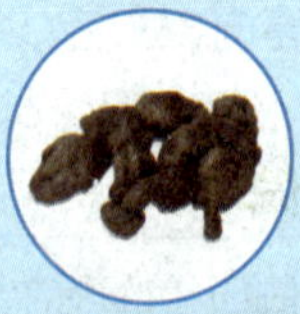

熟地黄：熟地黄可滋补血、益精填髓，适用于肝肾阴亏、遗精阳痿、月经不调、腰膝酸软、耳鸣耳聋、便秘、肾虚喘促。

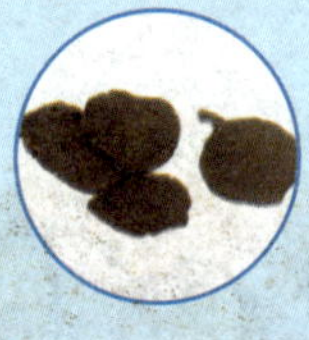

何首乌：何首乌可补肝益肾、养血祛风，适用于肝肾阴亏、发须早白、血虚头晕、腰膝软弱、筋骨酸痛、遗精。

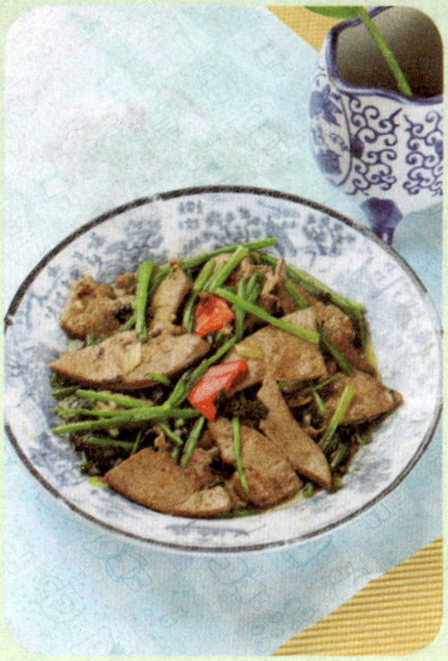

菠菜炒猪肝

材料

菠菜200克，猪肝180克，红椒10克，姜片、蒜末、葱段各少许，调料适量

扫码学做食疗

做法

①菠菜切段；红椒切块；猪肝切片，加调料，抓匀，腌渍。②爆香姜片、蒜末、葱段，放入红椒块，炒香，倒入猪肝片、料酒，炒匀。③放入菠菜段，炒至熟软，加入盐、鸡粉，炒匀，用水淀粉勾芡即可。

功效

本品可益气补虚，适用于肝肾亏虚、阳痿遗精等。

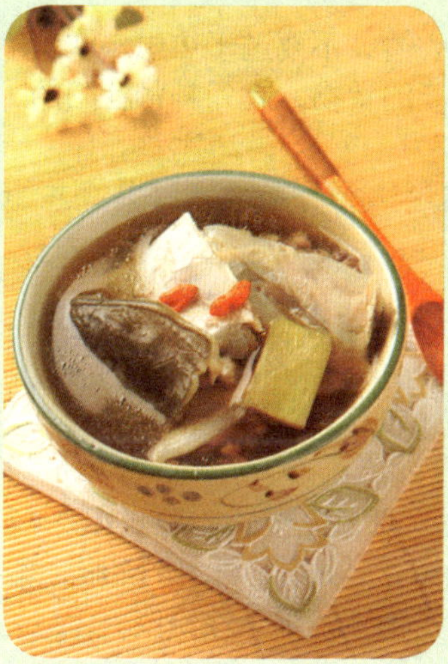

红参淮杞甲鱼汤

材料

甲鱼块800克，桂圆肉8克，枸杞5克，红参3克，淮山2克，姜片少许，调料适量

扫码学做食疗

做法

①砂锅中注水烧开，倒入姜片、红参、淮山、桂圆肉、枸杞，倒入甲鱼块、料酒，加盖，煮至熟软。②揭盖，加盐、鸡粉，拌匀，煮至入味，盛出即可。

功效

本品有补肾益精、补气壮阳的功效，可改善肾虚遗精、早泄等症状。

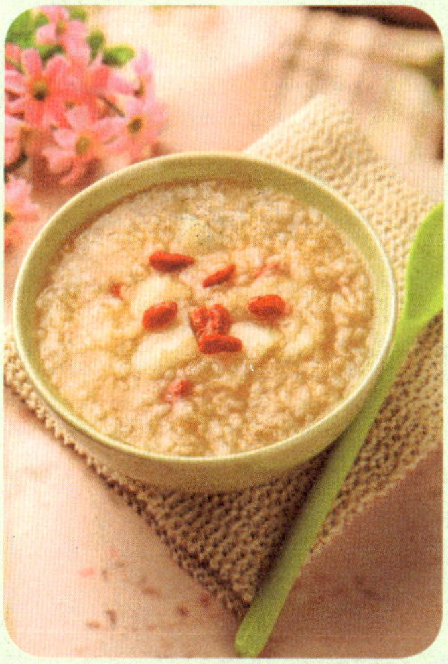

红糖山药粥

材料

大米80克，去皮山药150克，枸杞15克，红糖30克

扫码学做食疗

做法

①山药切丁。②砂锅注水烧开，倒入大米，搅散，煮沸，加入山药丁，搅匀，加盖煮1小时。③放入枸杞，拌匀，加入红糖，拌匀，加盖，焖5分钟至食材入味，揭盖，拌匀，盛出装碗即可。

功效

本品能促进精子生成，对滑精患者有益。

性冷淡

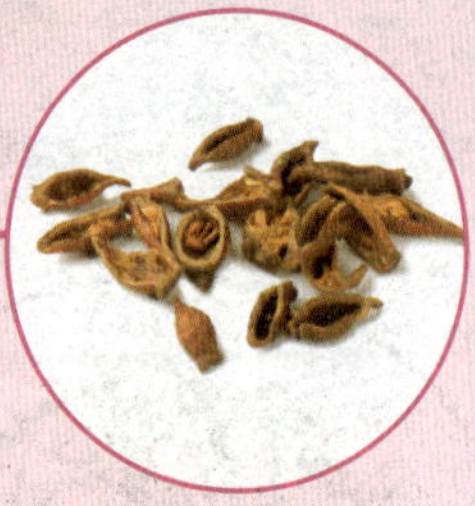

性冷淡是指由于疾病、精神、年龄等因素导致的性欲缺乏，即对性生活缺乏兴趣。

症状分析

性冷淡的生理症状主要体现在：性爱抚无反应或快感反应不足；无性爱快感或快感不足，迟钝，缺乏性高潮。

注意事项

患者要多注意休息，保持充足的睡眠时间，同时放松心情，不要过于焦虑。饮食上忌大量饮用咖啡和茶，可适当地多吃一些增强肾功能的食物，起到补肾壮阳的作用。

生活验方

取红参20克，蛤蚧一对，肉苁蓉50克，浸入1升米酒内，1周后饮用，适用于男女性冷淡，暑热天不宜用。

菟丝子、肉苁蓉、女贞子各20克，枸杞、覆盆子、山萸肉、金樱子、鹿角霜各15克，车前子、韭菜子、桑螵蛸、蛇床子各10克，五味子6克，每日1剂，水煎服，本方适用于男子阳痿、早泄、遗精、滑精、精子稀少，女子带下清稀，性冷淡。

对症药材和食材

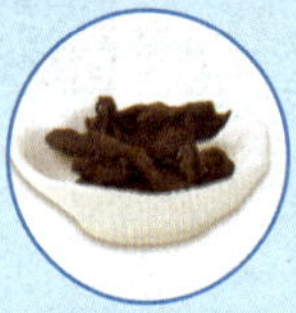

肉苁蓉： 肉苁蓉可补肾阳、益精血、润肠通便，常用于治疗男子阳痿、女子不孕、带下、血崩、腰膝酸软、筋骨无力、肠燥便秘等症。

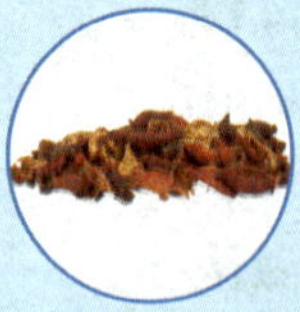

金樱子： 金樱子可固精涩肠、缩尿止泻，主治滑精、遗尿、脾虚泻痢、肺虚喘咳、自汗盗汗、崩漏带下等症。

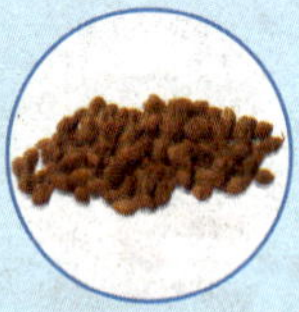

益智仁： 益智仁可温脾暖肾、固气涩精，适用于腰腹冷痛、中寒吐泻、多唾流涎、遗精、小便余沥、夜尿频等常见病症。

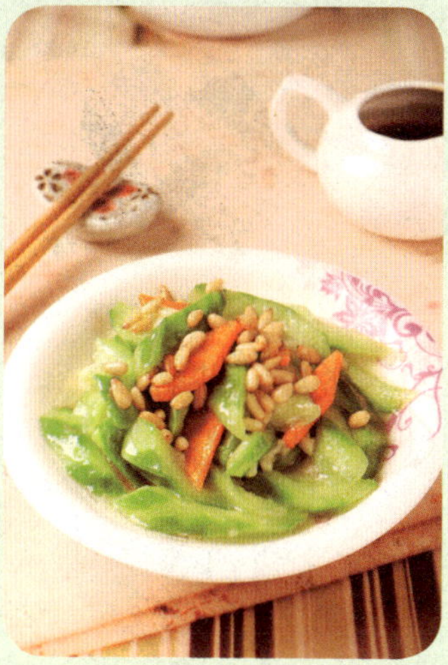

松仁丝瓜

扫码学做食疗

材料

松仁20克，丝瓜块90克，胡萝卜片30克，姜末、蒜末各少许，调料适量

做法

①胡萝卜片加食用油，焯煮半分钟，放入丝瓜块，焯片刻；将松仁滑油，装盘。②爆香姜末、蒜末，倒入胡萝卜片、丝瓜块，炒匀。③加盐、鸡粉，炒至入味，倒入水淀粉，炒匀，盛出，撒上松仁即可。

功效

本品可补肾、壮阳，适合男性性冷淡患者食用。

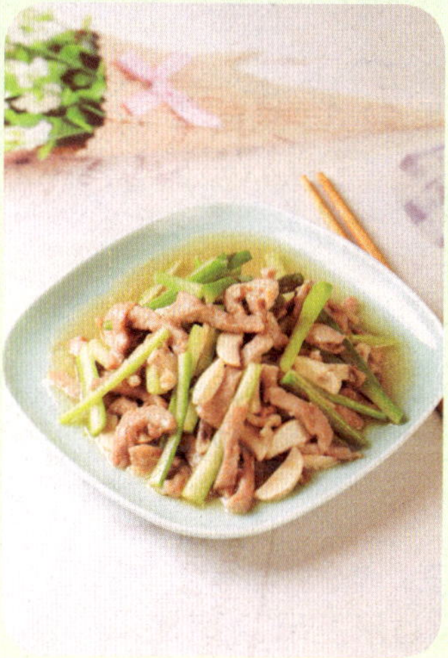

芦笋鲜蘑菇炒肉丝

扫码学做食疗

材料

芦笋75克，口蘑60克，猪肉110克，蒜末少许，调料适量

做法

①口蘑、芦笋切条；猪肉切丝，加入盐、鸡粉、水淀粉、食用油，拌匀；口蘑条、芦笋条加盐、食用油，煮熟。②肉丝滑油；将蒜末、焯过水的食材入锅。③放入肉丝、料酒、盐、鸡粉、水淀粉，炒匀即可。

功效

本品可滋养脏腑，适合男性性冷淡患者食用。

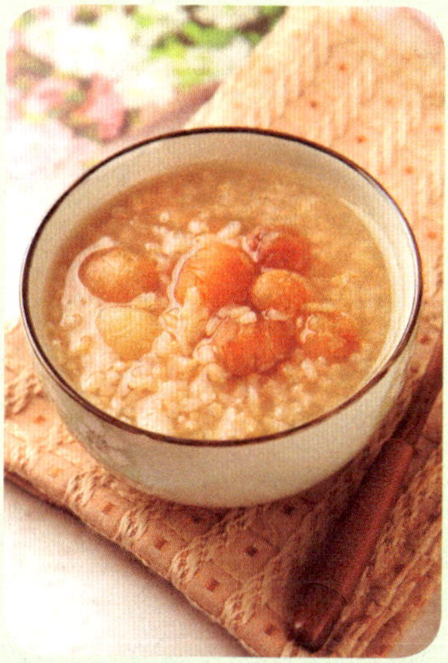

糙米桂圆甜粥

扫码学做食疗

材料

水发糙米100克，桂圆肉30克，冰糖20克

做法

①锅中注水烧开，倒入桂圆肉，搅匀，放入糙米，拌至使米粒散开，加盖，烧开后用小火煮约1小时，至食材熟透。②揭盖，放入冰糖，拌煮至冰糖完全溶化。③关火后盛出煮好的甜粥，装入碗中即可。

功效

本品可滋阴补肾，适用于阳痿、滑精等症。

不育症

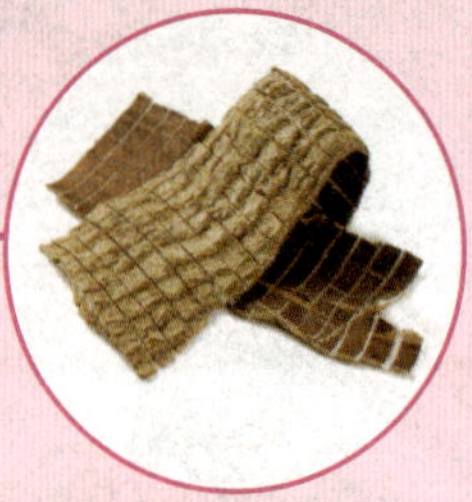

男性不育症是指夫妇婚后同居1年以上，未采取避孕措施而未受孕，其原因属于男方者，亦称男性生育力低下，发病率占不育症的30%。

症状分析

原发性男性不育症是指一个男子从未使一个女子受孕。继发性男性不育症是指一个男子曾经使一个女子受孕，而近12个月有不避孕性生活史而未使女方受孕，这种不育症恢复生育能力有较大的可能性。

注意事项

饮食上患者可多食用动物内脏；多食用富含精氨酸的食物，如鳝鱼、鲇鱼等；多食用含锌、钙的食品。生活中患者需注意个人卫生。

生活验方

取淫羊藿250克、生地黄120克、胡桃仁120克、枸杞60克、五加皮60克分别洗净放入纱布袋中，放入装有5000毫升的酒罐内浸泡，每日摇晃1次，7天后取饮，有补肾益精的功效，适用于男性不育症。

取杜仲25克、猪腰1个放入锅内，注入适量的水，加入葱、姜、料酒等调味料，以大火烧沸后转小火煮1小时，每周3次，有补益肝肾的作用，适用于男性不育症。

对症药材和食材

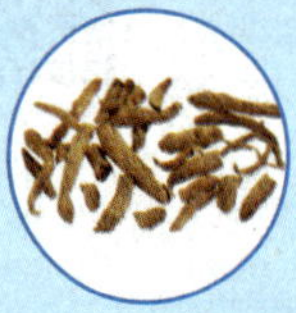

仙茅：仙茅可温补肾阳、强壮筋骨，可用于阳痿精冷、遗精、早泄、小便失禁、心腹冷痛、腰脚冷痹、阳虚冷泻等症。

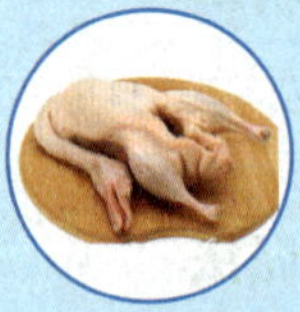

鸭肉：鸭肉有滋补、养胃、补肾、除痨热骨蒸等功效，适合男子不育症患者食用。

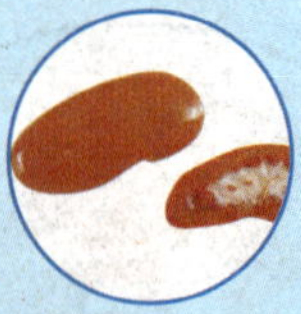

猪腰：猪腰性味咸、平，归肾经，具有补肾益精、利水、健肾补腰、和肾理气的功效，对于不育症患者有一定的功效。

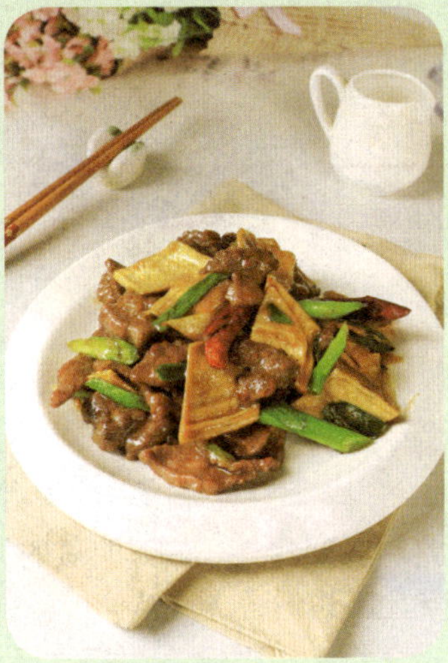

笋干烧牛肉

扫码学做食疗

材料

牛肉300克，水发笋干150克，蒜苗50克，干辣椒15克，姜片少许，调料适量

做法

①笋干切块，焯水；蒜苗切段；牛肉切片，用盐、鸡粉、料酒、胡椒粉、水淀粉腌渍。②牛肉片滑油；爆香姜片、干辣椒。③倒入笋干、牛肉片，加生抽、盐、鸡粉、白糖、蒜苗段，用水淀粉勾芡，炒匀即可。

功效

本品有补中益气的作用，有助于缓解不育症。

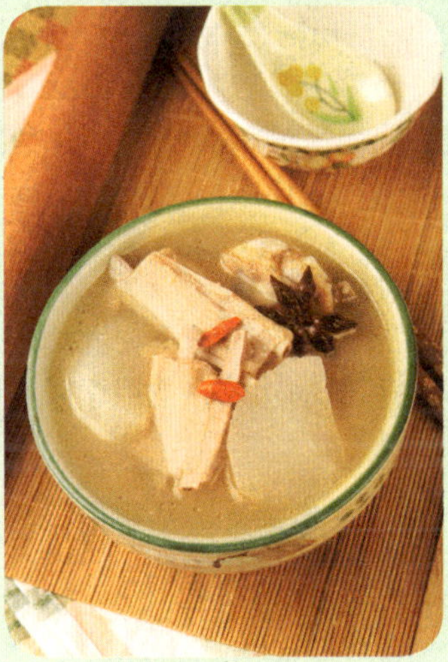

白萝卜炖羊排

扫码学做食疗

材料

羊排段350克，白萝卜180克，枸杞12克，姜片、葱段、香菜碎各少许，调料适量

做法

①白萝卜切块，羊排段焯水。②爆香姜片、葱段、八角，倒入羊排段、料酒，炒香，注水，倒入白萝卜块，搅匀，撒上枸杞，煮约50分钟。③加盐、鸡粉、胡椒粉，续煮一会儿，装碗，撒上香菜碎即可。

功效

本品可补肾壮阳，适用于不育症患者。

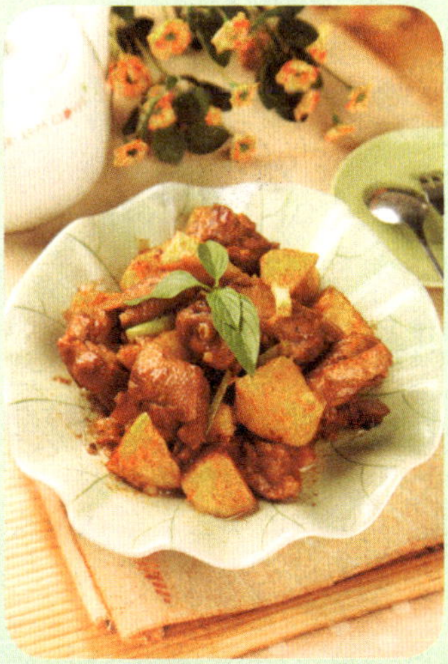

山药酱焖鸭

扫码学做食疗

材料

鸭肉块400克，山药250克，黄豆酱20克，绍兴黄酒70毫升，姜片、葱段、调料各适量

做法

①山药切块；鸭肉块焯水。②爆香八角、桂皮、姜片，放入鸭肉，炒匀，倒入黄豆酱、生抽，炒匀，倒入黄酒、水，煮沸，加盐焖熟。③倒入山药块，煮熟，加鸡粉、白糖、葱段，炒香，用水淀粉勾芡即可。

功效

本品有健脾补肾的作用，适合不育症患者食用。

尿道炎

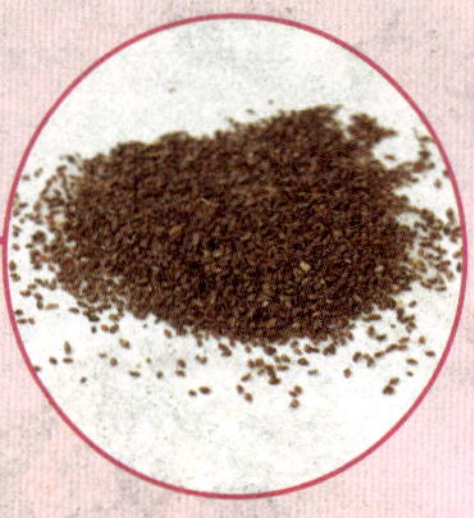

尿道炎是由于尿道损伤、尿道内异物、尿道梗阻、邻近器官出现炎症或性生活不洁等原因引起的尿道细菌感染。

症状分析

主要表现为尿频、尿急、尿痛、白细胞尿、血尿等尿路刺激症状，一般无明显的全身感染症状，少数患者也可出现腰痛、低热（一般不超过38℃）。

注意事项

尿道炎患者最有效的自我保健方法是多饮水、勤排尿，通过尿液的冲洗作用，清除尿路的部分细菌。

生活验方

取柳叶500克洗净，放入砂锅内，加入适量清水煎煮1小时，去渣后转小火继续加热，加入适量白砂糖调匀后停火，放凉后代茶饮，有消热利尿的功效，适用于尿道炎患者。

取鲜马齿苋60克、芦根10克、生甘草6克放入砂锅内，加入适量清水煎汤服用，每日1次，可解毒利尿，适用于尿道炎患者。

对症药材和食材

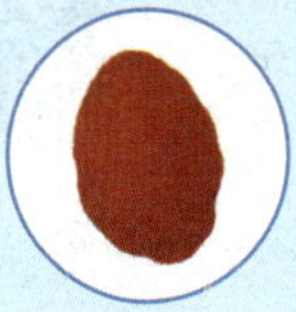

海金沙：海金沙可清热解毒、利水通淋、止痛，适用于治疗尿道炎、尿路结石、白浊、白带异常、肝炎、肾炎水肿、咽喉肿痛、痄腮、肠炎、痢疾等。

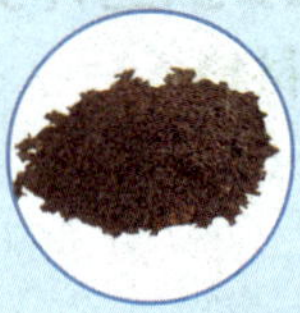

车前子：车前子具有清热、利水、明目、祛痰的功效，可消除炎症，加速排尿，从而有利于细菌的排除，多用于湿热下注、小便淋沥、涩痛等症。

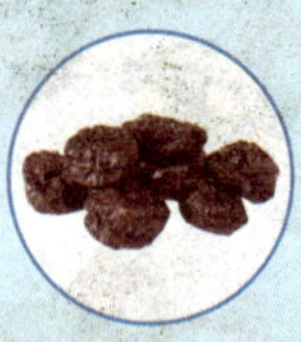

乌梅：乌梅具有收敛生津的功效，能抑制痢疾杆菌等肠道致病菌和溶血性链球菌，还可抑制真菌，体外试验证明，对絮状表皮癣菌有较强的抑制作用。

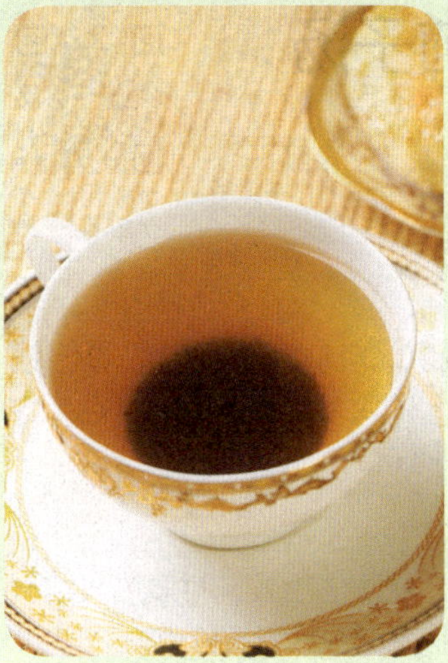

车前子茶

扫码学做食疗

材料

车前子10克

做法

①砂锅中注水烧开，倒入车前子，拌匀。②加盖，用小火煮约30分钟至其析出有效成分。③揭盖，关火后盛出煮好的茶水，装入杯中。

功效

本品可清泄湿热、通利小便，可治尿道炎，以及小便涩痛、困难、短赤等症。

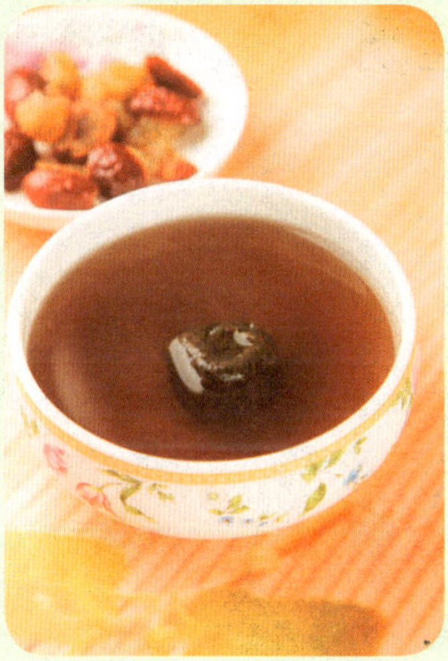

乌梅红枣茶

扫码学做食疗

材料

乌梅35克，红枣50克，冰糖40克，桂圆肉少许

做法

①红枣去核，切块。②砂锅中注水烧热，倒入红枣、乌梅、桂圆肉，加盖，煮至其析出有效成分。③揭盖，倒入冰糖，拌匀，煮至溶化，盛出装碗即可。

功效

本品具有抑制大肠杆菌的作用，适合因感染大肠杆菌引起的尿路感染患者食用。

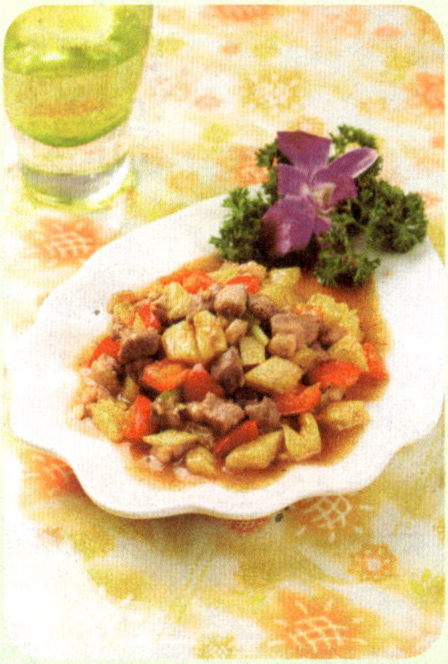

菠萝炒鸭丁

扫码学做食疗

材料

鸭肉200克，菠萝肉180克，彩椒50克，姜片、蒜末、葱段各少许，调料适量

做法

①菠萝肉切丁；彩椒切块；鸭肉切块，加生抽、料酒、盐、鸡粉、水淀粉、食用油腌渍。②菠萝丁、彩椒块加食用油，焯水。③爆香姜片、蒜末、葱段，倒入鸭肉块、料酒、焯好的食材，加蚝油、生抽、盐、鸡粉、水淀粉，炒匀即可。

功效

本品适合肾结石、尿路感染、急性肾炎患者食用。

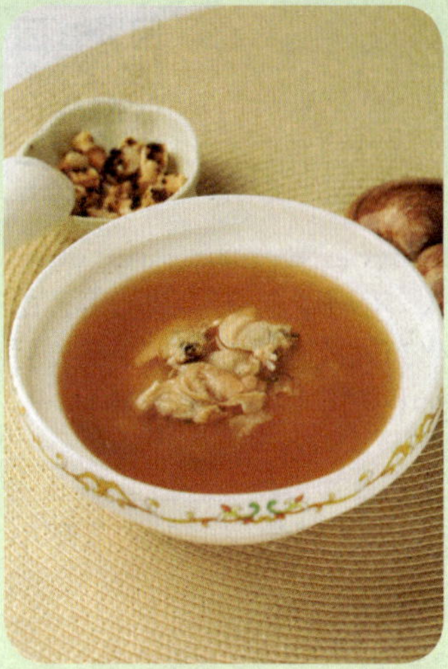

蛤蜊牛膝车前子汤

扫码学做食疗

材料

蛤蜊肉100克，牛膝10克，车前子8克，盐适量

做法

①取一个隔渣袋，把牛膝、车前子装入袋中。②砂锅中注水烧开，放入药袋，倒入蛤蜊肉，加盖，煮至食材熟透。③揭盖，放入少许盐，拌匀即可。

功效

本品具有利水通淋、清热祛湿的功效，对湿热蕴结型尿路感染、前列腺炎等膀胱湿热证者有疗效。

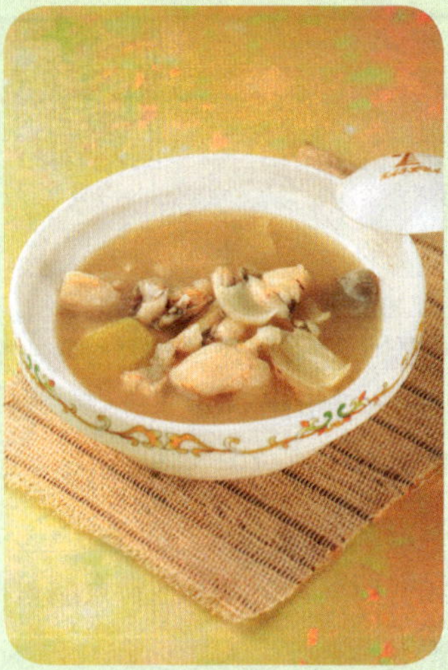

玉竹百合牛蛙汤

扫码学做食疗

材料

玉竹12克，鲜百合45克，牛蛙100克，姜片少许，调料适量

做法

①牛蛙斩成块。②砂锅中注水并烧开，倒入牛蛙块、姜片，加入玉竹、百合，拌匀，淋入鸡汁，加盖，煮至食材熟透。③揭盖，放入盐、鸡粉，拌匀即可。

功效

本品具有清热利尿、祛湿消肿等功效，适合尿路感染引起的尿道刺痛、小便不利患者食用。

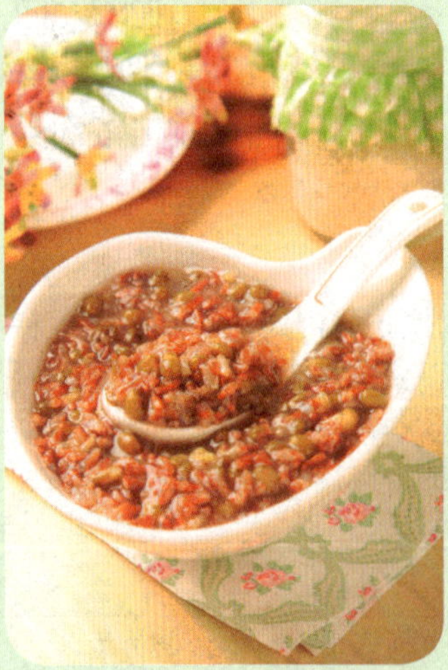

红米绿豆粥

扫码学做食疗

材料

红米、绿豆各150克，白糖适量

做法

①砂锅中注水烧开，倒入绿豆、红米，拌匀，加盖，煮至食材熟软。②揭盖，加入白糖，拌匀至白糖溶化。③关火后盛出煮好的粥，装碗即可。

功效

此粥具有清热解毒、利水消肿的功效，适合尿路感染患者食用。

慢性肾炎

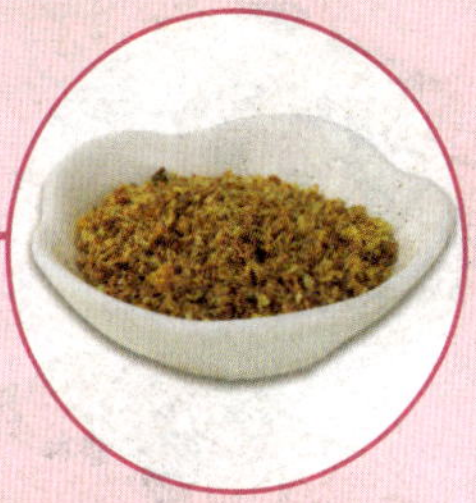

慢性肾炎是指以蛋白尿、血尿、高血压、水肿为基本临床表现的一种肾小球病。病情迁延，病变缓慢进展，最终将发展为慢性肾衰竭。

症状分析

水肿：水肿程度可轻可重，轻者仅早晨起床后发现眼眶周围、面部肿胀或午后双下肢踝部出现水肿。严重者可出现全身水肿。

高血压：有些患者是以高血压症状来医院求治的，化验小便后，才知道是慢性肾炎引起的血压升高。

尿异常改变：尿异常是慢性肾炎患者必有的现象。

注意事项

慢性肾炎患者的抵抗力、免疫力、体力均较差，容易受到感染，使慢性肾炎急性发作，或导致肾功能恶化，所以平时的生活与工作要保持规律。要劳逸结合，避免过劳过累，尽量避免长途旅游，同时应该适量运动，增强自身的抗病能力。

生活验方

取金银花、连翘、石苇各20克，丹参、益母草、白茅根各30克，加水煎汁，分3次服用，有清热利尿、活血化瘀的功效，对慢性肾炎有很好的疗效。

取冬瓜皮、西瓜翠衣各30克，一同放入锅内煎汁，滤渣取汁代茶饮，可清热利尿、除烦降压，主治慢性肾炎。

对症药材和食材

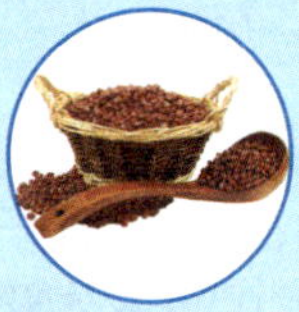

赤小豆：赤小豆具有利尿、消炎的功效，可治疗肾炎水肿或下肢水肿。

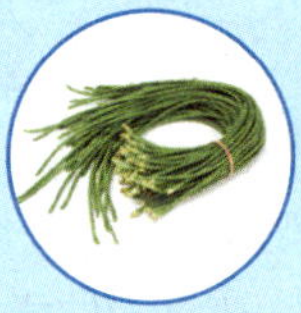

豇豆：豇豆有健脾开胃、利尿除湿的功效，慢性肾炎患者尤为适合。

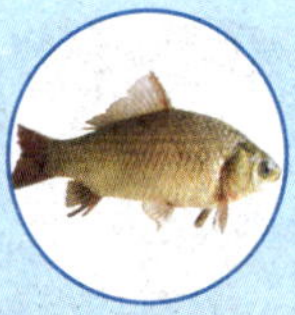

鲫鱼：鲫鱼具有利水消肿的功效，适合脾肾气虚型慢性肾炎患者食用。

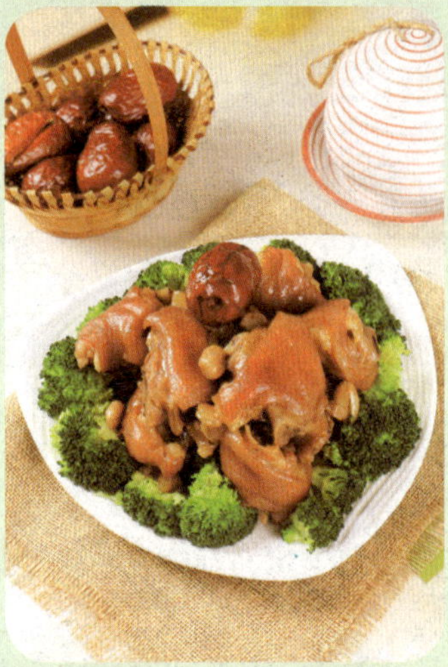

红枣花生焖猪蹄

扫码学做食疗

材料

红枣5克，西蓝花280克，猪蹄块550克，姜片少许，花生90克，调料适量

做法

①西蓝花切成小朵，加食用油焯水，摆盘；猪蹄块焯水。②爆香八角、桂皮、姜片，倒入猪蹄块、料酒、生抽，注水，倒入花生、红枣，加盐焖1小时。③揭盖，加鸡粉、水淀粉，收汁，盛入盘中即可。

功效

本品对肾炎有一定功效。

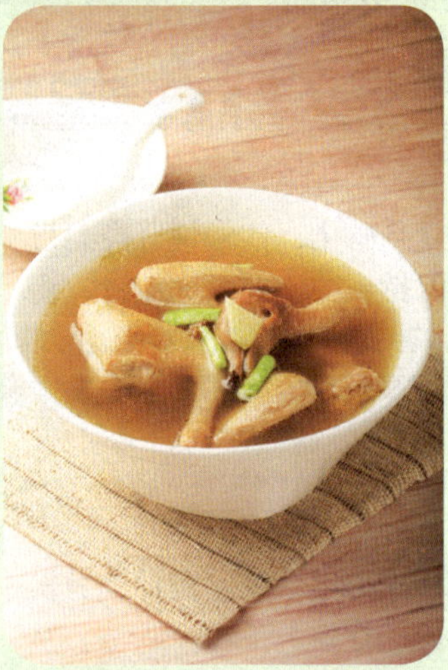

桑椹薏米炖乳鸽

扫码学做食疗

材料

乳鸽400克，水发薏米70克，桑椹干20克，姜片、葱段各少许，料酒20毫升，盐2克，鸡粉2克

做法

①乳鸽加料酒焯水。②砂锅中注水烧开，倒入乳鸽，放入薏米、桑椹干，加入姜片、葱段，淋入10毫升料酒，加盖炖40分钟。③揭盖，加盐、鸡粉拌匀即可。

功效

本品具有渗湿利水的功效，对水肿、肾炎等有疗效。

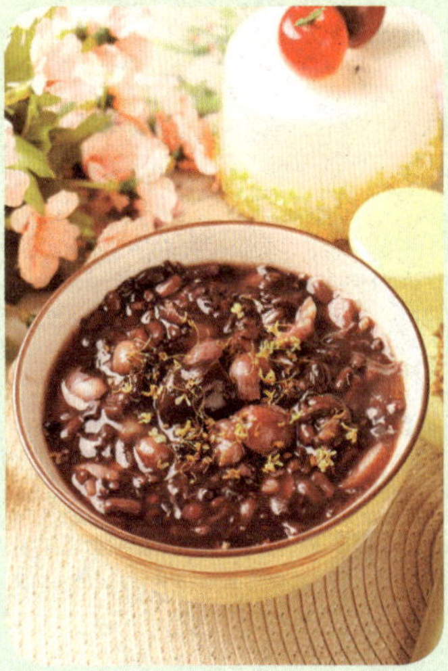

黑米桂花粥

扫码学做食疗

材料

水发赤小豆150克，水发莲子100克，桂花10克，红枣20克，水发黑米150克，花生20克，冰糖25克

做法

①砂锅中注水，倒入赤小豆、黑米、花生、莲子、红枣，搅匀，加盖，煮至食材熟透。②放入冰糖、桂花，拌匀，煮至冰糖溶化。③盛出装碗即可。

功效

本品可利水除湿，对肾炎有一定的功效。

PART 8

第八章

妇科疾病食疗方

妇科疾病主要是指女性生殖系统疾病，女性生殖系统包括内、外生殖器官及其相关组织，其中内生殖器包括阴道、子宫、输卵管及卵巢，外生殖器包括阴阜、阴唇、阴蒂、阴道前庭。女性生殖系统的主要功能是分泌性激素、产生卵子并与精子相结合而孕育后代。

本章简要介绍了妇科常见的 19 种疾病的主要症状，及对症药材和食材，并精心为患者搭配了科学合理的药膳以进行食疗。

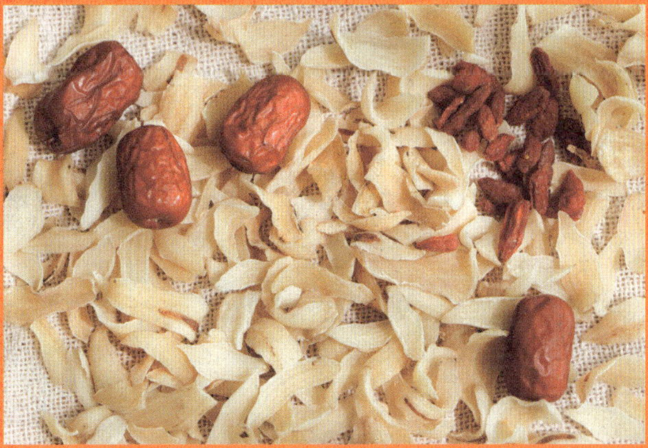

月经不调

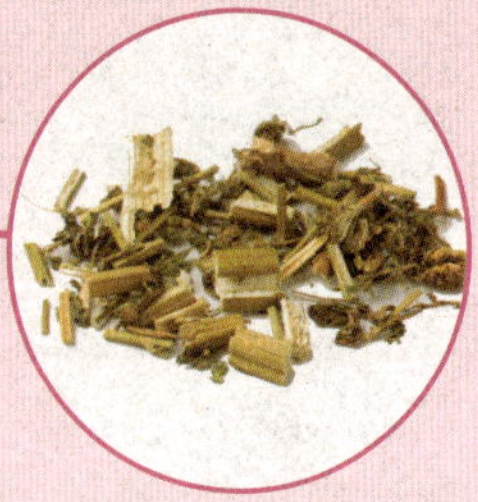

月经不调，也称月经失调，表现为月经周期或出血量的异常，或是月经前、经期时的腹痛及全身症状。

症状分析

①规则子宫出血：包括月经过多或持续时间过长；月经过少，经量及经期均少；不规则出血。②功能性子宫出血：由内分泌调节系统失调所引起的子宫异常出血。③绝经后阴道出血：指月经停止6个月后的出血，常由恶性肿瘤、炎症等引起。④闭经：指从未来过月经或月经周期已建立后又停止3个周期以上。

注意事项

月经期不宜同房，要保持外阴部清洁，免受细菌感染，并注意腰腹部保暖。月经过多者应多摄入含铁较多的滋补性食物，如菠菜、猪肝、红枣、猪血等。

生活验方

取益母草20克与绿茶1克一同放入杯内，以适量的沸水冲泡，加盖闷5分钟即可，有活血祛瘀、调经利尿的功效，适用于月经不调患者。

取艾叶500克捣碎装入纱布袋中，绞取汁液倒入杯中，加入适量白砂糖搅拌均匀即可，每次服30～50克，每日1次，有益气活血、调经止痛的功效，适用于月经不调患者。

对症药材和食材

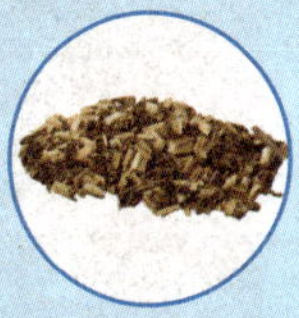

益母草：益母草具有活血祛瘀、调经止痛的功效，是活血调经的妇科良药，可通过松弛子宫、活血祛瘀，缓解痛经等月经不调症状。

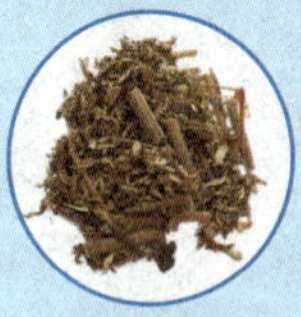

艾叶：艾叶具有温经散寒、止痛止血的功效，其富含挥发油，具有止血作用，能缩短出血和凝血时间。

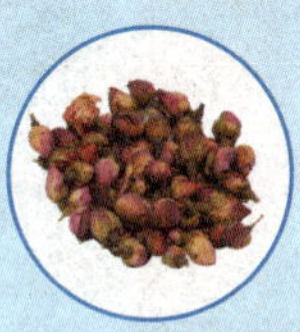

月季花：月季花可活血调经、消肿解毒，适用于月经不调、经来腹痛、跌打损伤、血瘀肿痛、痈疽肿毒等常见病症。

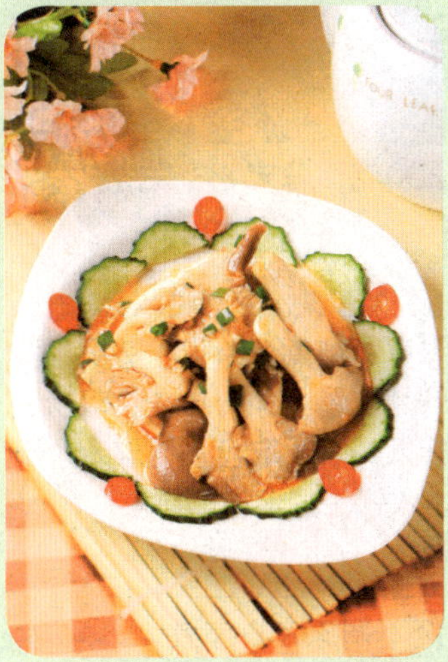

红油拌秀珍菇

扫码学做食疗

材料

秀珍菇300克，葱花、蒜末各少许，盐、鸡粉、白糖各2克，生抽、陈醋、辣椒油各5毫升

做法

①秀珍菇焯煮至断生。②取一碗，倒入秀珍菇、蒜末、葱花，加入盐、鸡粉、白糖。③倒入生抽、陈醋、辣椒油，拌匀，装入盘中即可。

功效

本品有清热利尿的功效，适合月经不调患者食用。

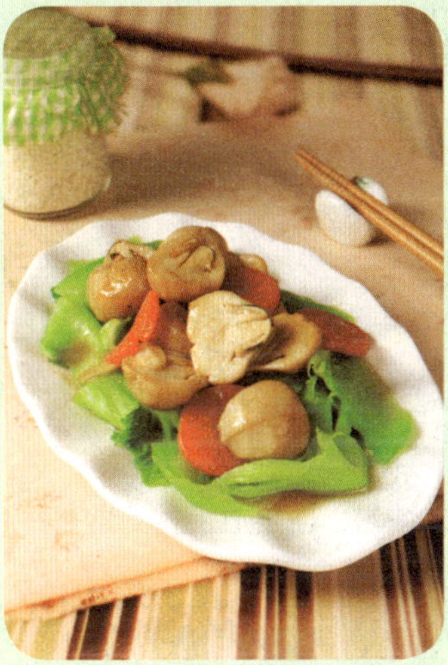

草菇扒芥菜

扫码学做食疗

材料

芥菜300克，草菇200克，胡萝卜片30克，蒜片少许，调料适量

做法

①草菇切十字花刀，加盐、食用油焯水至断生；将芥菜梗切块，焯水，装盘。②爆香蒜片，加胡萝卜片、生抽、水、草菇，炒匀。③加盐、鸡粉，焖5分钟左右，用水淀粉勾芡，再淋入芝麻油，炒匀，放在芥菜上即可。

功效

本品有益气补血的功效，适合月经不调患者食用。

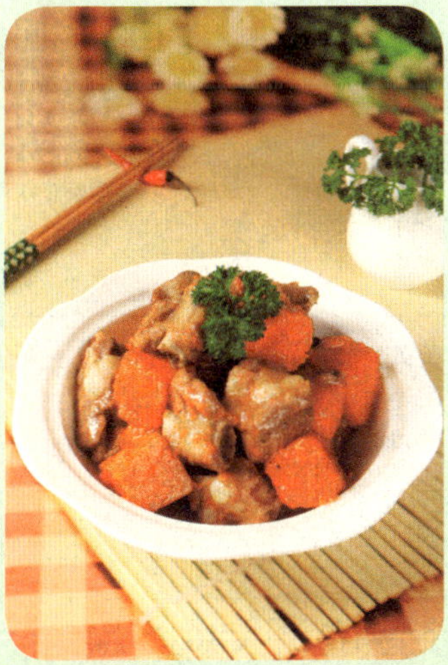

南瓜烧排骨

扫码学做食疗

材料

去皮南瓜300克，排骨块500克，葱段、姜片、蒜末各少许，调料适量

做法

①南瓜切块，排骨块焯水。②爆香姜片、蒜末、葱段，加入排骨块，加料酒、生抽，炒匀，注水，加盐、白糖，拌匀，煮熟，倒入南瓜块，拌匀。③续煮至南瓜块熟，加鸡粉、水淀粉，翻炒至入味即可。

功效

本品有补中益气的功效，适合月经不调患者食用。

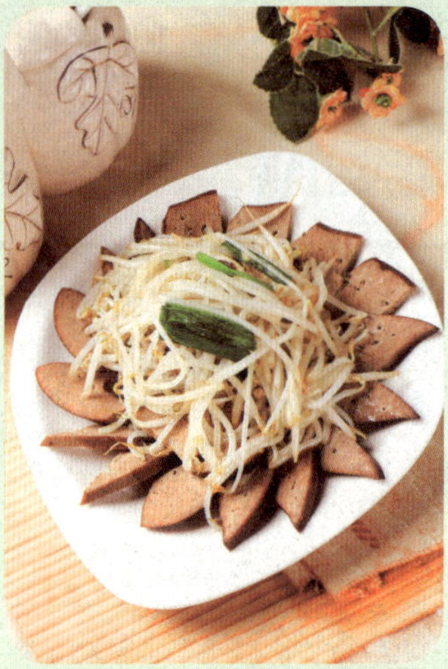

绿豆芽拌猪肝

材料

卤猪肝220克，绿豆芽200克，蒜末、葱段各少许，调料适量

扫码学做食疗

做法

①将卤猪肝切片装盘，绿豆芽焯煮至断生。②爆香蒜末、葱段，放入部分猪肝片、绿豆芽，加盐、鸡粉、生抽、陈醋、花椒油，拌入味。③取盘子，放入余下的猪肝片，摆放好，再盛入锅中的食材即可。

功效

本品可益气养血，对月经不调患者有疗效。

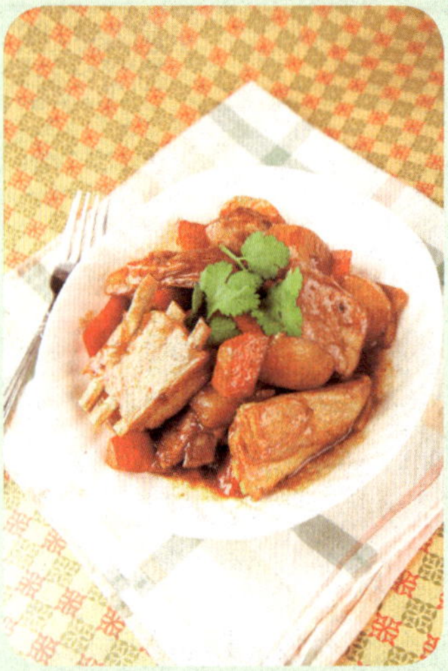

黄豆酱焖羊排

材料

羊排段320克，胡萝卜70克，土豆140克，黄豆酱30克，葱段、蒜片、姜片、香菜碎、调料各适量

扫码学做食疗

做法

①胡萝卜、土豆切块，羊排焯水。②爆香葱段、蒜片、姜片、黄豆酱，炒匀，放入羊排、料酒，炒香，加土豆、胡萝卜，炒匀。③加水、盐，煮45分钟，加鸡粉、水淀粉、芝麻油，炒匀，盛出放上香菜即可。

功效

本品有益气养血的功效，适合月经不调患者食用。

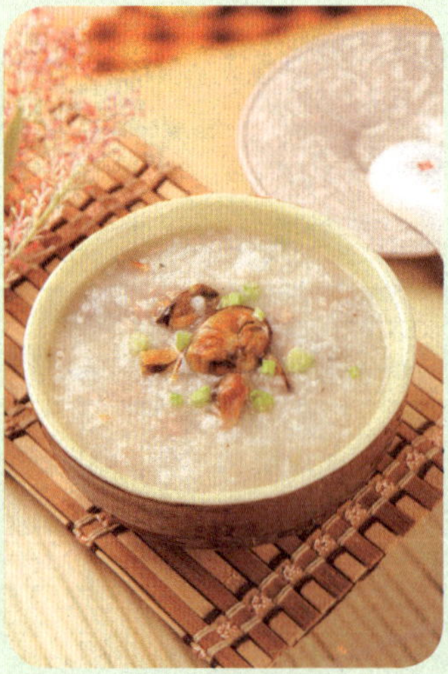

羊肉淡菜粥

材料

水发淡菜100克，水发大米200克，羊肉末10克，姜片、葱花各少许，调料适量

扫码学做食疗

做法

①砂锅中注水烧热，倒入大米，搅散，加盖，煮至熟软。②揭盖，倒入淡菜、羊肉末、姜片、葱花搅匀，加盖煮30分钟。③揭盖，放入盐、鸡粉，搅拌片刻，使食材入味，盛出装碗即可。

功效

本品可滋肝养肾，对月经不调者有一定功效。

痛经

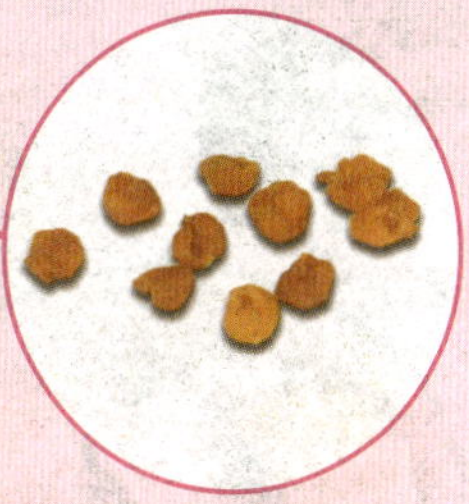

痛经是指经期前后或行经期间出现下腹部痉挛性疼痛，并有全身不适的现象。痛经分为原发性和继发性两种。经过详细妇科临床检查未能发现盆腔器官有明显异常者，称为原发性痛经，也称功能性痛经。继发性痛经则指生殖器官有明显病变者。

症状分析

女性经期或行经前后，大多开始于月经来潮或在阴道出血前数小时，周期性发生下腹部胀痛、冷痛、灼痛、刺痛、隐痛、坠痛、绞痛、痉挛性疼痛、撕裂性疼痛，疼痛延至骶腰背部，甚至涉及大腿和足部，历时0.5～2小时。疼痛部位多在下腹部，重者可放射至腰骶部或股内前侧。

注意事项

饮食上要合理营养，应进食易于消化吸收的食物，不宜吃得过饱，尤其应避免进食生冷的食品，以免加重病情。生活中忌坐卧潮湿之地，保持外阴部清洁。

生活验方

取鸡蛋2个，益母草30克，延胡索15克，放入砂锅中加入适量清水同煮，鸡蛋熟后去壳再煮片刻，去渣，吃蛋喝汤，经前1～2天开始服，每日1剂，连服5～7天。

取红花5克，生艾叶10克，放入杯内，冲入开水300毫升，盖上杯盖，20～30分钟后服下。

对症药材和食材

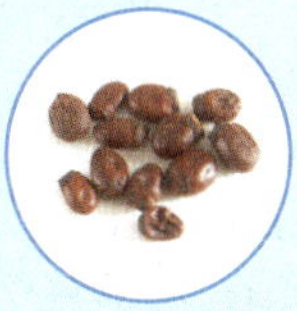

荔枝核：荔枝核具有软坚散结、理气止痛的功效，可治疗胃脘痛、痛经及产后腹痛等。

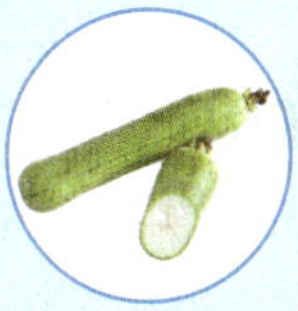

丝瓜：丝瓜有清暑凉血、解毒通便、通经络、行血脉等功效，常食对调理痛经等有帮助。

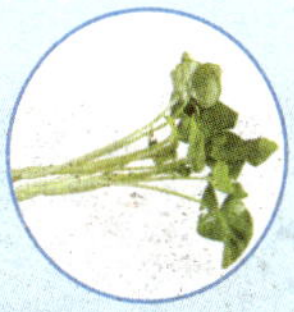

空心菜：空心菜有凉血解毒的功效，痛经患者可多食。

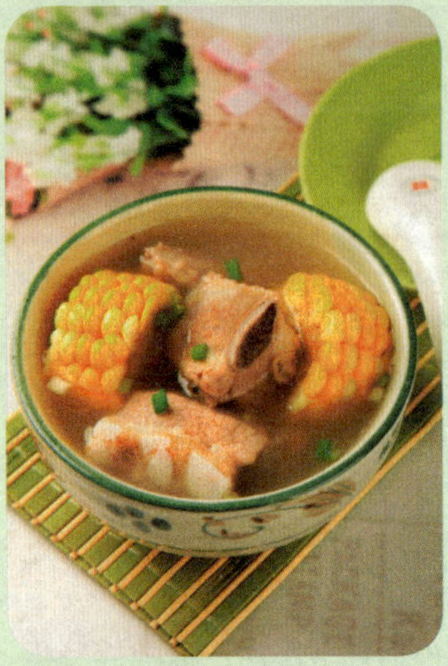

玉米排骨汤

材料

玉米段200克，排骨200克，姜片、葱花、葱段各少许，料酒8毫升，盐2克

做法

①锅中注水烧热，倒入排骨，淋入料酒，焯去血水，捞出。②锅中注水烧开，倒入玉米段、排骨、姜片、葱段，烧开后转小火煮1小时使其熟透。③加入盐，搅拌片刻，使食材入味，盛出装碗即可。

功效

本品有滋肝养肾的功效，适合痛经患者食用。

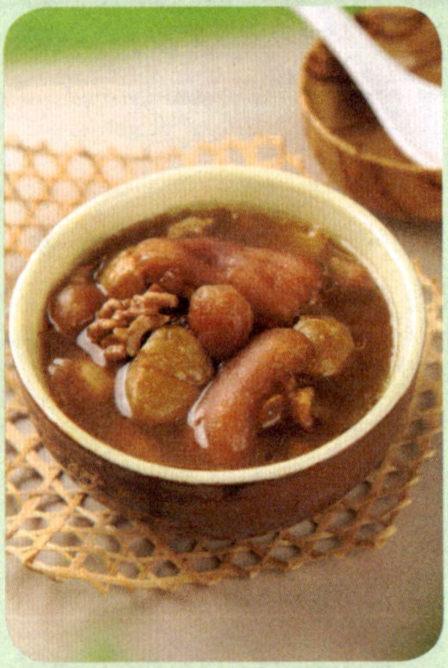

板栗桂圆炖猪蹄

扫码学做食疗

材料

猪蹄块600克，板栗肉70克，桂圆肉20克，核桃仁少许，调料适量

做法

①板栗肉对半切开，猪蹄块加料酒焯水。②砂锅中注水烧热，倒入姜片、葱段，放入核桃仁、猪蹄块、板栗肉、桂圆肉，加料酒，拌匀，加盖炖1小时。③揭盖，加入盐，拌匀至食材入味，盛出装碗即可。

功效

本品对气血不足引起的痛经有很好的功效。

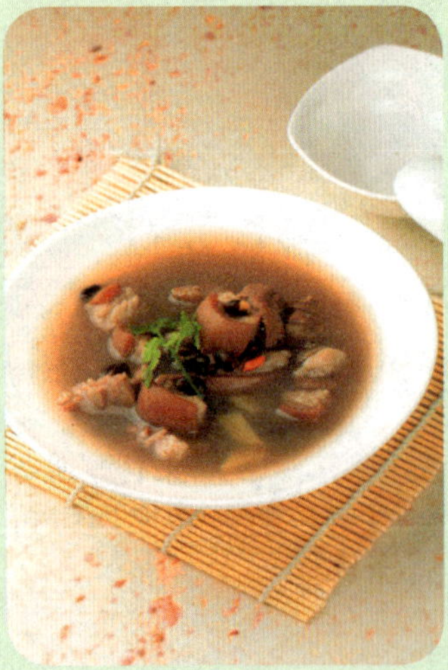

枸杞黑豆炖羊肉

扫码学做食疗

材料

羊肉400克，水发黑豆100克，枸杞10克，姜片15克，调料适量

做法

①羊肉淋入料酒焯水。②砂锅中注水烧开，倒入黑豆、羊肉、姜片、枸杞、料酒，拌匀，加盖炖至全部食材熟透。③揭盖，放入盐、鸡粉，拌匀即可。

功效

本品有健脾和胃、益气养血、暖中补虚的功效，痛经患者食用尤为适合。

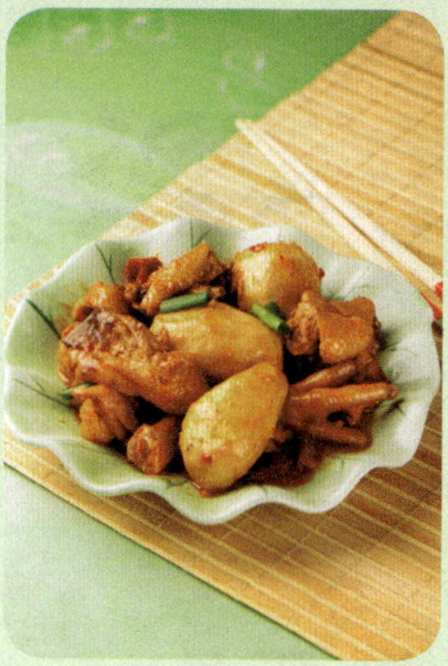

重庆芋儿鸡

扫码学做食疗

材料

小芋头300克，鸡肉块400克，干辣椒、花椒各适量，调料适量

做法

①鸡肉块焯水；芋头炸至微黄色。②爆香干辣椒、葱段、花椒、姜片、蒜末，倒入鸡肉块、豆瓣酱、生抽、料酒，炒匀。③倒入小芋头、水，煮沸，加盐、鸡粉，炒匀，焖15分钟，收汁，用水淀粉勾芡即可。

功效

本品有滋阴润燥的功效，适合痛经患者食用。

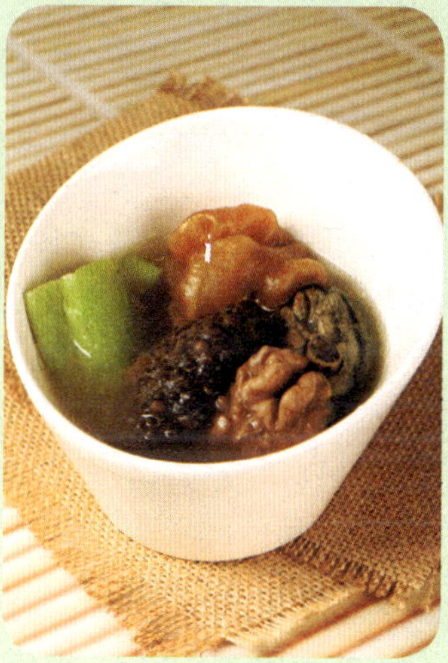

花胶海参佛手瓜乌鸡汤

扫码学做食疗

材料

乌鸡块300克，水发海参90克，佛手瓜150克，水发花胶40克，核桃仁30克，水发干贝20克，盐2克

做法

①花胶切段，海参对半切开，佛手瓜切块，乌鸡块焯水。②乌鸡块、花胶、海参、佛手瓜块、核桃仁、干贝入锅，煮约3小时。③加盐，搅拌至入味即可。

功效

本品可益气活血，对痛经患者有一定的功效。

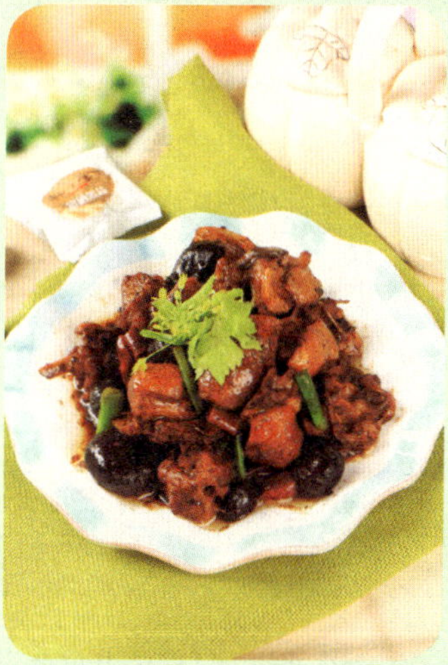

蒜香鸭块

扫码学做食疗

材料

鸭块700克，干辣椒30克，黑蒜70克，葱段少许，调料适量

做法

①鸭块焯水。②将鸭块炒至转色，倒入黑蒜、干辣椒，炒香，加入料酒、生抽、水、盐，炒匀，焖至熟软入味。③加鸡粉，炒匀，用水淀粉勾芡，炒匀至收汁，倒入葱段，炒匀，盛出装盘即可。

功效

本品有滋肝养血的功效，适合痛经患者食用。

闭经

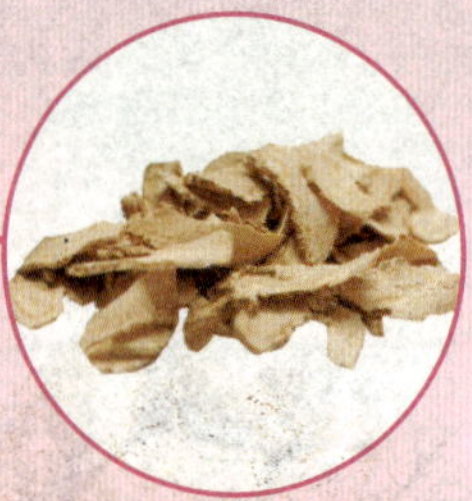

闭经是妇科疾病中常见的症状，可由不同的原因引起。通常将闭经分为原发性闭经和继发性闭经两种。凡年过18岁仍未行经者称为原发性闭经；在月经初潮以后，正常绝经以前的任何时间内(妊娠或哺乳期除外)，月经闭止超过6个月者称为继发性闭经。

症状分析

月经方面：先是行经期变得很不规则，经量会变得很多或很少，最后停经。

精神方面：出现情绪不稳定、焦虑、多疑、失眠、忧郁等。

皮肤方面：皮下组织及水分减少，变干变薄，失去光泽。

注意事项

在饮食上，患者需加强营养，可多食肉类、禽蛋类、牛奶，以及新鲜蔬菜，忌生冷食物，忌暴饮暴食。在日常生活中，患者需增强体质，注意劳逸适度，提高健康水平。

生活验方

山药90克，鸡内金30克。将两味干燥，共研细末，每服12克，每日1次，用糯米酒或黄酒送服。

当归30克，黄芪30克，生姜9克，羊肉80克。将羊肉切块，生姜切丝，当归、黄芪用纱布包好，同放砂锅内加入水适量，炖至烂熟，去药渣，调味服食，每天1次，每月连服3～5天。

对症药材和食材

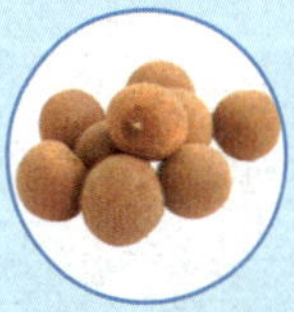

桂圆：桂圆具有温里、散寒、行气、止痛的功效，对气滞血瘀或血虚引起的闭经有很好的疗效。

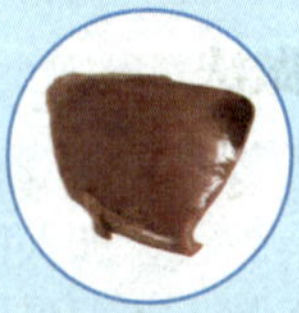

猪肝：猪肝中铁的含量非常丰富，人体的吸收利用率也很高，对闭经患者有一定功效。

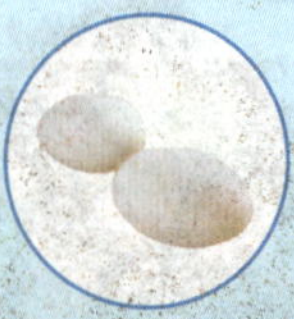

鸭蛋：鸭蛋富含蛋白质、磷脂、维生素D、钙、钾、铁、磷等营养物质，是闭经患者的食疗佳品。

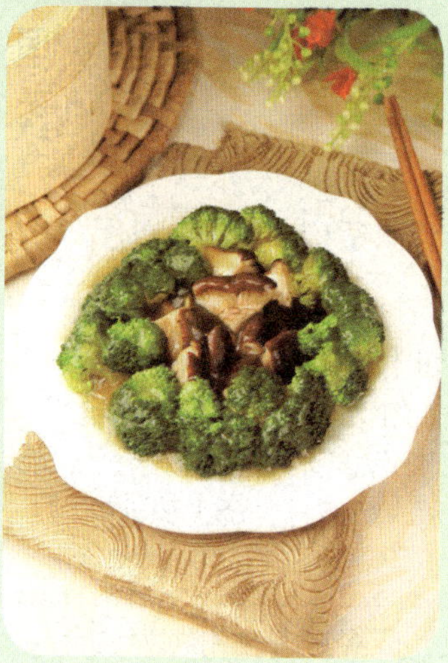

蒸香菇西蓝花

扫码学做食疗

材料

香菇100克，西蓝花100克，调料适量

做法

①香菇按十字花刀切块，取盘子，将西蓝花沿圈摆盘，放入香菇。②电蒸锅中放入食材，加盖，蒸熟，揭盖，取出，放置一边待用。③锅中注水烧开，加盐、鸡粉、蚝油、食用油拌匀，用水淀粉勾芡，拌成汤汁，浇在西蓝花和香菇上即可。

功效

本品有滋阴养肾的功效，适合闭经患者食用。

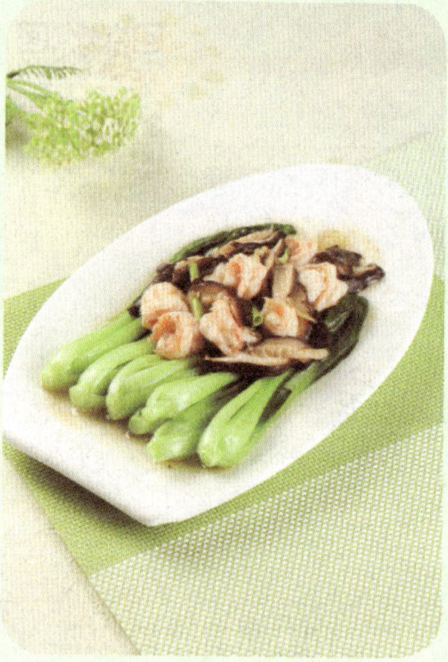

虾菇油菜心

扫码学做食疗

材料

小油菜100克，鲜香菇60克，虾仁50克，姜片、蒜末、葱段各少许，调料适量

做法

①香菇切片；虾仁挑去虾线，加盐、鸡粉、水淀粉、食用油，腌渍；小油菜、香菇加盐、鸡粉，焯水。②爆香姜片、蒜末、葱段，倒入香菇、虾仁，炒匀，淋入料酒，炒至虾呈红色，加盐、鸡粉，炒至食材熟透。③取一个盘子，摆上小油菜，盛出食材摆好即成。

功效

本品有益气养血的功效，适合闭经患者食用。

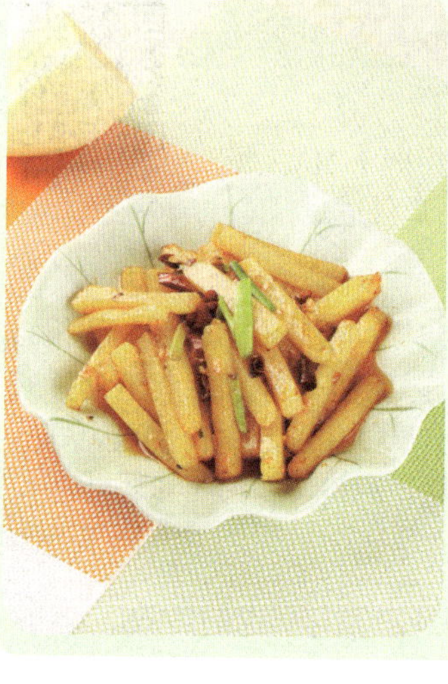

干煸土豆条

扫码学做食疗

材料

土豆350克，干辣椒、蒜末、葱段各少许，调料适量

做法

①土豆切条，加入盐、鸡粉，焯水。②用油起锅，放入蒜末、干辣椒、葱段，爆香，倒入土豆条，炒匀，放入生抽、盐、鸡粉，炒匀，淋入辣椒油，炒匀。③倒入水淀粉勾芡，将炒好的土豆条盛出装盘即可。

功效

本品可益气养血，对闭经患者有一定的功效。

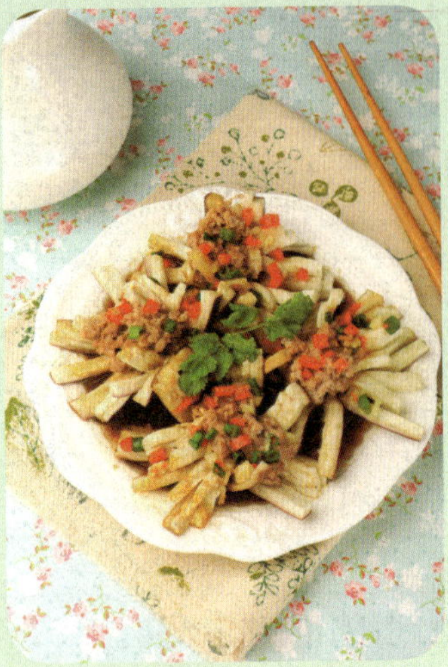

菊花茄子

扫码学做食疗

材料

茄子185克，肉末100克，姜末、葱花各少许，红椒粒35克，调料适量

做法

①茄子切段，在其一端切十字花刀；肉末中加盐、鸡粉、白胡椒粉、料酒，拌匀，腌渍。②茄子入蒸锅，蒸10分钟，取出，放上肉末。③再次入蒸锅，蒸5分钟，取出，撒葱花、姜末、红椒粒，浇上热油即可。

功效

本品有清热生津的功效，闭经患者食用尤为适合。

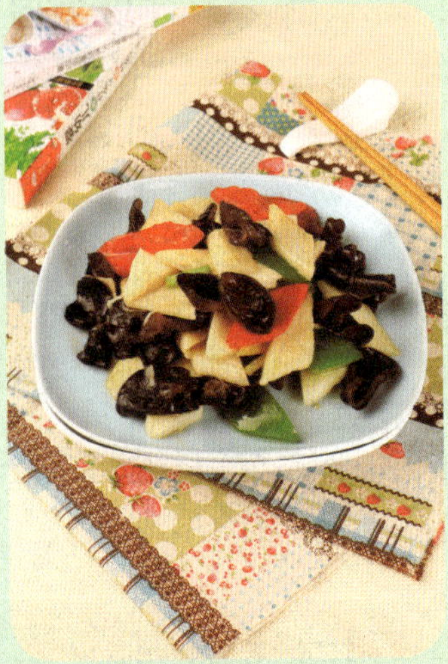

木耳山药

扫码学做食疗

材料

水发木耳80克，去皮山药200克，圆椒40克，彩椒40克，葱段、姜片各少许，调料适量

做法

①圆椒、彩椒切片；山药切片；山药、木耳、圆椒片、彩椒片焯水至断生。②爆香姜片、葱段，放入蚝油，加煮好的食材。③加盐、鸡粉，炒至入味即可。

功效

本品有益气养血的功效，适合闭经患者食用。

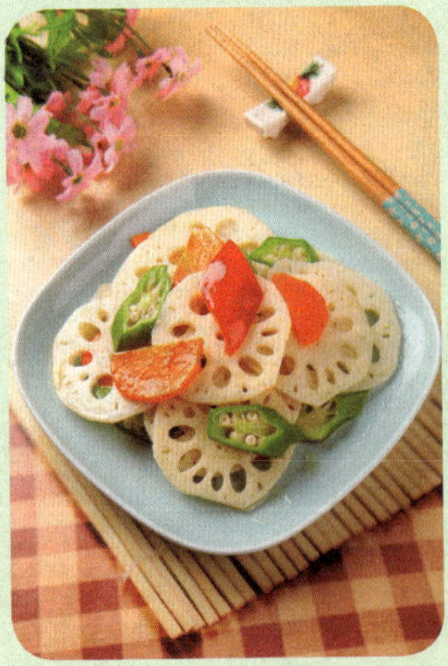

莲藕炒秋葵

扫码学做食疗

材料

去皮莲藕250克，去皮胡萝卜150克，秋葵50克，红椒10克，调料适量

做法

①胡萝卜、莲藕、红椒切片；秋葵斜刀切片。②将胡萝卜、莲藕、红椒、秋葵加油、盐，焯煮至食材断生，捞出，沥干水，装盘。③用油起锅，倒入焯好的食材，翻炒均匀，加入盐、鸡粉，炒匀入味即可。

功效

本品可凉血止血，对闭经患者有一定的功效。

崩漏

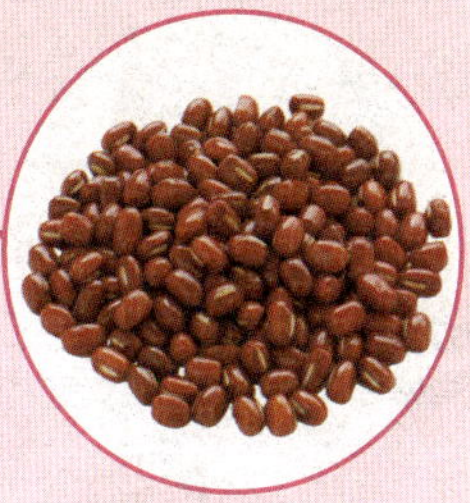

崩漏相当于西医的功能性子宫出血，是指女性非周期性子宫出血，其发病急骤，暴下如注，大量出血者为“崩”；病势缓，出血量少，淋沥不绝者为“漏”。

症状分析

脾肾阳虚型：表现为不规则的阴道出血，量多如注或者淋沥不尽、时多时少、色淡质稀、畏寒肢冷，伴有腰膝酸软、头晕耳鸣、大便稀，夜尿多。

气阴虚两型：表现为不规则的阴道出血，量多如注、时多时少，经血颜色鲜红、质稠，伴有神情乏力、头晕目眩，且有贫血的表现。

血热型：月经的先期量多或者不规则阴道出血，经色深红、质稠。

血瘀型：经血不常有，时下时止、淋沥不尽，经血颜色紫黑，伴有血块，小腹疼痛，面色灰暗，舌苔紫暗，有苔薄，脉弦细。

注意事项

患者要注意增加营养，多食含蛋白质丰富的食品及蔬菜和水果。生理期身体抵御能力较弱，不要进食生冷、辛辣刺激性食品。

生活验方

取鲜藕适量，洗净去皮，榨汁，每次服2匙，每日服3次。

取鹿蹄草30克，地榆18克，龙芽草15克。水煎服。每日1剂，连用3~5剂。此方可凉血止血、清热解毒、消肿敛疮，主治吐血、咯血、崩漏、赤白带下等症。

对症药材和食材

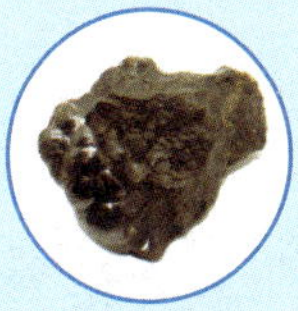

代赭石：代赭石可平肝潜阳、凉血止血，主治肝阳上亢、头晕目眩、呕吐、崩漏下血等症。

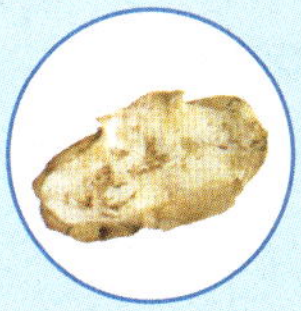

龟板：龟板可滋肾潜阳、退虚热，常用于治疗肾阴不足、久咳、咽干口燥、崩漏、带下病等症。

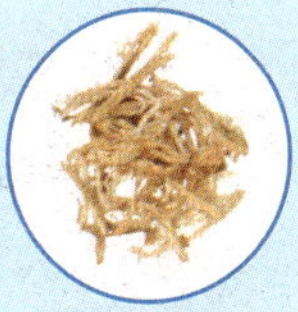

丝瓜络：丝瓜络可通经活络、利尿消肿，主治风湿痹痛、女子经闭、痰热咳嗽、便血、崩漏等症。

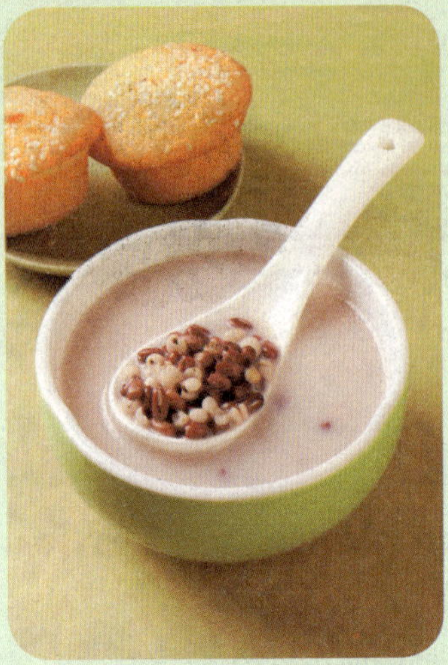

赤小豆薏米汤

材料

水发赤小豆35克，薏米20克，牛奶适量，冰糖适量

做法

①锅中注水烧开，倒入赤小豆、薏米，拌匀，加盖煮至全部食材软烂。②揭盖，倒入冰糖，搅拌至冰糖完全溶化，倒入牛奶，搅匀。③盛出装碗即可。

功效

本品可补血养颜、消肿减肥，对预防和改善贫血效果显著。

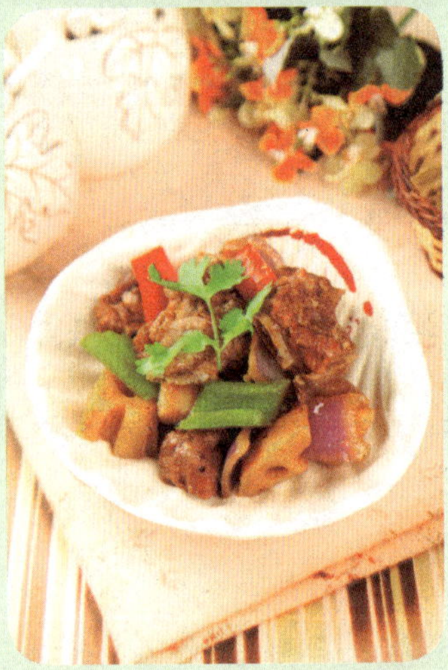

排骨酱焖藕

扫码学做食疗

材料

排骨段350克，莲藕200克，红椒片、青椒片、洋葱片各30克，调料适量

做法

①莲藕切丁，排骨焯水。②起油锅，爆香八角、桂皮、姜片，倒入排骨段、料酒、生抽，炒香，加入水、莲藕。③加盐、老抽，焖35分钟，加入青红椒片和洋葱，放入鸡粉，炒匀后用水淀粉勾芡即可。

功效

本品可益精补血，主治肾虚体弱、崩漏等症。

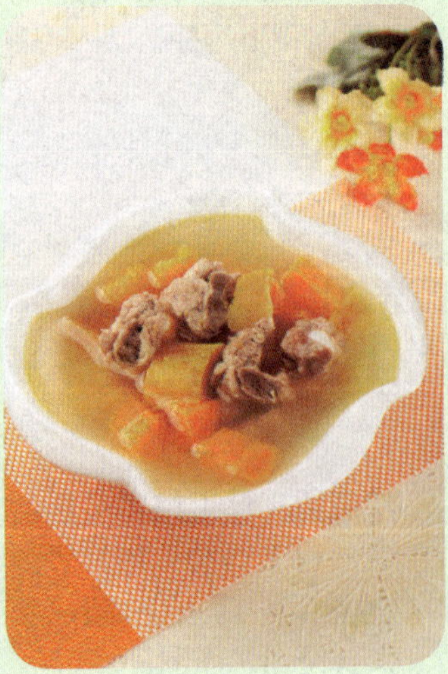

红薯炖猪排

扫码学做食疗

材料

红薯200克，排骨块250克，姜片30克，调料适量

做法

①红薯切成丁，排骨加料酒焯水。②砂锅中注水烧开，放入排骨块、红薯丁、姜片，炖至食材熟烂。③揭盖，加盐、鸡粉、食用油，搅匀调味，盛出即可。

功效

本品可补血止血、清热化瘀，适用于对血热引起的崩漏下血及其他出血症的辅助治疗。

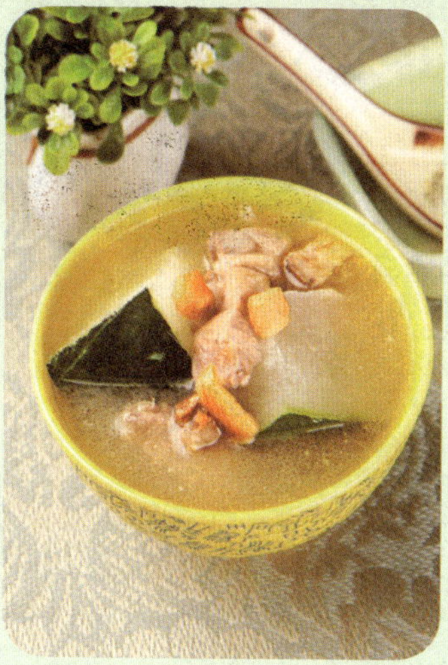

干贝冬瓜煲鸭汤

扫码学做食疗

材料

冬瓜185克，鸭肉块200克，咸鱼35克，干贝5克，姜片少许，调料适量

做法

①冬瓜切块；咸鱼切块；鸭肉块加料酒焯水；热锅注油，放入咸鱼、干贝，油炸片刻。②鸭肉块、咸鱼、干贝、姜片入锅，拌匀，加盖，煮熟。③揭盖，放入冬瓜块，续煮30分钟，加盐调味即可。

功效

本品可滋阴补血，适用于女性血虚萎黄、崩漏等症。

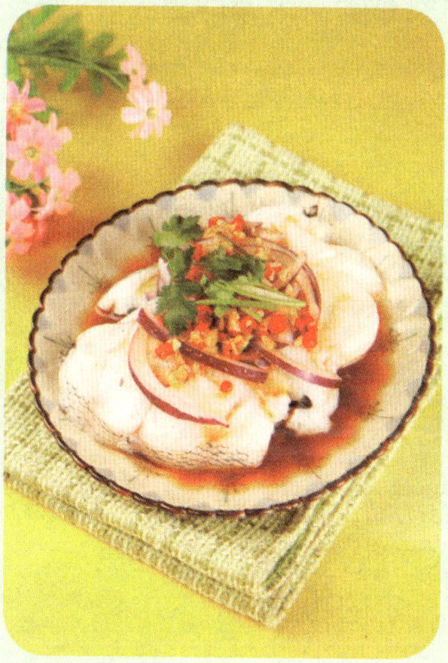

柠檬清蒸鳕鱼

扫码学做食疗

材料

鳕鱼肉270克，洋葱40克，柠檬30克，朝天椒25克，蒜末、香菜段各少许，调料适量

做法

①洋葱切丝；朝天椒切圈，加蒜末、水、生抽、蚝油、盐、白胡椒粉、柠檬汁，调匀，制成味汁。②味汁入锅煮沸，制成辣味料。③将鳕鱼肉蒸至熟透，取出，撒上洋葱丝，倒入辣味料，装饰上香菜段即成。

功效

鳕鱼可活血化瘀，对痛经、崩漏等有很好的疗效。

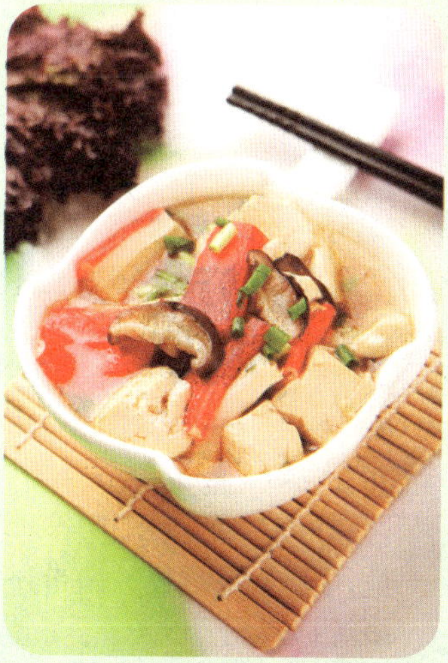

蟹柳烩豆腐

扫码学做食疗

材料

豆腐100克，蟹柳60克，金针菇、香菇各30克，调料适量

做法

①蟹柳切段，豆腐切块，金针菇切去根部，香菇切丝。②取电饭锅，加入香菇丝、蟹柳段、豆腐块、金针菇、盐、食用油、胡椒粉、陈醋，注入适量水，加盖，蒸20分钟。③盛出煮好的豆腐，装入碗中即可。

功效

本品可益气补血，对身体有很好的滋补作用。

带下病

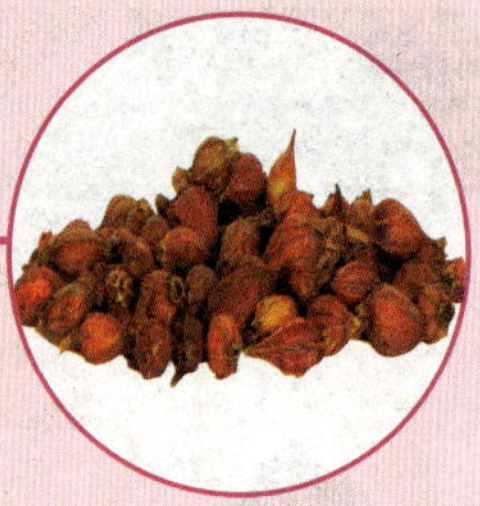

带下病指阴道分泌多量或少量的白色分泌物，有臭味及异味，色泽异常，常与生殖系统局部炎症、肿瘤或身体虚弱等因素有关。中医学认为本病多因湿热下注或气血亏虚，致带脉失约、冲任失调而成。

症状分析

带下过多： 带下量多，根据病症的不同，带下量的色、质、气味也不同，临床上常见的证型为脾阳虚弱证、肾阳不足证、湿热下注证、湿毒蕴结证等。

带下过少： 带下量明显减少，导致阴中干涩疼痛或阴部萎缩，主要证型为肝肾亏损证、血瘀津亏证。

注意事项

建议患者要保持外阴部位的清洁，使用纯棉、宽松、透气的内裤。饮食上还应该做到清淡，不要吃油腻辛辣刺激性食物，多吃一些新鲜的瓜果和蔬菜，多喝水。

生活验方

甘草3克，龙胆草9克，金银花20克，栀子、牡丹皮、泽泻各10克，蒲公英、黄柏各12克，生地黄、车前子、败酱草、土茯苓各15克，加水共煎，日服1剂，连服5天，可清热利湿、化瘀止带，对湿热下注型带下过多患者有一定的功效。

岗稔根30克，何首乌20克，菟丝子25克，炙甘草、白芷、白芍各10克，海螵蛸、白术各15克，加水共煎，每日3次，可健脾固肾、收敛止带。

对症药材和食材

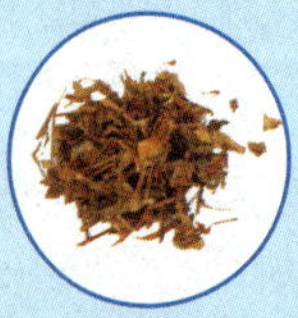

鱼腥草： 鱼腥草可清热解毒、利尿消肿，适用于治疗肺炎、水肿、淋病、白带异常、湿疹等症。

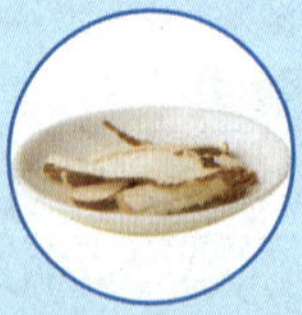

白芷： 白芷可祛风、燥湿，适用于头痛、鼻渊、寒湿腹痛、肠风痔漏、赤白带下等症。

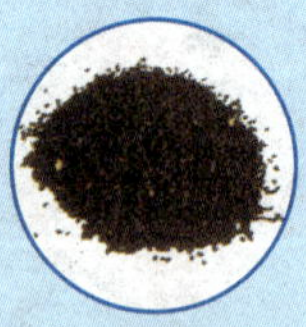

韭菜子： 韭菜子可补肝肾、暖腰膝、助阳固精，适用于小便频数、白带过多等症。

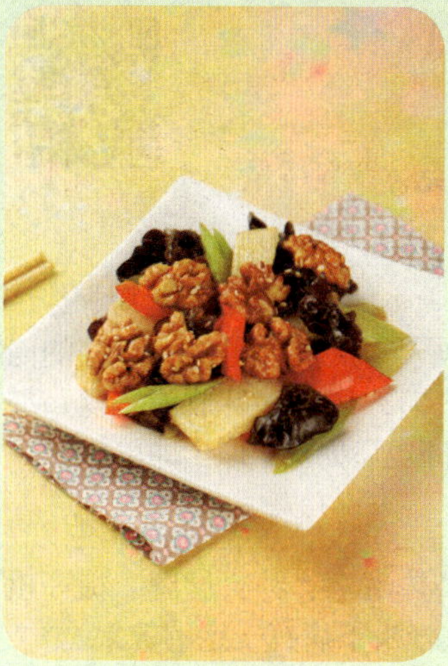

山药木耳炒核桃仁

材料

山药90克，水发木耳40克，西芹50克，彩椒60克，核桃仁30克，调料适量

做法

①山药切片；木耳、彩椒切块；西芹切块；山药、木耳、西芹、彩椒入锅，加盐、食用油，煮至断生；核桃仁炸香。②白糖、桃仁入锅，炒匀盛出，撒白芝麻。③热锅注油，倒入焯过水的食材，炒匀，加盐、生抽、白糖、水淀粉，炒匀，装盘，放上核桃仁即可。

功效

本品可益气养阴，适合带下病患者食用。

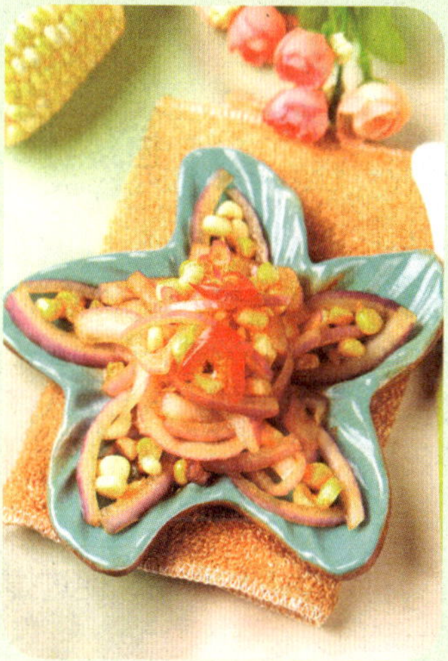

玉米拌洋葱

材料

鲜玉米粒75克，洋葱条90克，盐2克，白糖少许，生抽4毫升，芝麻油适量

做法

①玉米粒、洋葱条煮至断生。②取一个大碗，倒入食材，再倒入凉拌汁，加生抽、盐、白糖，淋入芝麻油，快速搅拌至食材入味。③盛出即成。

功效

从洋葱中分离所得的结晶物质，能杀死金黄色葡萄球菌、白喉杆菌等，可用于带下病的治疗。

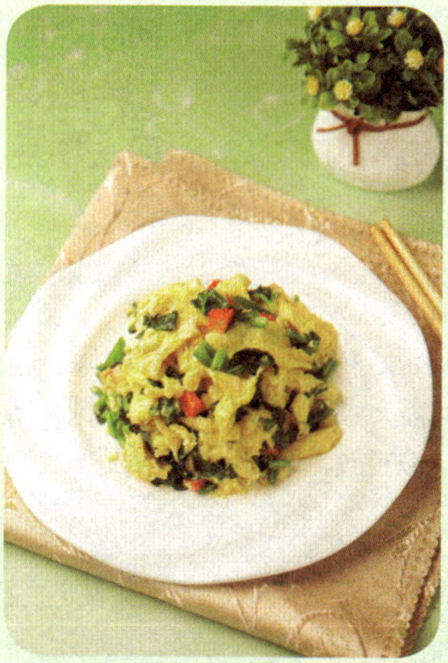

菠菜炒鸡蛋

材料

菠菜65克，鸡蛋2个，彩椒10克，盐2克，鸡粉2克，食用油适量

做法

①彩椒切丁；菠菜切成粒；鸡蛋打入碗中，加盐、鸡粉，打散。②用油起锅，倒入蛋液，炒匀，加彩椒，炒匀。③倒入菠菜粒，炒至食材熟软，盛出即可。

功效

菠菜能滋阴润燥、通利肠胃、补血止血、泻火下气，对缓解盆腔炎、带下病有一定的功效。

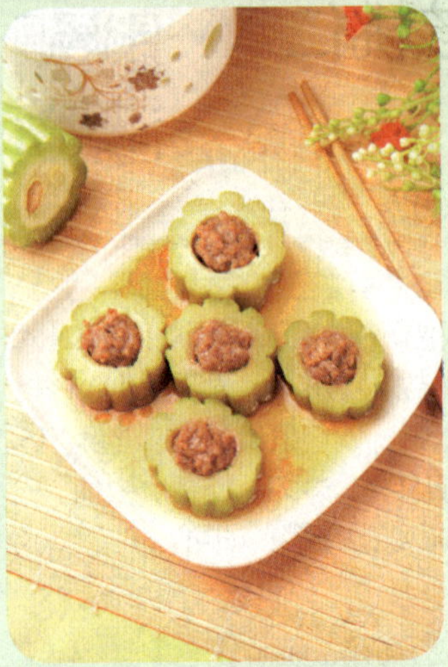

蒸肉末酿苦瓜

扫码学做食疗

材料

苦瓜段130克，肉末50克，调料适量

做法

①把肉末放入碗中，淋上生抽、料酒，加鸡粉、盐，拌匀，腌渍；蒸盘中放入苦瓜段，再放入腌好的肉末，待用。②备好电蒸锅，烧开水后放入蒸盘，加盖，蒸至食材熟透。③断电后揭盖，取出即可。

功效

苦瓜具有清暑除烦、清热解毒、补肾健脾、提高机体免疫力的功效，对减轻带下病有一定的效果。

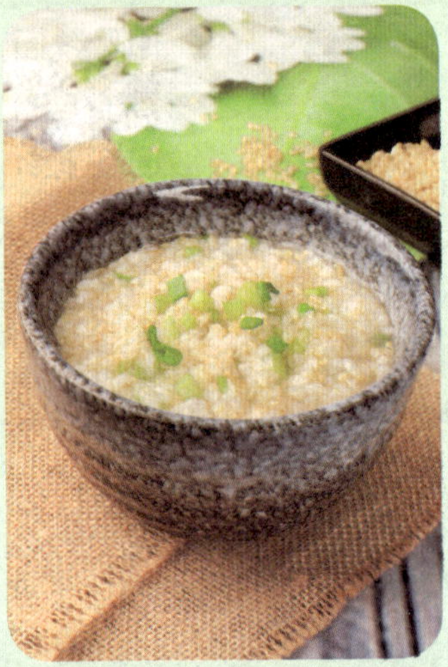

芹菜糙米粥

扫码学做食疗

材料

水发糙米100克，芹菜30克，葱花少许

做法

①芹菜切碎，待用。②砂锅中注水烧热，倒入糙米搅散，加盖，大火煮开后转小火煮约45分钟，掀开盖，倒入芹菜拌匀，续煮片刻。③将煮好的粥盛出装入碗中，撒上葱花即可。

功效

芹菜含有大量的粗纤维，可刺激胃肠蠕动，促进排便，对于带下病患者有一定的功效。

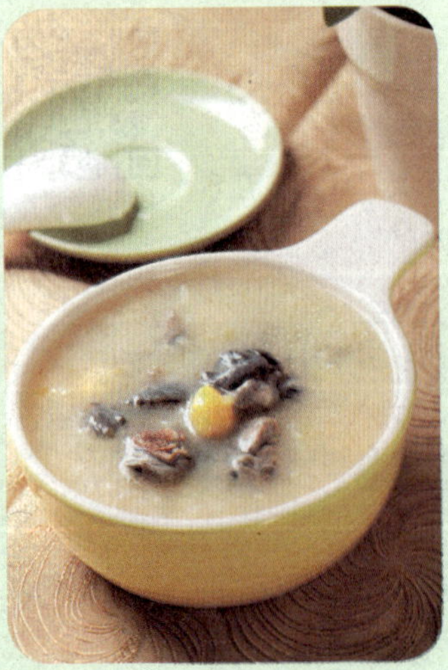

白果莲子乌鸡粥

扫码学做食疗

材料

水发糯米120克，白果25克，水发莲子50克，乌鸡块200克，调料适量

做法

①乌鸡块加盐、鸡粉、料酒，拌匀，腌渍。②白果、莲子、糯米入锅，搅匀，加盖，煮30分钟，揭盖，倒入乌鸡块，搅匀，煮至熟透。③加盐、鸡粉调味即可。

功效

本品具有补肾养血、调经止带的功效，对女性月经不调、白带过多有较好的疗效。

慢性盆腔炎

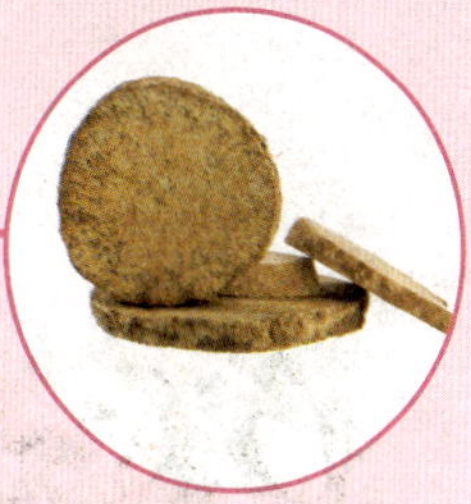

盆腔炎是指女性盆腔器官组织发生的炎症性病变，包括子宫内膜炎、输卵管炎、输卵管卵巢脓肿和盆腔腹膜炎，一般以子宫内膜炎和输卵管炎为多见，下腹部持续性疼痛和白带增多为其主要症状。

症状分析

临床上主要表现为低热、疲乏，下腹部坠胀疼痛；白带增多，呈黄色或淡黄色水样，有臭味；伴有月经不调，月经期延长，严重者会造成输卵管因炎症粘连而导致不孕。中医分为湿热蕴结、气滞血瘀、寒凝血瘀三型。

注意事项

育龄妇女应注意个人卫生，勤换衣裤床单，保持外阴清洁。饮食宜清淡，忌食辛辣刺激性食物，忌食肥甘厚味，忌食生冷，多锻炼，增强体质，增强抵抗力。

生活验方

川芎5克，当归、延胡索、川楝子各10克，地丁草、重楼、虎杖各15克，水煎服，每日1剂，可疏肝理气、活血化瘀、清利湿热。

制大黄（后下）6克，生蒲黄（包）12克，皂角刺、生黄芪各20克，水煎服，每日1剂，可益气生肌、活血化瘀、脱毒排脓。

对症药材和食材

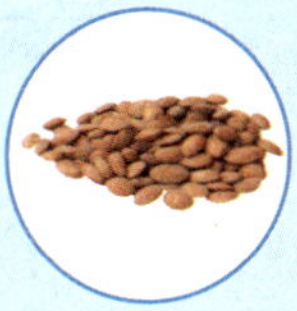

桃仁：桃仁具有破血行瘀、润燥滑肠的功效，对气滞血瘀气虚血瘀型慢性盆腔炎患者有很好的功效。

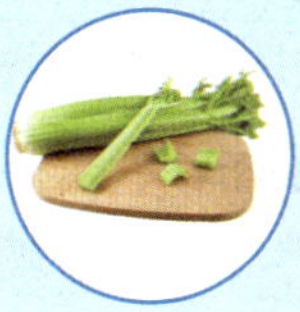

芹菜：芹菜含铁量较高，有养血补血之效，对经血量多、有血块、小腹胀痛或刺痛等症有较好的疗效，适合气滞血瘀型慢性盆腔炎患者食用。

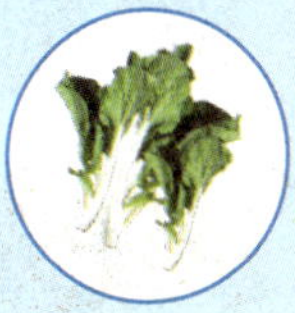

小白菜：小白菜中所含的矿物质能加速人体的新陈代谢和增强机体的造血功能，活血化瘀，适合慢性盆腔炎患者食用。

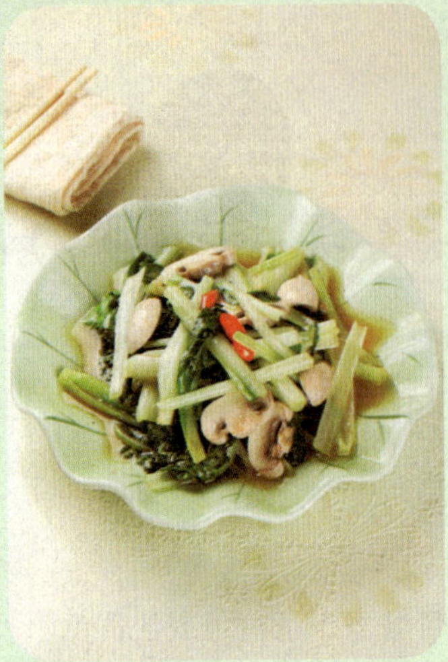

椒油小白菜

扫码学做食疗

材料

小白菜250克，口蘑50克，朝天椒末少许，调料适量

做法

①小白菜切段；口蘑切片，口蘑加盐、食用油，焯水。②小白菜入锅，炒至变软，放入生抽、水，加鸡粉、盐，炒匀。③倒入口蘑，撒上朝天椒末，炒匀，待汤汁将沸时淋入花椒油、水淀粉，拌匀即成。

功效

本品能活血化瘀，适合盆腔炎患者食用。

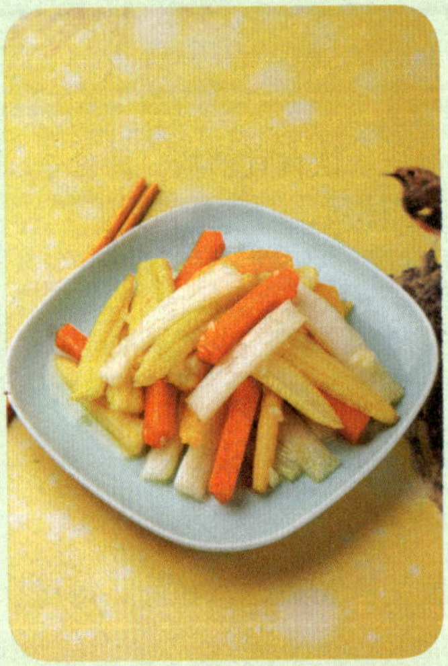

胡萝卜炒玉米笋

扫码学做食疗

材料

玉米笋160克，白菜梗40克，胡萝卜50克，彩椒20克，蒜末少许，调料适量

做法

①玉米笋对半切开；白菜梗切丝；胡萝卜切条；彩椒切丝；胡萝卜条、玉米笋、白菜丝、彩椒丝加食用油，煮至断生。②爆香蒜末，倒入焯过水的食材，炒匀。③加盐、白糖、鸡粉、水淀粉，炒匀即成。

功效

本品有杀菌作用，对减轻盆腔炎的炎症有疗效。

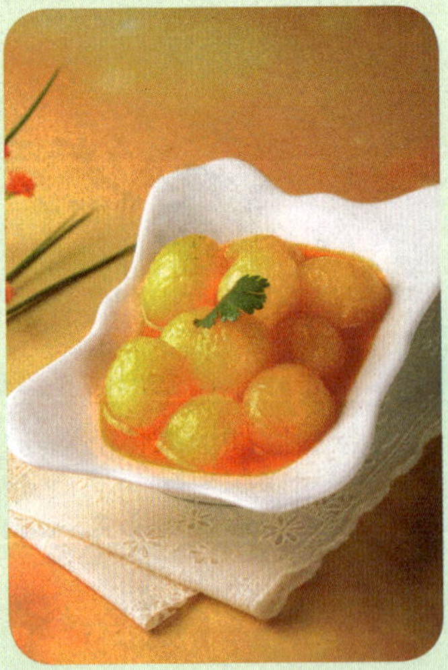

果味冬瓜

扫码学做食疗

材料

冬瓜600克，橙汁50克，蜂蜜15克

做法

①冬瓜去除瓜瓤，掏取果肉，制成冬瓜丸子；锅中注入水烧开，倒入冬瓜丸子，拌匀，用中火煮约2分钟，至其断生后捞出。②冬瓜丸子放入碗中，倒入橙汁、蜂蜜，拌匀至其入味。③盛出，摆放整齐即成。

功效

本品有通淋利尿、清热解毒的功效，适合盆腔炎患者食用。

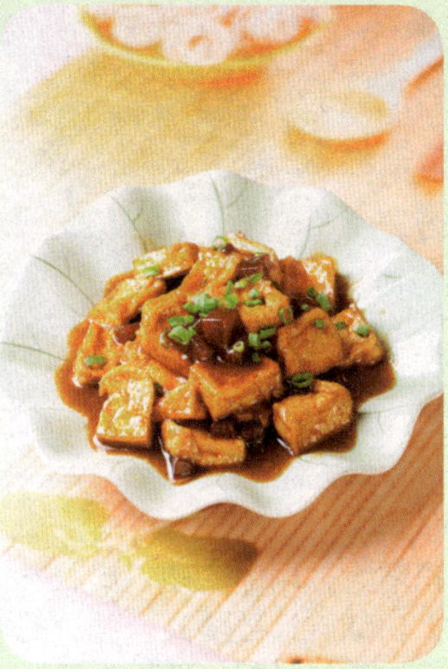

山楂豆腐

材料

豆腐350克，山楂糕95克，姜末、蒜末、葱花各少许，调料适量

做法

①将山楂糕切块；豆腐切块，炸1分30秒，再放入山楂糕，炸干水分。②爆香姜末、蒜末，注水，加生抽、鸡粉、盐、陈醋、白糖、炸好的食材，炒匀。③淋入老抽、水淀粉，炒匀，装盘，撒上葱花即可。

功效

豆腐营养效价较高，适合盆腔炎患者食用。

扫码学做食疗

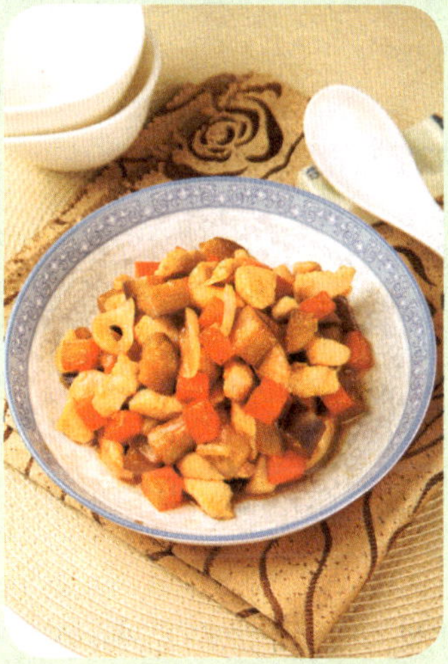

胡萝卜鸡肉茄丁

材料

去皮茄子100克，鸡胸肉200克，去皮胡萝卜95克，葱段、蒜片各少许，调料适量

做法

①茄子、胡萝卜切丁；鸡胸肉切丁，加盐、料酒、水淀粉、食用油，拌匀，腌渍入味。②鸡肉丁入锅，炒至转色，盛出。③胡萝卜丁、葱段、蒜片、茄子丁、料酒、水、盐入锅，炒匀，焖至食材熟软，放入鸡肉丁、蚝油、胡椒粉、生抽、白糖，炒匀即可。

功效

本品可温中益气，适合寒湿凝滞型盆腔炎患者食用。

扫码学做食疗

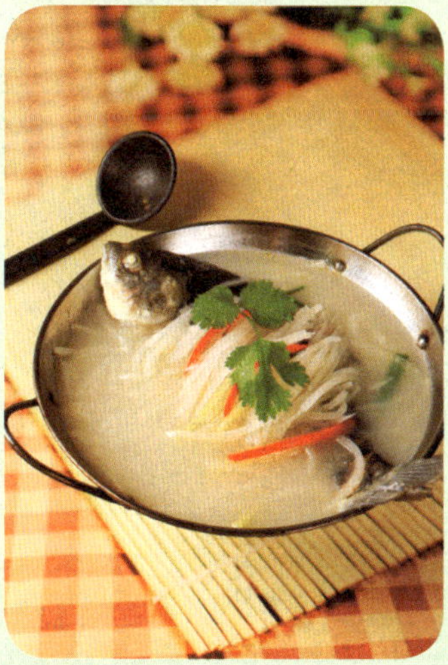

银丝鲫鱼

材料

鲫鱼800克，去皮白萝卜200克，红彩椒20克，姜丝、葱段、香菜各少许，调料适量

做法

①白萝卜、红椒切丝；鲫鱼划花刀，抹盐、料酒，腌渍。②鲫鱼煎1分钟，加姜丝、料酒、水、白萝卜丝，拌匀，加盖煮熟。③揭盖，加红椒丝、盐、鸡粉、胡椒粉、葱段，拌匀，盛出，撒上香菜即可。

功效

本品适用于湿热瘀结及气虚血瘀型盆腔炎。

扫码学做食疗

急性乳腺炎

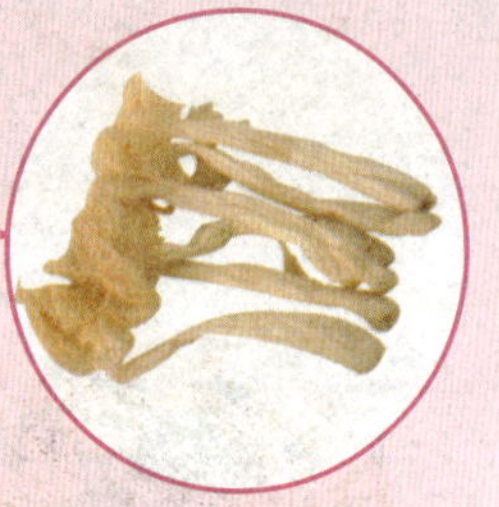

急性乳腺炎是乳腺管内和周围结缔组织炎症，多发生于产后哺乳期的女性，尤其是初产妇更为多见。哺乳期的任何时间均可发生，但以产后3～4周最为常见，故又称产褥期乳腺炎。

症状分析

起病时常有高热、寒战等全身中毒症状，患侧乳房体积增大，局部变硬，皮肤发红，有压痛及搏动性疼痛。患侧的腋淋巴结常有肿大，白细胞计数增高。脓肿的临床表现与其位置的深浅有关，位置浅时，早期有局部红肿、隆起，而深部脓肿早期时以局部疼痛和全身性症状为主。

注意事项

急性乳腺炎初期和成脓期（胃热壅盛型）宜选择具有清热通乳作用的食物，如猪蹄、丝瓜、赤小豆、绿豆、油菜等。乳腺炎患者早期应注意休息，暂停母乳喂养，清洁乳头、乳晕，设法使乳汁排出（用吸乳器或用嘴吮吸），哺乳期避免乳汁淤积。

生活验方

米酒1～2匙，鲜橙汁半碗，将米酒加入鲜橙汁搅拌即可饮服，每日2次，适用于急性乳腺炎早期患者。

青皮、熟牛蒡子各15克，蒲公英30克，水煎服，每日1剂，适用于急性乳腺炎早期患者。

对症药材和食材

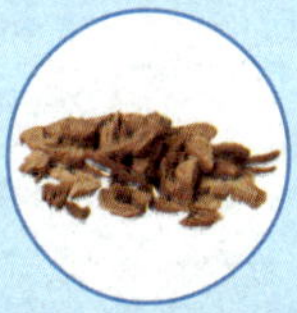

木香：木香具有行气止痛、健脾消食、抑菌杀菌的功效，可缓解肝气郁结所引起的乳房胀痛、内生结节症状。

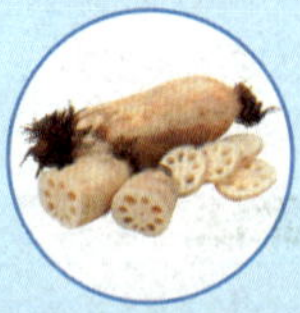

莲藕：莲藕含有丰富的丹宁酸，有“活血而不破血，止血而不滞血”的功效，非常适合乳腺炎患者食用。

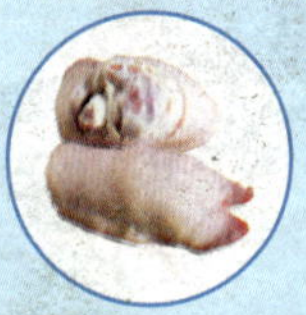

猪蹄：猪蹄有补虚弱、填肾精的功效，适合乳腺炎患者食用。

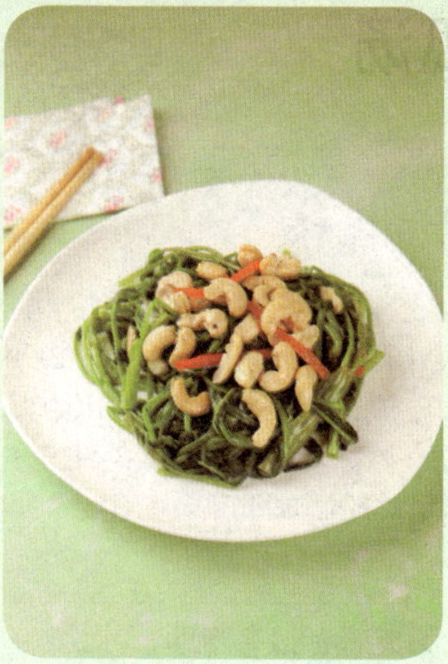

腰果炒空心菜

材料

空心菜100克，腰果70克，彩椒15克，蒜末少许，调料适量

做法

①彩椒切丝；腰果加食粉，略煮一会儿；空心菜焯水。②将腰果炸香。③爆香蒜末，倒入彩椒丝、空心菜，炒匀，加盐、白糖、鸡粉，用水淀粉勾芡，盛出装盘，点缀上熟腰果即成。

功效

本品可通便解毒，适合乳腺炎患者食用。

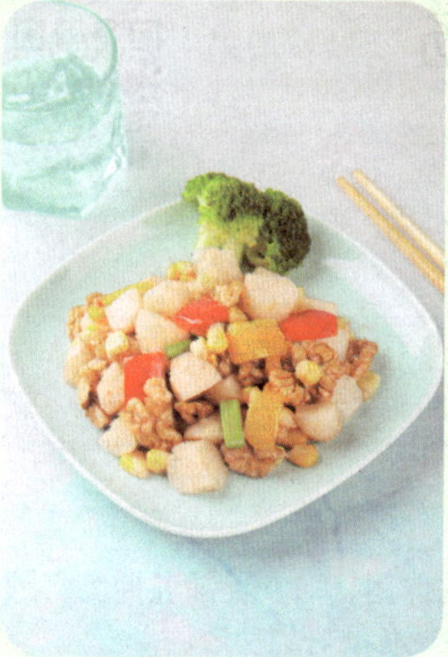

马蹄玉米炒核桃

材料

马蹄肉200克，玉米粒90克，核桃仁50克，彩椒35克，葱段少许，调料适量

做法

①马蹄肉切块，彩椒切块。②将玉米粒煮至断生，倒入马蹄肉、食用油、彩椒、白糖，拌匀，捞出，沥干水分。③爆香葱段，放入焯过水的食材、核桃仁，炒匀，加入盐、白糖、鸡粉、水淀粉，炒入味即可。

功效

马蹄可利尿通便，对急性乳腺炎有很好的功效。

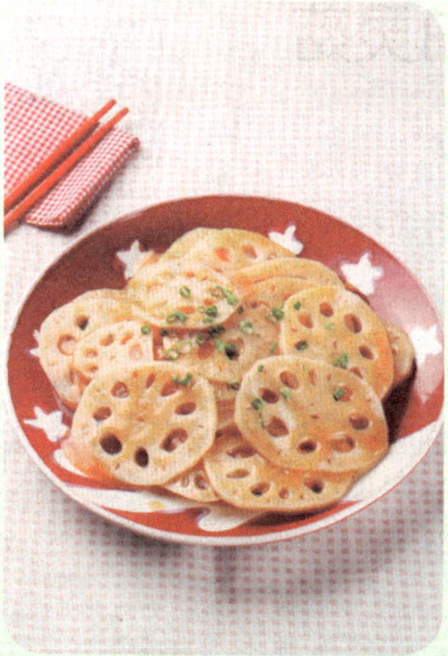

糖醋藕片

材料

莲藕350克，葱花少许，调料适量

做法

①莲藕切成片，加白醋，焯熟后捞出备用。②用油起锅，注入水，放入葱花、白糖、盐、白醋，再加入番茄汁，拌匀，倒入水淀粉勾芡。③放入藕片，拌炒匀，将炒好的藕片盛出，装盘即可。

功效

莲藕含有丰富的丹宁酸，非常适合乳腺炎患者食用。

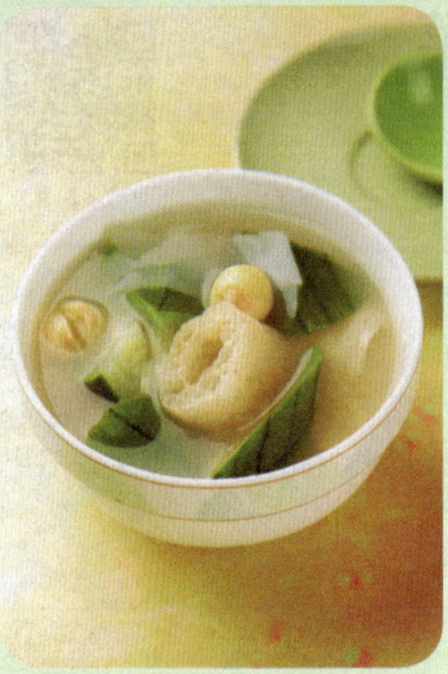

竹荪莲子丝瓜汤

材料

丝瓜120克，玉兰片140克，水发竹荪80克，水发莲子120克，调料适量

扫码学做食疗

做法

①竹荪切段，玉兰片切成小段，丝瓜切成滚刀块。②砂锅中注水烧热，倒入高汤，放入莲子、玉兰片，用中火煮约10分钟，倒入丝瓜块、竹荪段，用小火续煮约15分钟至食材熟透。③加入盐、鸡粉调味即可。

功效

本品可解毒通便，对乳腺炎患者很有帮助。

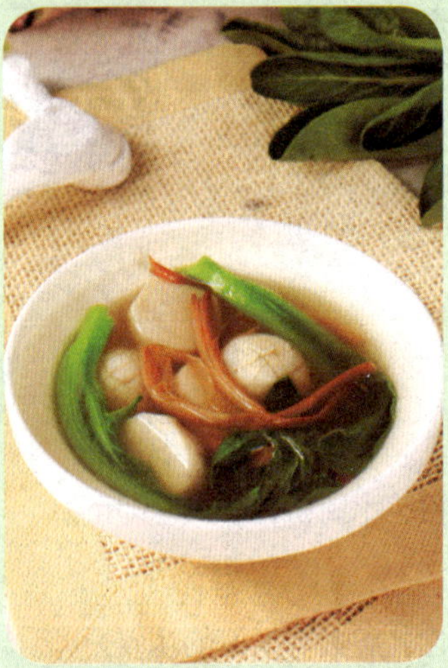

黄花菜鱼丸汤

材料

鱼丸200克，水发黄花菜150克，菜心100克，姜片、葱段各少许，调料适量

扫码学做食疗

做法

①鱼丸对半切开，打上花刀。②爆香姜片、葱段，注水，加鱼丸、黄花菜，加盐、鸡粉，拌匀，加盖，煮熟。③揭盖，加菜心、胡椒粉、芝麻油，拌匀即可。

功效

黄花菜具有清热通乳的作用，对女性哺乳期乳房护理不当引起的急性乳腺炎有很好的功效。

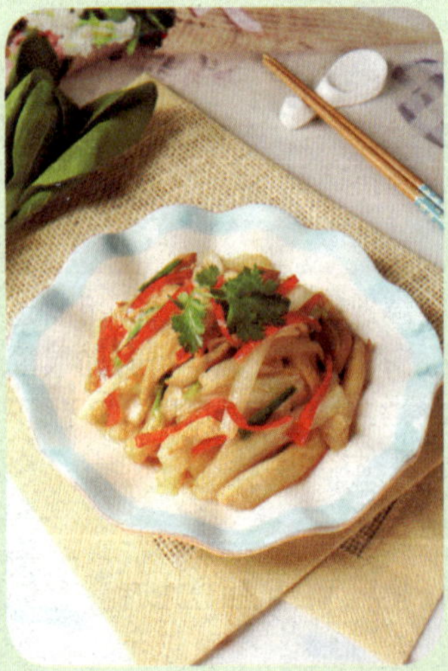

鸡丝白菜炒白灵菇

材料

白灵菇200克，白菜200克，鸡肉150克，红椒30克，蒜片、葱段各少许，调料适量

扫码学做食疗

做法

①白灵菇、白菜切条，红椒、鸡肉切丝。②白菜丝焯熟，白灵菇焯熟。③用油起锅，倒入鸡肉丝、蒜片炒香，放入白灵菇、生抽、白菜丝、红椒丝炒匀，加入盐、鸡粉、葱段、水淀粉、芝麻油，炒匀即可。

功效

本品可增强人体免疫力，适合乳腺炎患者食用。

乳腺增生

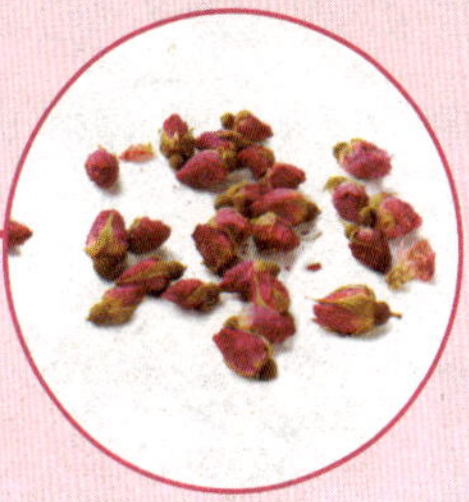

乳腺增生是一种乳腺组织既非炎症也非肿瘤的异常增生性疾病，乃女性常见的多发病之一。

症状分析

肝郁痰凝型：乳腺肿块随喜怒消长，有疼痛，胸胁满闷，烦躁易怒，失眠多梦，烦热口干，纳呆食少，舌胖、苔白或腻，脉弦。

冲任失调型：乳腺有肿块，经前胀硬，经后便软，月经不调、经量少、经色淡，神倦体乏，腰腿酸软，舌红、苔白而少，脉细。

注意事项

患者饮食上应选择疏肝理气、化痰消咳的药材和食材，如青皮、橘皮、柴胡、川楝子、佛手等；多进食富含纤维素的食物，如谷类、豆类的皮，以及各种蔬菜等；多食含碘的食物，如海藻、海带、干贝、海参等。

生活验方

丹参、青皮、三棱各9克，白芍、柴胡、香附、郁金各12克，黄芪、白花蛇舌草各15克，夏枯草、生牡蛎（先煎）各30克，水煎服，每日1剂，分2次服用。

瘦猪肉65克，鳖甲65克，海带65克，鳖甲切块，海带浸泡切块，加水共煮熟，加盐、麻油调味，每日1例，分2次温服。

对症药材和食材

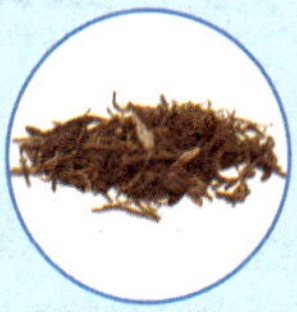

青皮：青皮可理气散结、行气止痛，对乳房有结节、胸胁刺痛、经前乳房胀痛明显的乳腺增生患者有很好的治疗效果。

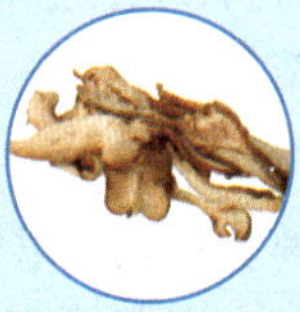

佛手：佛手有行气止痛、活血化瘀、宽胸散结的功效，对乳腺增生患者颇有疗效。

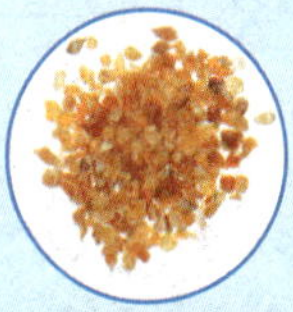

薤白：薤白具有通阳散结、行气止痛的功效，对胸胁刺痛、心痛彻背、小腹冷痛、乳房胀痛等症均有疗效。

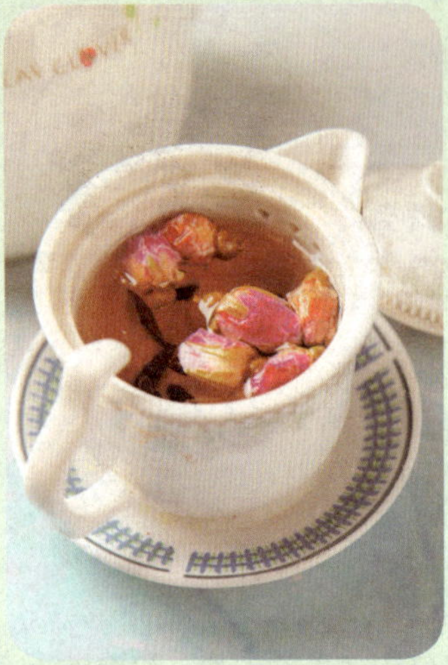

玫瑰香附茶

扫码学做食疗

材料

玫瑰花1克，香附3克，冰糖少许

做法

①取一个茶杯，倒入香附、玫瑰花、冰糖。②注入适量开水，加盖，泡约10分钟至药材析出有效成分。③揭盖，趁热饮用即可。

功效

本品可理气解郁、调经止痛，主治肝郁气滞引起的胸胁痞满、脘腹胀痛、疝气疼痛、月经不调、经行腹痛、闭经、崩漏带下、乳腺增生等症。

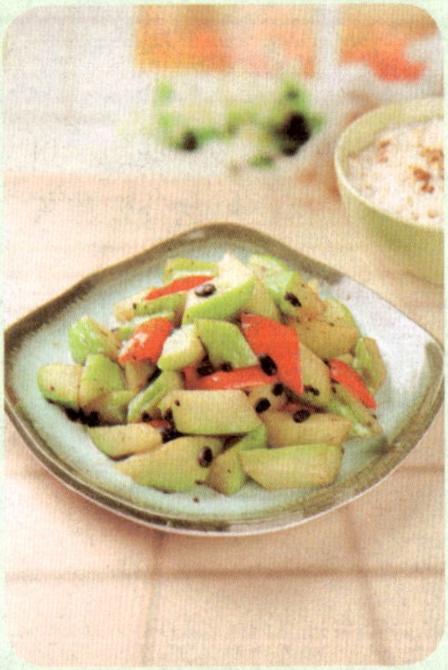

豉香佛手瓜

扫码学做食疗

材料

佛手瓜500克，彩椒15克，豆豉少许，调料适量

做法

①佛手瓜、彩椒切块，加盐、食用油、水，煮至断生。②爆香豆豉，放入佛手瓜块、彩椒块，炒匀。③加盐、鸡粉、白糖、水淀粉，炒至食材熟透即可。

功效

本品可疏肝解郁、行气止痛、软坚散结，适合于肝郁气滞型乳腺增生患者食用。

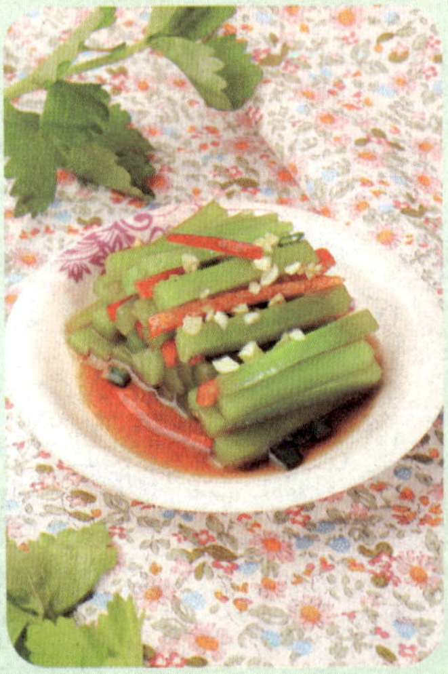

凉拌莴笋条

扫码学做食疗

材料

莴笋170克，红椒20克，蒜末少许，调料适量

做法

①莴笋切段，再切片，改切成条；红椒切开，再切粗丝。②锅中注水烧开，倒入莴笋条、盐，焯煮约2分钟，捞出，沥干水分。③将莴笋条装入碗中，再撒上红椒丝，拌匀，倒入蒜末，拌匀，放入陈醋、生抽，拌匀，放入芝麻油，加入盐，撒上鸡粉，拌入味即可。

功效

本品适用于乳房发育不良或乳腺增生患者。

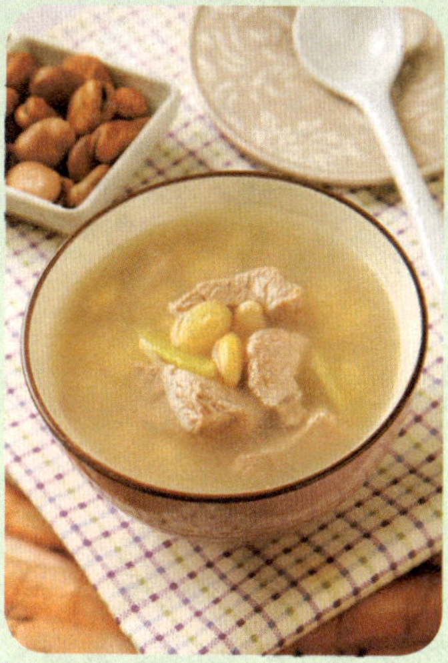

白扁豆瘦肉汤

扫码学做食疗

材料

白扁豆80克，瘦肉块100克，调料适量

做法

①锅中注水烧开，倒入瘦肉块，汆去血水，捞出，沥干水分。②砂锅中注水烧热，倒入白扁豆、瘦肉块、姜片，搅匀，加盖，大火烧开后转小火煮1小时至熟透。③揭盖，放入少许盐，搅拌至食材入味，关火，将煮好的汤盛出，装入碗中即可。

功效

本品可散瘀止痛，适用于乳腺增生患者食用。

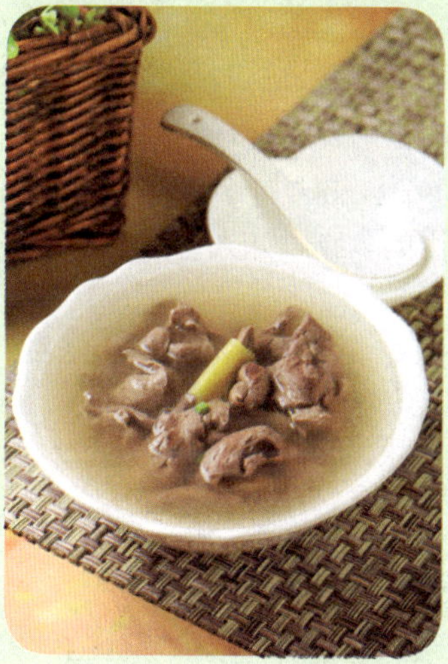

莪术猪心汤

扫码学做食疗

材料

猪心300克，莪术、姜片各少许，盐、鸡粉、料酒各适量

做法

①猪心切薄片，淋入料酒，煮约1分钟。②砂锅中注水烧开，倒入莪术、姜片，放入猪心，淋入料酒，加盖，煮至食材熟透。③揭盖，加盐、鸡粉，拌匀，续煮至食材入味，盛出装入碗中即可。

功效

本品可消积止痛，适用于乳腺增生患者食用。

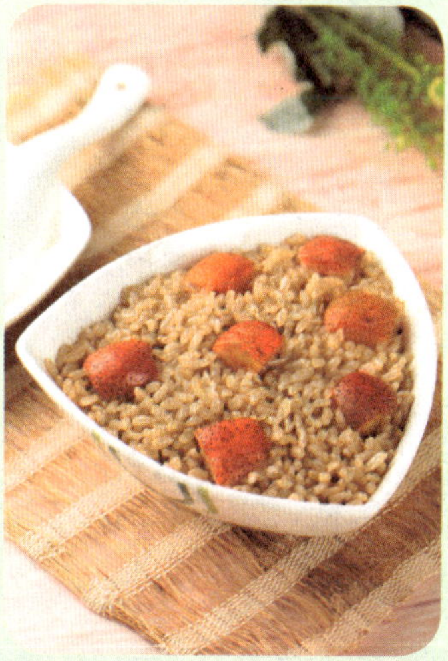

山楂黄精糙米饭

扫码学做食疗

材料

水发大米、水发糙米各90克，山楂50克，黄精6克

做法

①山楂切开，去除果核；黄精切块。②砂锅中注水烧开，放入黄精，煮约20分钟，滤取汁水装碗，加入糙米、大米，搅匀。③取一蒸碗，倒入拌好的食材，铺平整，撒上山楂；蒸锅中放入蒸碗，蒸40分钟即可。

功效

本品适用于肝气瘀滞所致乳腺增生患者食用。

子宫脱垂

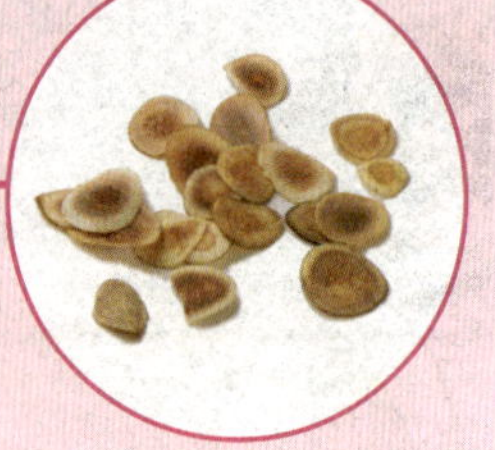

子宫脱垂是指子宫从正常位置沿阴道下降，子宫颈外口达坐骨棘水平以下，甚至子宫全部脱出于阴道口外。中医认为是脾、肾气虚下陷或湿热下注所致。

症状分析

气虚型：子宫下移或脱出阴道口外，阴道壁松弛胀出，过劳加重，小腹下坠，面色无华，体乏，懒言，尿频，带下量多，色淡、质稀，舌淡、苔薄，脉缓弱。

肾虚型：子宫下脱，久而不愈，头晕耳鸣，腰腿酸软、冷痛，小腹下坠，尿频，夜尿，带下稀，舌淡，脉沉弱。

注意事项

患者生活中应特别注意劳逸结合，避免过度疲劳，同时更要注意保持心情舒畅，减少精神负担，排除紧张、焦虑、恐惧的心情。饮食上，患者可多食高蛋白食物，如瘦肉类、鸡、蛋类等；多食具有补气、补肾作用的食物，如人参、党参、黄芪等。

生活验方

当归、炙升麻各10克，益母草、党参、炒枳壳各15克，炙黄芪30克，水煎服，每日1剂，煎2次，分开饮服，10天为1个疗程，服1~3个疗程。

升麻10克，川枳实15克，党参20克，大枣5枚，水煎服，每日1次，7天为1个疗程。

对症药材和食材

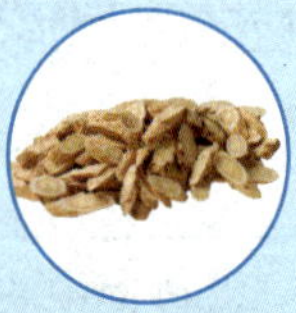

黄芪：黄芪可补气固表、利水消肿，适用于治疗慢性衰弱、中气下陷所致的脱肛、子宫脱垂、内脏下垂、崩漏带下等症。

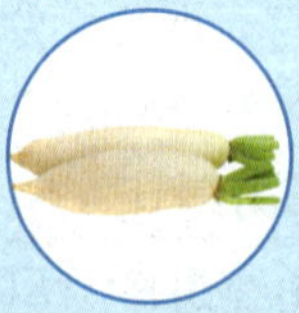

白萝卜：白萝卜有补气养血、清热生津的功效，适合湿热型子宫脱垂患者食用。

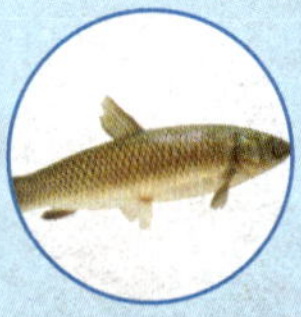

草鱼：草鱼含有丰富的蛋白质、脂肪，有促进血液循环、滋补开胃的功效，对子宫脱垂患者有一定的功效。

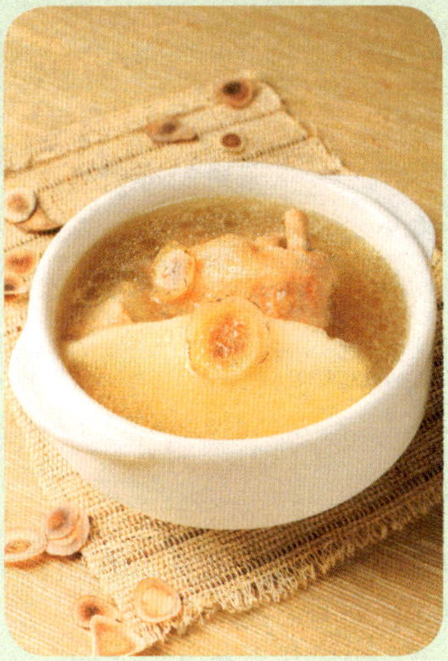

鹿茸炖鸡

扫码学做食疗

材料

鸡肉块350克，淮山30克，鹿茸片5克，姜片少许，白酒10毫升，盐2克

做法

①取一碗，倒入鹿茸片、白酒，拌匀，浸泡片刻后捞出鹿茸片；鸡肉块焯水。②鸡肉块、淮山、鹿茸片、姜片入锅，加盖炖至熟软。③揭盖，加盐拌匀即可。

功效

此汤有滋补肾阴、益气固脱的功效，适于胃下垂、子宫脱垂等患者食用。

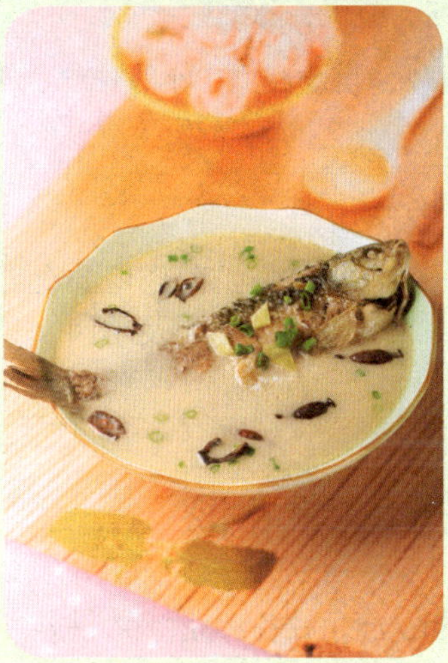

金樱子鲫鱼汤

扫码学做食疗

材料

鲫鱼400克，金樱子20克，姜片、葱花各少许，盐、鸡粉、料酒各适量

做法

①将鲫鱼煎至呈焦黄色，盛出备用，放入姜片，淋入料酒，加入适量开水。②放入金樱子、盐、鸡粉，拌匀调味，加盖，用小火焖煮约10分钟至食材熟透。③关火后盛出煮好的汤料，撒上葱花即可。

功效

本品可固精涩肠，适合子宫脱垂、脱肛等患者食用。

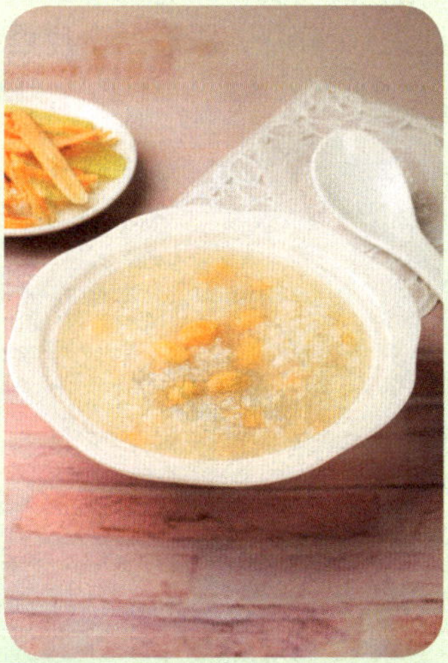

黄芪扁豆党参粥

扫码学做食疗

材料

水发大米150克，水发扁豆100克，黄芪20克，姜片20克，党参15克，盐少许

做法

①砂锅中注水烧开，倒入姜片，放入黄芪、党参，加盖，用中火煮约3分钟。②揭盖，捞出锅中的材料及杂质，放入扁豆，倒入大米，拌匀，至材料散开，加盖，煲煮至米粒熟透。③揭盖，加盐调味即可。

功效

本品适用于宗气下陷所致子宫脱垂者食用。

宫颈炎

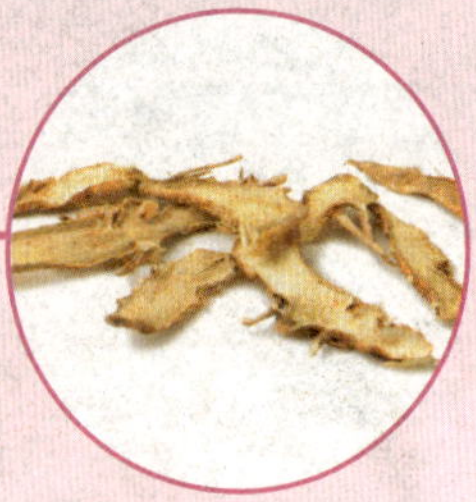

宫颈炎是育龄妇女的妇科常见病、多发病之一。中医认为宫颈炎多由脾肾两虚和湿热侵身所致，故临床分为脾虚型、肾虚型和湿热下注型。

症状分析

脾虚型： 带下白或淡黄、质稠、无臭、淋沥不止，神倦体乏，面色萎黄或苍白，肢冷，纳少便溏，双足水肿，舌淡、苔白或腻，脉缓弱。

肾虚型： 带下量多、质稀无臭，腰酸如折，小腹冷痛，尿频尿多，舌淡、苔白，脉沉；或阴部灼热，眩晕，面部烘热，五心烦热，舌红、苔少，脉细数。

湿热下注型： 带下量多、色黄、质黏有臭，胸闷，口腻，食欲减退，小腹作痛，阴痒，小便黄少，舌红、苔黄腻，脉滑数。

注意事项

患者应注意营养，多食富含维生素的食物，多进食一些具有消炎抗菌作用的食物，如大蒜、马齿苋、苦瓜等，忌辛辣刺激性食物，忌海鲜等发物，以及羊肉、狗肉等燥热性食物。

生活验方

肉桂6克，黄芪、熟地黄、杜仲、菟丝子、制附子、补骨脂、鹿角胶各10克，水煎服。

盐砂仁3克，知母、苍术、黄柏各9克，土茯苓、白鸡冠花、椿根皮各15克，柳根、鲜少花龙葵各30克，水煎服，每日1剂，分2次饮服，3天为1个疗程，服3～4个疗程即愈。

对症药材和食材

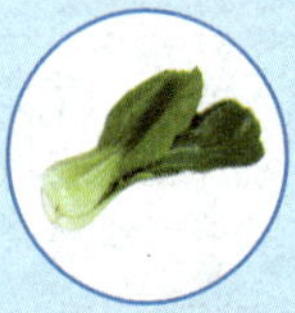

油菜： 油菜可活血化瘀、消肿解毒，对湿热下注型宫颈炎有很好的疗效。

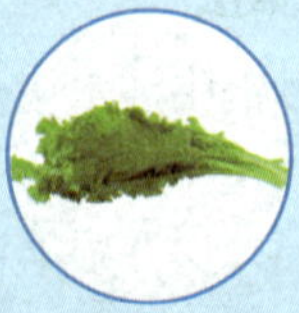

芥菜： 芥菜能消炎抗感染，对阴道炎、宫颈炎等症有功效。

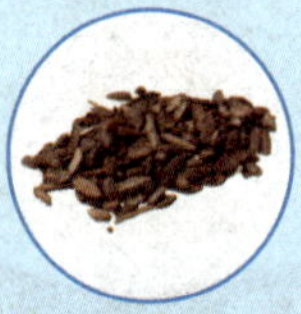

香附： 香附可补血益气、软坚散结，适用于宫颈炎、子宫肿瘤等症。

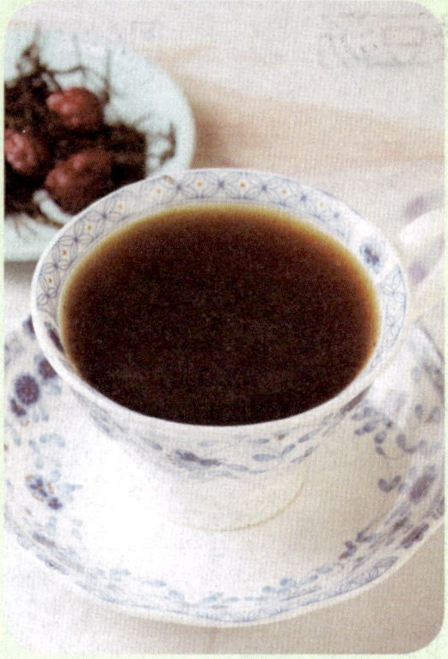

半枝莲排毒茶

扫码学做食疗

材料

白花蛇舌草35克，半枝莲15克，蒲公英17克，红枣10克

做法

①砂锅中注水烧开，倒入白花蛇舌草，放入半枝莲、蒲公英、红枣，拌匀。②加盖，烧开后用小火煮约15分钟。③揭盖，捞出药材，关火后盛出药茶，滤入杯中即可。

功效

本品可清热解毒，对湿热下注引起的宫颈炎有疗效。

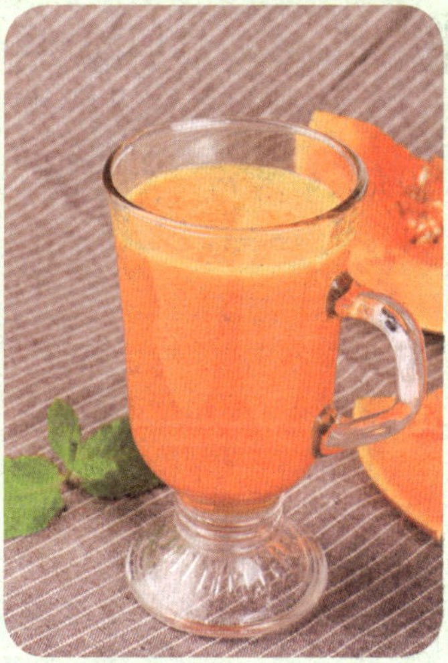

南瓜芦荟汁

扫码学做食疗

材料

去皮南瓜200克，芦荟100克，蜂蜜适量

做法

①芦荟去皮，切块；南瓜切块，炖煮10分钟至熟软。②榨汁机中倒入熟南瓜块，放入芦荟块，注入70毫升凉开水，加盖，榨约20秒成南瓜芦荟汁。③断电后将榨好的南瓜芦荟汁倒入杯中，淋上蜂蜜即可。

功效

芦荟性寒，味苦、涩，有清热、止血、杀菌的功效，搭配南瓜同用，对宫颈炎有一定功效。

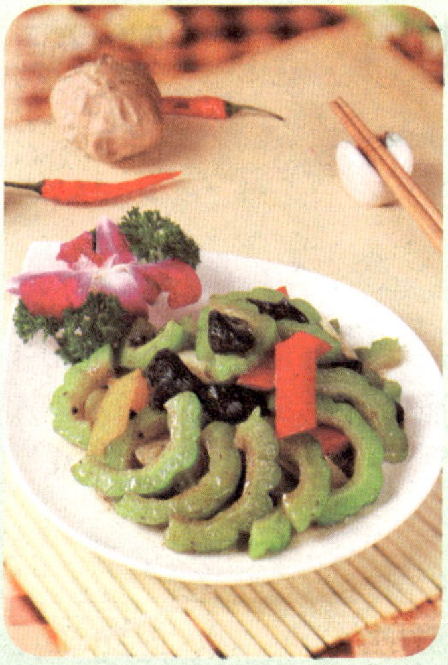

黑蒜炒苦瓜

扫码学做食疗

材料

苦瓜200克，黑蒜70克，豆豉30克，彩椒65克，调料适量

做法

①苦瓜对半切开，切片；彩椒切块。②苦瓜片加入1克盐，焯煮至断生。③爆香蒜片、姜片，放入豆豉、苦瓜片、彩椒块，炒匀，倒入黑蒜、盐、鸡粉，炒匀，放入葱段、水淀粉、芝麻油，炒2分钟即可。

功效

本品对带下分泌增多症状有一定的改善作用。

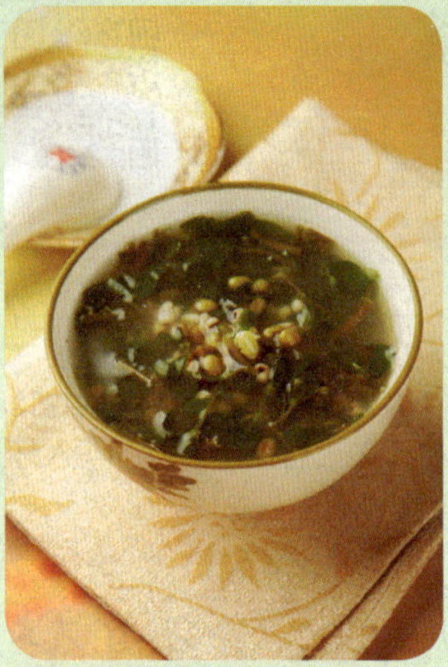

马齿苋薏米绿豆汤

扫码学做食疗

材料

马齿苋40克，水发绿豆75克，水发薏米50克，冰糖35克

做法

①马齿苋切段。②薏米、绿豆入锅，加盖炖30分钟，揭盖，倒入马齿苋，拌匀，加盖煮约5分钟。③揭盖，倒入冰糖，拌匀，煮至溶化，盛出即可。

功效

本品可消炎解毒，适合湿热下注型宫颈炎患者食用，可改善阴道瘙痒、带下黄臭等症状。

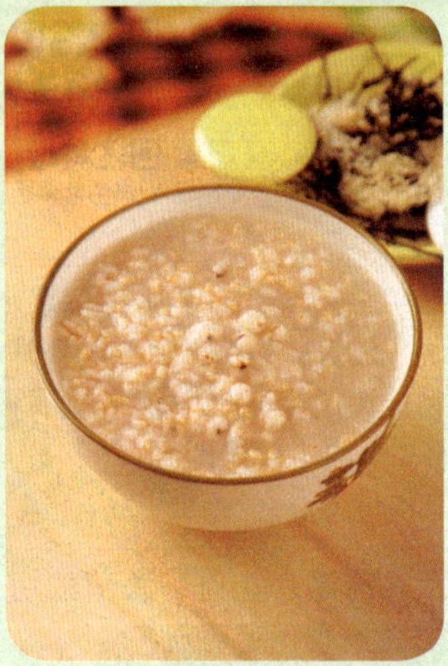

蛇舌草薏米粥

扫码学做食疗

材料

白花蛇舌草2克，薏米40克，糙米80克，丝瓜络2克

做法

①砂锅中注水烧热，倒入丝瓜络、白花蛇舌草，加盖，煮至其析出有效成分。②揭盖，将里面的药材捞干净，倒入糙米、薏米，拌匀，加盖，煮90分钟。③揭盖，拌匀，将煮好的粥盛出，装入碗中即可。

功效

本品可清热解毒，可辅助治疗各种类型的炎症。

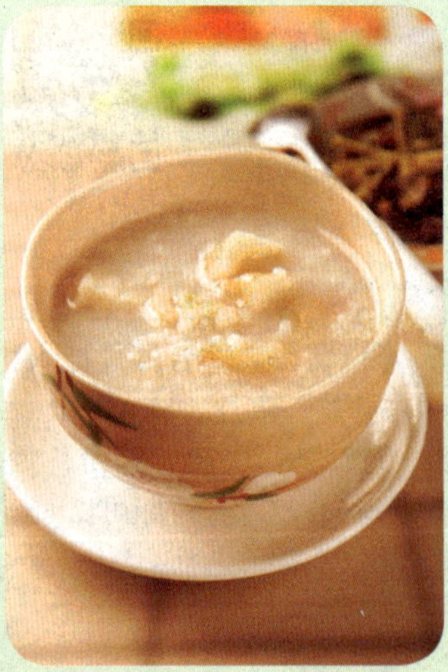

益母草鲜藕粥

扫码学做食疗

材料

益母草5克，莲藕80克，水发大米200克，蜂蜜少许

做法

①莲藕切成小块。②益母草入锅，拌匀，加盖煮20分钟，揭盖，将药材捞干净，倒入大米，拌匀，加盖煮40分钟。③揭盖，倒入莲藕块，拌匀，加盖，再煮10分钟，揭盖，淋入蜂蜜，拌匀即可。

功效

本品适用于脾肾虚弱所致的宫颈炎。

阴道炎

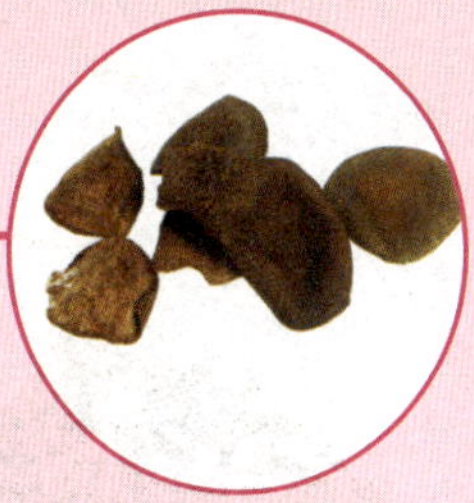

阴道炎是阴道黏膜及黏膜下结缔组织的炎症。临床上以白带的性状发生改变及外阴瘙痒灼痛为主要特点，可有尿痛、尿急等症状。

症状分析

白带增多且呈黄水样，感染严重时分泌物可转变为脓性并有臭味，偶有点滴出血症状。有阴道灼热下坠感、小腹不适，常出现尿频、尿痛。阴道黏膜发红、轻度水肿、触痛，有散在的点状或大小不等的片状出血斑，有时伴有表浅溃疡。

注意事项

患者应保持外阴清洁、干燥，瘙痒时切勿搔抓摩擦、热水烫洗，可以用卫生清洁剂浸泡、擦拭。患者应选择清热解毒的药材和食物，如金银花、黄连、黄柏、苦参、椿皮、马齿苋等。

生活验方

取黄柏、苍术、金银花、牡丹皮各15克，苦参12克、生甘草6克一同煎水饮用，每日3次，可杀虫抑菌、清热消炎、止痒消肿，适用于滴虫性阴道炎。

甘草6克，银杏、黄柏、乌贼骨（去壳研末冲服）各10克，苦参12克，芡实、地肤子、车前子、蛇床子各15克，每日1剂，前3煎分3次口服，第4煎去渣留汁坐盆，每日1次。

对症药材和食材

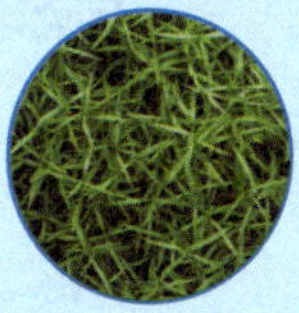

白花蛇舌草：白花蛇舌草具有清热、利湿、解毒的功效，能增强机体的免疫力，可杀灭阴道滴虫并对其具有一定的抑制作用。

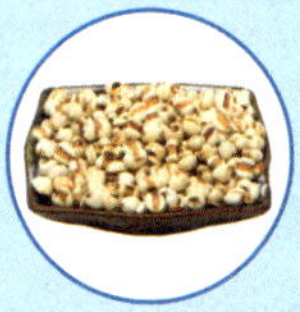

薏米：薏米具有清热解毒、利尿通淋、消炎杀菌的作用，对湿热下注引起的阴道炎有较好的疗效。

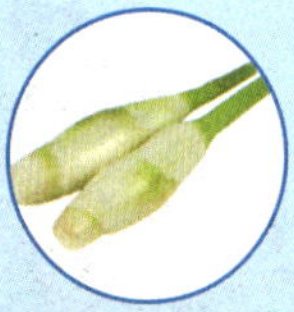

茭白：茭白既能利尿祛水，又能清热解毒，对阴道炎患者有一定的功效。

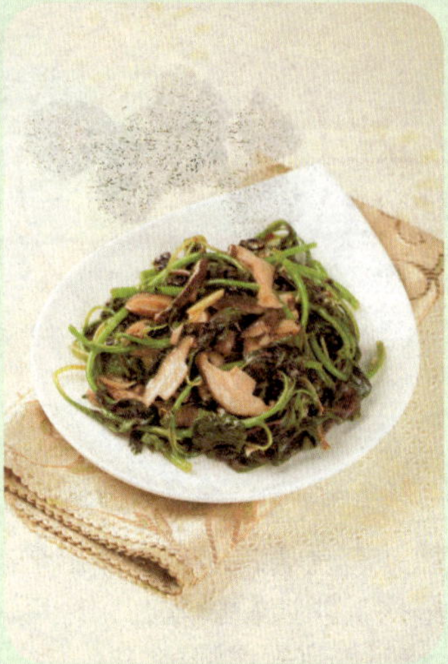

香菇苋菜

材料

苋菜180克，鲜香菇50克，调料适量

扫码学做食疗

做法

①香菇切成片。②用油起锅，放入姜片、蒜末，爆香，倒入香菇片，炒匀，淋入料酒，炒香，倒入苋菜，炒至熟软。③加盐、鸡粉，炒匀调味，淋入少许清水，拌炒匀，倒入适量水淀粉，炒匀盛出即可。

功效

苋菜可清热利湿，对湿热下注引起的阴道炎、赤白带，以及便血、尿道感染等均有较好的功效。

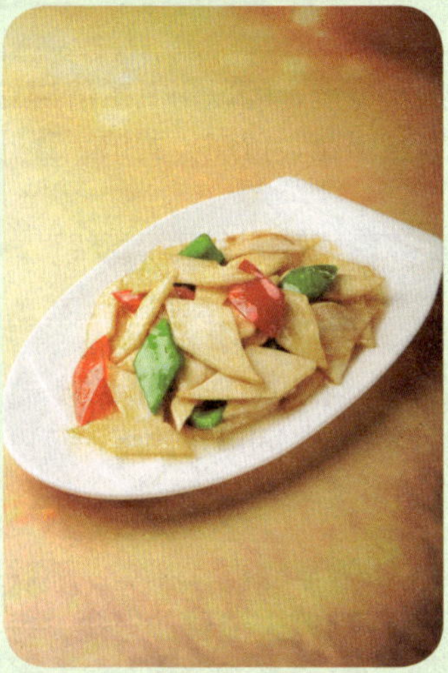

蚝油茭白

材料

茭白200克，彩椒80克，调料适量

扫码学做食疗

做法

①茭白切片，彩椒切块，彩椒、茭白加盐、鸡粉，煮至其断生。②用油起锅，倒入彩椒块和茭白片，炒匀，放入蚝油、盐、鸡粉，炒匀。③淋入水淀粉，快速翻炒，关火后盛出炒好的菜肴，装盘即可。

功效

茭白既能利尿祛水，又能清热解毒，对阴道炎患者有一定的功效。

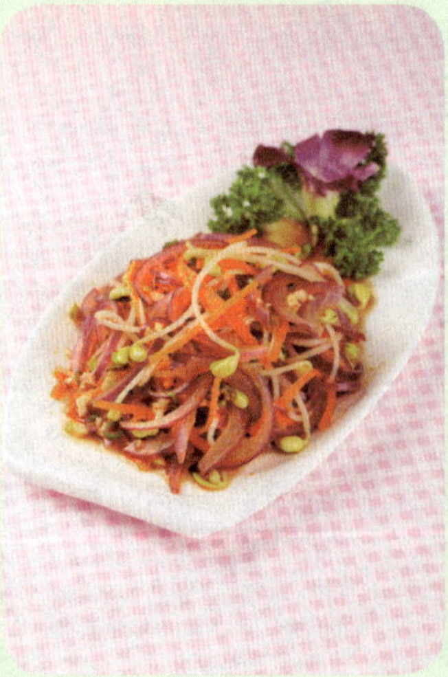

豆芽拌洋葱

材料

黄豆芽100克，洋葱90克，胡萝卜40克，蒜末、葱花各少许，调料适量

扫码学做食疗

做法

①洋葱、胡萝卜切丝。②黄豆芽、胡萝卜丝、洋葱丝入锅，煮半分钟，捞出装碗。③放入少许蒜末、葱花，淋入生抽，加入盐、鸡粉、陈醋、辣椒油，再淋入适量芝麻油，拌匀，装入盘中即可。

功效

本品有杀菌作用，可用于辅助治疗滴虫性阴道炎。

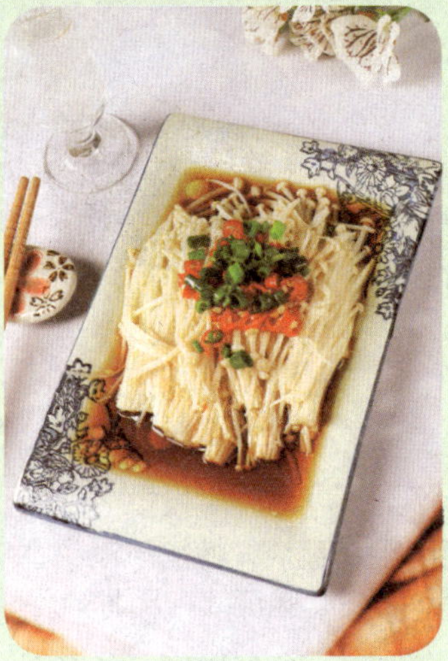

清拌金针菇

扫码学做食疗

材料

金针菇300克，朝天椒15克，葱花少许，橄榄油适量，调料适量

做法

①金针菇切去根部，朝天椒切圈。②金针菇加盐、橄榄油，焯熟，装入盘中，铺平摆好；朝天椒圈装入碗中，加蒸鱼豉油、鸡粉、白糖，拌匀，制成味汁。③将味汁浇在金针菇上，再撒上葱花，浇上热油即可。

功效

金针菇可抗菌消炎，阴道炎患者食用有一定的疗效。

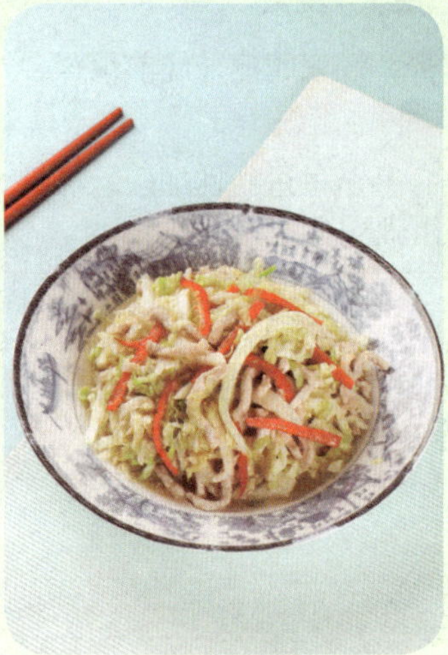

包菜炒肉丝

扫码学做食疗

材料

猪瘦肉200克，包菜200克，红椒15克，蒜末、葱段各少许，调料适量

做法

①包菜、红椒切丝；猪瘦肉切丝，加盐、鸡粉、水淀粉、食用油，拌匀，腌渍。②包菜焯熟。③爆香蒜末，倒入肉丝、料酒、包菜丝、红椒丝，加入白醋、盐、鸡粉、白糖、葱段、水淀粉，炒匀，盛出即可。

功效

本品对缓解阴道炎症有一定的功效。

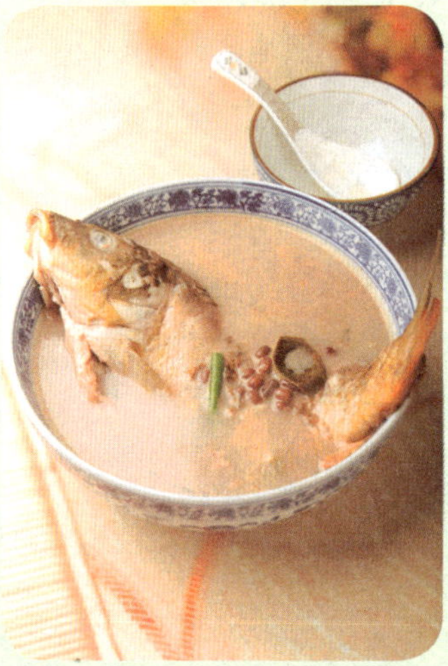

陈皮赤小豆鲤鱼汤

材料

鲤鱼肉350克，赤小豆60克，姜片、葱段、陈皮各少许，调料适量

做法

①将鲤鱼肉煎至两面断生，撒上姜片，爆香，注入开水，倒入赤小豆，撒上葱段。②淋入料酒，放入陈皮，拌匀，加盖，煮约25分钟。③揭盖，撇去浮沫，加入盐、鸡粉，拌匀，略煮片刻至食材入味，盛出即可。

功效

鱼肉可增强人体免疫力，可用于辅助预防阴道炎。

不孕症

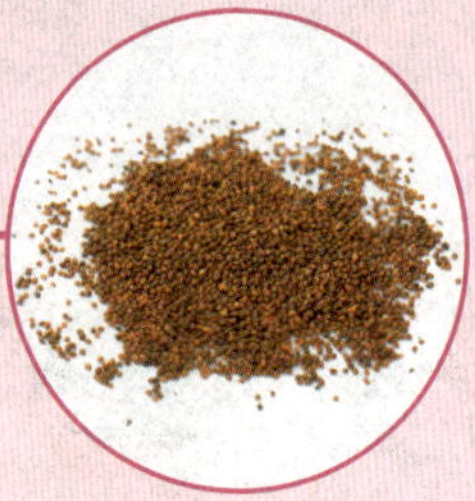

凡夫妇同居1年以上，没有采取避孕措施而未能怀孕者，称为不孕症；婚后2年从未受孕者称为原发性不孕；曾有过生育或流产，又连续2年以上不孕者，称为继发性不孕。

症状分析

肾阳虚型：婚久不孕，月经迟来，或月经后推，甚至闭经，色淡，性欲淡漠，小腹冷，带下量多而稀，眼圈暗，面部暗斑，唇暗，舌暗、苔白，脉沉细、尺弱。

肾阴虚型：婚久不孕，月经提前，经量少或经闭，色鲜红，或行经时间延长甚至崩漏，体瘦，头晕心悸，阴中干涩，舌红略干、苔少，脉细或细数。

肝气郁结型：婚久不孕，月经时前时后，经量时多时少，经来腹痛，经前烦躁，乳房胀痛，情志抑郁，善叹息，舌暗红或有瘀斑，脉弦细。

瘀滞胞宫型：婚久不孕，经期正常或推后，经来腹痛，甚至呈进行性加剧，经量时多时少；或经行不畅，淋沥难净，经间出血；或肛门坠胀，脉弦或弦细涩。

注意事项

肾阳虚型患者应选择冬虫夏草、菟丝子、杜仲、鹿茸、海参等药材和食物；肾阴虚型患者应选择龟板、女贞子、熟地黄、葡萄、樱桃、木耳等滋阴补肾的药材和食物。

生活验方

丹参、当归、泽兰、赤芍、香附子、红花各10克，水煎服。

白芍、当归、山萸肉、紫河车各9克，覆盆子、菟丝子各12克，熟地黄、炙龟板（先煎）各15克，鹿角霜（先煎）20克，水煎服，每日1剂。

对症药材和食材

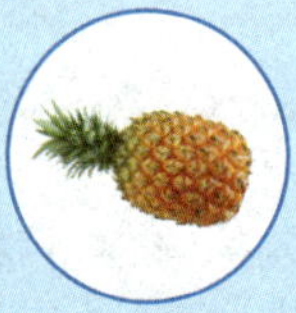

菠萝：菠萝有清热生津、促进消化的功效，适合不孕症患者食用。

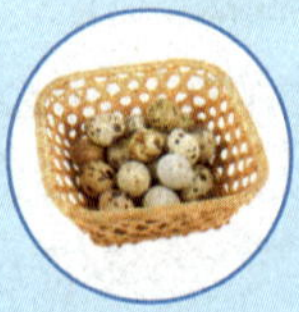

鹌鹑蛋：鹌鹑蛋有补益气血的功效，对不孕症患者有辅助治疗作用。

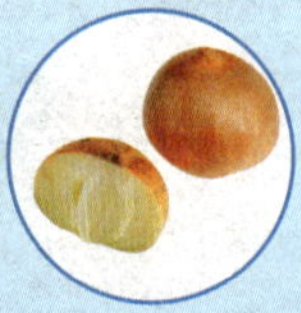

洋葱：常吃洋葱可提高性生活质量，以提高受孕概率。

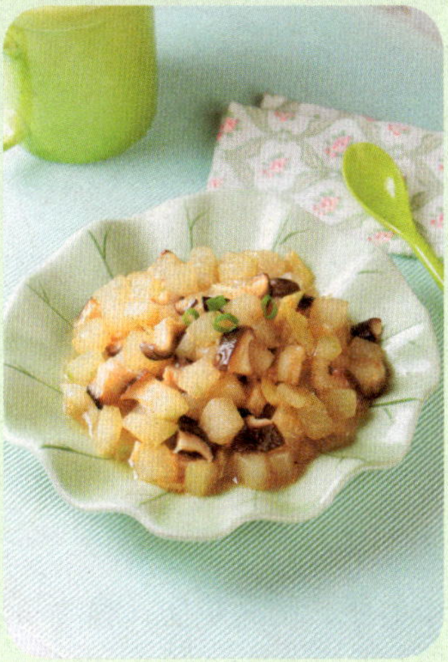

冬瓜烧香菇

扫码学做食疗

材料

冬瓜200克，鲜香菇45克，姜片、葱段、蒜末各少许，调料适量

做法

①冬瓜切丁，香菇切块，冬瓜、香菇加食用油、盐，焯水。②爆香姜片、葱段、蒜末，倒入焯过水的食材，炒匀，注水，加盐、鸡粉、蚝油，煮入味，倒入水淀粉，炒匀即可。

功效

本品适合月经不调者食用，有助预防不孕症。

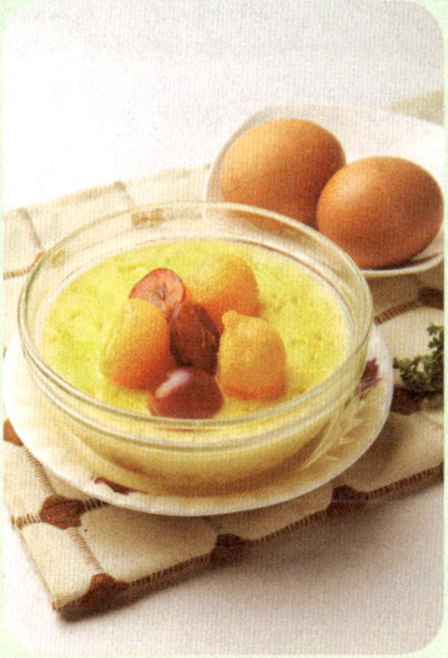

牛奶蒸鸡蛋

扫码学做食疗

材料

鸡蛋2个，牛奶250毫升，提子、哈密瓜各适量，白糖少许

做法

①鸡蛋打散，提子对半切，哈密瓜挖成小球。②把白糖倒入牛奶中，搅匀，加蛋液拌匀。③将牛奶蛋液蒸20分钟，断电，开盖取出，放上提子和哈密瓜即可。

功效

鸡蛋中的铁含量尤为丰富，对月经不调引起的经期量少、经行腹痛等症有很好的功效。

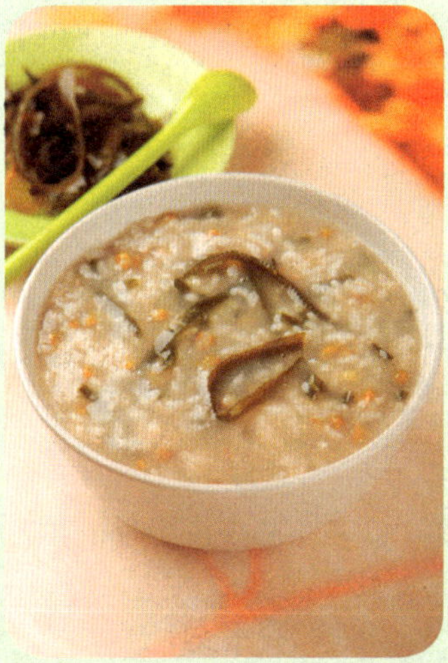

海带绿豆粥

扫码学做食疗

材料

水发大米160克，水发绿豆90克，水发海带丝65克

做法

①砂锅中注水烧热，放入大米、绿豆，加盖，烧开后用小火煮约40分钟。②揭盖，倒入海带丝，搅匀，再加盖，煮至食材熟透。③揭盖，盛出即成。

功效

海带中含有大量的碘，碘可以刺激垂体，使女性体内雌激素水平降低，恢复卵巢的正常功能。

妊娠呕吐

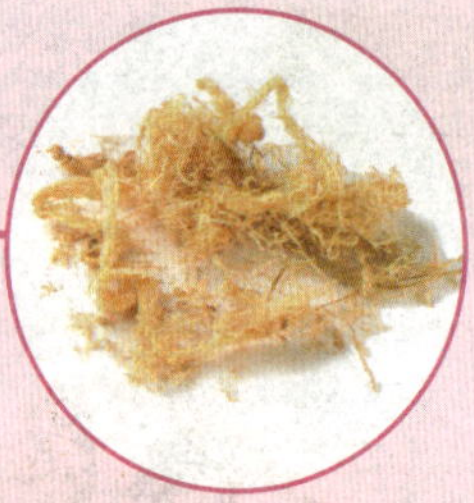

妊娠早期出现恶心呕吐，头晕倦怠，甚或食入即吐者，为妊娠呕吐，又称恶阻，是妊娠期多发病。中医认为，妊娠呕吐多由冲气上逆、胃失和降所致，临床以肝胃不和、脾胃虚弱为多见。

症状分析

肝胃不和型：妊娠早期恶心，呕吐酸水或苦水，头晕而胀，胸满胁痛，嗳气叹息，口干口苦，烦渴，恶闻油腻，舌淡、苔微黄，脉细滑。

脾胃虚弱型：妊娠早期恶心呕吐，食欲减退，甚或食入即吐，头晕体乏，口淡、呕吐清涎，脘痞腹胀，舌淡、苔白，脉细滑无力。

气阴两虚型：妊娠早期恶心呕吐日久，干呕或呕吐血性物，舌淡、舌体瘦小，少苔或无苔，脉细沉。

注意事项

患者饮食宜清淡、易消化，忌食肥甘厚味及辛辣刺激性食物。

生活验方

取砂仁、白豆蔻各6克，与粳米150克加水一起熬粥，有健脾和胃、调气降逆的功效，适用于妊娠呕吐者。

取党参30克、粳米150克一同放入炖锅内，注入清水800毫升，先以大火烧沸，转小火继续炖煮35分钟，放入白糖调味即可食用，有健脾和胃、止呕吐的功效，适用于妊娠呕吐者。

对症药材和食材

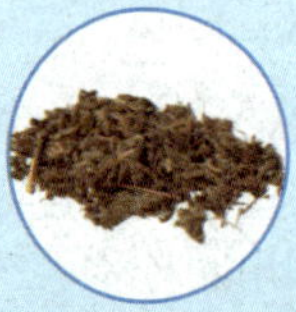

紫苏叶：紫苏叶可解表散寒、行气和胃，主治风寒感冒、恶心呕逆等症。

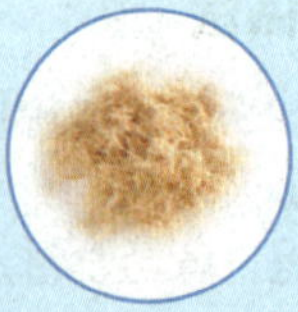

竹茹：竹茹可除烦止呕，主治痰热咳嗽、妊娠呕吐、胎动不安等症。

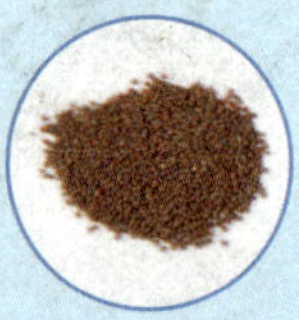

苏子：苏子可降气消痰、和胃润肠，主治妊娠呕吐、胎动不安等症。

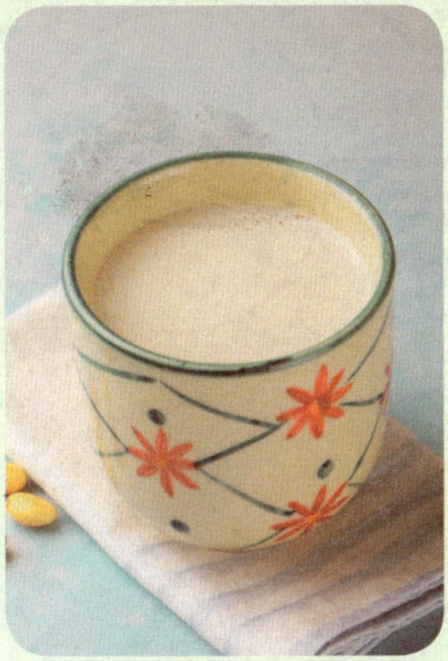

花生牛奶豆浆

扫码学做食疗

材料

花生30克，黄豆50克，牛奶100毫升

做法

①将花生倒入碗中，再放入黄豆，洗净。②把黄豆、花生倒入豆浆机中，倒入牛奶，注水至水位线，盖上豆浆机机头，开始打浆，约15分钟，即成豆浆。③断电，滤取豆浆即可。

功效

花生、黄豆搭配牛奶制成豆浆，具有镇吐止呕、增进食欲的功效，帮助缓解脾胃虚寒型妊娠反应。

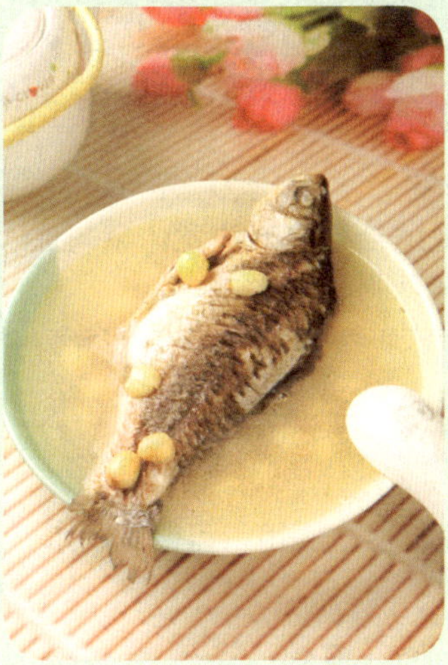

莲子鲫鱼汤

扫码学做食疗

材料

鲫鱼1条，莲子30克，调料适量

做法

①将鲫鱼煎至两面金黄，倒入适量热水，没过鱼身，加入葱白、姜片、料酒，加盖，大火煮沸。②揭盖，倒入莲子，拌匀，加盖，小火煮30分钟。③揭盖，加盐调味，关火，将煮好的汤盛入碗中即可。

功效

本品可益胃、降逆、止呕，适合胃寒呕吐的早孕反应患者食用。

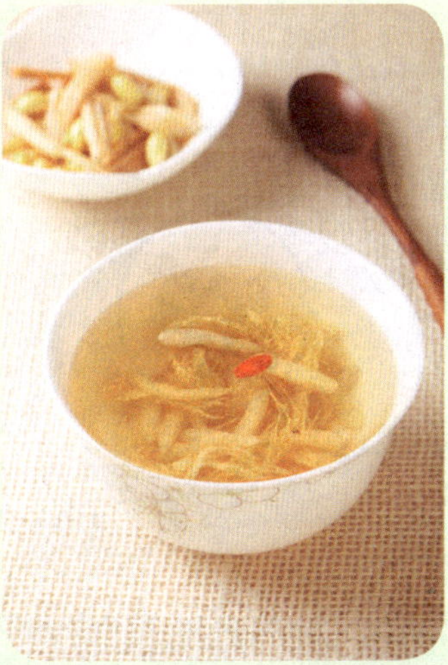

麦冬竹茹茶

扫码学做食疗

材料

麦冬20克，竹茹少许，冰糖15克

做法

①砂锅中注水烧开，倒入备好的竹茹、麦冬，搅拌均匀。②加盖，烧开后用小火煮约15分钟。③揭盖，倒入冰糖，搅拌均匀，煮至冰糖溶化，盛出装碗即可。

功效

本品可益气补血，适合气机上逆、妊娠呕吐者食用。

妊娠水肿

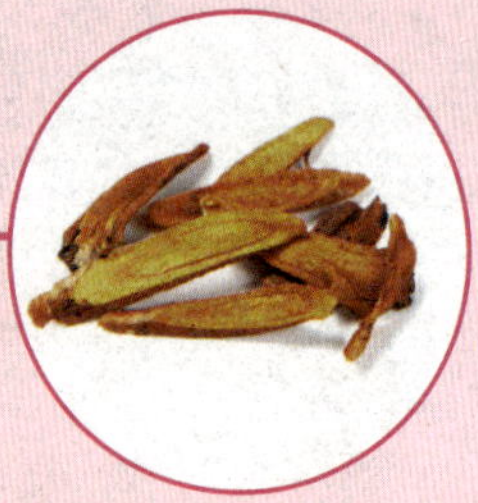

妊娠水肿又称子肿，多见于初产妇、多胎、胎水过多、血劳、风眩、肾脏疾病患者，是指孕妇在妊娠中晚期出现水肿的现象。水肿多由踝部开始逐渐向小腿、大腿、腹壁、外阴部，以及全身蔓延。

症状分析

肾虚型：妊娠中晚期，面浮肢肿，下肢尤甚，腰酸无力，下肢逆冷，小便不利。

脾虚型：妊娠中晚期，面目四肢水肿，皮薄光亮，按之凹陷，面色苍白，神倦，脘腹胀满，食欲减退，便溏、尿短，舌淡胖、苔白润或腻，脉缓滑。

气滞型：妊娠中期，肢体肿胀，始于两足，渐至两腿，按则起，头晕胀痛。

注意事项

水肿严重者应卧床休息，下肢水肿者睡眠时宜把两腿适当抬高，注意休息与保暖，避免过度疲劳。饮食上宜低盐或无盐饮食，少吃辛辣刺激性食物。

生活验方

白术20克，茯苓、大腹皮、生姜皮各10克，炙甘草6克，煎水服用，可健脾利水、安胎消肿。

陈皮、大腹皮、木香（后下）各6克，车前子、白术、当归、党参、云苓、香附各10克，水煎服，每日1剂。

对症药材和食材

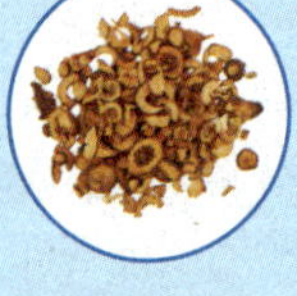

枳实：枳实可消痞散结、行气化痰，主要治疗胃肠食积、水肿、便秘、脱肛等属寒证病。

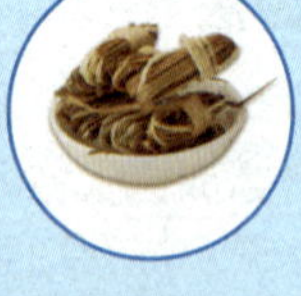

灯芯草：灯芯草可清心降火、利尿通淋，主治淋病、水肿、心烦不寐、小儿夜啼、喉痹、创伤等症。

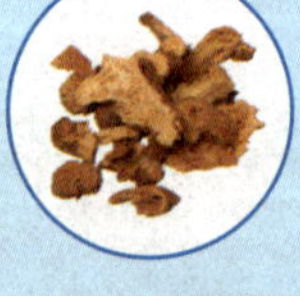

白术：白术可健脾益气、利水消肿、止汗，主治体倦乏力、泄泻、水肿、感冒、恶风等症。

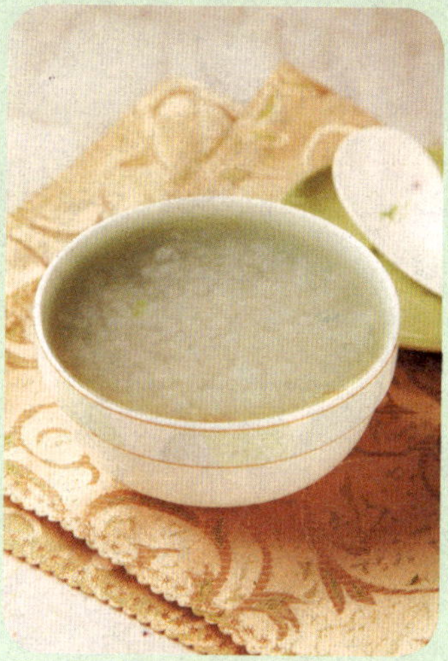

灯芯草雪梨汤

扫码学做食疗

材料

雪梨80克，灯芯草20克，冰糖适量

做法

①雪梨去皮，去核，切成碎末。②砂锅内注水烧热，放入灯芯草，加入雪梨末，撒上冰糖，搅拌均匀，加盖，炖煮20分钟。③揭盖，盛出煮好的汤水即可。

功效

本品可补脾健胃，适用于脾胃虚弱所致妊娠水肿者食用。

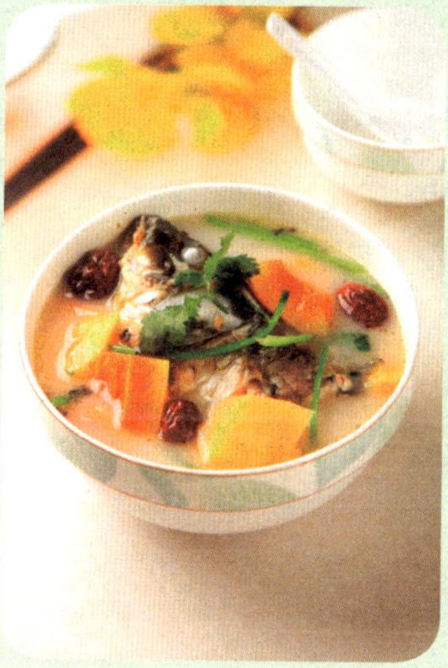

木瓜鲤鱼汤

扫码学做食疗

材料

鲤鱼800克，木瓜200克，红枣8克，香菜少许，调料适量

做法

①木瓜去子，切成块；香菜切大段；鲤鱼煎至两面微黄。②砂锅注水，放入煎好的鲤鱼，倒入木瓜、红枣，拌匀，加盖煮30分钟至汤汁变白。揭盖，倒入切好的香菜，加入盐、鸡粉，拌匀即可。

功效

本品可补肾，适合肾虚所致妊娠水肿者食用。

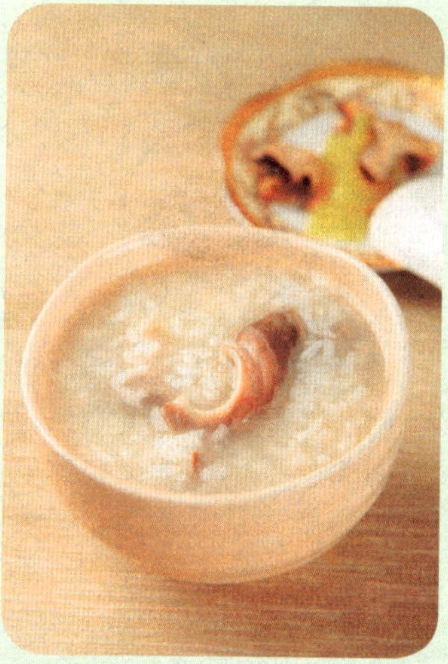

白术猪肚粥

扫码学做食疗

材料

水发大米95克，熟猪肚70克，白术、姜片各少许，盐适量

做法

①将熟猪肚用斜刀切片。②白术、姜片、猪肚入锅，加盖煮15分钟。③揭盖，捞出姜片、白术，倒入大米，拌匀，加盖，煮熟，再揭盖，加盐拌匀即可。

功效

本品可健脾补虚、利水，适合脾虚所致妊娠水肿者食用。

产后腹痛

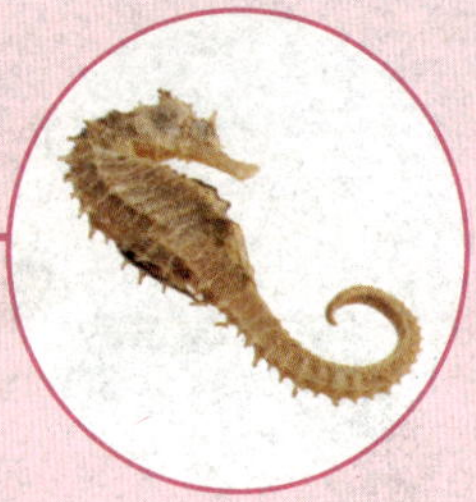

产妇在产褥期内，发生与分娩或产褥有关的小腹疼痛，称为产后腹痛。中医上认为，产后腹痛多因气血运行不通所致，通常分气血两虚和瘀阻胞宫两种证型。

症状分析

气血两虚型： 产后小腹阵痛数日不止，喜按喜揉，恶露量少，色淡、质稀，面色苍白，头晕眼花，心悸，便干，舌淡、苔白，脉细弱。

瘀阻胞宫型： 产后小腹疼痛，拒按，得热痛缓，恶露量少不畅，色紫有块，块下痛减，面色青白，肢冷，胸胁胀痛，舌紫，脉沉紧或弦涩。

注意事项

患者饮食宜清淡，应选择益气养血的药材和食物，如人参、党参、阿胶、当归、熟地黄、白芍、大枣等，忌食辛辣刺激性食物，如辣椒、花椒、咖啡、浓茶等。

生活验方

肉桂、甘草各3克，人参6克，麦冬、阿胶各9克，山药、当归、熟地黄、续断各15克，水煎服，每日1剂，分2次服用。

粳米50克，泽兰30克，先煎泽兰，去渣取汁，汁入粳米同煮粥，空腹食用，此方对产后瘀滞腹痛患者有一定的功效。

对症药材和食材

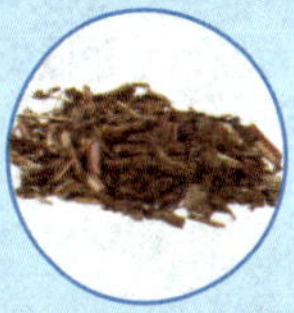

败酱草： 败酱草可清热解毒、凉血、消痈排脓、祛瘀止痛，适用于肠痈、咳吐脓血、热毒疮疔、肠炎、痢疾、产后腹痛、痛经等症。

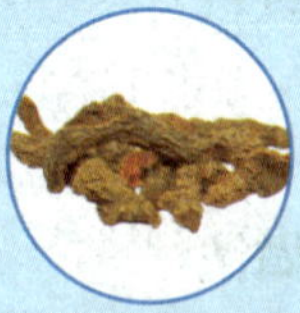

姜黄： 姜黄可活血通经、行气止痛，主治痛经、痹痛、闭经、产后腹痛、跌打损伤、痈肿等症。

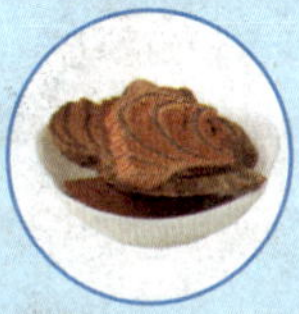

鸡血藤： 鸡血藤可活血舒筋、养血调经，主治风湿痹痛、手足麻木、肢体麻木瘫痪、月经不调、经行不畅、痛经、经闭、产后腹痛等症。

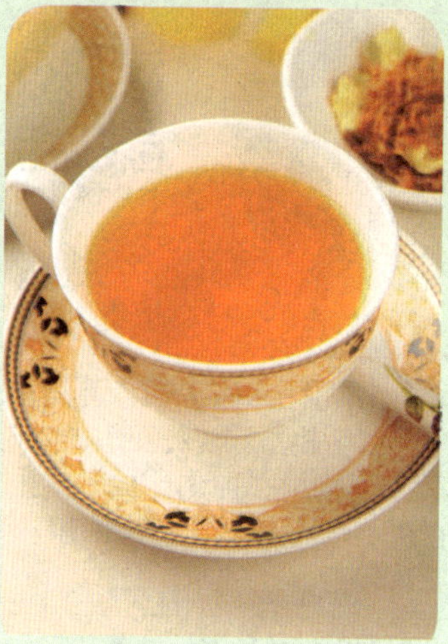

当归红花饮

材料

当归5克，红花3克

做法

①砂锅中注水烧热，倒入当归、红花。②加盖，用大火煮20分钟至药材析出有效成分。③关火后揭盖，将药材捞干净，将药汁盛入杯中即可。

功效

此汤具有益气养血、活血化瘀的功效，对产后腹痛、痛经等症状有缓解作用。

扫码学做食疗

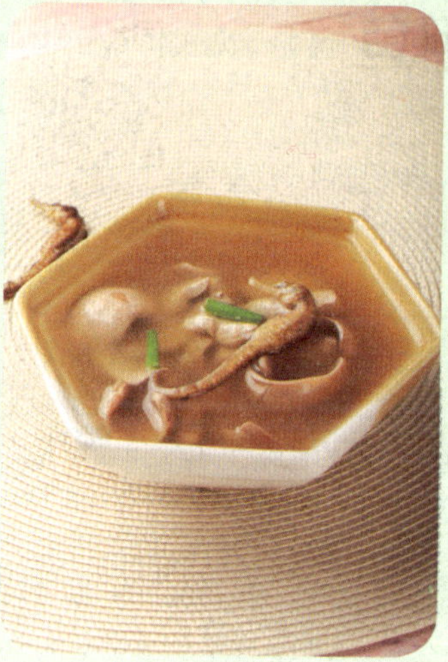

海马炖猪腰

材料

猪腰300克，猪瘦肉200克，姜片25克，海马8克，盐、鸡粉各2克，料酒8毫升

做法

①瘦肉切丁，猪腰切片，加料酒，焯水。②将海马炒至焦黄盛出。③猪腰片、瘦肉丁、海马、姜片入锅，加料酒煮60分钟，加鸡粉、盐拌匀即可。

功效

本品适用于血虚气弱所致的产后腹痛者。

扫码学做食疗

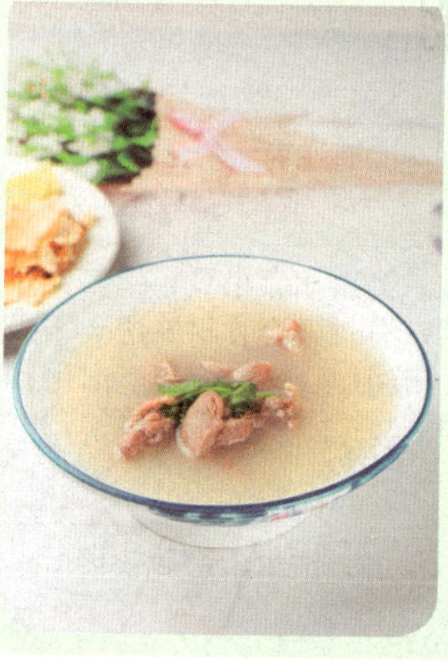

当归生姜羊肉汤

材料

羊肉400克，当归10克，姜片40克，香菜段少许，盐、鸡粉、料酒各适量

做法

①羊肉中加入料酒，焯水。②砂锅注入适量水烧开，倒入当归和姜片，放入羊肉，淋入料酒，拌匀，加盖，小火炖2小时至羊肉软烂。③揭盖，放盐、鸡粉，拌匀调味，夹去当归和姜片，再盛出装碗即可。

功效

本品可温养阴血，可治疗寒凝血瘀引起的产后腹痛。

扫码学做食疗

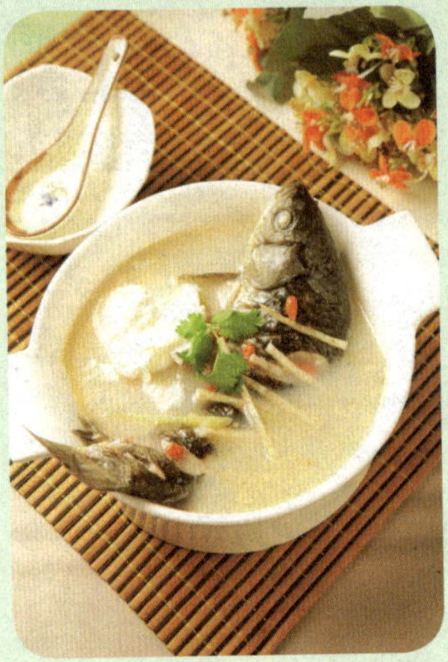

香芋煮鲫鱼

扫码学做食疗

材料

净鲫鱼400克，芋头80克，鸡蛋液45克，枸杞12克，姜丝、蒜末各少许，调料适量

做法

①将芋头切丝，炸香；鲫鱼切刀花，撒上盐，腌渍；将鱼炸至断生。②爆香姜丝，注水，放入鲫鱼，煮6分钟，揭盖，加芋头、蒜末、枸杞，搅匀，放入鸡蛋液，煮成形。③加盐、白糖，煮至熟透，盛出即可。

功效

本品对瘀血腹痛、产后瘀阻等均有较好的疗效。

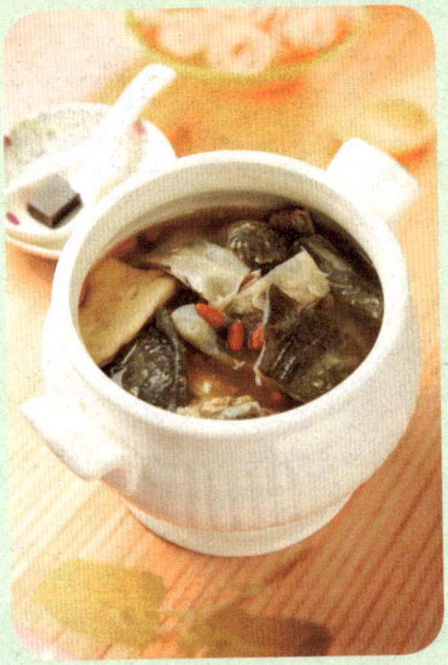

阿胶淮杞炖甲鱼

扫码学做食疗

材料

甲鱼块600克，淮山、枸杞各10克，阿胶15克，高汤200毫升，调料适量

做法

①甲鱼块加料酒，焯水，放入炖盅里，倒入鸡汤、姜片、淮山、枸杞、水，加盖。②将炖盅及阿胶放入蒸锅，加盖炖90分钟；揭盖，取出阿胶，搅匀。③炖盅加盐、鸡粉、料酒、阿胶，拌匀，炖30分钟即可。

功效

本品可滋阴补血，适合产后腹痛患者食用。

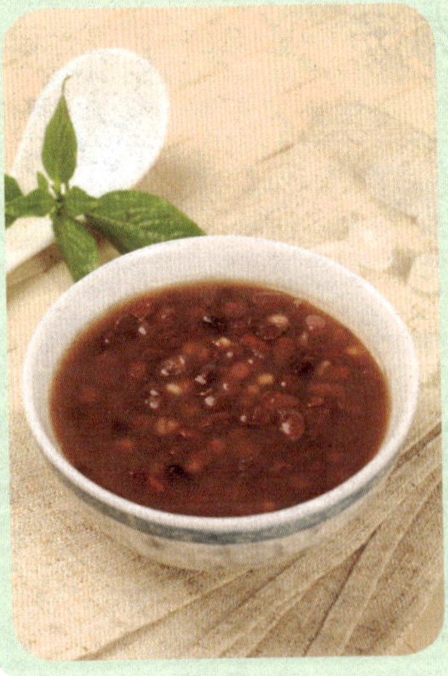

高粱赤小豆粥

材料

赤小豆70克，高粱50克，冰糖20克

做法

①砂锅中注水烧开，放入高粱和赤小豆，拌匀，加盖，烧开后转小火煮约75分钟，至食材熟透。②揭盖，放入冰糖，搅匀，用中火煮约2分钟至溶化。③关火后盛出煮好的粥，装在碗中即可。

功效

本品可活血化瘀、行水消肿，适用于产后瘀滞所致的腹痛者。

产后缺乳

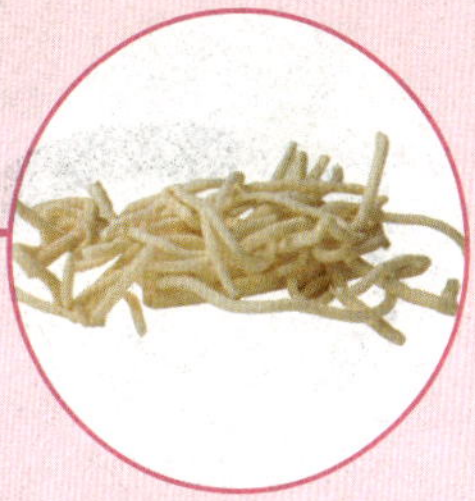

产后哺乳期产妇乳汁偏少或完全无乳，称为缺乳，又称“产后乳汁不行”。中医认为，乳汁生化不足或乳络不畅是缺乳的主要原因，临床常分为肝郁气滞、气血虚弱、痰浊阻滞3种类型。

症状分析

肝郁气滞型：产后乳汁少或全无，乳房胀硬、疼痛，乳汁稠，胸胁胀满，神情抑郁，食欲减退，舌正常、苔黄，脉弦或弦滑。

气血虚弱型：产后乳汁少或全无，乳汁稀，乳房柔软无胀感，面色无华，神倦体乏，舌淡、苔白，脉细弱。

痰湿阻滞型：乳汁少或全无，乳房硕大或下垂不胀满，乳汁稀，体胖，胸闷痰多，纳少便溏，或食多乳少，舌淡胖、苔腻，脉沉细。

注意事项

产后缺乳患者应摄入足够的热量和水分，多食各种富有营养且易消化的食物，如母鸡、鸡蛋、核桃、黄豆芽等。对于乳汁不畅引起的乳房肿胀而导致乳汁不足者，宜先通乳，后给予催乳。

生活验方

人参、甘草、川芎各3克，当归、芍药、枳壳各6克，桔梗4.5克，茯苓10克，水煎服，每日1剂，分2次服用，可补气活血、通络下乳，对气血虚弱型缺乳者有一定功效。

猪蹄1只，鲫鱼500克，通草9克，共煮汤，熟后去通草即可食用。

对症药材和食材

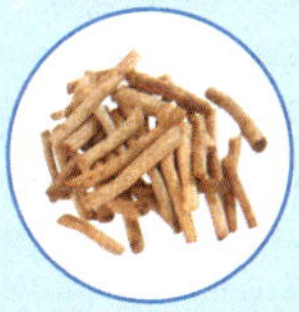

牛膝：牛膝可散瘀消肿，适合产后缺乳、筋骨无力、体质虚弱者食用。

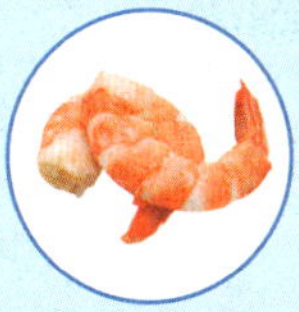

虾仁：虾仁的通乳作用较强，并且富含磷、钙，对产妇尤有补益功效。

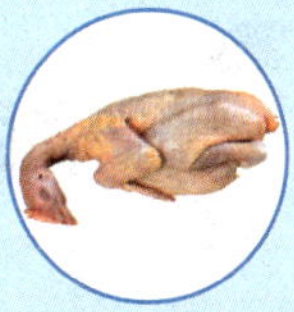

土鸡：土鸡可补益气血、补虚损，对产后气血亏虚引起的缺乳有很好的补益效果。

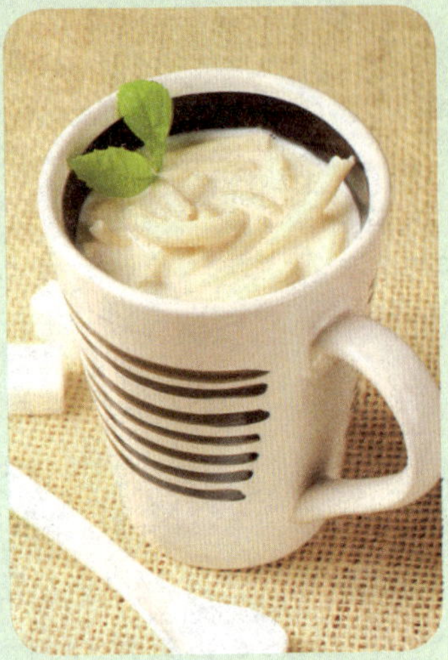

通草奶

扫码学做食疗

材料

通草15克，鲜奶500毫升，白糖5克

做法

①锅中倒入鲜奶，加入通草，拌匀，大火煮约3分钟至沸腾。②加入白糖，稍稍搅拌至入味。③关火后将煮好的通草奶装入杯中即可。

功效

本品具有清热通乳的作用，对女性哺乳期乳房护理不当引起的急性乳腺炎有很好的功效。

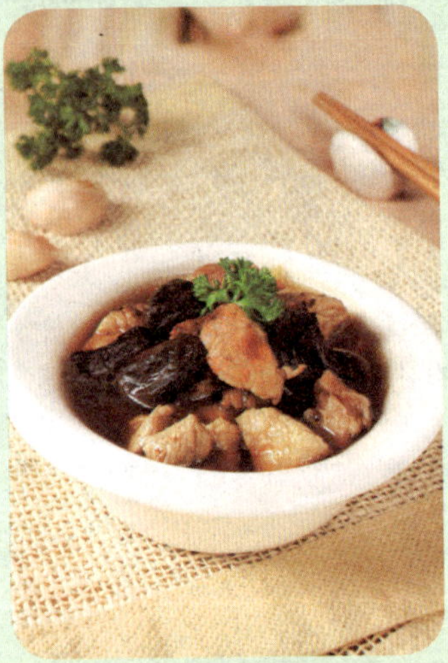

黑蒜炖瘦肉

扫码学做食疗

材料

黑蒜60克，瘦肉300克，调料适量

做法

①瘦肉切条，再切块，焯水备用。②热锅注油烧热，倒入姜片，翻炒爆香，倒入瘦肉块，淋入少许料酒、生抽，炒匀，注水煮沸，加盖，小火煮20分钟，倒入黑蒜、盐，续煮10分钟至入味。③加入少许鸡粉、胡椒粉，拌匀，盛入碗中即可用。

功效

本品适用于肝郁血虚引起的乳汁不通、缺乳等患者。

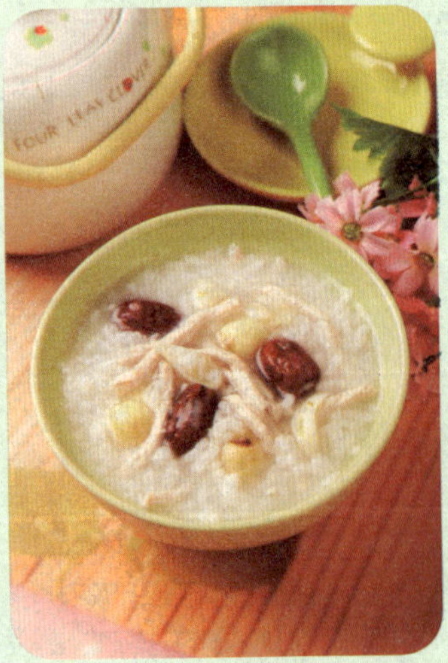

莲子百合瘦肉粥

扫码学做食疗

材料

水发大米100克，莲子25克，鲜百合15克，红枣6枚，瘦肉50克，调料适量

做法

①砂锅中注水，倒入大米、莲子，搅匀，加盖煮30分钟，揭盖，放入红枣，搅匀，加盖煮至红枣熟软。②揭盖，加百合、瘦肉，拌匀，煮至百合、肉熟软。③放入盐、鸡粉，搅匀调味，盛出装入碗中即可。

功效

本品可补气血，适用于产后缺乳女性。

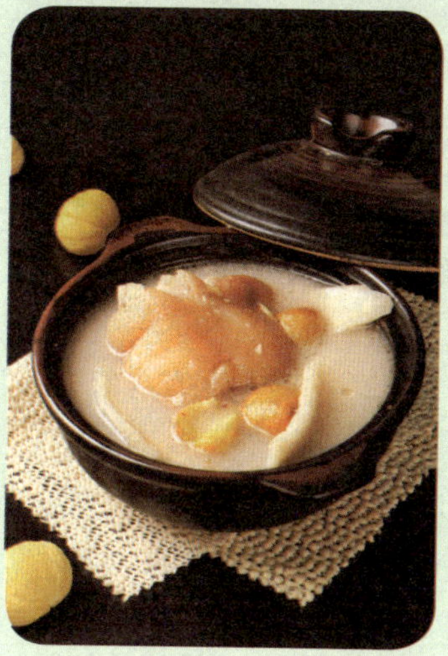

淮山板栗猪蹄汤

扫码学做食疗

材料

猪蹄500克，板栗肉150克，淮山、姜片各少许，盐3克

做法

①猪蹄焯水。②猪蹄、淮山、板栗肉、姜片入锅，搅拌，加盖煮至食材熟透。③揭盖，撇去汤面的浮沫，加盐调味即可。

功效

此汤具有补血、活血、通乳的功效，适合气血虚弱所致的缺乳症。

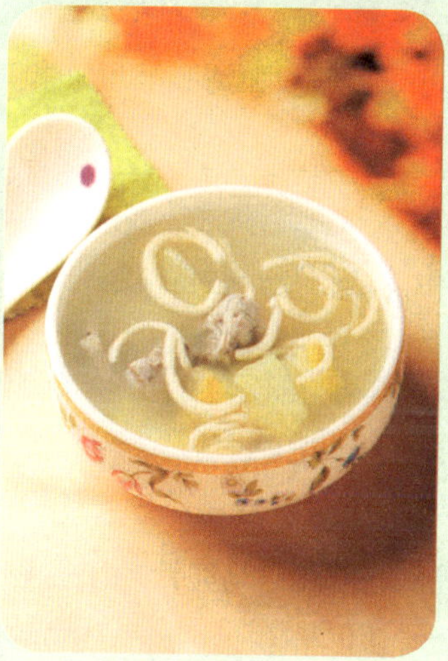

木瓜通草龙骨汤

扫码学做食疗

材料

木瓜250克，龙骨段280克，姜片20克，通草5克，盐、鸡粉、米酒各适量

做法

①木瓜切丁，龙骨段焯水。②龙骨段、通草入锅，淋入米酒，加盖，煮至散发出清香味。③揭盖，倒入木瓜丁、姜片，拌匀，加盖煮约20分钟，揭盖，加入盐、鸡粉，拌匀，再煮片刻至入味，盛出装碗即可。

功效

本品适用于乳房发育不良或乳腺增生女性。

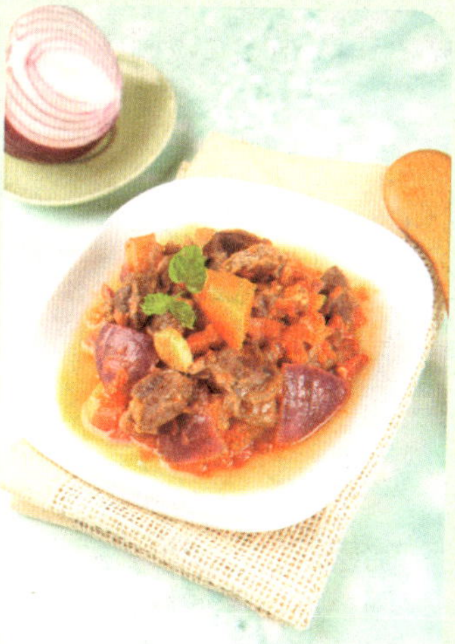

番茄炖牛腩

材料

牛腩块300克，番茄250克，胡萝卜70克，洋葱50克，姜片少许，调料适量

做法

①胡萝卜、洋葱、番茄切块，牛腩块焯水。②用油起锅，爆香姜片，倒入洋葱块、胡萝卜块、牛腩块，炒匀，加入料酒、生抽，炒香。③倒入番茄块，炒匀，加入水、盐，煮约1小时，放入鸡粉、白糖，拌匀即可。

功效

本品适用于辅助治疗气血瘀滞引起的缺乳等症。

产后尿潴留

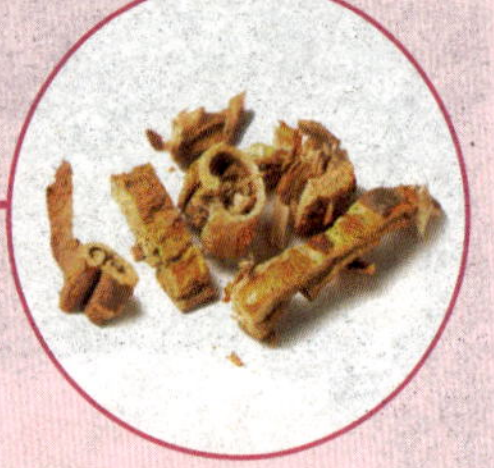

产后尿潴留是指产妇在分娩6～8小时后甚至在月子中，仍然不能正常地将尿液排出，并且膀胱还有饱胀感的症状。主要表现为膀胱胀满却无尿意，或是有尿意而排不出来或只排一点。

症状分析

排尿困难：患者产后8小时仍不能排尿，有尿意却无法排出，排尿不畅、尿频，常有尿不尽感，有时有尿失禁。

腹部疼痛：患者膀胱内充满尿液不能排出，胀痛难忍，辗转不安，有时从尿道溢出部分尿液，但不能减轻下腹部疼痛。

其他症状：患者可有身体虚弱、贫血、食欲减退、恶心、呕吐、血清肌酐和尿素氮升高等症状。

注意事项

患者饮食上应以营养丰富、易于消化为宜，忌食寒凉生冷之物及一些易引起胀气的食物。

生活验方

当归、桑白皮各10～15克，川芎、炮姜各6～10克，桃仁、紫菀、马兜铃各10～12克，炙甘草4～6克，白通草3～5克，水煎服，每日1剂。

黄芪20克，党参15克，白术12克，炙升麻6克，茯苓10克，猪苓10克，泽泻10克，车前子10克（包煎），柴胡10克，枸杞12克，桂枝10克，甘草3克，水煎服，每日1剂。

对症药材和食材

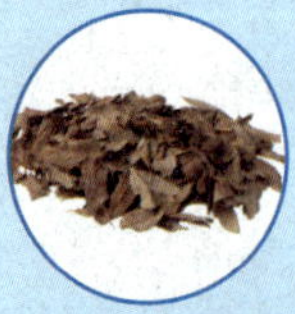

罗布麻：罗布麻可清热、利尿，主治水肿、小便不利、产后尿潴留等症。

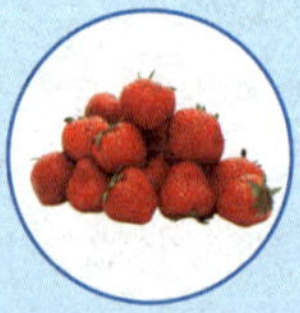

草莓：草莓具有生津润肺、养血润燥、清热利尿的功效，可治疗产后尿潴留。

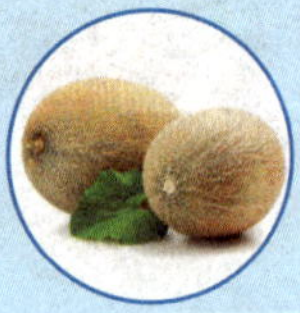

哈密瓜：哈密瓜可消炎利尿，适用于缓解产后尿潴留的相关症状。

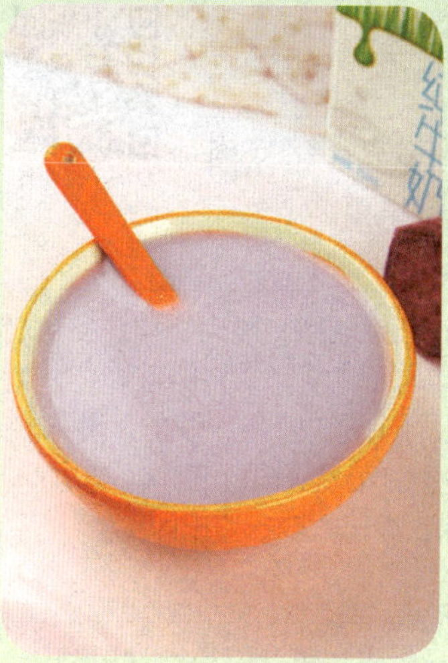

紫薯牛奶豆浆

扫码学做食疗

材料

紫薯30克，黄豆50克，牛奶200毫升

做法

①紫薯切成滚刀块，装入盘中，备用。②把紫薯放入豆浆机中，倒入牛奶、已浸泡8小时的黄豆，注水至水位线，盖上豆浆机机头，开始打浆，约15分钟，即成豆浆。③将豆浆机断电，滤取豆浆即可。

功效

牛奶能提高人体的免疫力，适合尿潴留患者食用。

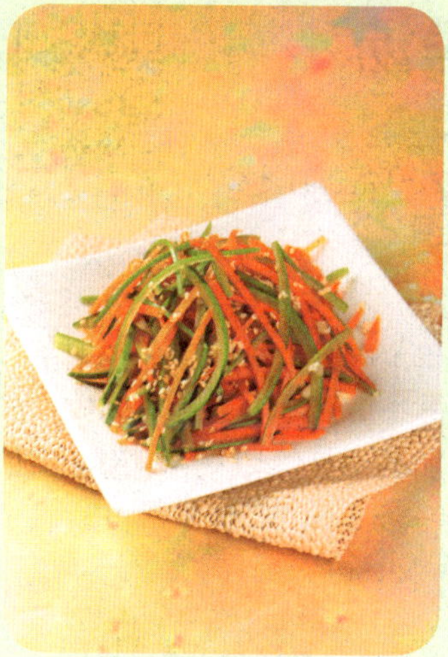

西瓜翠衣拌胡萝卜

扫码学做食疗

材料

西瓜皮200克，胡萝卜200克，熟白芝麻、蒜末各少许，调料适量

做法

①胡萝卜切丝，西瓜皮切丝。②锅中注水烧开，倒入食用油、胡萝卜丝、西瓜皮丝，煮半分钟。③将胡萝卜丝和西瓜皮丝放入碗中，加蒜末，放入盐、白糖，淋入陈醋，拌匀调味，盛出，撒上熟白芝麻即可。

功效

本品可利尿消肿，适合产后尿潴留患者食用。

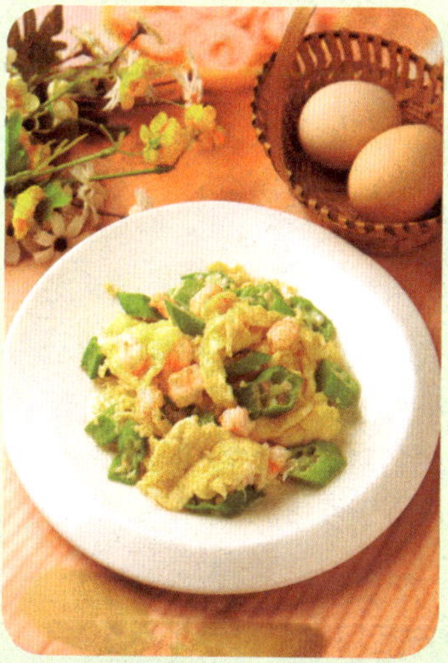

海鲜鸡蛋炒秋葵

扫码学做食疗

材料

秋葵150克，鸡蛋3个，虾仁100克，调料适量

做法

①秋葵斜刀切段；虾仁切丁；碗中打入鸡蛋，加鸡粉、盐拌匀；虾仁用盐、料酒、水淀粉腌渍。②将虾仁炒至转色，放入秋葵，炒熟盛出。③用油起锅，倒入鸡蛋液，放入秋葵和虾仁，炒至食材熟透即可。

功效

鸡蛋对闭经、痛经、产后尿潴留等症有很好的功效。

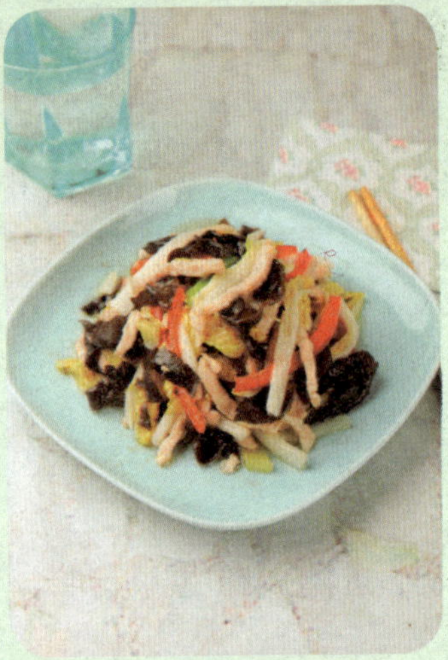

白菜木耳炒肉丝

扫码学做食疗

材料

白菜80克，水发木耳60克，猪瘦肉100克，红椒10克，调料适量

做法

①白菜切丝；木耳切块；红椒切条；瘦肉切丝，加盐、料酒、水淀粉、生抽，拌匀，腌渍。②将肉丝炒匀，加姜末、蒜末、葱段爆香，倒入红椒条，炒匀，淋入料酒，炒匀，倒入木耳块、白菜丝，炒至变软。③加入盐、白糖、鸡粉、水淀粉，炒至入味，盛出即可。

功效

白菜含有丰富的维生素C，适合尿潴留患者食用。

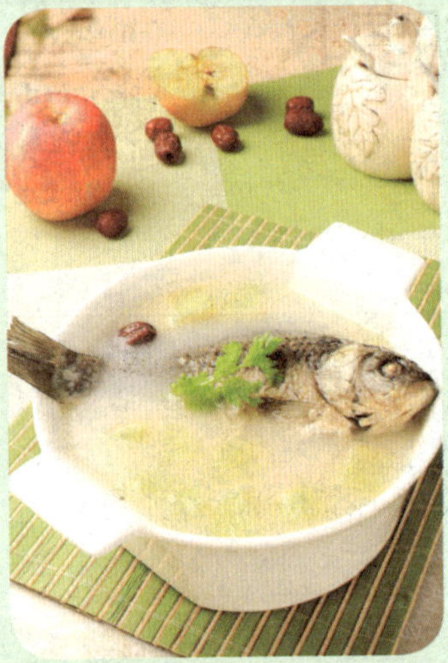

苹果红枣鲫鱼汤

扫码学做食疗

材料

鲫鱼500克，去皮苹果200克，红枣20克，香菜少许，调料适量

做法

①苹果去核切块；鲫鱼身上撒盐，抹匀，淋入料酒，腌渍。②将鲫鱼煎至两面金黄，注水，倒入红枣、苹果，煮开，加盐拌匀，加盖，煮至入味。③揭盖，加入胡椒粉、水淀粉，拌匀，盛出，撒上香菜即可。

功效

本品适合湿热型的乳腺炎、产后尿潴留患者食用。

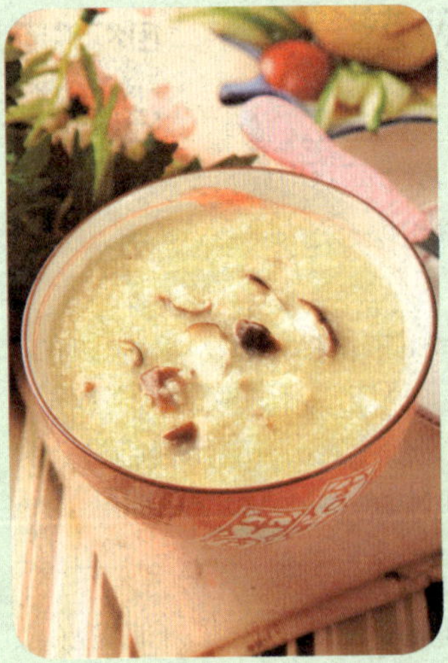

杂菇小米粥

扫码学做食疗

材料

平菇50克，香菇（干）20克，小米80克，盐、鸡粉各2克，食用油5毫升

做法

①砂锅中注水烧开，倒入小米，加入食用油，拌匀，加盖，用大火煮开后转小火煮30分钟。②揭盖，倒入平菇、香菇，小火续煮至食材熟软。③加盐、鸡粉调味，盛出煮好的粥，装入碗中即可。

功效

本品可清热利尿，适合产后尿潴留患者食用。

更年期综合征

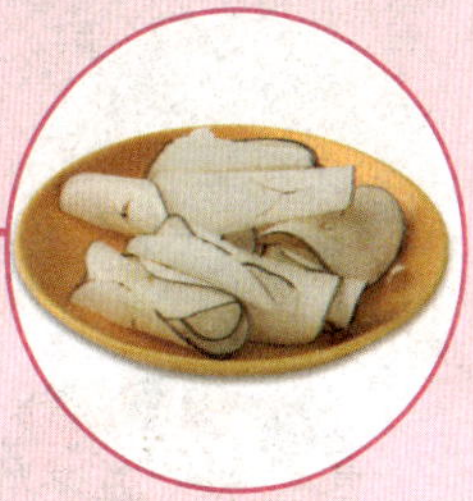

更年期综合征是女性在绝经前后雌激素水平波动或下降，自主神经系统紊乱伴有神经心理症状的一组综合征。

症状分析

①经期不规律、延长或缩短，经量增多或减少，骤然停经等月经紊乱引起的症状。②阵发性潮热、出汗、伴头痛、头晕、心悸、胸闷、恶心、失眠、抑郁、易激动等。③乳房下垂、萎缩、尿频、尿失禁等，或生殖器不同程度萎缩。④骨质疏松、腰背痛、易骨折。

注意事项

更年期综合征患者饮食宜清淡，控制热量和脂肪的摄入。生活中应有充分的思想准备，及时发现更年期的“信号”，并采取必要的治疗措施。

生活验方

知母、当归、竹叶各10克，麦冬、五味子、淫羊藿各15克，白芍、巴戟天各18克，紫草30克，水煎服，每日1剂，分2次服用，10天为1个疗程。

黄柏、知母各4.5克，当归、淫羊藿、巴戟天、仙茅各9克，水煎服，每日1剂，分2次服用。

对症药材和食材

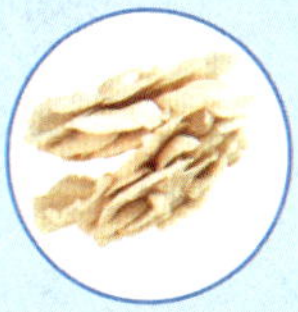

平菇：平菇含有的多种养分及菌糖、甘露醇糖、激素等，可改善人体新陈代谢、增强体质、调节自主神经功能等作用，对女性更年期综合征有调理作用。

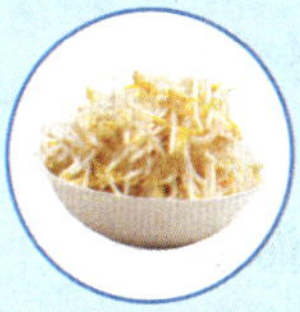

黄豆芽：黄豆芽具有清热明目、补气养血、预防心血管硬化及降低胆固醇的功效，对更年期综合征患者有一定的功效。

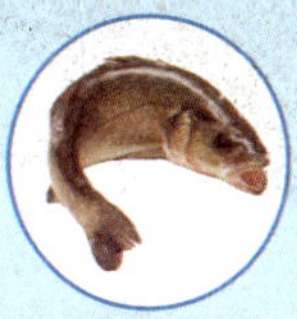

鲈鱼：鲈鱼含有丰富的铜，铜能保护心脏，维持神经系统的正常功能，更年期综合征患者食用尤为适宜。

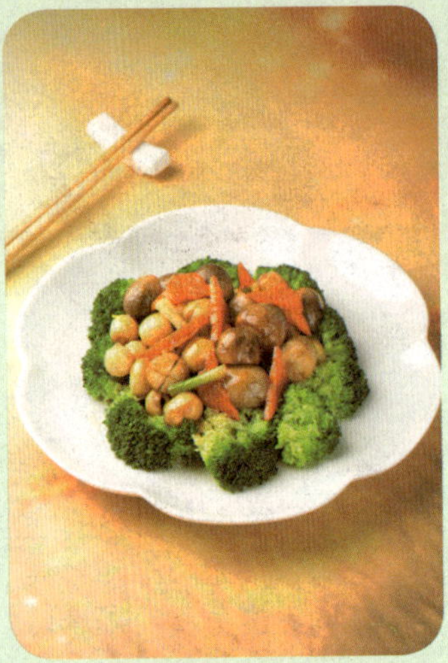

鲜菇烩湘莲

材料

草菇100克，西蓝花150克，胡萝卜50克，水发莲子150克，调料适量

扫码学做食疗

做法

①西蓝花切块；草菇切花刀；胡萝卜切片；草菇、莲子加盐、鸡粉、料酒，焯熟。②西蓝花焯熟；爆香姜片、葱段，倒入胡萝卜片，炒匀。③倒入草菇、莲子，加料酒、生抽、盐、鸡粉、水、蚝油、水淀粉，炒匀，淋在西蓝花上即可。

功效

本品可滋阴清热，适用于更年期女性食用。

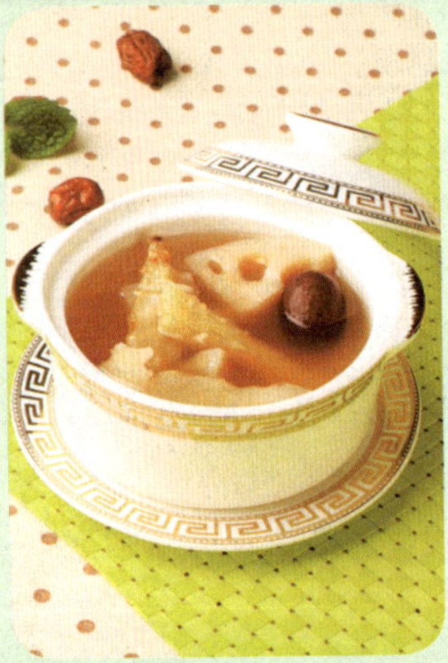

花胶响螺海底椰汤

材料

花胶15克，响螺片15克，海底椰10克，红枣20克，玉竹8克，龙牙百合25克，北沙参10克，莲藕块200克

扫码学做食疗

做法

①海底椰装入隔渣袋，泡发；以上材料泡发。②莲藕、北沙参、玉竹、红枣、响螺片、海底椰、花胶入锅，拌匀，加盖煮100分钟，揭盖，放入龙牙百合，拌匀。③加盖煮至龙牙百合熟，加盐拌匀即可。

功效

本品可凉血、益胃补心，适用于更年期女性食用。

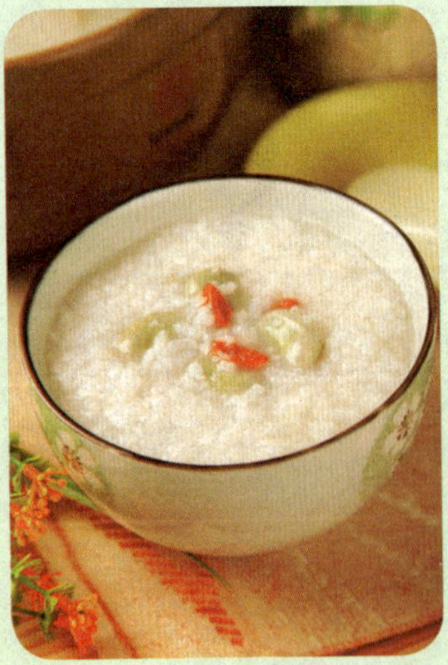

蚕豆枸杞粥

材料

水发大米180克，鲜蚕豆60克，枸杞少许

扫码学做食疗

做法

①砂锅中注水烧热，倒入大米、蚕豆，搅散，加盖，大火烧开后改小火煮约20分钟，至米粒熟软。②揭盖，撒上枸杞，拌匀，加盖，用中小火续煮约10分钟，至食材熟透。③揭盖，搅拌几下，关火，盛出煮好的粥，装在碗中即可。

功效

本品可补肾，适用于更年期女性食用。

习惯性流产

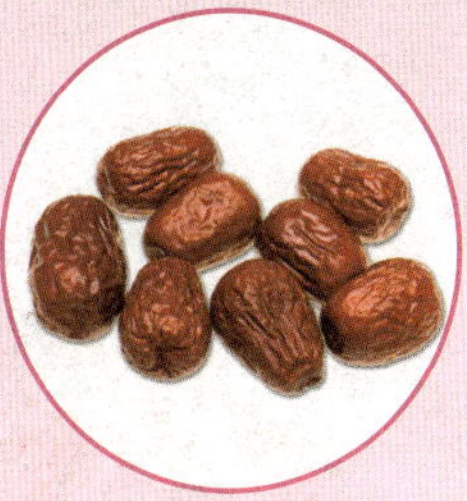

自然流产连续3次以上且每次流产往往发生在同一妊娠月份者为习惯性流产。常分为早期习惯性流产和晚期习惯性流产，早期习惯性流产指流产发生在妊娠12周以前，晚期习惯性流产多指流产发生在妊娠12周以后。

症状分析

阴道少许出血：早期习惯性流产者阴道出血情况可能会延续几天，也有可能会连续几周，但是血量一般比较少。若血量增多，则易导致流产。

下腹疼痛：患有习惯性流产后会有下腹部位隐隐的疼痛感，一般是伴随有女性阴道内少量的出血情况。

妊娠物排出：若患者排出一部分妊娠物，有一部分残留在子宫内部，称为不完全流产；如果子宫内妊娠物完全排出体外，称为完全流产。

晚期习惯性流产：晚期习惯性流产者检查宫颈，可以发现扩张，或者已经看到胎囊在宫颈口形成堵塞，那么习惯性流产就无法避免了。

注意事项

习惯性流产患者身体多比较虚弱，饮食上要注意以补虚、增强体质为主，可以多吃些含有丰富蛋白质和维生素的食物，如鱼类、肉类、蛋类、奶类、坚果等。

生活验方

干荔枝，干大枣各7枚，共加水煎服，每日1剂。

党参15克，黄芪20克，白术、续断、当归身各12克，茯苓、白芍、熟地黄各10克，川芎、炙甘草各6克，每日1剂，水煎，分2次服，可益气养血、固冲安胎。

对症药材和食材

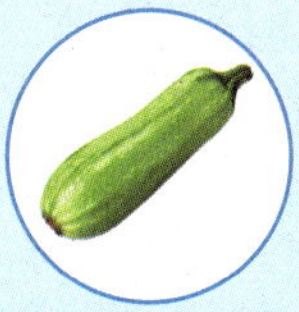

西葫芦：西葫芦可润肺止咳、消肿散结，适合习惯性流产患者食用。

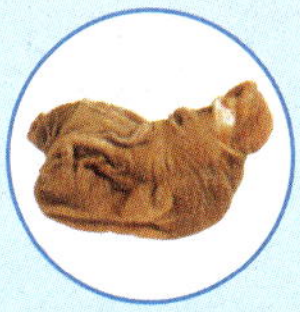

羊肚：羊肚具有补虚损的功效，对滑胎有一定的功效。

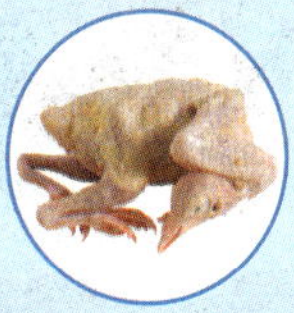

鸽肉：鸽肉具有补肾安胎的功效，主治习惯性流产、贫血等症。

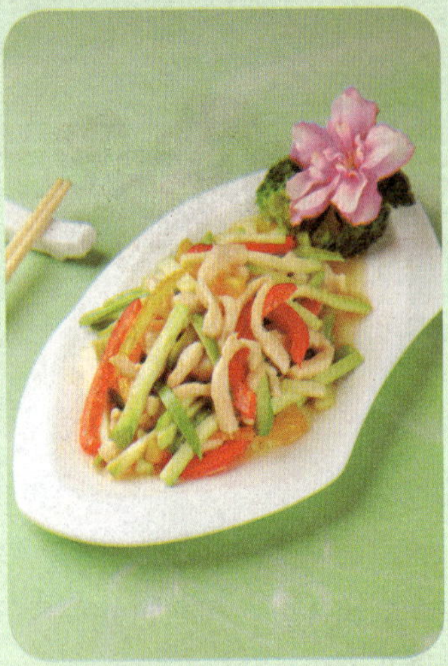

西葫芦炒鸡丝

扫码学做食疗

材料

西葫芦160克，彩椒30克，鸡胸肉70克，调料适量

做法

①西葫芦、彩椒、鸡胸肉切丝；鸡肉丝加盐、料酒、水淀粉、食用油，拌匀，腌渍。②鸡肉丝滑油后捞出；锅底留油烧热，倒入彩椒、鸡肉丝。③加入西葫芦、盐、鸡粉、料酒、水淀粉，炒匀，盛出即可。

功效

本品可除烦止渴、消肿散结，适合流产患者食用。

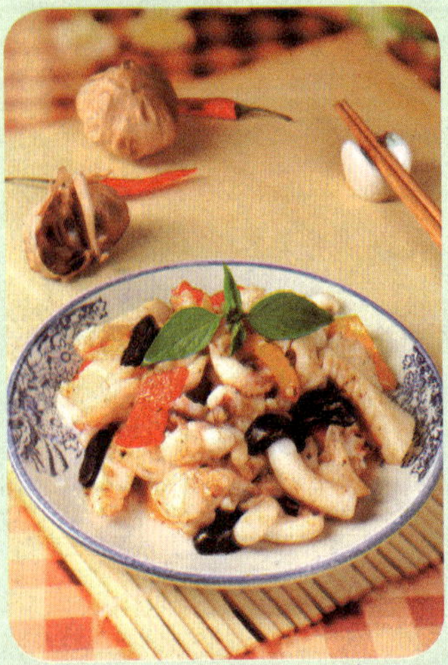

黑蒜烧墨鱼

扫码学做食疗

材料

黑蒜70克，墨鱼150克，彩椒65克，蒜末、姜片各少许，调料适量

做法

①彩椒切块；墨鱼先切成块，焯水备用。②用油起锅，爆香姜片、蒜末，放入彩椒块、墨鱼块、料酒、黑蒜，炒匀。③注入适量水，加入盐、白糖、鸡粉、水淀粉、芝麻油，炒熟入味，盛出即可。

功效

本品对子宫出血等导致的流产有一定的功效。

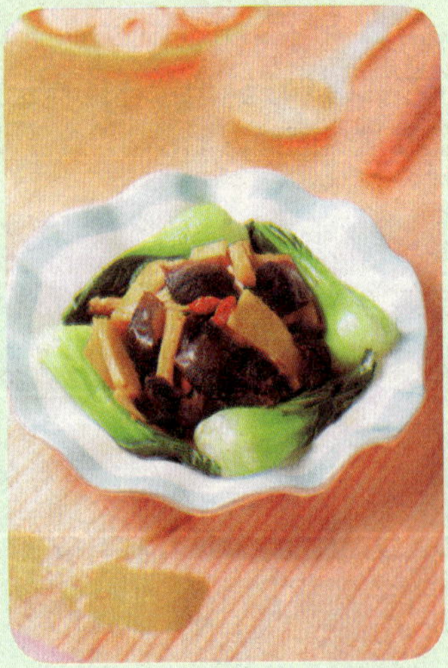

参杞烧海参

扫码学做食疗

材料

水发海参130克，上海青45克，竹笋40克，枸杞、党参各少许，调料适量

做法

①竹笋切片；上海青焯水；海参切片；海参、竹笋加鸡粉、料酒，拌匀，煮至六成熟。②爆香姜片、葱段，放入党参、海参、竹笋，炒匀，加料酒、水，撒上枸杞，加盐、鸡粉、蚝油、生抽，煮熟，加水淀粉，炒熟。③将上海青和炒好的食材装入盘中即可。

功效

本品富含蛋白质和氨基酸，适合流产后体虚者食用。

PART

9

第九章

儿科疾病食疗方

儿科疾病是指儿童易患的疾病，这里说的儿童包括新生儿（从出生后脐带结扎开始至生后满28天）、婴儿（出生28天后至1周岁）、幼儿（1～3周岁）、学龄前期（3～6周岁）、学龄期（6周岁至青春期来临，一般女孩12岁，男孩13岁）。

本章简要介绍了儿科常见的9种疾病的主要症状，以及对症药材和食材，并精心为患者搭配了科学合理的药膳以进行食疗。

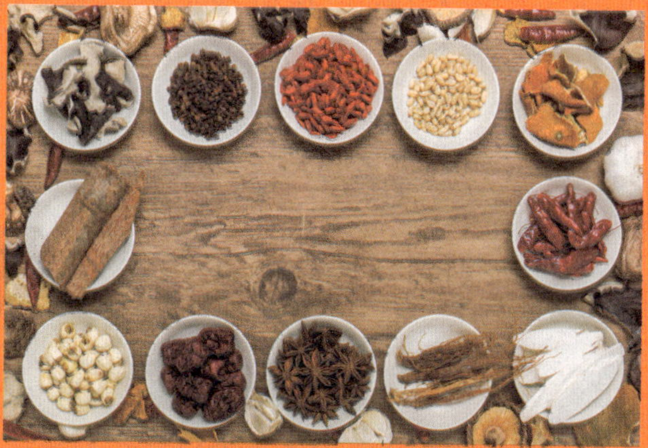

百日咳

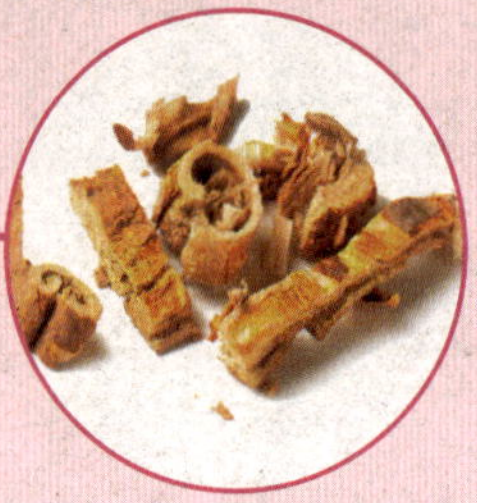

百日咳是急性呼吸道传染病，患者是唯一的传染源，潜伏期2～23天，传染期约1个半月。呼吸道传染是主要的传播途径。人群普遍易感，以学龄前儿童为多。

症状分析

本病可分为三期：前驱期，仅表现为低热、咳嗽、流涕、喷嚏等上呼吸道感染症状；7～10天后转入痉咳期，表现为阵发性痉挛性咳嗽，发作日益加剧，每次阵咳可达数分钟之久，咳后伴一次鸡鸣样长吸气，若治疗不善，此期可长达2～6周；恢复期阵咳渐减甚至停止，此期2周或更长。

注意事项

百日咳传染性很强，及早发现患者隔离治疗是防止传播的最好方法。隔离期限从发病时开始至40天。10岁以下的与患者有接触的易感小儿应隔离，观察21天，隔离期满即可接受预防疫苗的接种；10岁以上小儿不用隔离，但也要观察14天。饮食要营养且易消化，避免煎炸、辛辣、酸咸等刺激性食物。

生活验方

取川贝母6克研成粉状，与杏仁一同放入瓦锅内，加水以武火烧沸，转文火续煮25分钟，停火，滤渣取汁，加入15克冰糖末即可饮用，每日1次，有清肺热、止咳嗽的功效，可治百日咳。

取五味子10克、人参6克一同放入瓦锅内，加水以武火烧沸，转文火续煮25分钟，停火，滤渣取汁，加入15克冰糖末拌匀即可，每日1次，适合百日咳患者。

对症药材和食材

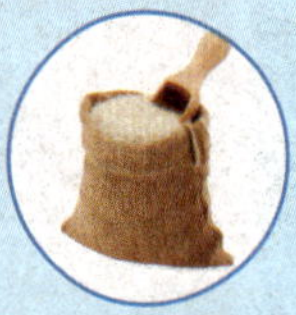

粳米：粳米具有补虚的功效，对于久咳肺虚，以及病后、产后体弱者有良好的功效。

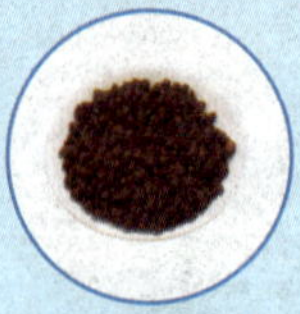

五味子：五味子可敛肺生津、滋肾涩精，适用于治疗虚寒喘咳、久泻久痢而属肾虚者。

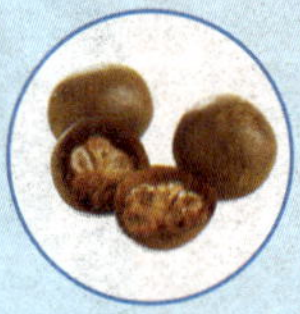

罗汉果：罗汉果可清热润肺、止咳化痰、润肠通便，主治百日咳、痰多咳嗽、血燥便秘等症。

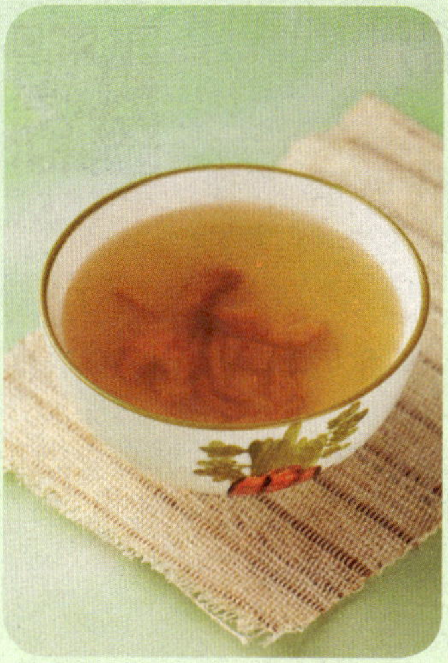

桑白皮茶

扫码学做食疗

材料

桑白皮15克

做法

①砂锅中注水烧开，倒入桑白皮，搅散。②加盖，用小火煮20分钟至其析出有效成分。③揭盖，搅拌片刻，将煮好的茶盛出，装入杯中即可。

功效

本品可泻肺平喘、利尿消肿，适用于肺热咳喘、痰多，以及水肿、小便不利等症。

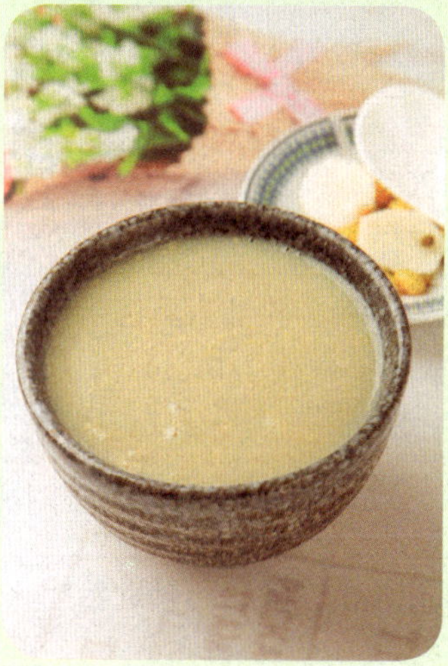

山药绿豆豆浆

扫码学做食疗

材料

山药120克，水发绿豆40克，水发黄豆50克，白糖适量

做法

①山药切片；绿豆、黄豆放入碗中，加水洗净。②把食材倒入豆浆机中，加入白糖，注水至水位线，盖上豆浆机机头，开始打豆浆，约15分钟，即成豆浆。③断电，滤取豆浆即可。

功效

本品可消暑止渴，对咳嗽、百日咳等有疗效。

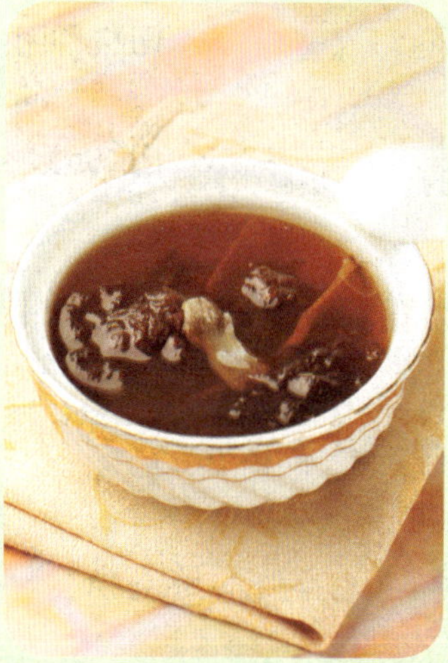

胖大海薄荷玉竹饮

扫码学做食疗

材料

胖大海15克，玉竹12克，薄荷8克，冰糖30克

做法

①砂锅中注水烧开，倒入胖大海、玉竹、薄荷，拌匀，加盖煮15分钟至药材析出有效成分。②揭盖，放入冰糖，搅匀，煮至冰糖溶化。③将煮好的药汤盛出，装入碗中即可。

功效

本品可利咽解毒，适用于咽炎、急性扁桃体炎患者。

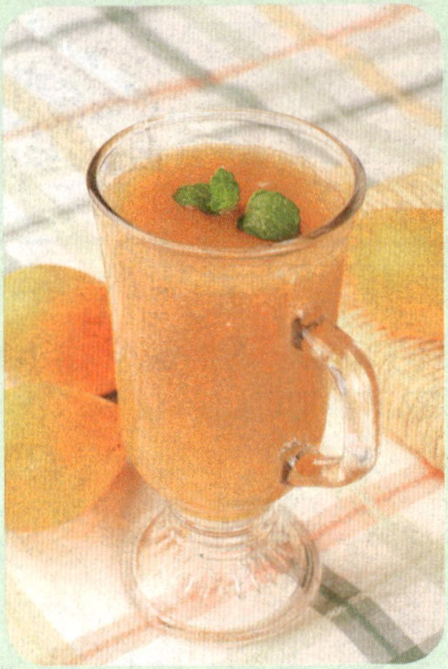

白萝卜枇杷蜜汁

扫码学做食疗

材料

去皮白萝卜70克，枇杷200克，柠檬30克，蜂蜜适量

做法

①白萝卜切丁；柠檬切块；枇杷去核，切块。②将枇杷块和白萝卜丁倒入榨汁机中，放入柠檬块，加入80毫升凉开水，加盖，启动榨汁机，榨约30秒成蔬果汁。③揭盖，将蔬果汁倒入杯中，淋上蜂蜜即可。

功效

本品主要治疗肺热咳嗽、咽干口渴等。

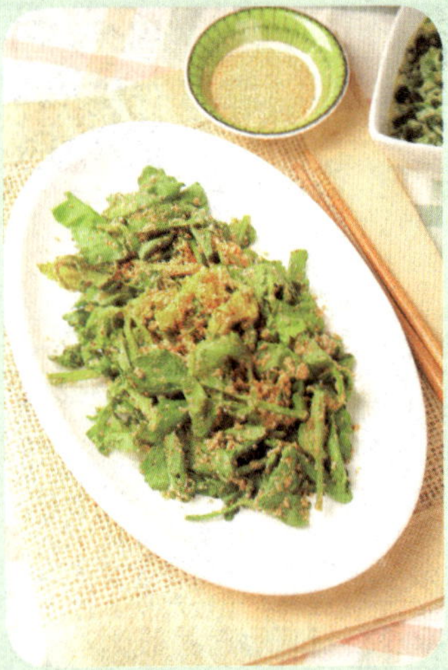

粉蒸芹菜叶

扫码学做食疗

材料

芹菜叶50克，蒸肉米粉20克，盐2克

做法

①备好一个大碗，倒入芹菜叶，再加入蒸肉米粉、盐，拌匀，放入蒸盘中。②电蒸锅烧开，将装有芹菜叶的蒸盘放入，摆放好。③加盖，蒸3分钟，揭盖，将蒸好的芹菜叶取出即可。

功效

本品有泻肺平喘、止咳化痰的功效，可辅助治疗咳嗽痰多等症。

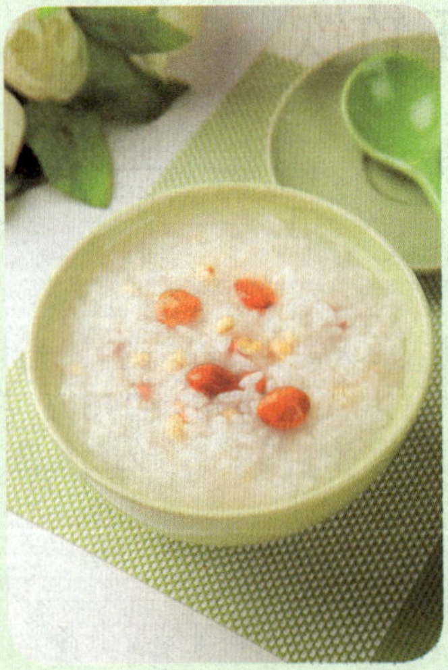

川贝杏仁粥

扫码学做食疗

材料

水发大米75克，杏仁20克，川贝母少许

做法

①砂锅中注水烧热，倒入杏仁、川贝母，加盖，用中火煮约10分钟。②揭盖，倒入大米，拌匀，再加盖，烧开后用小火煮约30分钟至食材熟透。③揭盖，拌匀，关火后盛出煮好的粥，装入碗中即可。

功效

本品能清热化痰、生津止渴，可辅助治疗小儿百日咳、咳嗽痰多黄稠等症。

小儿腹泻

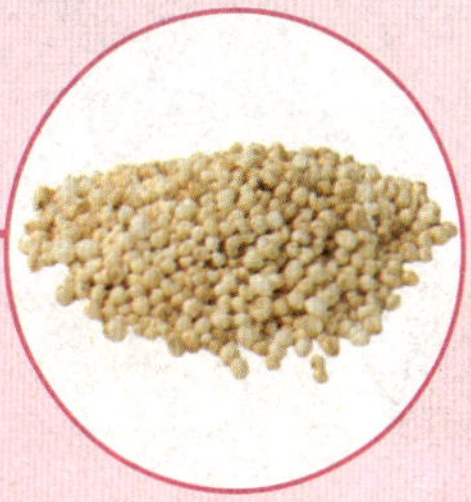

小儿腹泻是各种原因引起的以腹泻为主要临床表现的胃肠道功能紊乱综合征。

症状分析

轻微的腹泻多数由饮食不当或肠道感染引起，患儿精神较好，无发热和精神症状；较严重的腹泻多为致病性大肠杆菌或病毒感染引起，大多伴有发热、烦躁不安、精神萎靡、嗜睡等症状。

注意事项

平时注意小儿体格锻炼，增强体质，提高机体抵抗力，避免感染各种疾病。营养不良、佝偻病及病后体弱小儿应加强护理，注意饮食卫生，避免各种感染。避免长期滥用广谱抗生素，以免肠道菌群失调，招致耐药菌繁殖引起肠炎。

生活验方

取石菖蒲15克加适量水煎汁，滤渣取汁，再加入10克红糖搅拌匀，即可饮用，每日3次，可连续服用数天，对于夏秋两季的小儿腹泻都有很好的疗效。此外，对小儿惊风等症有改善作用。

取藿香10克洗净放入锅内，加适量的水煎汁，滤渣取汁，加入10克白砂糖搅拌均匀即可，可经常饮用，有抗菌杀毒、止呕止泻的作用，适用于小儿夏季暑湿呕吐、腹泻等症。

对症药材和食材

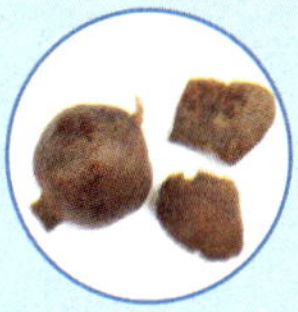

石榴皮：石榴皮具有涩肠止泻、止血、驱虫的功效，所含鞣质具有收敛止泻的作用。

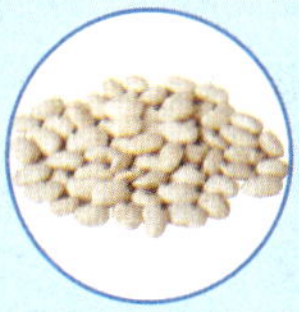

白扁豆：白扁豆具有健脾、化湿、止泻的功效，常用于脾胃虚弱、食欲减退、大便溏泻、暑湿吐泻等肠胃不适。

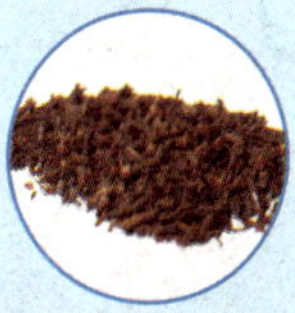

丁香：丁香可温中暖肾、降逆止呕，主治胃寒呃逆、呕吐、泻痢、心腹冷痛、疝气等症。

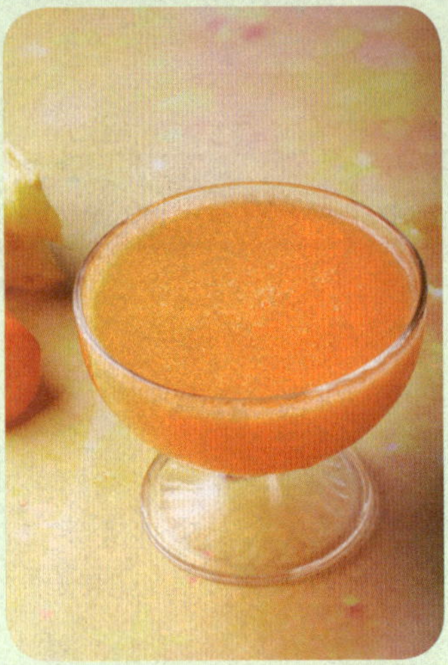

胡萝卜菠萝汁

扫码学做食疗

材料

胡萝卜100克，菠萝100克，适量矿泉水

做法

①菠萝切成小块；胡萝卜切厚块，再切条，改切成丁。②取榨汁机，选择搅拌刀座组合，放入切好的菠萝块、胡萝卜丁，倒入适量矿泉水，加盖，选择“榨汁”功能，榨取蔬果汁。③揭盖，把榨好的果蔬汁倒入杯中即可。

功效

本品有清热利湿的功效，适合小儿腹泻者食用。

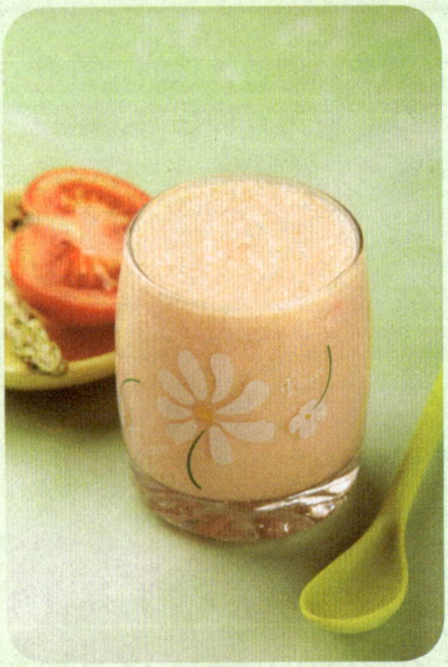

芦笋番茄汁

扫码学做食疗

材料

芦笋50克，番茄80克，牛奶200毫升

做法

①芦笋切成小段；番茄切小瓣，去除果皮，把果肉切成小块。②锅中注水烧开，倒入番茄块，用中火煮约4分钟至熟，倒入芦笋段，用中火煮约4分钟至熟。③取榨汁机，倒入以上食材，选择“榨汁”功能，榨取蔬菜汁，最后倒出蔬菜汁，装入杯中即可。

功效

本品有清热解毒的功效，适合小儿腹泻者食用。

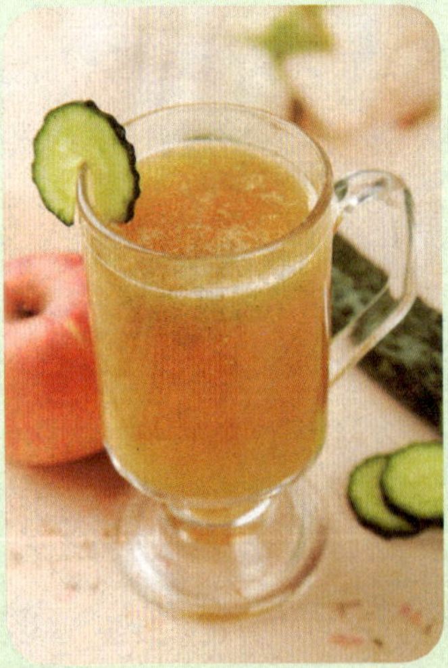

黄瓜苹果汁

扫码学做食疗

材料

黄瓜120克，苹果120克，蜂蜜适量

做法

①黄瓜切条，改切成丁；苹果切块。②取榨汁机，选择搅拌刀座组合，倒入切好的黄瓜丁、苹果块，倒入适量矿泉水，加盖，选择“榨汁”功能，榨取果蔬汁。③揭盖，加入适量蜂蜜，拌匀，将榨好的果蔬汁倒入杯中即可。

功效

本品有健脾止泻的功效，适合小儿腹泻者食用。

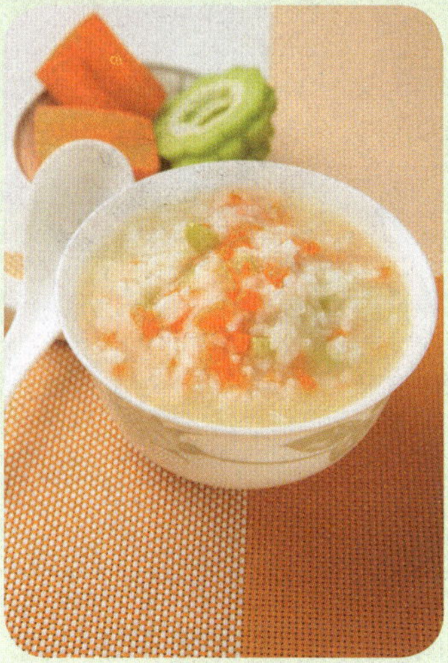

苦瓜胡萝卜粥

扫码学做食疗

材料

水发大米140克，苦瓜45克，胡萝卜60克

做法

①胡萝卜切片，再切条，改切成粒；苦瓜切开，去瓜瓤，再切条形，改切成丁。②砂锅中注水烧开，倒入苦瓜丁、胡萝卜粒，拌匀，加盖，煮至食材熟软。③揭盖，搅拌一会儿，关火后盛出煮好的粥即可。

功效

本品可健脾利湿，有利于缓解小儿腹泻。

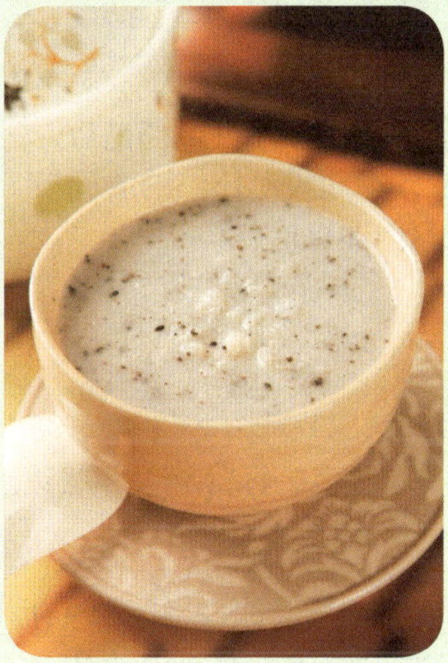

黑芝麻牛奶粥

扫码学做食疗

材料

熟黑芝麻粉15克，大米500克，牛奶200毫升，白糖适量

做法

①砂锅中注水，倒入大米，加盖，煮至大米熟软。②揭盖，倒入牛奶，拌匀，加盖，续煮至入味。③揭盖，倒入黑芝麻粉，拌匀，加入白糖，拌匀，稍煮片刻，关火后盛出煮好的粥，装在碗中即可。

功效

本品可健脾和胃，对小儿腹泻者有一定的功效。

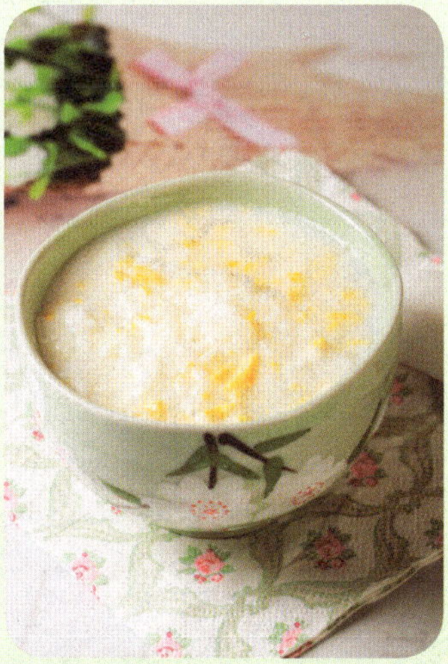

牛奶蛋黄粥

扫码学做食疗

材料

水发大米130克，牛奶70毫升，熟蛋黄30克，盐适量

做法

①将熟蛋黄切碎。②砂锅中注水烧开，倒入大米，拌匀，加盖，煮至大米熟软，揭盖，放入熟蛋黄，倒入牛奶，拌匀，加入少许盐，搅匀调味。③略煮片刻至食材入味，关火后盛出煮好的粥，装入碗中即可。

功效

本品有健脾渗湿的功效，适合小儿腹泻者食用。

小儿流涎

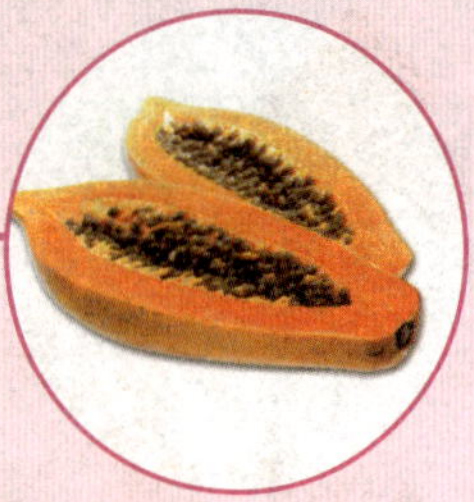

小儿流涎，是指唾液不由自主地从小儿口中溢出的一种病症。

症状分析

3~6个月的婴儿唾液腺发育逐渐完善，唾液分泌增多，当乳牙萌出时，刺激三叉神经使唾液分泌增加而流涎，属于正常生理现象。如果孩子超过7个月后还是流涎，应考虑是病理现象，多是因为脾胃虚弱不能摄纳津液所致。

注意事项

父母应培养小儿从小养成良好的卫生习惯，注意及时清洁口腔。小儿断奶前后，要注意饮食要多样化，加强营养的供给。一般情况下，小儿流涎持续的时间较长，最长可达半年以上，但若调理医治得当，通常1个月内即可治愈。

生活验方

取益智仁8克、白术12克一起研成粉末，平分为12包，每次1包，每日2次，以温开水送服，有调和脾胃、减少唾液分泌的功效，适用于小儿流涎。

取鲜桑根皮100克洗净，捣烂，装入纱布袋中绞取汁液饮用，每日1次，有减少唾液分泌的功效，适用于小儿流涎。

对症药材和食材

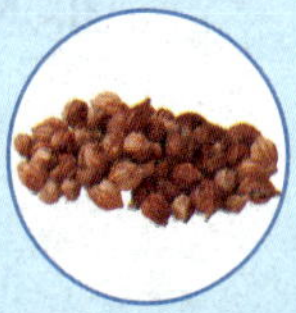

砂仁：砂仁可化湿行气、温中止泻、安胎，主治腹痛痞胀、胃呆食滞、噎膈呕吐、寒泻冷痢、小儿流涎等症。

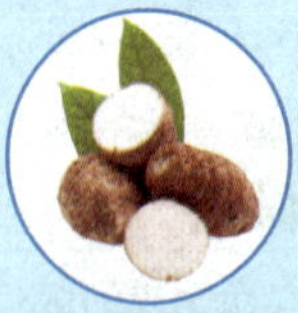

芋头：芋头可补脾益胃、化痰散结，可用于小儿脾虚引起的流涎症。

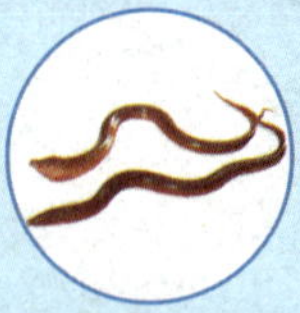

鳝鱼：鳝鱼可补气养血、祛风湿、强筋骨、通经活络，多用于中气虚寒、食少多唾、小儿流涎不止、腹中冷痛者。

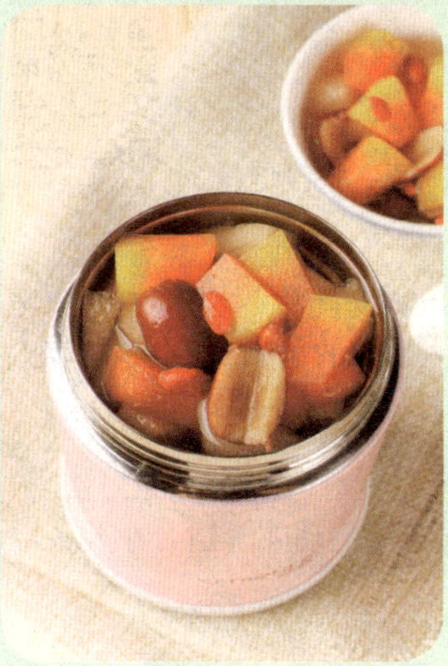

香梨木瓜饮

扫码学做食疗

材料

去皮木瓜100克，去皮雪梨100克，红枣20克，枸杞7克，蜂蜜30克

做法

①雪梨去芯，切块；红枣对半切开，去核。②罐中加入雪梨块、木瓜，注开水至八分满，旋紧盖子，摇晃片刻，静置1分钟，揭盖，倒出开水，接着往罐中倒入红枣、枸杞，注开水至八分满，旋紧盖子，摇晃片刻，闷1个小时。③揭盖，倒入蜂蜜，拌匀即可。

功效

本品有健脾养胃的功效，适合小儿流涎患者食用。

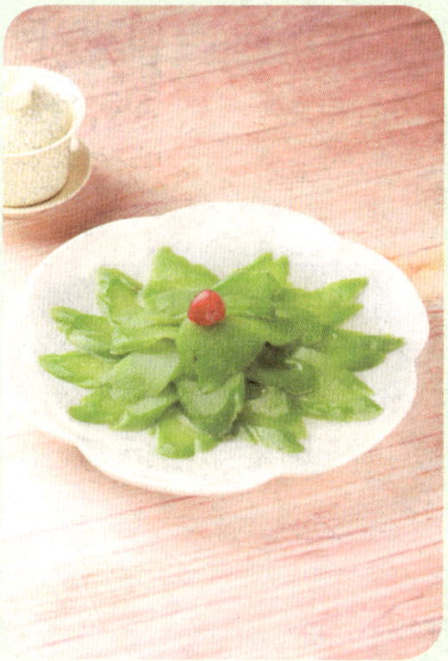

蜜汁苦瓜

扫码学做食疗

材料

苦瓜130克，蜂蜜40毫升，凉拌醋适量

做法

①苦瓜掏去瓤子，切片，焯熟。②将苦瓜放入碗中，倒入备好的蜂蜜，再淋入适量凉拌醋，拌至食材入味。③取一个干净的盘子，盛出拌好的苦瓜即成。

功效

本品有益气健脾、祛湿止涎的功效，适合小儿流涎患者食用。

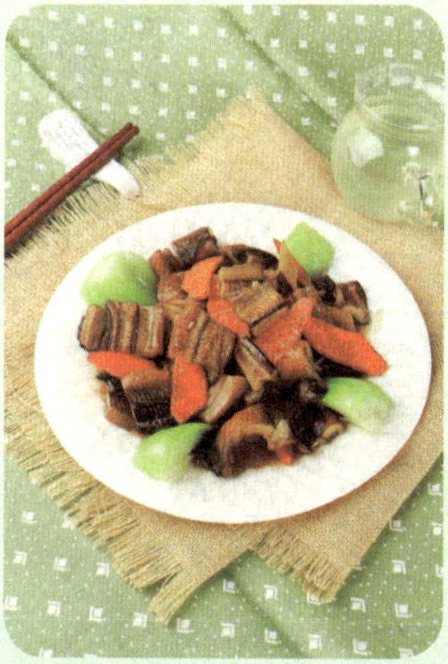

红烧鳝鱼

扫码学做食疗

材料

鳝鱼450克，上海青50克，胡萝卜50克，调料适量

做法

①上海青切瓣，加油、盐，焯水；胡萝卜切片；鳝鱼切段，滑油捞出。②爆香花椒、姜片、葱段、蒜末，加胡萝卜片、鳝鱼，炒匀，加料酒、生抽，炒匀，注水炖煮。③加盐、鸡粉、白糖、水淀粉，炒匀即可。

功效

本品可清热祛湿，尤其适合小儿流涎患者食用。

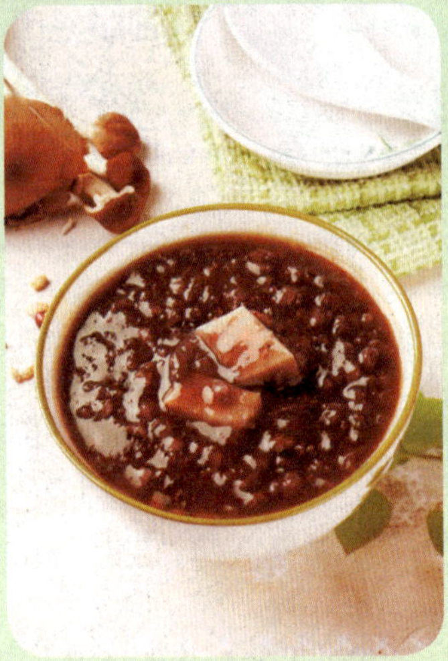

香芋紫米粥

材料

香芋100克，水发紫米100克，白糖适量

扫码学做食疗

做法

①砂锅中注水烧开，倒入水发紫米，拌匀，加盖煮至紫米熟透。②揭盖，放入切好的香芋，拌匀，加盖煮至食材熟透。③揭盖，倒入白糖，拌匀即可。

功效

本品有健脾开胃、益气填精的功效，适合小儿流涎患者食用。

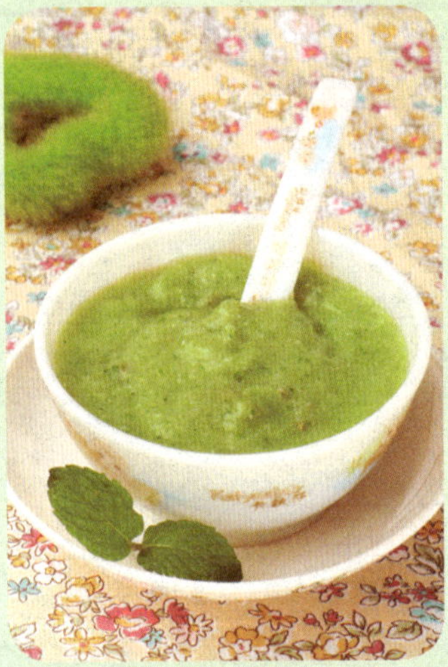

牛肉菠菜粥

材料

水发大米85克，牛肉50克，菠菜叶40克

扫码学做食疗

做法

①牛肉切碎；菠菜叶焯水，捞出切碎。②取榨汁机，注入适量水，放入水发大米、菠菜碎，加盖，榨约半分钟，待用。③砂锅置于火上，放入牛肉碎，炒匀，倒入大米菠菜汁，煮约30分钟至粥黏稠，关火后盛出煮好的粥，装入碗中即可。

功效

本品可清热利湿，可缓解小儿流涎的症状。

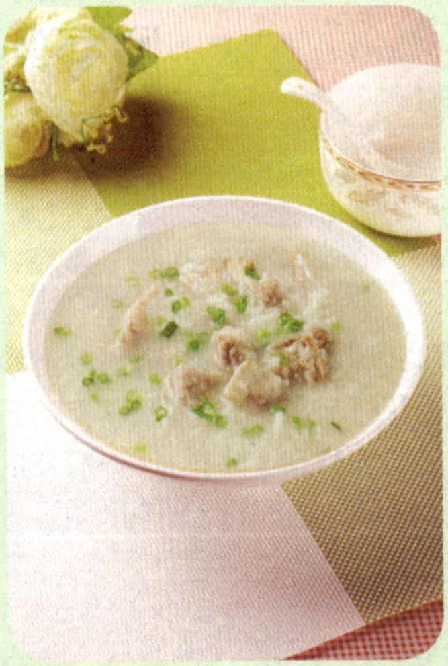

芋头排骨粥

材料

香芋120克，排骨段200克，水发大米200克，调料适量

扫码学做食疗

做法

①香芋切丁；排骨加盐、鸡粉、生抽，拌匀，腌渍。②大米、食用油入锅，拌匀，加盖煮20分钟，揭盖，加排骨、香芋，拌匀，加盖煮至食材熟透。③揭盖，加盐、鸡粉、芝麻油，拌匀盛出，撒上葱花即成。

功效

本品有增进食欲的功效，适合小儿流涎患者食用。

小儿疳积

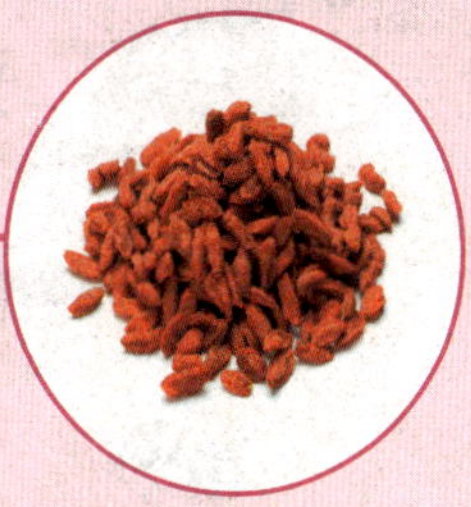

小儿疳积是小儿疳症和小儿积滞的总称，是儿科的一种常见病，多发于小儿时期，尤其是1～5岁儿童。

症状分析

积滞症状：小儿面黄肌瘦、烦躁爱哭、睡眠不安、食欲减退或呕吐酸馊乳食、腹部胀实或时有疼痛、小便短黄或如米泔、大便酸臭或溏薄，或兼发低热，此为乳食积滞的症状。

疳症症状：患儿身体逐渐消瘦，甚至骨瘦如柴，腹部坚硬胀大，水肿，生长发育迟缓，头发枯槁萎黄，还伴有各个器官功能减退等。

注意事项

预防小儿疳积应从小儿出生时着手，婴儿时期用母乳喂养，孩子断奶后，应当及时增添辅食。但要注意循序渐进，掌握“从少到多，从软到硬，从细到粗”的原则。1～3岁时，建议每天的食品要多样，选择细、软、烂的食物。必须纠正不良的饮食习惯，如贪吃零食、偏食、挑食等。

生活验方

取胡黄连、广木香、焦甘草各2克，六曲、焦白术、炒扁豆各9克，青皮、陈皮各4克，佛手3克，一并入锅煎汁2次，合并煎液，每日1次，有健脾和胃的功效，适合小儿疳积患者。

取茯苓、山药、芡实、莲米各等量制成粉，加糯米粉及砂糖制成糕食用，有健胃消食的功效，适合小儿疳积患者。

对症药材和食材

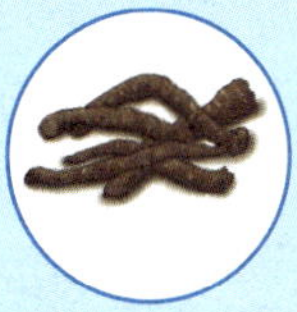

胡黄连：胡黄连可退虚热、消疳热，主治潮热盗汗、小儿疳积等症。

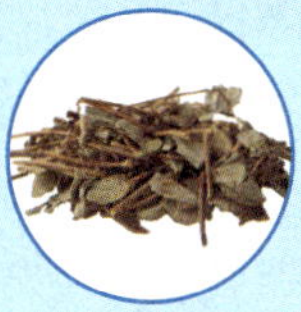

金钱草：金钱草可清热利尿、消肿解毒，可治水肿、小儿疳积等症。

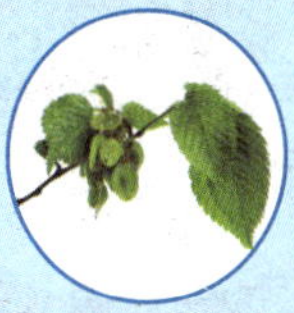

榆钱：榆钱可健脾安神、清热利水，主治失眠、食欲减退、小儿疳积等症。

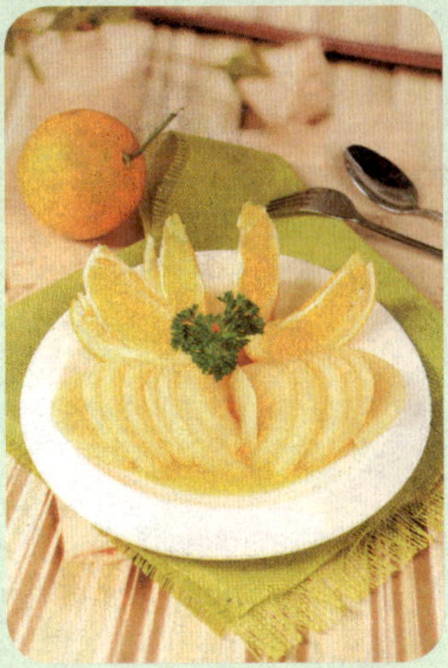

橙汁雪梨

扫码学做食疗

材料

橙子180克，雪梨230克，橙汁150毫升，白糖适量

做法

①雪梨切片；橙子切瓣，再用小刀将皮和瓤分离至底部相连不切断，将皮切开一片翻回来，做成“兔耳”状；雪梨焯水。②将雪梨装入碗中，倒入橙汁，加白糖，拌匀。③橙子摆盘，放入雪梨，浇上橙汁即可。

功效

本品可补脾养胃，适合小儿疳积、气血不足者食用。

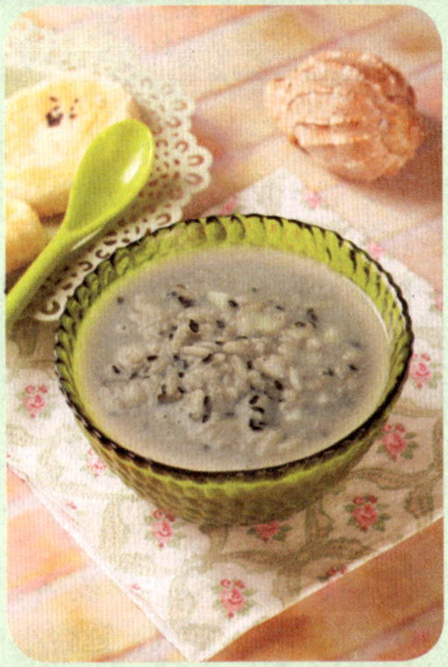

山药芝麻糊

扫码学做食疗

材料

水发大米120克，山药75克，水发糯米90克，黑芝麻30克，牛奶85毫升

做法

①黑芝麻炒香，碾成细末；山药切粒。②大米、糯米入锅，加盖炖30分钟，揭盖，加山药粒、黑芝麻，拌匀，炖至食材熟透。③揭盖，倒入牛奶，拌匀后，加盖煮沸，盛出装碗即可。

功效

本品可理气健脾，可辅助治疗消化不良、疳积等症。

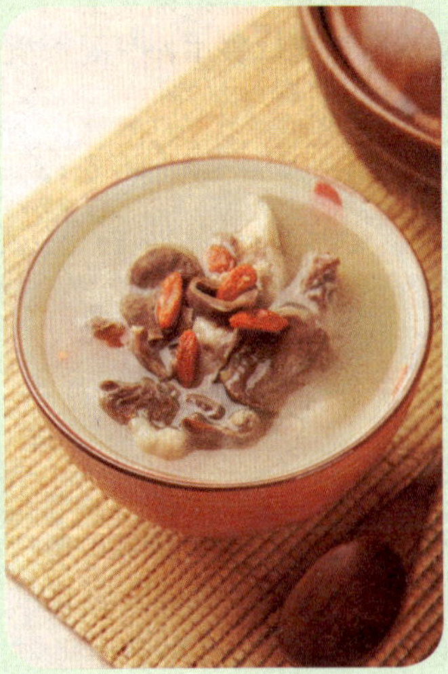

枸杞猪心汤

扫码学做食疗

材料

猪心150克，枸杞10克，姜片少许，盐适量

做法

①猪心焯水3分钟。②砂锅中注入高汤烧开，加盐调味，放入姜片和猪心，拌匀，加盖煮滚，揭盖，放入枸杞，拌匀，加盖煮至食材熟透。③揭盖，用勺搅拌片刻，关火后盛出煮好的汤料，装入碗中即可。

功效

本品可辅助改善小儿面黄肌瘦、食欲减退等症。

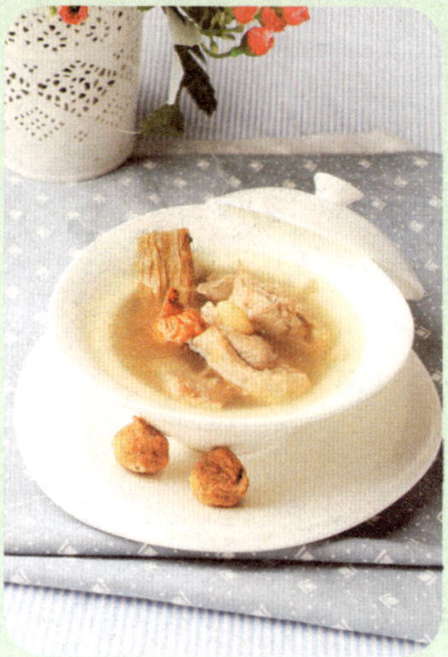

茯苓笋干老鸭汤

扫码学做食疗

材料

土茯苓、白扁豆、无花果、笋干各适量，老鸭块200克，盐适量

做法

①土茯苓装入隔渣袋里，泡发；白扁豆、笋干泡发；无花果泡发。②老鸭块焯水。③砂锅中注水，倒入老鸭块、土茯苓、白扁豆、笋干，加盖煮90分钟，揭盖，加无花果，拌匀，加盖煮熟，揭盖，加盐拌匀即可。

功效

本品可利水渗湿，治小便不利、泄泻、疳积等症。

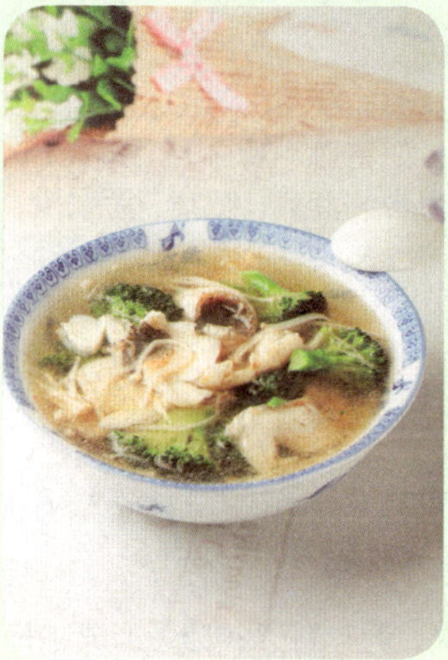

神曲金针菇鱼汤

扫码学做食疗

材料

鲈鱼肉200克，西蓝花100克，金针菇90克，神曲8克，调料适量

做法

①西蓝花切块；鱼肉切片，加盐、鸡粉、料酒、胡椒粉、生粉、食用油，腌渍。②锅中注水烧开，放入神曲、盐、鸡粉、姜丝、食用油、西蓝花、金针菇，拌匀，煮沸。③加鱼片，搅散，加胡椒粉，拌匀即可。

功效

本品可消食调中，主治小儿腹大、小儿疳积等症。

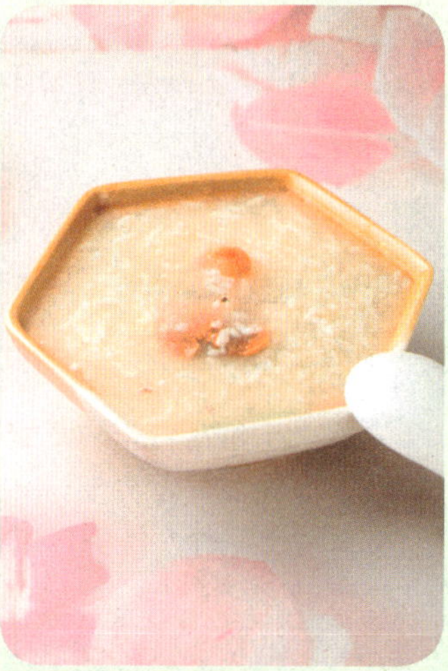

佛手薏米粥

扫码学做食疗

材料

佛手8克，水发薏米80克，水发大米180克，盐适量

做法

①砂锅中注水烧开，倒入大米，搅散，加入薏米、佛手，拌匀，加盖，用小火炖40分钟，至食材熟透。②揭盖，加入少许盐调味，拌匀，略煮片刻至其入味。③盛出装碗即可。

功效

本品能促进新陈代谢，治小儿疳积、营养不良等症。

小儿厌食症

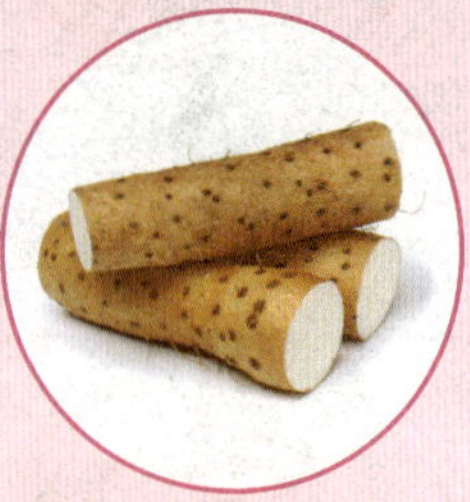

小儿厌食症是指小儿较长时期见食不贪、食欲减退，甚至拒食的一种常见病症。如果长期得不到矫正，会引发营养不良和发育迟缓、畸形。

症状分析

临床以不思饮食、食量较同龄正常儿童明显减少、对进食表示反感为特征，病程一般持续2个月以上。城市儿童发病率较高，一般经治疗后可好转。少数长期不愈者可影响儿童的生长发育。

注意事项

饮食当从补锌提高味觉敏感度开始，可常食用白术、党参、茯苓、黄芪、山药、莲子等食材和药材；可多食用铁元素含量较多的食材，如猪血、鸡血、山药、赤小豆、豌豆等；可多食富含钾元素的食物，如紫菜、海带、菠菜、苋菜、蒜、大葱、蚕豆等。

生活验方

取砂仁6克、建曲6克、千年健12克、焦白术10克、茴香6克、丁香2克一起放入纱布袋中，放入锅内加水煎汁2次，将2次所得药液合并，加入30克白糖可饮用。

取鸡内金、砂仁各6克与鲫鱼100克一起放入锅内，加水、调味料煮20分钟即成，每日1次。

对症药材和食材

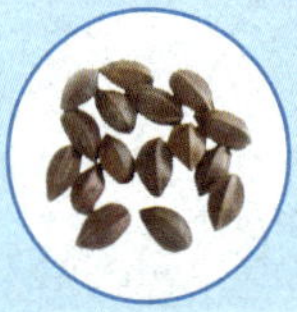

使君子：使君子可消积、健脾，主要用于治疗小儿疳积、小儿厌食症、乳食停滞、腹胀、泻痢等症。

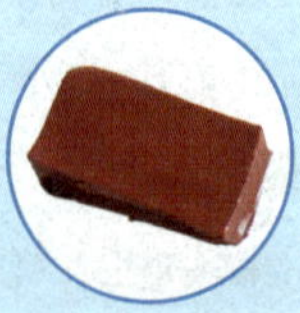

猪血：猪血具有补血止血、利大肠的作用，其中含铁量较高，而且以血红素铁的形式存在，容易被人体吸收利用。

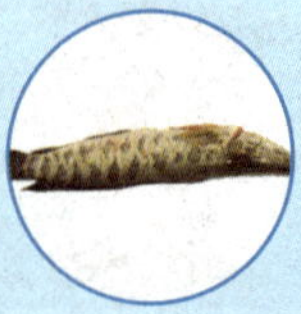

生鱼：生鱼富含蛋白质、钙、锌等多种营养成分，可益气力，补充体能。

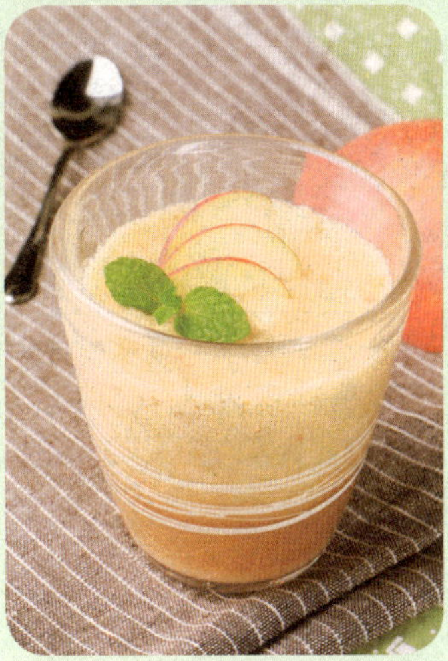

山药苹果汁

扫码学做食疗

材料

苹果100克，去皮山药80克，生姜40克，白糖适量

做法

①苹果去核，切块；山药切丁；生姜切片。②取榨汁杯，倒入苹果块、山药丁，再放入生姜片，注水，加盖，将榨汁杯安装在机座上，开始榨汁。③待时间到，揭盖，将蔬果汁倒入杯中即可。

功效

本品有健脾开胃的功效，可辅助改善小儿厌食症。

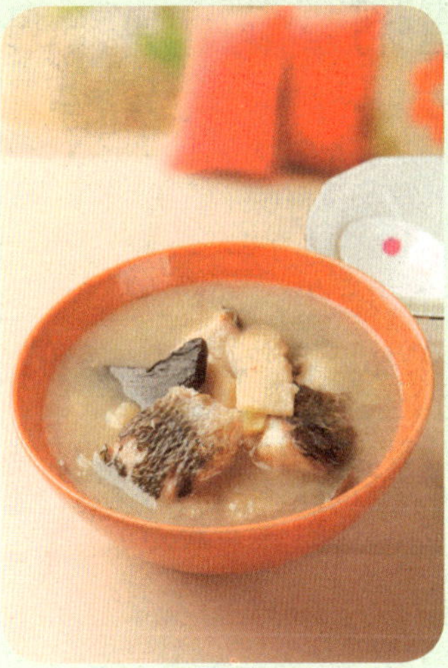

灵芝淮山生鱼汤

扫码学做食疗

材料

生鱼块270克，灵芝、淮山、姜片各少许，调料适量

做法

①爆香姜片，将生鱼块煎至两面焦黄，盛出煎好的生鱼块，装盘待用。②砂锅中注水烧开，放入灵芝、淮山，倒入生鱼块，淋入料酒，拌匀，加盖，煮至食材熟透。③揭盖，加鸡粉、盐，拌匀调味即可。

功效

本品可消食开胃，主治小儿厌食、偏食等症。

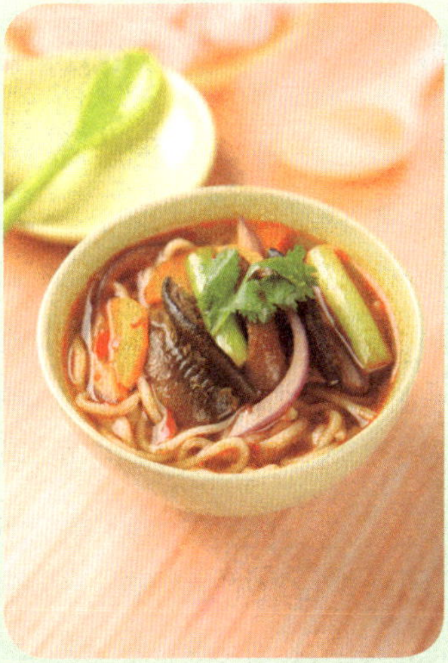

鳝鱼羹面

扫码学做食疗

材料

油面170克，鳝鱼肉50克，洋葱20克，蒜苗30克，胡萝卜40克，调料适量

做法

①洋葱切丝；蒜苗切段；胡萝卜、鳝鱼肉切片；油面煮熟。②爆香蒜末，加鱼片、料酒、蒜苗段、洋葱丝、胡萝卜片，炒匀，加豆瓣酱，炒香，注入鳝鱼片汤，煮沸。③加生抽、鸡粉，拌匀，盛入装有油面的碗中。

功效

本品适合脾虚食积型的小儿厌食症患者食用。

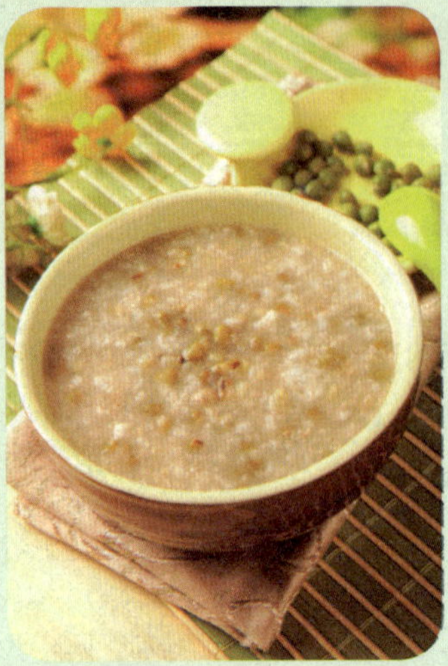

豌豆绿豆粥

扫码学做食疗

材料

水发豌豆50克，水发绿豆50克，粳米150克，白糖20克

做法

①砂锅中注水烧开，倒入粳米、豌豆、绿豆，搅拌片刻，加盖，烧开后转小火煮40分钟至熟软。②揭盖，加白糖，搅拌片刻，至白糖完全溶化。③关火，将煮好的豌豆粥盛出，装入碗中即可。

功效

本品可燥湿散寒，可用于脾胃虚寒型厌食症。

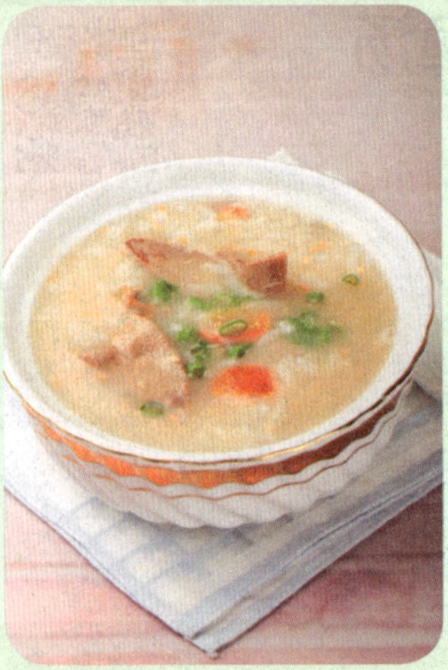

芝麻猪肝山楂粥

扫码学做食疗

材料

猪肝150克，白芝麻15克，水发大米120克，山楂100克，水发花生90克，调料适量

做法

①山楂去除果核，切块；猪肝切片，加盐、鸡粉、水淀粉、食用油，拌匀上浆，腌渍。②大米入锅，拌匀，撒上花生，拌匀，加盖煮至熟软。③揭盖，倒入山楂，撒上白芝麻，拌匀，加盖煮至食材熟透，揭盖，加盐、鸡粉，拌匀盛出，撒上葱花即可。

功效

本品可健胃消食，适用于小儿厌食症。

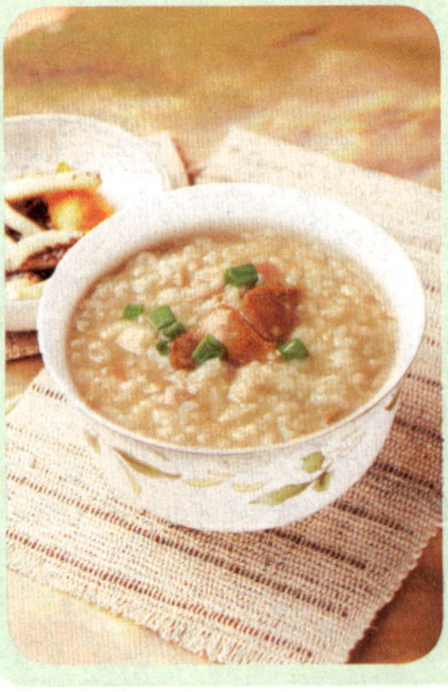

鸡肝粥

扫码学做食疗

材料

鸡肝200克，水发大米500克，姜丝、葱花各少许，盐、生抽各适量

做法

①鸡肝切条。②大米入锅，拌匀，加盖煮至熟软，揭盖，倒入鸡肝条、姜丝，拌匀，加盐、生抽，拌匀，加盖煮至鸡肝熟透。③揭盖，放入葱花，拌匀即可。

功效

本品可补血益气、补肝明目，还能增进食欲、帮助消化，适用于小儿厌食症。

小儿肥胖症

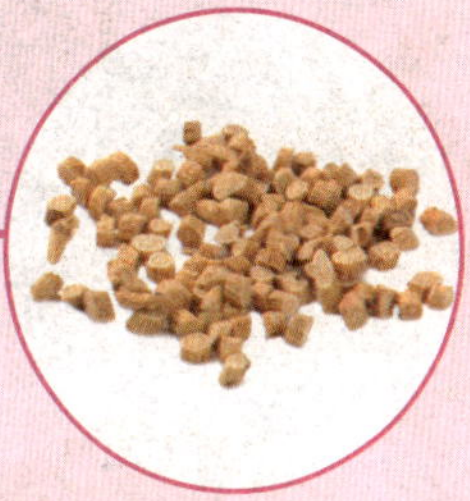

小儿肥胖症是由于能量摄入长期超过人体的消耗，使体内脂肪过度积聚、体重超过一定范围的一种营养障碍性疾病。

症状分析

小儿体重超过同性别、同身高正常儿均值20%以上者便可诊断为肥胖症。肥胖可发生于任何年龄，但最常见于婴儿期、5~6岁和青春期。患儿食欲旺盛且喜吃甜食和高脂肪食物。明显肥胖的儿童常有疲劳感，用力时气短或腿痛。

注意事项

日常生活中，家长不要让孩子偏食、过食，不给予高糖、高脂肪等高热量饮品、食品，还可多督促孩子进行适当锻炼，以增强体质。

生活验方

取魔芋200克，与大米一同放入锅内，注入适量的清水以大火烧沸，转小火熬至粥熟，每日1次，可增加饱腹感、健脾和胃，适用于小儿肥胖症患者食用。

取薏米30克、杏仁10克、粳米100克一同放入锅内，加水适量，以武火烧沸后，转文火续煮40分钟即成，每日1次，有健脾渗湿的作用，适合小儿肥胖症患者。

对症药材和食材

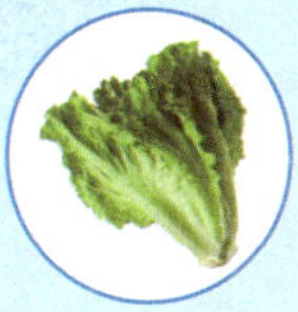

生菜：生菜含膳食纤维较多，有助于分解多余脂肪，小儿肥胖症患者宜常食。

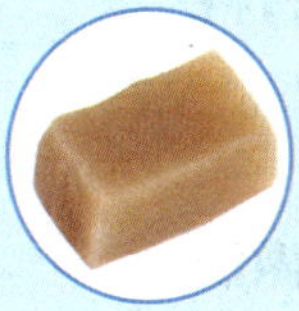

魔芋：魔芋食后有饱腹感，有利于减少脂肪和热量的摄入，是良好的减肥食物。

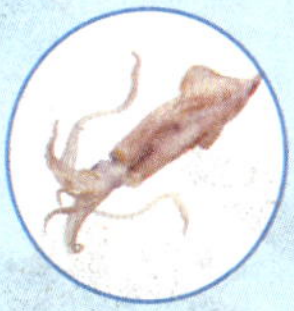

鱿鱼：鱿鱼可补虚养气、滋阴养颜，主治骨质疏松、缺铁性贫血、月经不调、小儿肥胖症等。

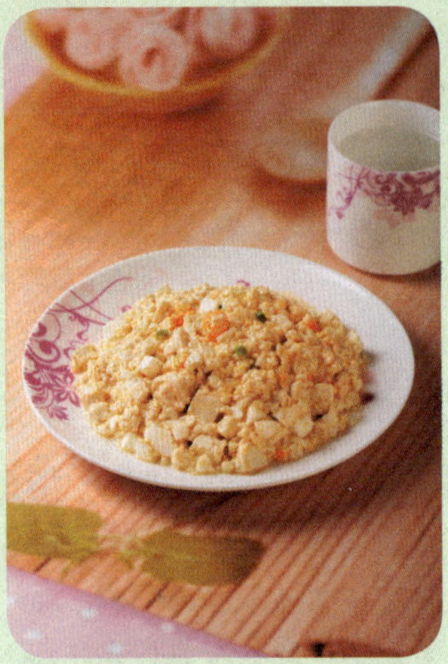

玛瑙豆腐

材料

豆腐300克，熟咸蛋1个，调料适量

扫码学做食疗

做法

①豆腐切成小块，加盐、食用油，焯水；熟咸蛋剥去蛋壳，切成小块，切碎。②取一个碗，放入豆腐，撒上咸蛋碎、葱花，加盐、鸡粉、生抽、芝麻油，搅拌片刻，将豆腐搅匀、搅碎。③将食材倒入盘中即可。

功效

豆腐含有大豆蛋白，同时脂肪含量很低，非常适合孩子减肥期食用。

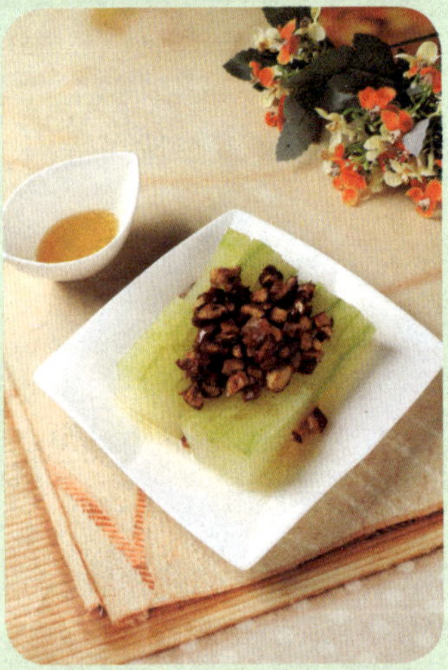

红枣蒸冬瓜

材料

红枣3颗，去皮冬瓜300克，蜂蜜40克

扫码学做食疗

做法

①红枣去核，切细条，改切丁；冬瓜切大块，底部均匀打上十字刀，均不切断；将切好的冬瓜装盘，倒上切好的红枣。②蒸锅注水烧开，放上冬瓜和红枣，加上盖，用中火蒸20分钟至熟软。③揭盖，取出蒸好的冬瓜和红枣，趁热淋上蜂蜜即可。

功效

本品有健脾化湿、防肥减肥、降血糖等功用。

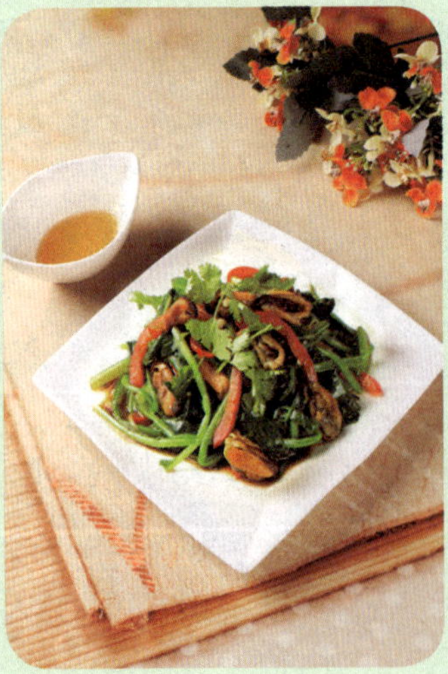

淡菜拌菠菜

材料

水发淡菜70克，菠菜300克，彩椒40克，香菜25克，调料适量

扫码学做食疗

做法

①菠菜、香菜切成段；彩椒切成丝；将淡菜、菠菜、彩椒依次加盐、食用油，焯熟。②将淡菜、菠菜、彩椒装碗，加入姜丝、蒜末、香菜，加入盐、鸡粉，淋入生抽、芝麻油，拌匀。③盛菜装盘即可。

功效

本品有减肥瘦身的功效，适合肥胖孩子食用。

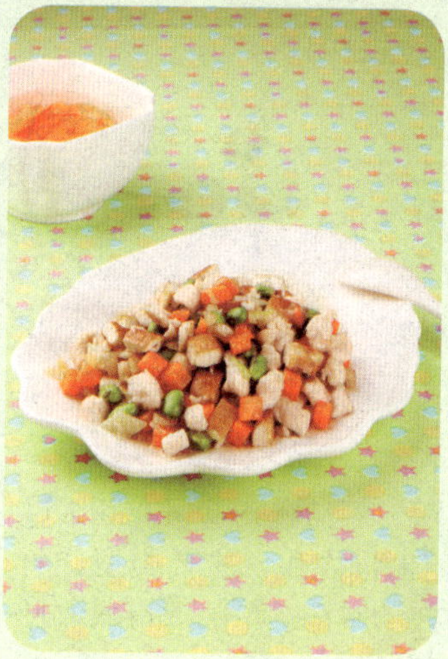

鸡丁炒鲜贝

扫码学做食疗

材料

鸡胸肉180克，香干70克，干贝85克，青豆65克，胡萝卜75克，调料适量

做法

①香干、胡萝卜切丁；鸡胸肉切丁，加盐、鸡粉、水淀粉、油，腌渍；青豆、香干、胡萝卜、干贝加盐、油焯水。②爆香姜末、蒜末、葱段，加鸡肉，加料酒炒香，加所有食材炒匀。③加盐、鸡粉，炒匀即可。

功效

本品低卡美味，尤其适合肥胖孩子食用。

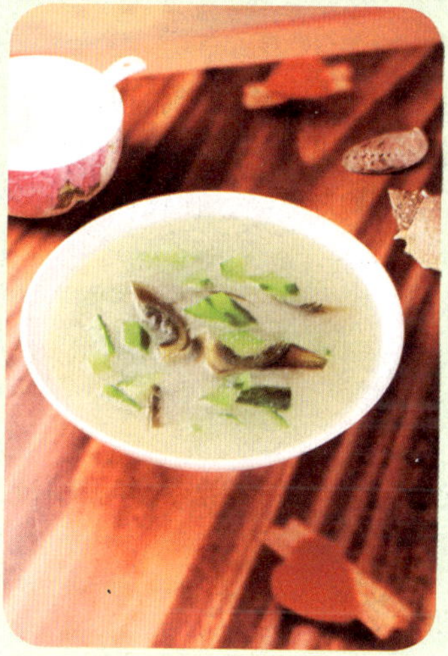

皮蛋黄瓜汤

扫码学做食疗

材料

皮蛋1个，黄瓜250克，姜片、葱花各少许，调料适量

做法

①黄瓜、皮蛋切成块，装入盘中。②用油起锅，烧热后放入姜片，爆香，倒入黄瓜，炒匀，注水，加盖煮沸。③揭盖，倒入皮蛋，拌匀，煮熟，加盐、鸡粉、胡椒粉，拌匀，放入葱花，拌匀即可。

功效

本汤可利水消肿，对改善小儿肥胖症有一定效果。

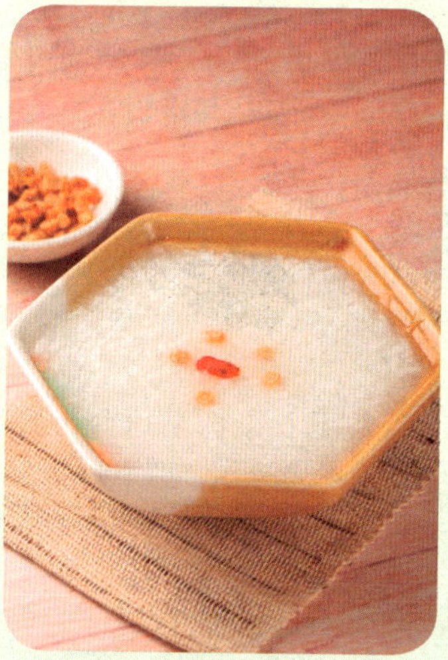

黄芪粥

扫码学做食疗

材料

水发大米170克，黄芪15克

做法

①砂锅中注水烧开，倒入黄芪，加盖，煮沸后用小火煮约15分钟。②揭盖，取出黄芪，待用；砂锅中倒入大米，拌匀，加盖，煮沸后用小火煮约30分钟，至大米熟透。③揭盖，盛出煮好的米粥，装入汤碗中，放上煮好的黄芪即成。

功效

此粥可补血健脾、利水消肿，适用于肥胖症。

小儿遗尿

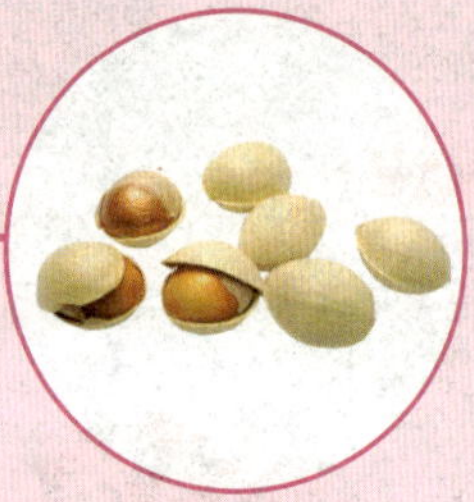

小儿遗尿系指3周岁以上的小儿，睡中小便自遗，醒后方觉的一种病症，俗称“尿床”。

症状分析

多数患儿易兴奋、性格活泼、活动量大、夜间睡眠过深、不易醒，遗尿在睡眠过程中一夜发生1～2次或更多。醒后方觉，并常在固定时间发生。主要类型分两种，一种为遗尿频繁，几乎每夜发生；另一种遗尿可为一时性，可隔数日或数月发作一次或发作一段时间。

注意事项

对于遗尿患儿要耐心教育引导，切忌打骂责怪，鼓励患儿消除怕羞、紧张情绪，建立起战胜疾病的信心。每日晚饭菜中少放盐，饭后注意控制小孩饮水量。睡觉前制止孩子过度兴奋，要孩子养成睡觉之前排空小便再上床的习惯，在夜间发生遗尿之前，家长及时唤醒小儿排尿，并坚持训练1～2周。

生活验方

取金樱子1.5千克加少量白糖熬成药膏，每次取1大汤匙服用，每日2次，有固精涩肠、缩尿止遗的功效，适用于小儿遗尿患者。

取车前草20克、猪膀胱一个，将猪膀胱洗净，焯水，切成条状，与车前草一起放入锅中煲至猪肚熟烂，加盐调味即可，可治疗肝经湿热型小儿遗尿。

对症药材和食材

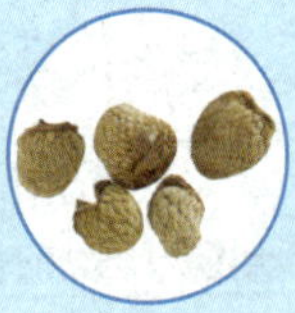

覆盆子：覆盆子具有补肾益肝、缩尿止遗的功效，临床上用于治疗尿频、遗尿，常配桑螵蛸、益智仁、芡实等，效果较显著。

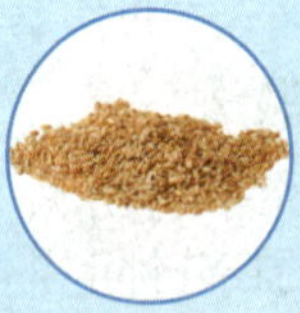

浮小麦：浮小麦可止汗、镇静、抗利尿，适合小儿遗尿患者和自汗盗汗者食用。

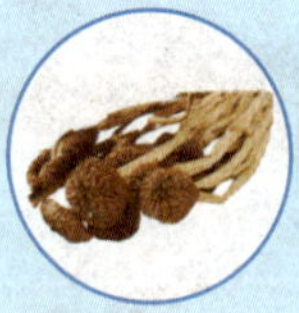

茶树菇：茶树菇可降糖降压、补肾缩尿、益气补虚，对小儿遗尿、高血压、高血糖，以及体质虚弱等患者都有很好的功效。

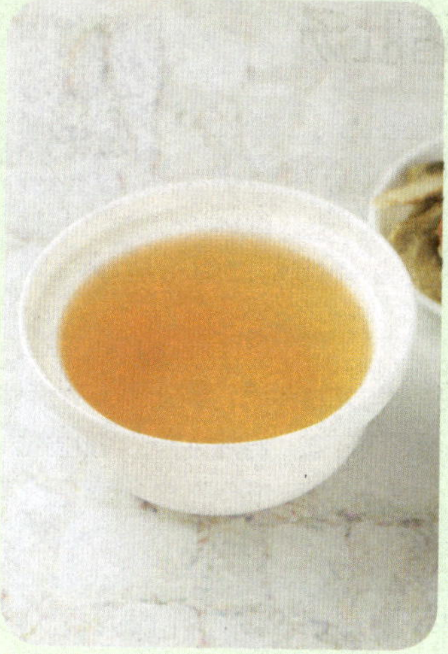

枣仁当归玉竹茶

扫码学做食疗

材料

酸枣仁10克，玉竹10克，当归10克，干山楂20克，昆布8克

做法

①砂锅中注水烧开，将酸枣仁、玉竹、当归、干山楂、昆布倒入锅中，搅拌片刻。②加盖，用小火煮20分钟至药材完全析出有效成分。③揭盖，搅拌片刻，将煮好的药茶盛出，滤入杯中即可。

功效

本品适用于体质虚弱、肾气不固引起的小儿遗尿。

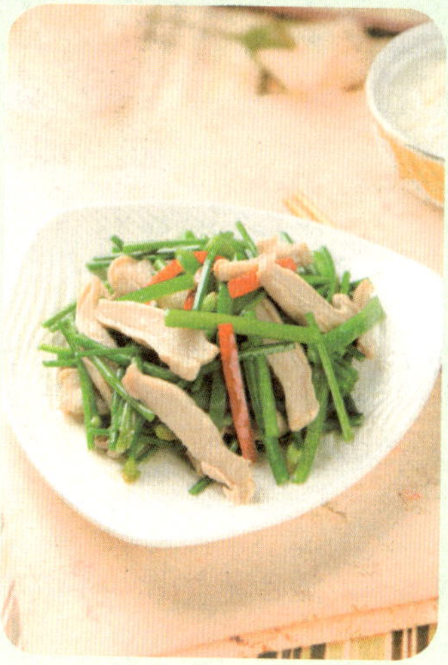

肚条烧韭菜花

扫码学做食疗

材料

熟猪肚300克，韭菜花200克，红椒10克，青椒15克，调料适量

做法

①韭菜花切段；红椒、青椒切条；熟猪肚切条。②用油起锅，倒入猪肚，淋入料酒，炒匀，放入青椒、红椒，炒匀，倒入韭菜花，加盐、鸡粉、胡椒粉，炒匀，倒入水淀粉，炒匀。③盛出菜肴，装盘即可。

功效

本品可缩尿止遗，对小儿遗尿有很好的功效。

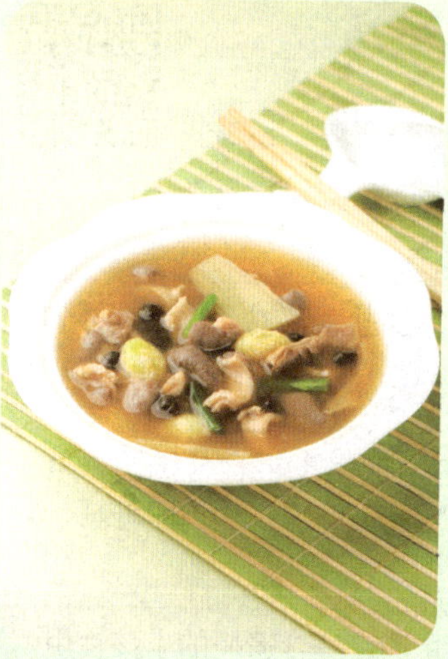

白果覆盆子猪肚汤

扫码学做食疗

材料

白果90克，覆盆子20克，猪肚400克，姜片、葱段各少许，调料适量

做法

①猪肚切块，淋入料酒，焯水。②砂锅中注水烧热，放入白果、覆盆子，撒入姜片，倒入猪肚，淋入少许料酒，拌匀，加盖炖至食材熟透。③揭盖，放入少许盐、鸡粉、胡椒粉，拌匀后盛出，撒上葱段即可。

功效

本品对肝肾亏虚引起的遗尿有很好的功效。

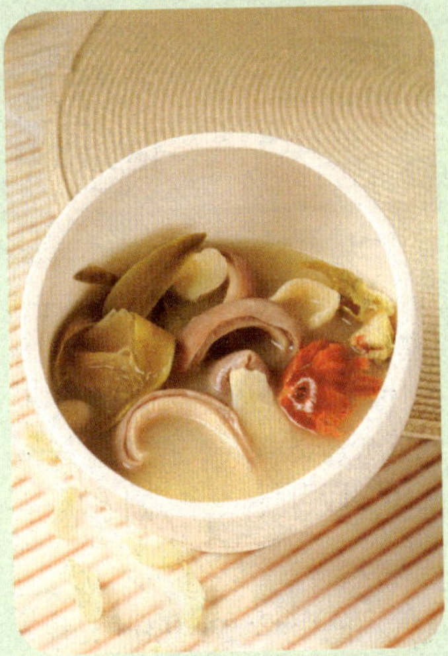

霸王花枇杷叶猪肚汤

扫码学做食疗

材料

猪肚300克，枇杷叶10克，水发霸王花30克，无花果4枚，蜜枣10克，杏仁30克，太子参25克，水发百合45克，调料适量

做法

①猪肚焯水，切条。②猪肚、枇杷叶、霸王花、无花果、蜜枣、百合、太子参、杏仁、姜片入锅，加盖煮3小时。③揭盖，加盐、牛奶，拌匀即可。

功效

本品可健脾养胃，可用于脾虚引起的小儿遗尿。

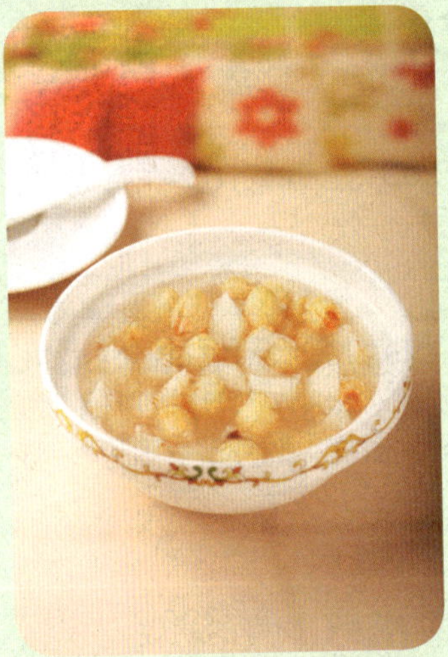

马蹄莲子羹

扫码学做食疗

材料

莲子50克，马蹄45克，冰糖、水淀粉各适量

做法

①马蹄切块。②莲子入锅，加盖煮30分钟，揭盖，倒入马蹄块，煮片刻，再放入冰糖，拌匀，加盖，煮至冰糖溶化。③揭盖，倒入水淀粉，拌匀即可。

功效

本品可健脾补虚、缩尿止遗，适合脾肾虚弱所致的遗尿、盗汗等症患者食用。

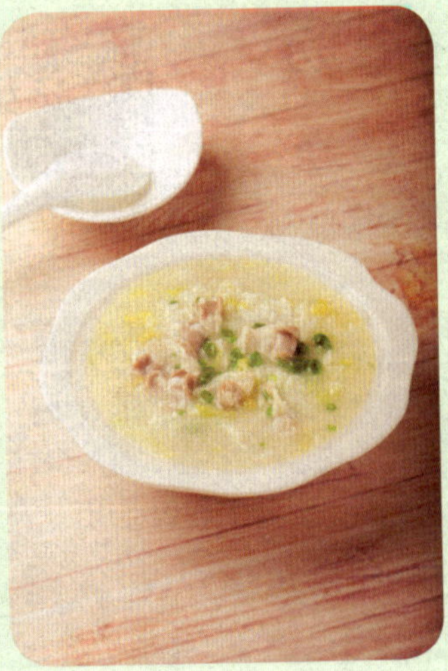

猪肠白菜粥

扫码学做食疗

材料

水发大米200克，粉肠150克，白菜120克，姜片、葱花各少许，调料适量

做法

①白菜切丝；粉肠切段，加盐、鸡粉、料酒，拌匀，腌渍。②大米入锅，拌匀，加盖煮至米粒熟软，揭盖，搅拌几下，再撒上姜片，放入白菜丝，拌匀，煮至将沸时下粉肠，拌匀，加盖煮至食材熟透。③揭盖，加盐、鸡粉、胡椒粉、芝麻油，拌匀即可。

功效

本品可补肾健脾、缩尿止遗，适合遗尿的小孩食用。

小儿惊风

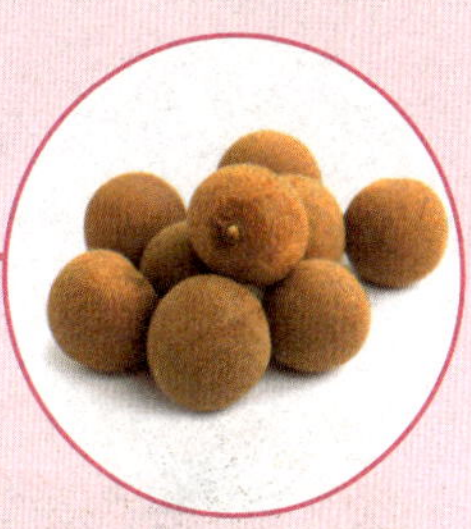

惊风是小儿常见的一种急重病症，又称“惊厥”，俗名“抽风”。惊风一般分为急惊风和慢惊风。

症状分析

急惊风：突然发病，出现高热、神昏、惊厥、牙关紧闭、两眼上翻、角弓反张，可持续几秒至数分钟，严重者可反复发作，甚至呈持续状态而危及生命。

慢惊风：出现嗜睡、两手握拳、手足抽搐无力、突发性痉挛等症状。

注意事项

无论什么原因引起，未到医院前，都应尽快控制惊厥，因为惊厥会引起脑组织损伤。让患儿在平板床上侧卧，以免气道阻塞，防止受任何刺激。如发生窒息，立即口对口鼻呼吸。可用手巾包住筷子或勺柄垫在小儿上下牙齿间以防咬伤舌。发热时用冰块或冷水毛巾敷头和前额。抽风时切忌喂食物，以免呛入呼吸道。

生活验方

取蝉蜕3克、辰砂0.6克、薄荷叶24克一同研成细末，分数次用开水送服，有抗惊厥、抑制癫痫发作的作用，适用于小儿惊风患者。

取天麻3～5克与绿茶2克一同放入杯中，冲入适量的沸水，加盖闷5分钟即可趁热饮用，有平肝息风、镇静安神的作用，适用于小儿惊风等症。

对症药材和食材

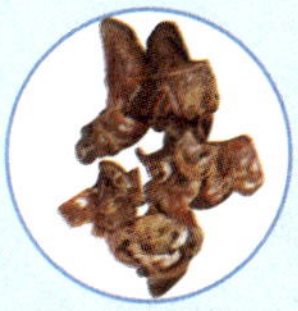

蝉蜕：蝉蜕具有抗惊厥、抑制癫痫发作的作用，可治小儿惊风、破伤风、癫痫等症。

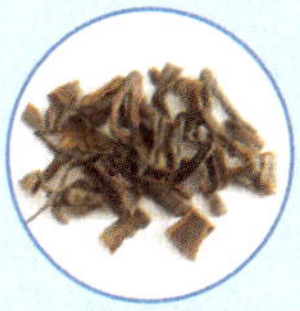

地龙：地龙可清热解毒、息风镇痉、利尿，主治热病惊狂、小儿惊风、咳喘、头痛目赤等症。

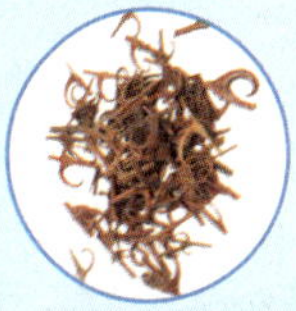

钩藤：钩藤可清热平肝、息风定惊，主治小儿惊风、癫痫、血压偏高等症。

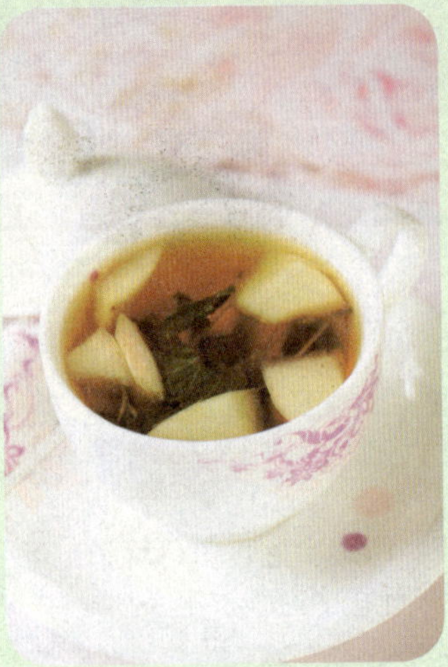

鲜果薄荷茶

扫码学做食疗

材料

苹果50克，猕猴桃45克，菠萝55克，红茶叶、薄荷叶各少许

做法

①菠萝切片，苹果切小块，猕猴桃切片。②取一个茶杯，倒入红茶叶、薄荷叶，放入水果，加开水，冲洗一下，滤出汁水。③杯中再次加开水至八九分满，加盖，泡至香气溢出，揭盖，趁热饮用即可。

功效

本品适合小儿惊风、口渴咽干等症患者饮用。

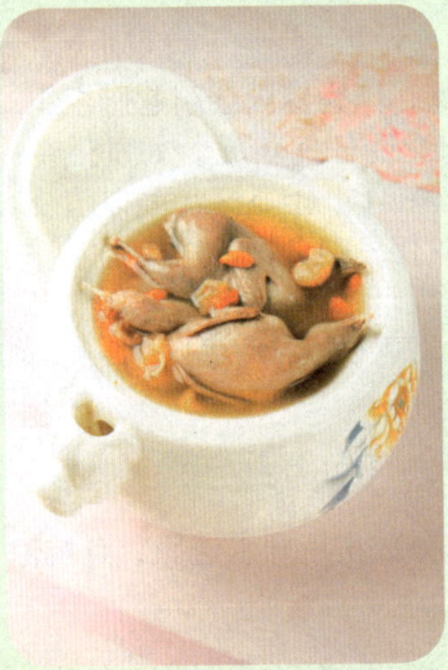

红枣枸杞炖鹌鹑

扫码学做食疗

材料

鹌鹑肉270克，高汤400毫升，枸杞、红枣、桂圆肉、姜片各少许，调料适量

做法

①鹌鹑肉焯水；取炖盅，放入鹌鹑肉，加枸杞、红枣、桂圆肉、姜片，盛入高汤，加盐、鸡粉，加盖。②蒸锅上火烧开，放入炖盅，加盖，炖约2小时至熟。③揭盖，取出炖盅，待稍微放凉后即可。

功效

本品可平肝息风，可改善小儿惊风、夜啼等症。

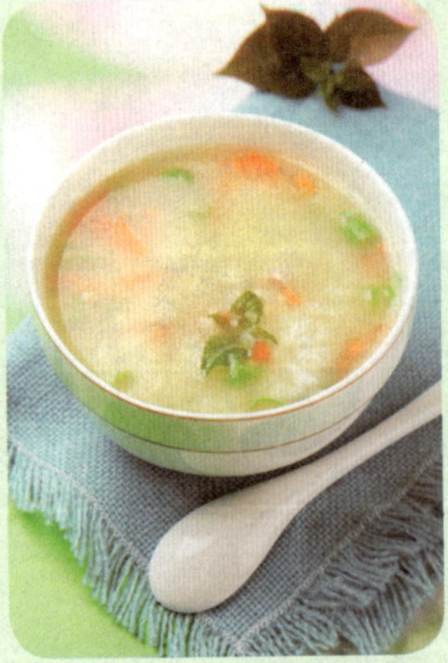

五彩粳米粥

扫码学做食疗

材料

水发粳米80克，四季豆30克，胡萝卜丁30克，鸡肉片30克，鸡蛋1个，盐、料酒、食用油各适量

做法

①四季豆切丁；鸡肉片加盐、料酒、油，拌匀，腌渍；鸡蛋打散。②粳米、四季豆丁、胡萝卜丁、鸡肉片入蒸锅，注水，加盖，煲煮2小时。③揭盖，倒入蛋液，拌匀即可。

功效

本品对小儿惊风、夜啼等患者有很好的功效。

小儿夏热

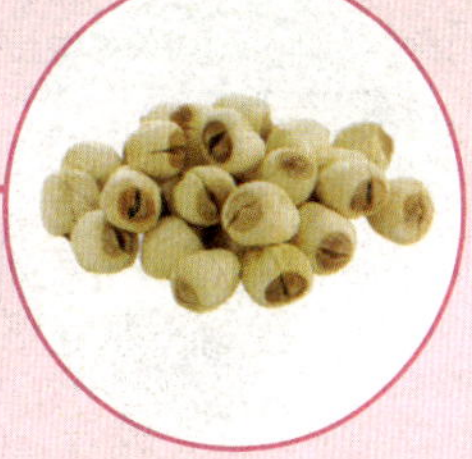

小儿夏热是指在夏季由于气温的升高而引发的一种儿科的常见病、多发病。

症状分析

主要症状为盛夏时节渐起发热，体温在38～40℃之间，持续不退，天气越热，体温越高。发热期可长达1～3个月，待气候凉爽时体温自然下降。口渴多饮，排尿频繁且尿色清长。大多不出汗，仅有时在发病时头部稍有汗出。

注意事项

小儿夏热多发病于体质较弱的儿童。为预防本病的发生，在炎热的夏季，体弱小儿宜居凉爽不通风的地方，补充营养，增强抗病能力，并常饮西瓜汁或金银花露，以清暑解热。

生活验方

取莲子15克、太子参10克、扁豆10克、冬瓜100克、粳米50克一同入锅中，加水煮开，最后下入白糖调匀即可，分2次服用，每日1剂，有滋阴生津、清热解渴的作用，适用于小儿夏热患者。

取麦冬10克、杏仁6克一起放入锅中，加入适量的清水，以大火烧沸，转小火续煮15分钟左右，装入罐中，每次适量取用，每日1次，有生津止渴、清热解毒的功效，适合小儿夏热患者。

对症药材和食材

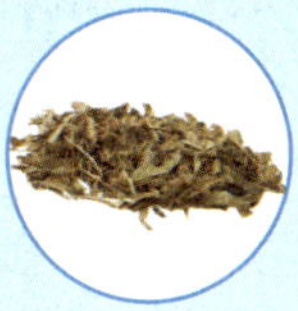

淡竹叶：淡竹叶具有清热解渴、生津除烦的作用，可治疗小儿夏季所出现的发热、多饮多尿、口渴、无汗或无尿症状。

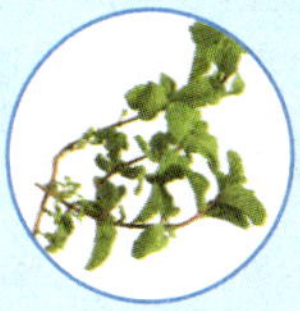

薄荷：薄荷具有疏风散热、发汗解表的功效，可用于外感风热头痛、汗出不畅、咽喉肿痛、食滞气胀、疮疥红疹等症。

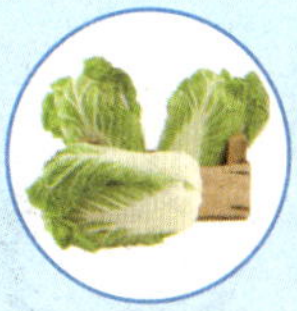

白菜：白菜可除烦止渴、清热解毒、益胃生津，常食有利于缓解小儿夏热的相关症状。

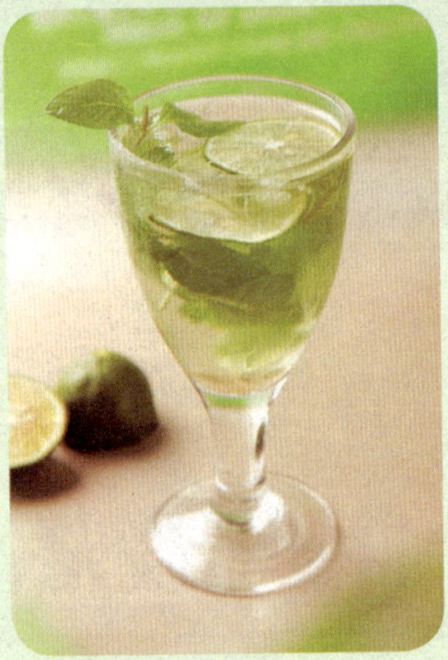

青柠檬薄荷冰饮

扫码学做食疗

材料

青柠檬30克，冰块20克，薄荷叶、蜂蜜各少许

做法

①青柠檬切片。②取一个杯子，倒入薄荷叶、蜂蜜、纯净水，用手将青柠檬汁挤入杯中，倒入冰块。③拌匀，放入切好的青柠檬片即可。

功效

本品具有清热解暑、除烦利尿的功效，可改善小儿夏热、口渴喜饮、烦躁啼哭等症状。

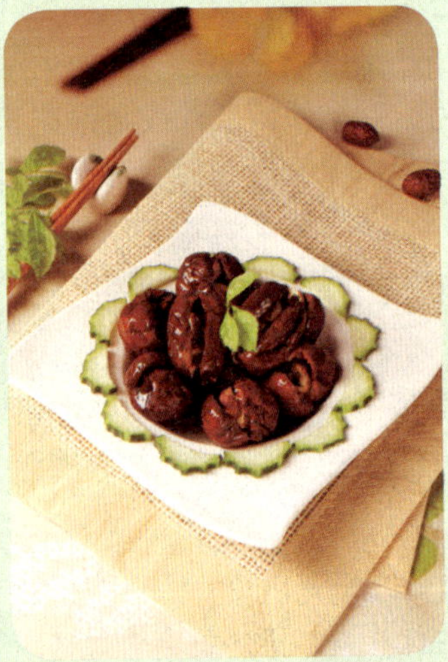

蒸红袍莲子

扫码学做食疗

材料

水发红莲子80克，大枣150克，白糖、水淀粉、食用油各适量

做法

①大枣去除枣核；将莲子放入大枣中，按此方法将剩余的莲子放入大枣中，装盘，注入温开水。②蒸锅上火烧开，放上红枣，加盖蒸熟，揭盖，取出红枣；将剩余的汁液倒入锅中，烧热，加白糖、食用油，倒入水淀粉，调成糖汁。③将糖汁浇在红枣上即可。

功效

本品可缓解小儿夏季热所引起的心烦、口渴咽干等症。

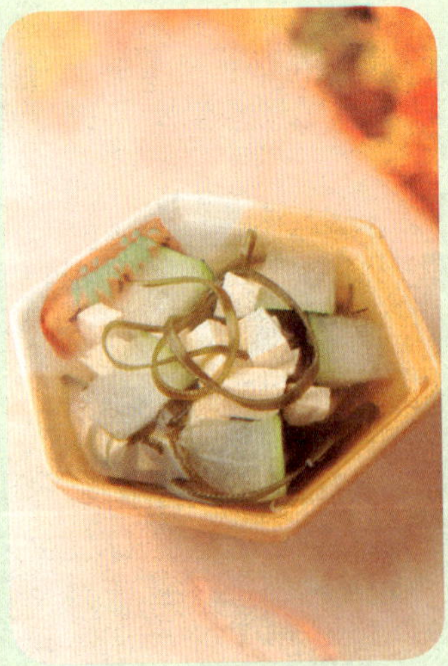

海带豆腐冬瓜汤

扫码学做食疗

材料

豆腐170克，冬瓜200克，水发海带丝120克，调料适量

做法

①豆腐切块，冬瓜切块。②锅中注水烧开，撒上姜丝、葱丝，放入冬瓜块、豆腐块、海带丝，拌匀，煮至食材熟透，加盐、鸡粉、胡椒粉，拌匀，略煮一会儿至入味。③盛出煮好的汤料，装入碗中即成。

功效

本品可清热解暑，可缓解小儿夏季暑热症状。

PART 10 第十章

五官科疾病食疗方

五官泛指面部各部位，包括额、双眉、双目、双耳、鼻、双颊、唇、舌、齿和下颌，其中耳、目、鼻、舌是人体重要的感觉器官，分别司听、视、嗅、味4种感觉，通过这4种感觉，可以分辨外界事物的各种属性，了解自身的状态。

本章简要介绍了五官科常见的7种疾病的主要症状，以及对症药材和食材，并精心为患者搭配了科学合理的药膳以进行食疗。

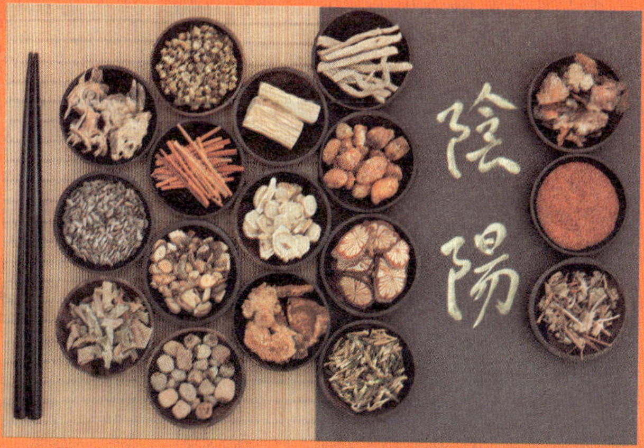

口腔溃疡

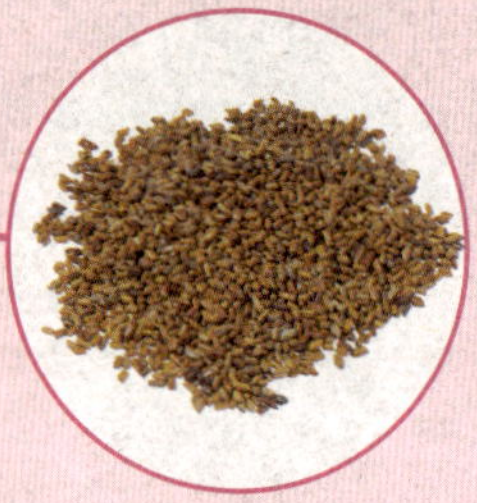

口腔溃疡又称“口疮”，是发生在口腔黏膜上的浅表性溃疡，大小可从米粒至黄豆大小，呈圆形或卵圆形，溃疡面为凹形，周围充血。

症状分析

口腔溃疡是发生在口腔黏膜上的浅表性溃疡，米粒或黄豆般大小，呈圆形或卵圆形，溃疡面凹陷、周围充血，并且有灼痛感，食入刺激性食物后加剧疼痛，好发于唇、颊、舌缘等，一般1～2周可自愈。

注意事项

患者可多食含锌食物，比如牡蛎、动物肝脏、蛋类等，以及富含维生素B_1、维生素B_2和维生素C的食物，有利于溃疡愈合。忌烟、酒、咖啡、刺激性饮料及酸、碱、辣或烤炸的食物。多喝水，多吃纤维素丰富的食物，保持大便通畅，有助于减少口疮发作。

生活验方

取决明子、牛膝各10克，沙参、枸杞各15克，煎取药汁饮用，每日1次，有滋阴清热、养肝明目、抑制口腔细菌的功效，适用于口腔溃疡症。

取决明子20克、枸杞10克、菊花3克分别洗净，放入杯中加沸水冲泡，闷15分钟即可代茶饮用，有疏风清热、清肝泻火、活血解毒的功效，可改善头晕目眩、烦躁易怒、高血压等症。

对症药材和食材

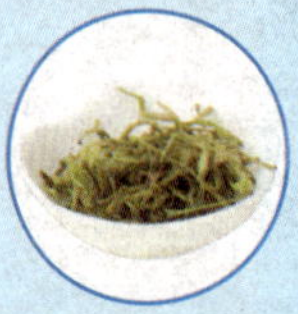

金银花：金银花可清热解毒，可治发热、热毒血痢、口腔溃疡、肿毒、瘰疬、痔漏等一切热毒病证。

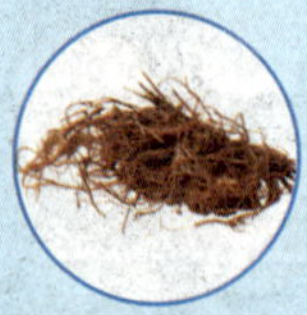

龙胆草：龙胆草可清热燥湿、泻肝定惊，主治湿热黄疸、小便淋痛、口腔溃疡等症。

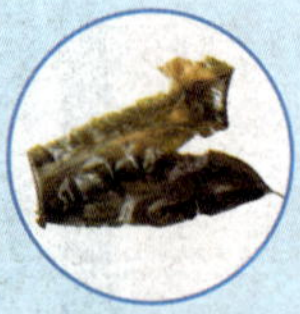

海带：海带可化痰、软坚、清热、降血压，适合口腔溃疡患者食用。

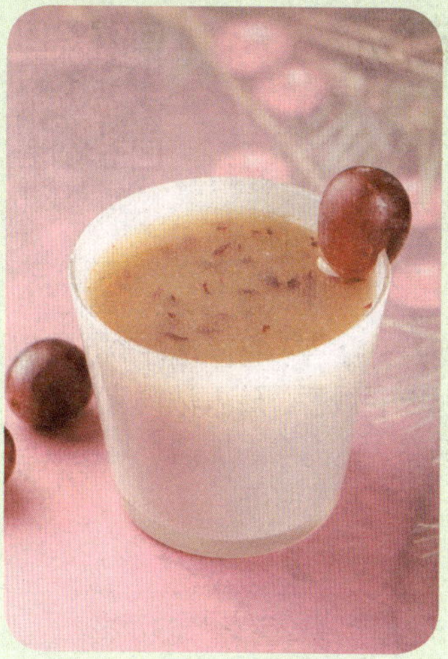

葡萄芹菜汁

扫码学做食疗

材料

葡萄100克，芹菜90克，蜂蜜20克

做法

①芹菜切成粒。②取榨汁机，选搅拌刀座组合，倒入葡萄，加入芹菜粒，再倒入适量矿泉水，加盖，选择“榨汁”功能，榨取葡萄芹菜汁。③揭盖，放入适量蜂蜜，加盖，选择“榨汁”功能，拌匀后盛出即可。

功效

本品有清热利湿、生津止渴的功效，对口腔溃疡有一定的功效。

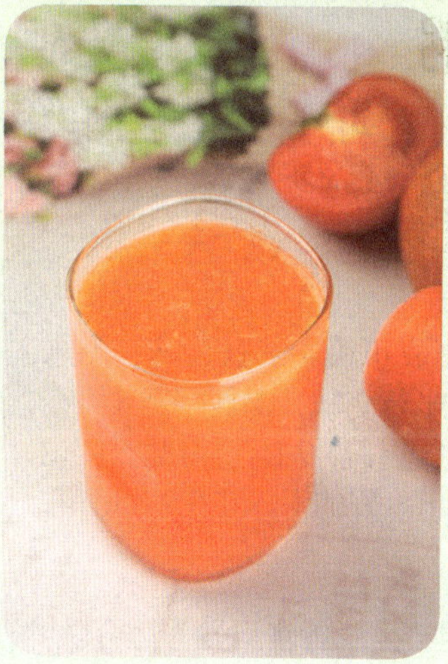

胡萝卜番茄橙汁

扫码学做食疗

材料

胡萝卜65克，番茄1个，橙子1个

做法

①胡萝卜切块，焯水至断生；番茄去皮切成小瓣，放入盘中；橙子切去蒂部，再切成小瓣，去除果皮。②取榨汁机，选择搅拌刀座组合，倒入胡萝卜、番茄、橙子，注入温开水，加盖，选择“榨汁”功能，榨取蔬果汁。③将榨好的蔬果汁倒入杯中即可。

功效

本品有清热解毒的功效，适合口腔溃疡患者食用。

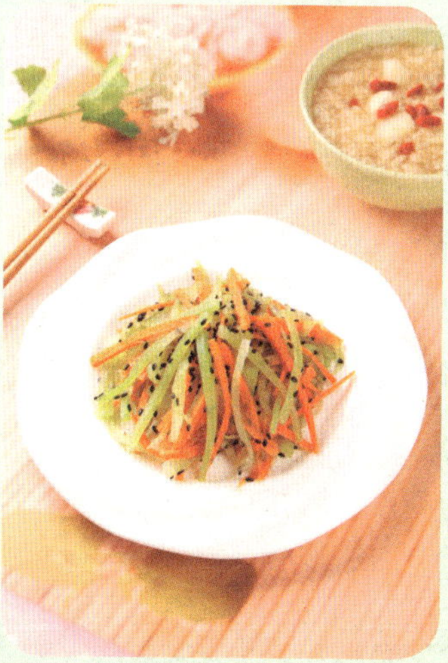

黑芝麻拌莴笋丝

扫码学做食疗

材料

去皮莴笋200克，去皮胡萝卜80克，黑芝麻25克，盐2克，鸡粉2克，白糖5克，醋10毫升，芝麻油少许

做法

①莴笋、胡萝卜切丝；莴笋丝、胡萝卜丝焯至断生。②将食材装碗，撒上部分黑芝麻，加盐、鸡粉、白糖、醋、芝麻油，拌匀。③盛出，撒黑芝麻即可。

功效

本品能促进溃疡面愈合，适合口腔溃疡患者食用。

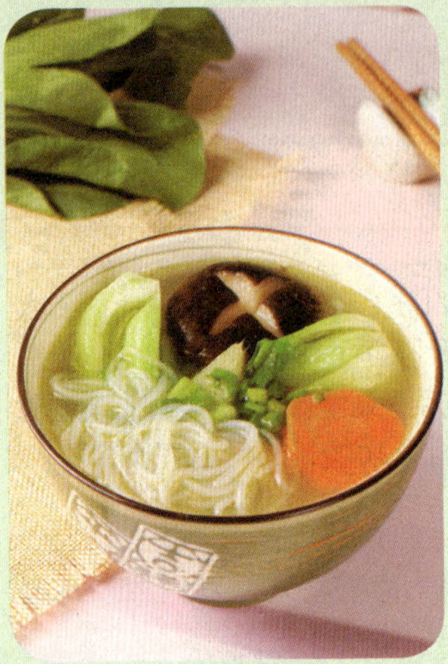

青菜香菇魔芋汤

扫码学做食疗

材料

魔芋手卷180克，上海青110克，香菇30克，去皮胡萝卜130克，调料适量

做法

①香菇切花刀；胡萝卜切片；魔芋手卷浸泡片刻。②爆香姜片，加胡萝卜片、香菇，炒香，放入浓汤宝、水，煮2分钟。③倒入魔芋手卷、上海青，加盐、鸡粉、胡椒粉，炒至入味，盛出，撒上葱花即可。

功效

本品可清热利尿，对口腔溃疡患者有一定功效。

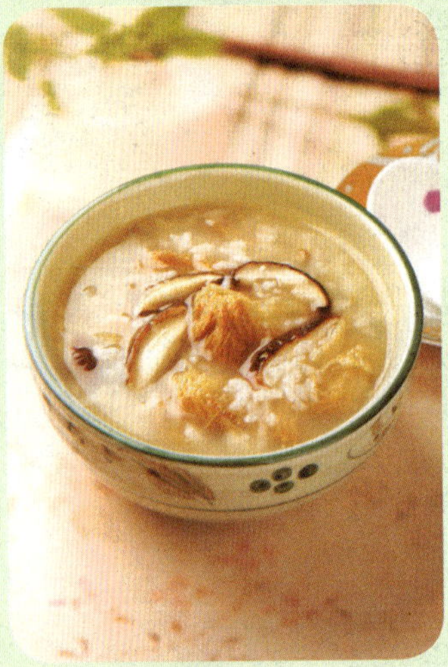

猴头菇香菇粥

扫码学做食疗

材料

水发大米100克，鲜香菇55克，猴头菇20克，盐少许

做法

①香菇切块；猴头菇撕成小块。②猴头菇、大米入锅，搅散，加盖，煮至米粒变软，揭盖，倒入香菇，搅散，加盖煮15分钟。③揭盖，加入少许盐，拌匀，转中火略煮，关火后盛出煮好的粥，装在碗中即可。

功效

本品可清热解毒，口腔溃疡患者食用尤为适合。

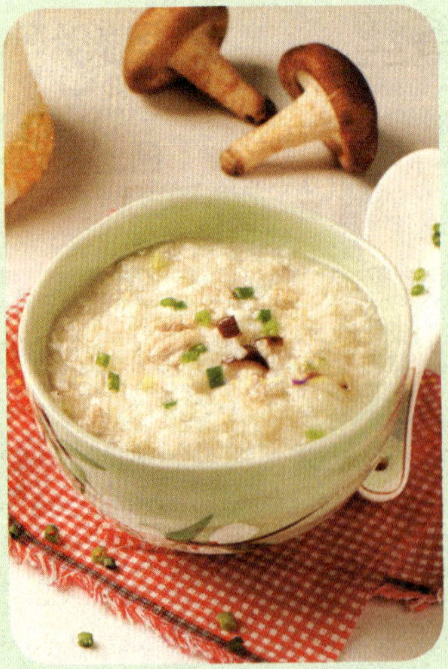

香菇瘦肉粥

扫码学做食疗

材料

水发大米400克，香菇10克，瘦肉50克，鸡蛋（蛋清）20毫升，调料适量

做法

①瘦肉切末，香菇切丁。②大米入锅，拌匀，加盖煮至米粒变软，揭盖，放入瘦肉末、香菇丁、姜末，拌匀，加盖煮至熟软。③揭盖，加盐、鸡粉、胡椒粉，拌匀，倒入蛋清，放入葱花，拌匀即可。

功效

本品有清热泻火的功效，适合口腔溃疡患者食用。

鼻炎

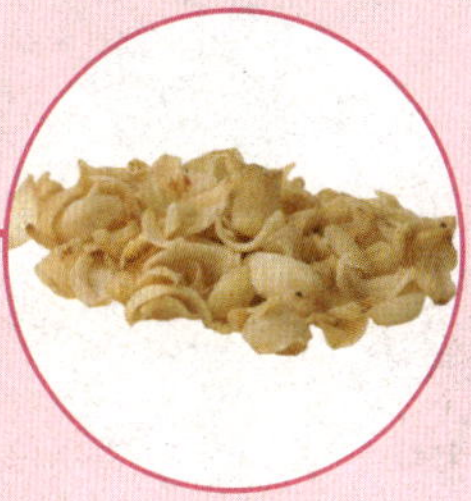

鼻窦炎是鼻窦黏膜的非特异性炎症，为一种鼻科常见病。以鼻塞、多脓涕、头痛为主要表现，可伴有轻重不一的鼻塞、头痛及嗅觉障碍。

症状分析

单纯性鼻炎的主要症状： 鼻塞、流涕、打喷嚏、头痛、头昏。伴有鼻痒感，还可伴有头痛、记忆力下降等。

过敏性鼻炎的典型症状： 鼻痒、喷嚏连连、清水样鼻涕流不止、间歇性鼻塞等。

注意事项

患者需适当地进行体育锻炼，增强体质及免疫力。饮食上要清淡，不吃辛辣食物，少吃鱼虾等腥味食物。此外，患者要提防感冒，以防引发鼻炎。

生活验方

慢性鼻炎患者可将苍耳子12克、辛夷9克、白芷9克、薄荷4.5克、茶叶2克、葱白2根，烘干并研成粉末，将粉末入杯中用沸水冲泡即可当茶饮用，每日1次，可宣肺通窍、消炎止痛、消肿排脓、镇静，使鼻子通气顺畅。

将苍耳子5克、辛夷5克、冰片0.5克研成极细的粉末吹入鼻中，可治慢性鼻炎。

对症药材和食材

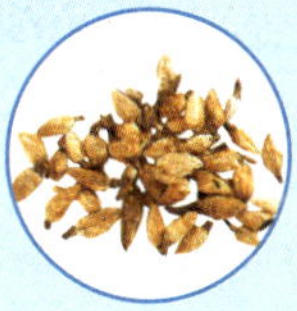

辛夷： 辛夷含有挥发油、柠檬醛、丁香油酚等成分，可促进鼻子通气顺畅，并且对多种致病性真菌有抑制作用，从而缓解鼻炎症状。

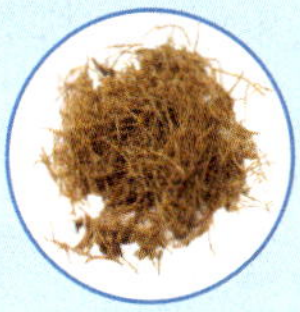

细辛： 细辛含有甲基丁香酚、黄樟醚、优香芹酮、榄香素、细辛醚等成分，可阻止变态反应的发生，从而防治鼻炎。

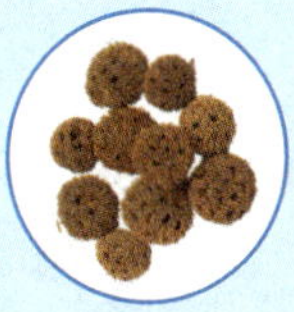

路路通： 路路通可祛风通络、利水祛湿，主治肢体痹痛、手足拘挛、水肿胀满、鼻炎等症。

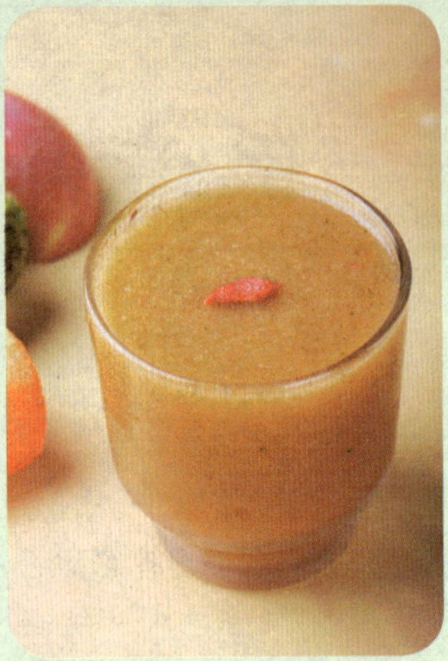

胡萝卜黄瓜苹果汁

扫码学做食疗

材料

胡萝卜80克，苹果100克，黄瓜120克，蜂蜜适量

做法

①黄瓜、胡萝卜切丁；苹果切块。②取榨汁机，选择搅拌刀座组合，倒入胡萝卜、苹果、黄瓜，加入矿泉水，加盖，选择“榨汁”功能，榨取蔬果汁。③揭盖，加蜂蜜，加盖，选择“榨汁”功能，拌匀即可。

功效

本品有消炎止痛的功效，对鼻炎患者有一定功效。

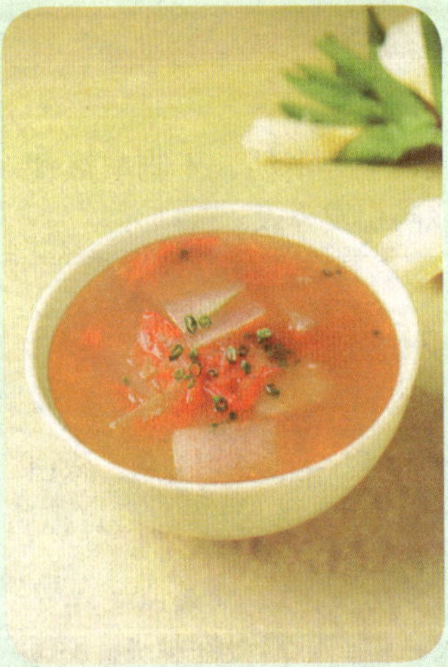

番茄冬瓜汤

扫码学做食疗

材料

冬瓜300克，番茄200克，葱花少许，盐、鸡粉、食用油各适量

做法

①番茄切成小瓣，冬瓜切成薄片。②用油起锅，倒入番茄，炒匀，注入水，加盖煮沸，揭盖，倒入冬瓜，拌匀，加盐、鸡粉，拌匀，再续煮片刻至食材熟透。③将煮好的汤盛入汤碗中，撒入葱花即可。

功效

本品富含维生素C，可防止病毒入侵而加重鼻炎。

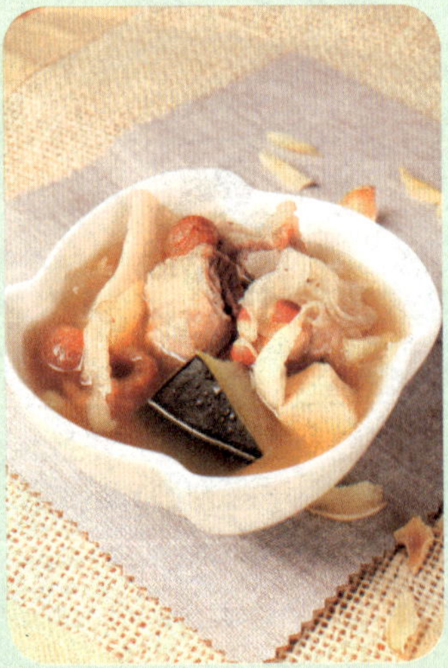

冬瓜银耳排骨汤

扫码学做食疗

材料

冬瓜300克，排骨段200克，水发银耳55克，玉竹15克，干百合20克，水发薏米25克，水发芡实30克，茯苓、淮山、桂圆肉各适量，调料适量

做法

①冬瓜切块，排骨段焯水。②排骨、冬瓜、芡实、薏米、淮山、茯苓和桂圆肉入锅，加玉竹、百合、银耳、姜片、葱段，拌匀，煮至熟透。③加盐拌匀即可。

功效

本品有消炎止痛的功效，对鼻炎患者有功效。

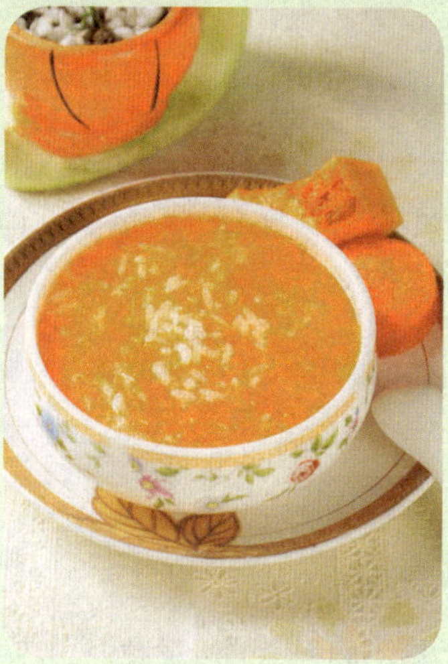

胡萝卜南瓜粥

扫码学做食疗

材料

水发大米80克，南瓜90克，胡萝卜60克

做法

①胡萝卜切成粒，南瓜切成粒。②砂锅中注水烧开，倒入大米、南瓜、胡萝卜，搅散，加盖，烧开后用小火煮约40分钟至食材熟软。③揭盖，搅拌一会儿，盛出煮好的粥，装入碗中即可。

功效

本品有清热消炎、解毒的功效，适合鼻炎患者食用。

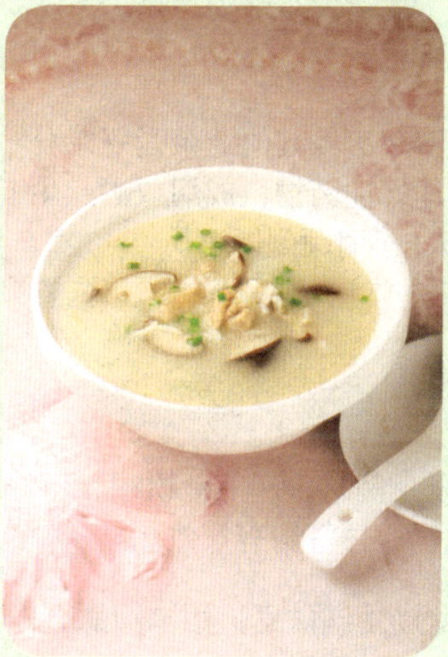

香菇鸡腿粥

扫码学做食疗

材料

鸡腿1只，鲜香菇45克，水发大米180克，姜丝、葱花各少许，调料适量

做法

①香菇切片；鸡腿斩块，加盐、鸡粉、料酒，拌匀，腌渍。②大米入锅，拌匀，加盖煮至熟软，揭盖，下入姜丝、香菇、鸡块，拌匀，加盖煮熟。③揭盖，加盐、鸡粉、胡椒粉，拌匀盛出，撒入葱花即可。

功效

本品可加强新陈代谢，改善鼻塞、流涕等鼻炎症状。

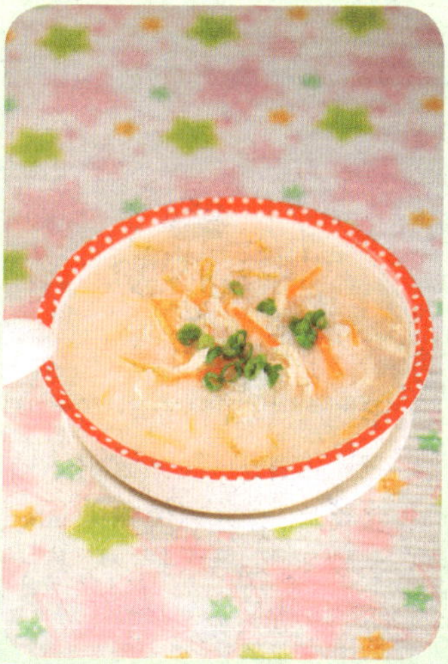

鸡丝粥

扫码学做食疗

材料

鸡胸肉85克，胡萝卜40克，水发大米100克，葱花少许，调料适量

做法

①胡萝卜切丝；鸡胸切丝，加盐、鸡粉、水淀粉，拌匀，注油，腌渍。②大米入锅，拌匀，加盖煮至熟软，揭盖，加胡萝卜、鸡肉，拌匀，煮至食材熟透。③加盐、鸡粉，拌匀，煮入味，盛出撒上葱花即成。

功效

本品可温中益气，适合脾肺虚弱的鼻炎患者食用。

耳鸣、耳聋

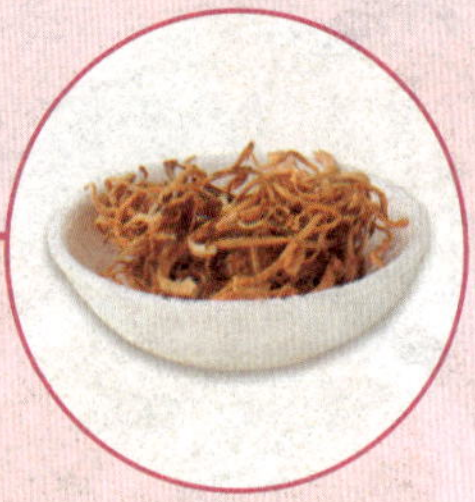

耳鸣是指人们在没有任何外界刺激条件下所产生的异常声音感觉，常常是耳聋的先兆，因听觉功能紊乱而引起。耳聋是听觉上的一种障碍，不能听到外界的声音。

症状分析

耳鸣是指患者自觉耳内鸣响，如闻蝉声或潮声。耳聋是指不同程度的听觉减退，甚至消失。耳鸣可伴有耳聋，耳聋亦可由耳鸣发展而来。两者均与肾有密切的关系。

注意事项

首先应调整心态，不要过度紧张，及时接受医生的诊治。培养其他业余爱好以分散对耳鸣的注意力。避免过多地接触噪声，避免使用耳毒性药物，戒烟戒酒。生活作息规律，睡眠不宜过长，中青年7~8小时，老年人6小时睡眠即可。

生活验方

将鸡血藤15克，熟地黄15克，当归12克，白芍10克，以上药材一起煎汁饮用，可滋养肝肾、明目解毒、补益精血，对耳聋耳鸣、头晕目眩、心悸等均有疗效。

将磁朱丸9克（布包），杭芍9克，远志9克，菖蒲3克，龙胆草1克，用水煎服，每日1剂，分2~3次服，可治心肝火旺型耳鸣。

对症药材和食材

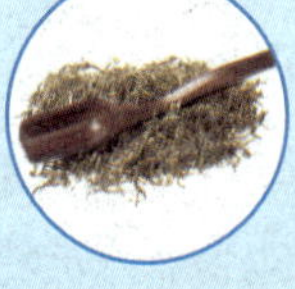

苦丁茶：苦丁茶可清头目、除烦渴、利二便，适用于头痛、齿痛、目赤、热病烦渴、痢疾、耳鸣耳聋等症。

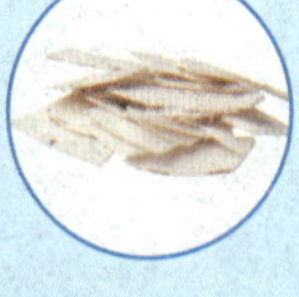

葛根：葛根可升阳解肌、透疹止泻、除烦止渴，常用于治疗伤寒、发热头痛、项强、烦热消渴、泄泻、痢疾、耳聋等症。

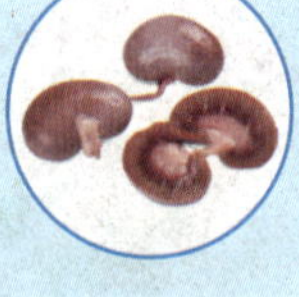

羊肾：羊肾具有补肾气、益精髓的功效，适用于治疗肾虚劳损、腰膝酸痛、足膝软弱、耳聋、阳痿、尿频等症。

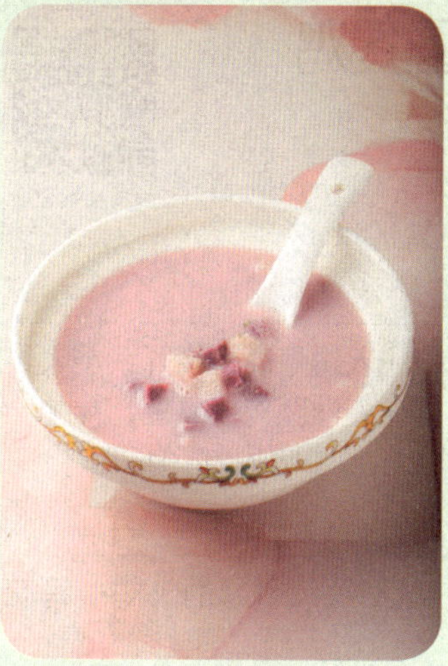

紫薯山药豆浆

扫码学做食疗

材料

山药20克，紫薯15克，水发黄豆50克

做法

①山药、紫薯切块；将黄豆洗净。②将紫薯、山药、黄豆倒入豆浆机中，注水至水位线，盖上豆浆机机头，开始打浆，约15分钟，即成豆浆。③断电，滤取豆浆，倒入碗中即可。

功效

本品可补脾养胃、生津益肺，适用于脾虚食少、久泻不止、肺虚喘咳、肾虚遗精、耳鸣耳聋等症。

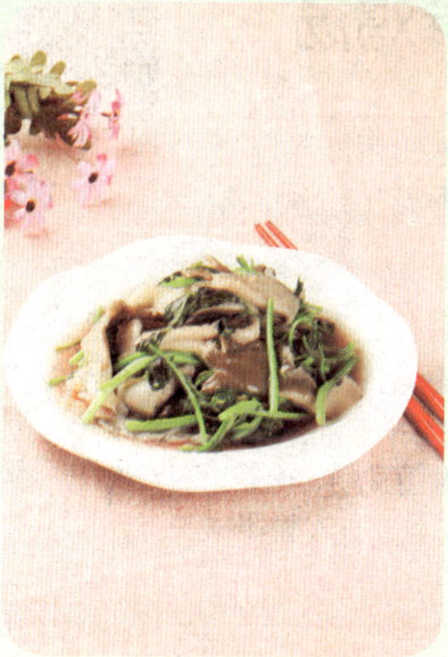

苋菜炒平菇

扫码学做食疗

材料

苋菜150克，平菇200克，调料适量

做法

①平菇切成小块，放入3克盐和少许食用油，焯水备用；苋菜切成段。②用油起锅，倒入姜片、蒜末，大火爆香，放入切好的苋菜，快速翻炒至熟软，倒入焯煮过的平菇，快速炒至熟。③加入少许盐、鸡粉，倒上少许水淀粉，快速翻炒至入味，盛出装盘即可。

功效

本品适用于肾气不足所致的耳鸣失聪患者。

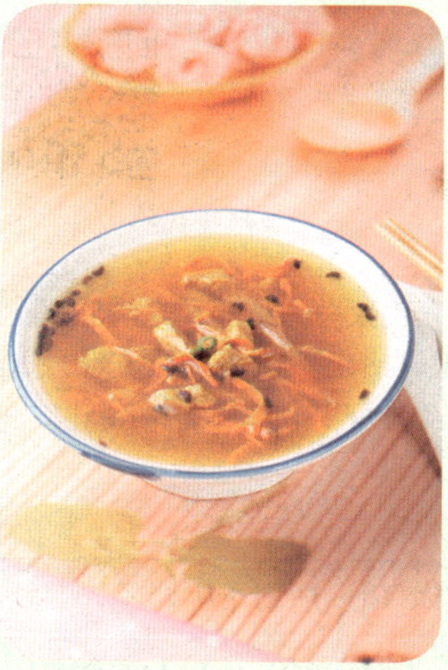

二冬女贞子虫草花汤

扫码学做食疗

材料

天冬10克，麦冬10克，女贞子10克，姜片15克，虫草花25克，瘦肉200克，盐、鸡粉各适量

做法

①瘦肉切丁。②瘦肉丁入锅，放入药材、姜片，加入虫草花，拌匀，加盖炖熟。③揭盖，加盐、鸡粉，调味，拌匀，煮片刻至入味，盛出装碗即可。

功效

本品适用于肝肾阴虚引起的耳鸣、耳聋患者。

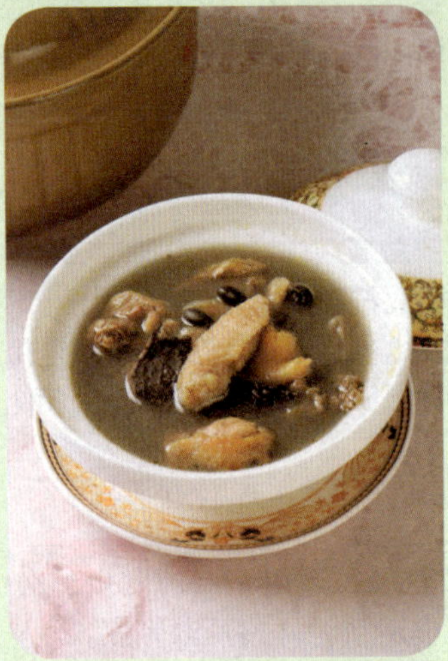

何首乌黑豆桂圆煲鸡

扫码学做食疗

材料

鸡肉块300克，水发黑豆80克，何首乌15克，桂圆肉15克，盐适量

做法

①鸡肉块焯水。②砂锅中注入适量高汤烧开，倒入焯过水的鸡肉块，放入何首乌、桂圆肉、黑豆，拌匀，加盖炖至食材熟透。③揭盖，加入盐，拌匀即可。

功效

本品适用于供血不足、组织缺氧引起的耳鸣、耳聋患者。

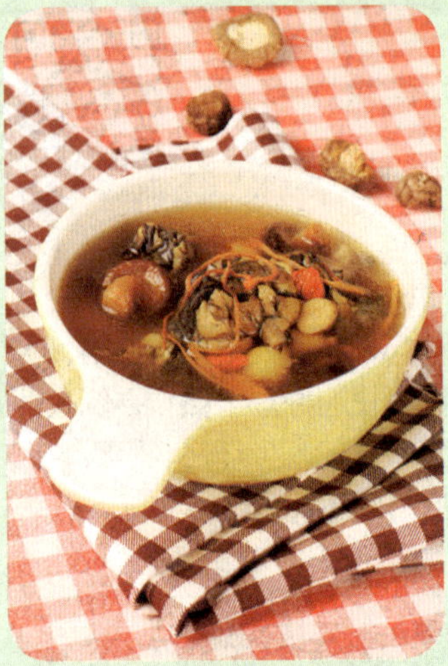

虫草花西洋参鸡汤

扫码学做食疗

材料

乌鸡块200克，虫草花、西洋参、莲子、枸杞、黄芪、小香菇各适量，盐适量

做法

①虫草花、西洋参、黄芪、小香菇、莲子、枸杞泡发；乌鸡块焯水。②乌鸡块入锅，加虫草花、西洋参、黄芪、小香菇、莲子，加盖煲煮熟，揭盖，倒入枸杞，搅匀，加盖煮至熟透。③揭盖，放入盐调味即可。

功效

本品适用于肾气不足所致的耳鸣失聪患者。

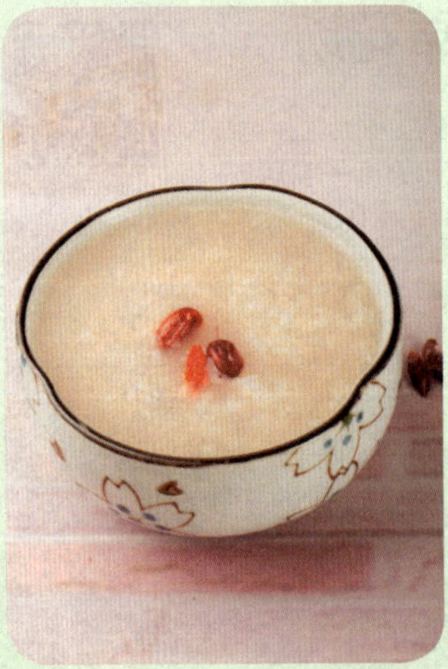

山茱萸粥

扫码学做食疗

材料

水发大米150克，山茱萸15克

做法

①砂锅中注水烧开，放入山茱萸，加盖，煮沸后用小火煮约15分钟。②揭盖，捞出药材及杂质，倒入大米，拌匀，加盖续煮约30分钟。③取下盖，用中火拌煮片刻，关火后盛出煮好的米粥。

功效

本品可温中益气、补精填髓，适用于因肾精不足所致的耳聋、耳鸣患者。

结膜炎

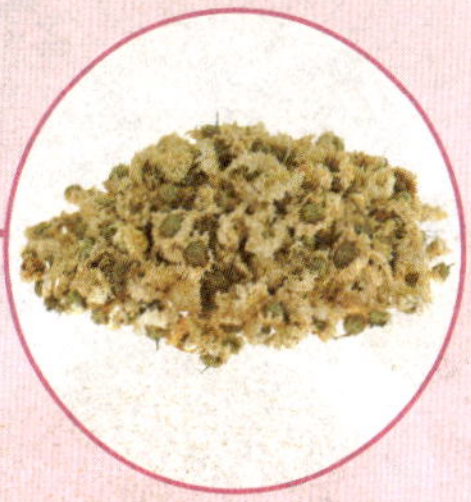

结膜炎俗称红眼病，是眼科的常见病。由于大部分结膜与外界直接接触，因此容易受到周围环境中感染性和非感染性因素的刺激。急性结膜炎未经治疗或治疗不彻底可转为慢性结膜炎。

症状分析

结膜炎多是双眼先后发病，患病早期，患者感到双眼发烫、烧灼，随后眼皮红肿、眼眵多、怕光、流泪，早晨起床时，眼皮常被分泌物粘住，不易睁开。有的患者结膜上出现小出血点或出血斑，分泌物呈脓液性，严重的可伴有头痛、发热、疲劳、耳前淋巴结肿大等全身症状。

注意事项

患者切勿自己乱用眼药水和眼膏，避免长期应用肾上腺素、缩瞳药和一些刺激性眼药。饮食上，患者可选择具有抗病原微生物功能的中药食材，如桑叶、金银花、黄芩、连翘等，忌食虾、蟹、带鱼等发物，以及辣椒、羊肉等热性食物。

生活验方

将桑叶15克洗净入锅内加适量清水煮沸后转小火煮15分钟，去渣取汁后加入适量蜂蜜和水，续煮25分钟后即可代茶饮用，每日4次。

花菜和绿豆搭配，与大米一起熬成粥后佐餐食用，此方可清热解毒、缓解疲劳，适合结膜炎患者。

对症药材和食材

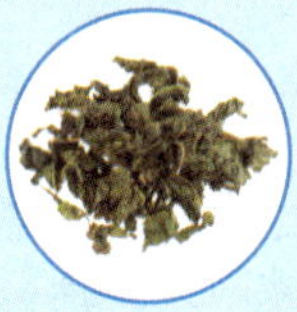

桑叶：桑叶中含有芸香苷、槲皮素、异槲皮苷等，具有对抗病原微生物的作用，可防治结膜炎。

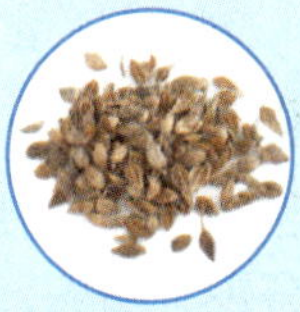

连翘：连翘可清热解毒、消肿散结，适用于治疗痈疽、丹毒、结膜炎等症。

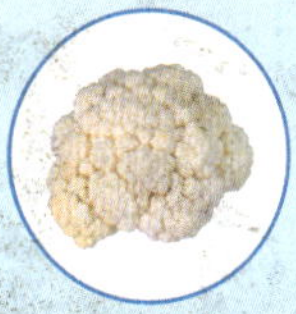

花菜：花菜富含多种维生素，以及铁、磷等矿物质，可为视网膜提供营养，预防眼病的发生。

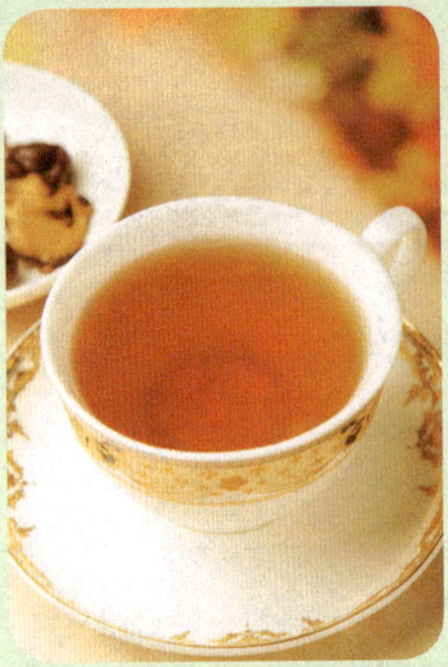

赤芍老葱饮

扫码学做食疗

材料

大葱20克，红枣12克，桃仁、川芎、赤芍各少许，白糖适量

做法

①大葱用斜刀切段。②砂锅中注水烧热，放入红枣、桃仁、川芎、赤芍，倒入葱段，加盖煮约30分钟。③揭盖，加入适量白糖，搅拌一会儿即可。

功效

本品可滋阴润肺、养胃生津、清热泻肝火、明目，对结膜炎、目赤肿痛的患者有较好的功效。

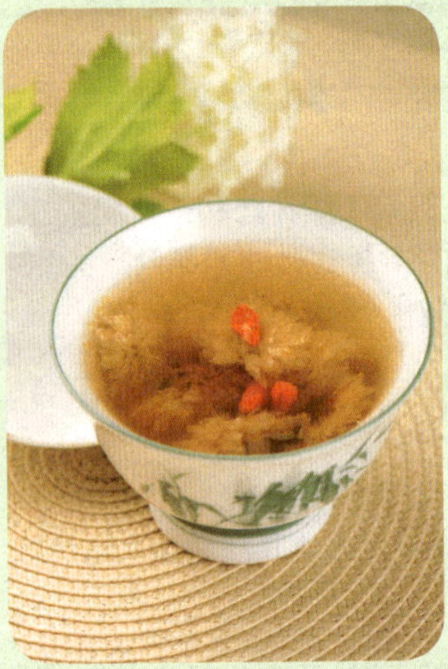

枸杞菊花茶

扫码学做食疗

材料

枸杞3克，菊花3克，甘草2克，淡竹叶2克，冰糖适量

做法

①往杯中倒入开水，温杯后弃水不用。②将枸杞、菊花、甘草、淡竹叶一起放入杯中，倒入适量开水刚好没过茶材。③轻轻摇晃茶杯，将第一次茶水倒出，再倒入适量开水，泡5分钟后即可饮用。

功效

本品可滋阴明目，可用来辅助治疗结膜炎。

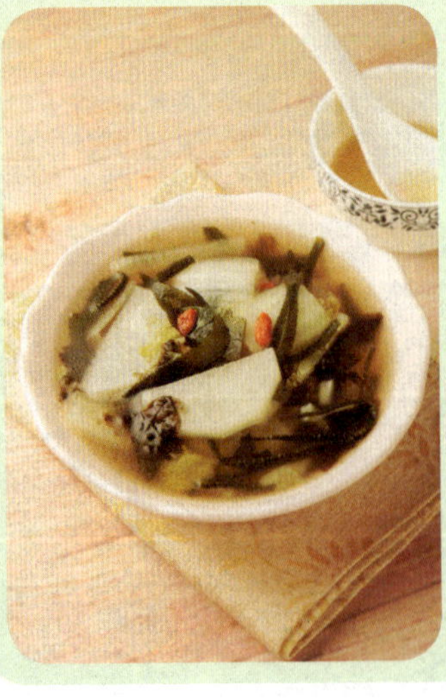

决明子蔬菜汤

扫码学做食疗

材料

小白菜85克，水发海带结120克，决明子40克，枸杞15克，白萝卜200克，盐、鸡粉各适量

做法

①白萝卜切滚刀块。②决明子入锅，拌匀，加盖煮约20分钟，揭盖，捞出药材，倒入萝卜块、海带结，加盖续煮至食材熟软。③揭盖，撒上枸杞，放入小白菜，拌匀，加盐、鸡粉，拌匀，煮至食材入味即可。

功效

本品可清肝明目，适用于目赤涩痛、结膜炎患者。

白内障

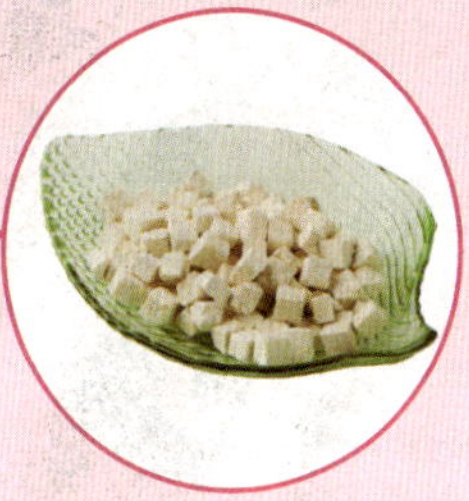

多种原因如老化、遗传、营养障碍、免疫与代谢异常等，都能引起晶状体代谢紊乱，导致晶状体蛋白质变性而发生混浊，形成白内障。发病人群以老年人为最多，南方地区人多于北方地区人。

症状分析

眼前有黑点： 发病常呈双侧性，但两眼发病可有先后。在早期，眼前还常有固定不飘动的黑点。

视力减弱： 视力逐渐减弱，对光敏感，需在较强光线下阅读，晚上视力比较差，看到颜色褪色或带黄。

复视、多视： 由于晶状体不同部位屈光力变化，可有多视、单眼复视等症状。

注意事项

白内障患者应避免接受紫外线的照射，防止紫外线进入眼球，可常食雪莲子、青椒、黄瓜、菜花；宜食富含天然维生素C的新鲜蔬菜和水果，如芹菜、白菜、青菜、草莓等；宜食具有益精、退翳、明目作用的食物，如动物肝脏、甲鱼等。

生活验方

将桑白皮60克、芒硝18克洗净，放进新药罐内，加入适量的水煎汁，倒出澄清的汁液，待其温凉后用来洗眼，每天可洗多次，适合白内障患者。

将桑寄生15克洗净，和煮熟去壳的2个鸡蛋一起放入锅内，加入适量的水煮25分钟，加适量白糖调味即可食用，每日1次，有退翳障、明眼目的功效，适合白内障患者。

对症药材和食材

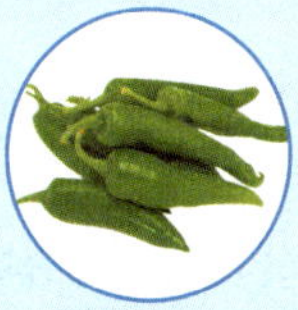

青椒： 青椒具有很强的抗氧化作用，能预防眼睛老化，延缓视力衰退。

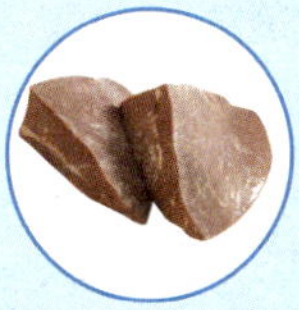

牛肝： 牛肝具有补肝、明目的功效，对面色萎黄、头晕眼花者有功效。

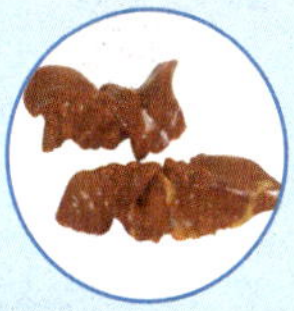

鸡肝： 鸡肝可帮助维持正常视力，防止眼睛干涩、疲劳。

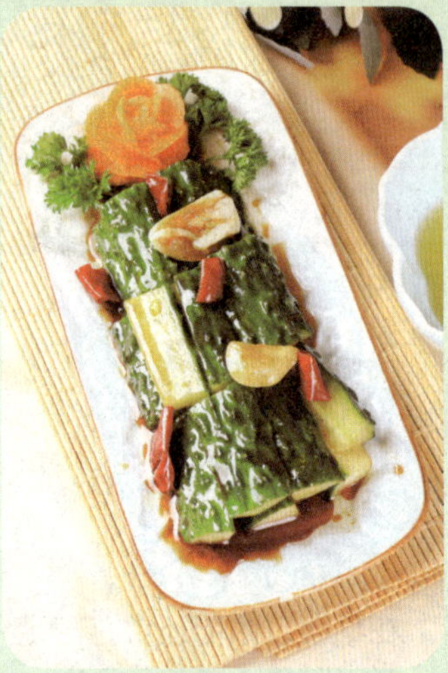

凉拌黄瓜条

扫码学做食疗

材料

黄瓜190克，去皮蒜头30克，干辣椒20克，调料适量

做法

①蒜头用刀拍扁，黄瓜切小段。②取一只碗，倒入拍扁的蒜头，放入干辣椒，淋入蒸鱼豉油，倒入白糖，加入苏籽油，倒入切好的黄瓜，充分拌匀。③腌渍10分钟使其入味，将腌好的黄瓜摆盘即可。

功效

本品适合脾胃功能虚弱的白内障患者食用。

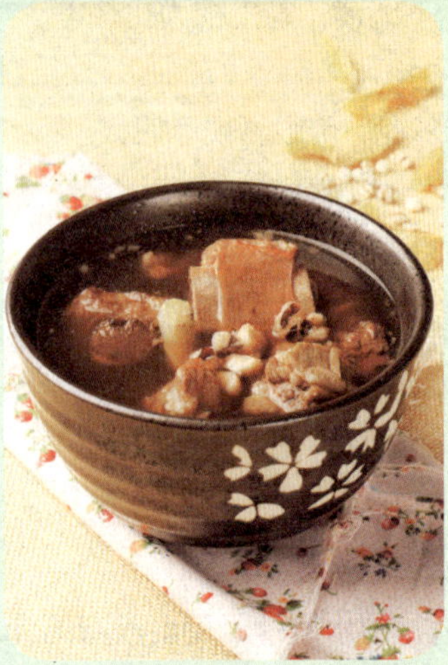

茯苓百合排骨汤

扫码学做食疗

材料

茯苓10克，芡实10克，龙牙百合30克，赤小豆25克，薏米20克，生地黄10克，排骨块200克，盐2克

做法

①茯苓、生地黄装入隔渣袋里，浸水泡发；赤小豆、百合、芡实、薏米浸水泡。②排骨块焯水。③排骨块、茯苓、生地黄、赤小豆、芡实、薏米入锅，煮100分钟，放入百合，续煮20分钟，加盐，拌匀即可。

功效

本品有滋补肝肾的功效，适合白内障患者食用。

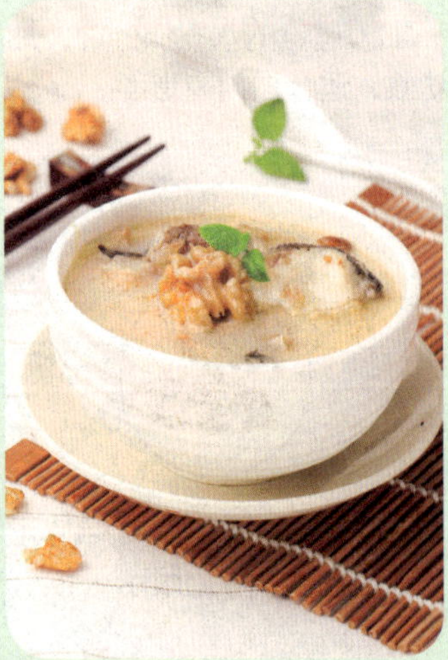

桂圆核桃鱼头汤

扫码学做食疗

材料

鱼头500克，桂圆肉20克，核桃仁20克，调料适量

做法

①鱼头斩成块状。②热锅注油烧热，将鱼头煎出焦香味，放入姜丝，爆香，放入料酒，注水，放入桂圆肉、核桃仁，加盖炖煮2分钟。③揭盖，加盐、鸡粉，拌匀后盛出装碗即可。

功效

本品有补肝明目的功效，适合白内障患者食用。

夜盲症

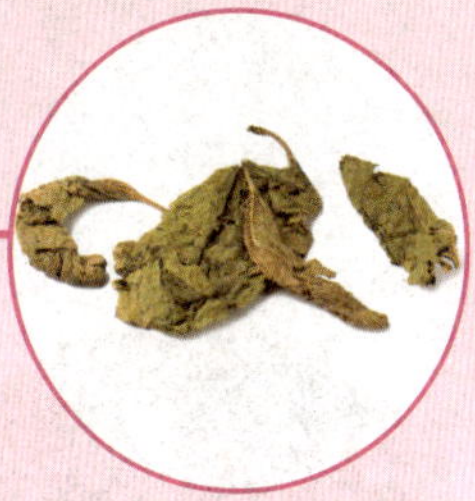

夜盲亦称“昼视”“雀目”“月光盲”，是一种夜间视力失常的疾病。常常表现为对弱光敏感度下降，暗适应时间延长。

症状分析

夜盲症患者主要表现为白天视力较好，入夜或于暗处则视力大减，乃至不辨咫尺，见于维生素A缺乏和某些眼底疾病。

注意事项

夜盲症患者应尽量避免在夜间开车，在光线不足的白天，应避免佩戴太阳眼镜。服用大量的维生素A虽然可在数小时内使状况改善，但须在临床医生的指导下使用。在饮食上，夜盲症患者应选择富含维生素A的食物，如猪肝、羊肝、鸡肝、鸭肝、红薯、牛肝、胡萝卜等，慎食辛辣、刺激性的食物，如辣椒、胡椒、桂皮、丁香等。

生活验方

将桑叶20克、猪肝150克、姜3克一同煲汤食用，每日1次，有清热明目的功效，适用于视物模糊、夜盲症患者。

将绣球防风20克放入锅内，加入适量的水熬煮内服，每日1剂，分2次服，专治夜盲症，对于皮疹、疳积、痈肿也有很好的疗效。

对症药材和食材

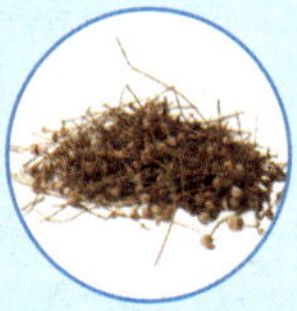

谷精草：谷精草可疏散风热、明目退翳，可用于治疗肝经风热、目赤肿痛、目生翳障、风热头痛、夜盲症等。

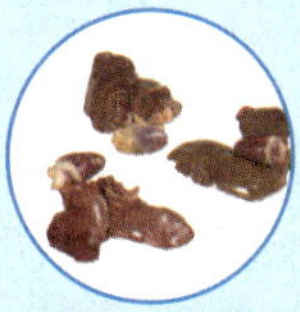

鸭肝：鸭肝有补肝明目、清热解毒、益气壮阳、开胃消食的功效，尤其适于夜盲症患者食用。

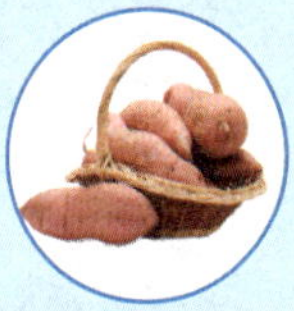

红薯：红薯具有补虚乏、益气力、健脾胃、强肾阴等功效，适量食用还可有效缓解夜盲症。

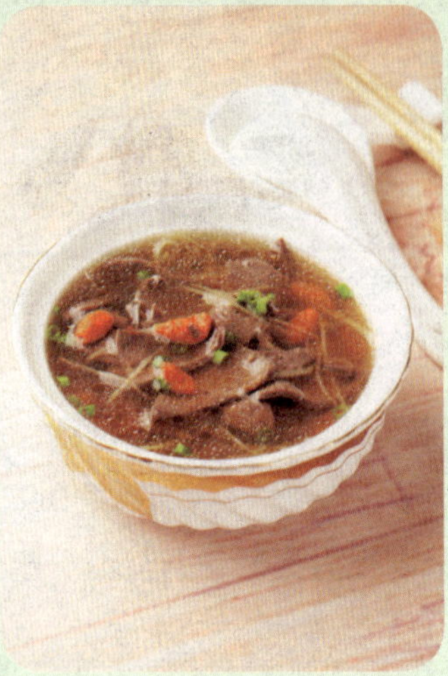

枸杞羊肝汤

材料

羊肝200克，枸杞10克，姜丝、葱花各少许，调料适量

扫码学做食疗

做法

①羊肝切成片，焯水。②砂锅中注水烧开，放入姜丝、枸杞，倒入羊肝，淋入适量料酒，拌匀，加盖煮至食材熟透。③揭盖，放入少许盐、鸡粉、胡椒粉、食用油，拌匀，至食材入味，盛出装碗即可。

功效

本品可养肝明目，适用于辅助治疗夜盲症、白内障。

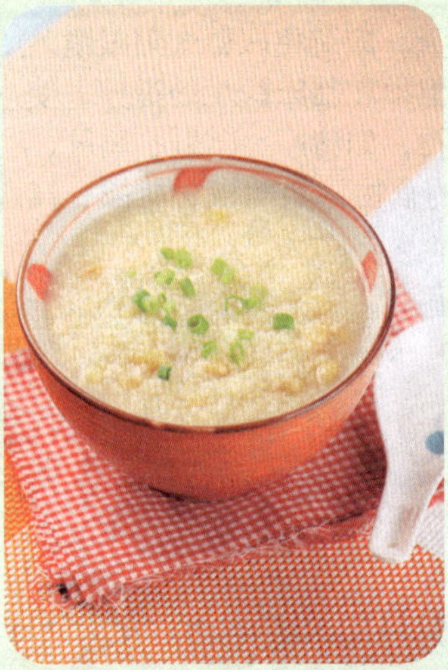

小米黄豆粥

材料

小米50克，水发黄豆80克，葱花少许，盐2克

扫码学做食疗

做法

①砂锅中注水烧开，倒入黄豆、小米，搅匀，加盖煮至小米熟软。②揭盖，搅拌一会儿，加入盐，搅匀调味。③盛出装碗，撒上葱花即可。

功效

本品富含维生素E、胡萝卜素、磷脂，可预防老年夜盲症，增强记忆力。

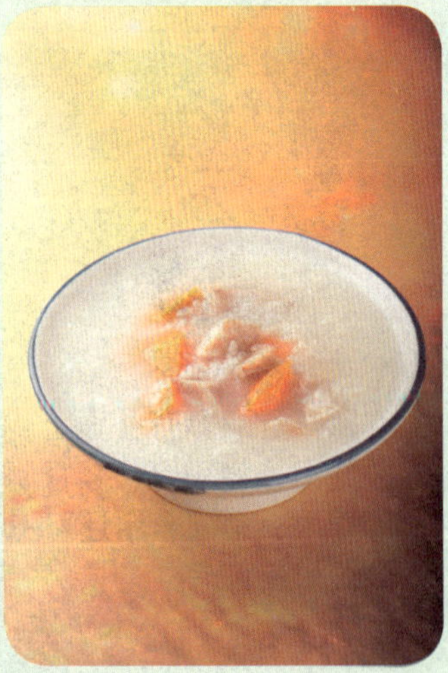

芋头红薯粥

材料

红薯100克，芋头200克，水发大米120克

扫码学做食疗

做法

①红薯、芋头切成丁。②砂锅中注水烧开，倒入大米，搅匀，加盖煮30分钟至米粒熟软，揭盖，放入芋头、红薯，拌匀，加盖煮15分钟至食材熟透。③揭盖，用锅勺拌匀，盛出装碗即可。

功效

本品适用于辅助治疗肝脾不和所致的夜盲症。

青光眼

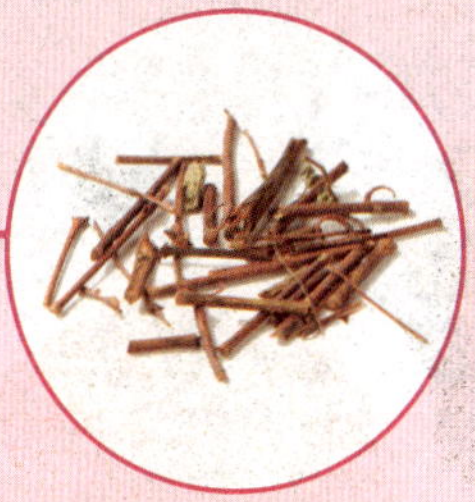

青光眼是发病迅速、危害性大的眼病。特征是眼内压升高的水平超过眼球所能耐受的程度而给眼球各部分组织和视功能带来损害。

症状分析

①急性闭角型青光眼患者会出现患眼侧头部剧痛、眼球充血、视力骤降的症状。②亚急性闭角型青光眼患者仅轻度不适，甚至无任何症状，可有视力下降、眼球充血。③慢性闭角型青光眼患者自觉症状不明显，发作时轻度眼胀、头痛，阅读困难，常有虹视。④原发性开角型青光眼发病隐蔽，进展较为缓慢，早期一般无症状，当病变到一定程度时，可出现轻度眼胀、视力疲劳和头痛。

注意事项

青光眼患者宜食具有利尿及消除精神紧张作用的食物，如赤小豆、黄花菜、冬瓜等。此外，茉莉花、远志、酸枣仁、柏子仁、朱砂等中药也具有消除精神紧张的作用。患者还需慎食辛辣、刺激性食物，如辣椒、胡椒、生姜、桂皮等。

生活验方

取莲子肉30克、百合30克，加水适量用小火炖烂，每日1剂，临睡前食用。

桂圆肉20克，红枣20枚，桂圆肉、红枣同煮成桂圆红枣汤，每日1剂，适用于老年人青光眼缓解期少气乏力者。

对症药材和食材

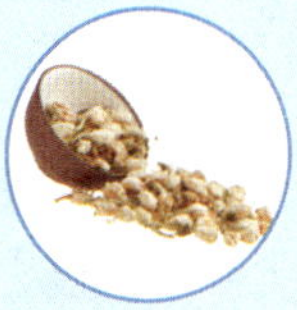

茉莉花：茉莉花具有清热解毒、利湿的作用，可治疗少食腹胀、下痢腹痛、里急后重、目赤肿痛、疮疡肿毒等症。

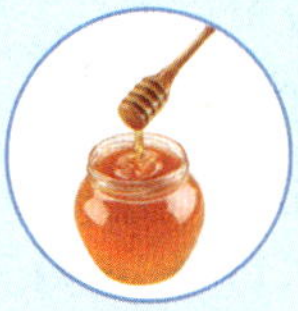

蜂蜜：蜂蜜含有与人体血清浓度相近的多种无机盐、维生素，以及铁、钙、钾等营养成分，可吸收眼内水分、降低眼内压。

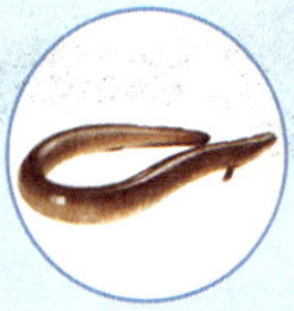

鳗鱼：鳗鱼具有养肝明目、补虚壮阳的功效，可有效降低眼内压，对夜盲症、青光眼均有较好的功效。

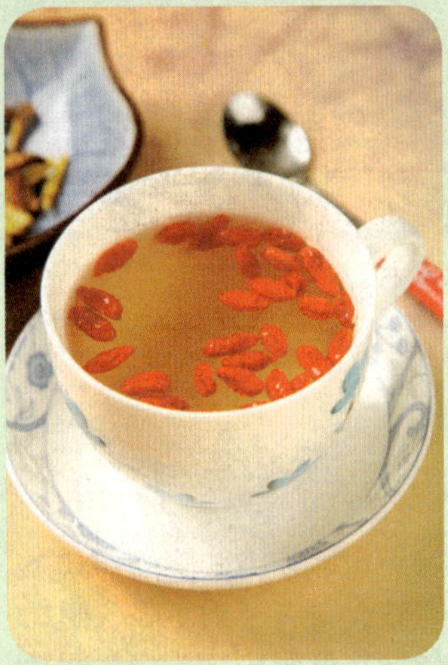

石斛枸杞茶

材料

枸杞5克，石斛3克，冰糖适量

扫码学做食疗

做法

①砂锅中注水烧开，倒入石斛，搅匀，加盖，用中火煮20分钟至其析出有效成分。②关火后揭盖，捞出石斛。③将冰糖、枸杞装入杯中，盛入煮好的药汁，浸泡片刻即可。

功效

本品养肝、清热、明目，常食可有效辅助治疗青光眼。

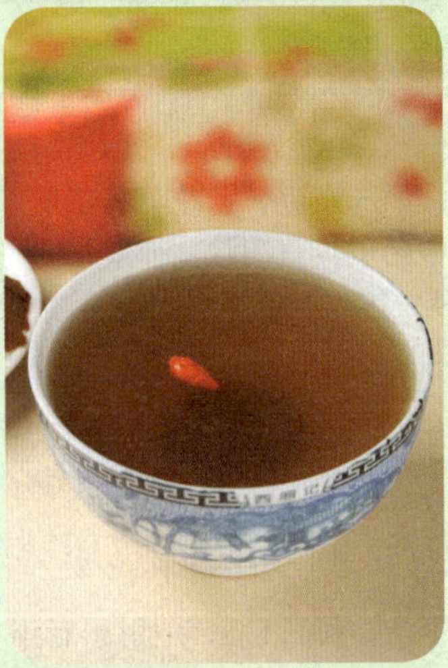

何首乌银杏叶钩藤茶

材料

何首乌10克，银杏叶5克，钩藤8克

扫码学做食疗

做法

①砂锅中注水烧开，放入何首乌、银杏叶、钩藤，拌匀，加盖，用小火煮20分钟至药材析出有效成分。②揭盖，将药材及杂质捞干净。③把煮好的药茶盛出，装入碗中，待稍微放凉即可饮用。

功效

本品凉肝息风、健脾化湿，对青光眼、目赤肿痛患者有功效。

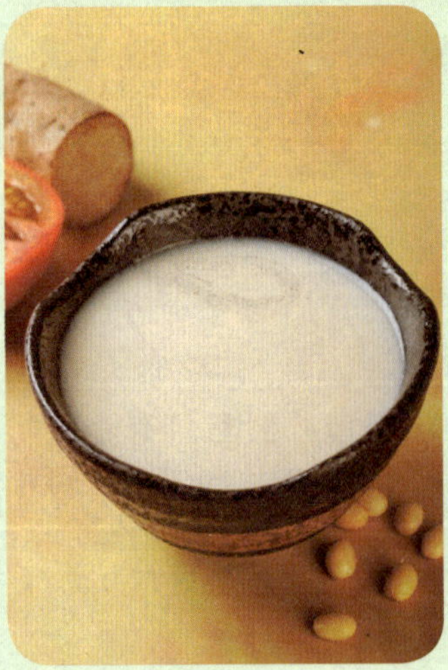

番茄山药豆浆

材料

水发黄豆50克，番茄50克，山药50克

扫码学做食疗

做法

①番茄、山药切块。②将山药、番茄倒入豆浆机中，倒入黄豆，注水至水位线即可，盖上豆浆机机头，开始打浆，约15分钟，即成豆浆。③将豆浆机断电，把煮好的豆浆盛出装碗即可。

功效

本品可预防白内障和色素性视网膜炎等眼部疾病。

PART 11 第十一章

皮肤科疾病食疗方

皮肤是人体最大的器官。皮肤由表皮、真皮和皮下组织构成，并含有附属器官（汗腺、皮脂腺、指甲、趾甲），以及血管、淋巴管、神经、肌肉等。皮肤保持着人体内环境的稳定，在生理上起着重要的保护作用，同时也参与人体的代谢过程。

本章简要介绍了皮肤科常见的 6 种疾病的主要症状，以及对症药材和食材，并精心为患者搭配了科学合理的药膳以进行食疗。

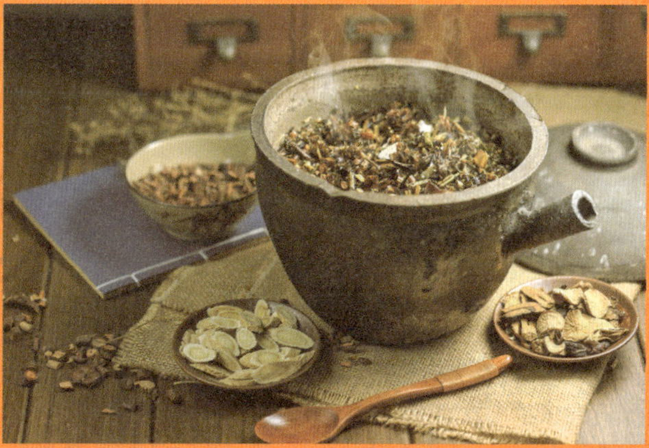

痤疮

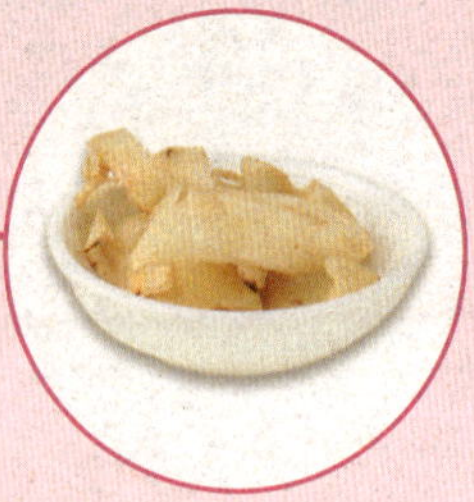

痤疮是皮肤科的最常见的病种之一，又叫青春痘、粉刺、毛囊炎，多发于面部。

症状分析

初起皮损多为位于毛囊口的粉刺，分白头粉刺和黑头粉刺两种，在发展过程中可产生红色丘疹、脓疱、结节、脓肿、囊肿及瘢痕；皮损好发于颜面部，尤其是前额、颊部、颏部，其次为胸背部、肩部皮脂腺丰富区，对称性分布。

注意事项

不要用手挤压痤疮。注意个人卫生及皮肤清洁，每日用温水和洗面奶洗脸，去除黑头和油腻。少吃脂肪类、糖、辛辣刺激类食物。保持大便通畅，定时排便。不熬夜，养成好的生活作息习惯。保持良好心情。

生活验方

枇杷叶10克，石膏30克，鱼腥草、粳米各100克，将枇杷叶、鱼腥草、石膏水煎取汁，放入粳米煮粥，分2次服。

鱼腥草、山楂各15克，地骨皮、枇杷叶各9克，鱼腥草洗净沥干净水，与山楂、地骨皮、枇杷叶共入砂锅，加水适量，小火煎20分钟，弃渣饮汁，每日2次，连服数日。

对症药材和食材

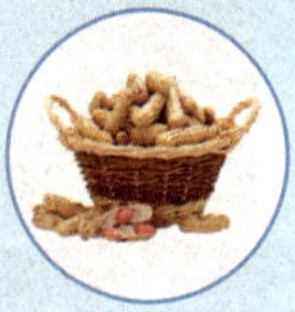

花生：花生富含多种维生素，其中维生素B_6可抑制皮脂腺分泌，促进人体的新陈代谢，有效防治痤疮。

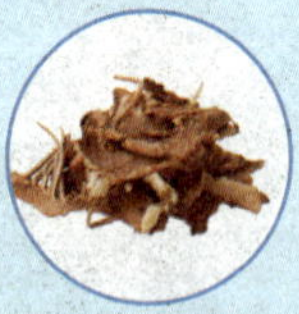

知母：知母可清热泻火、生津止渴、滋阴、解毒，常用于治疗痤疮。

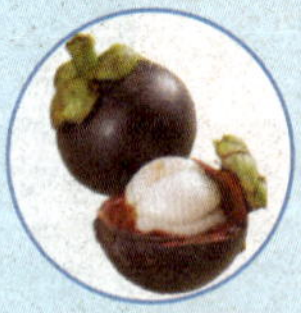

山竹：山竹可泻火解毒、利湿排脓，对于皮肤不太好、营养不良的人群有很好的功效。

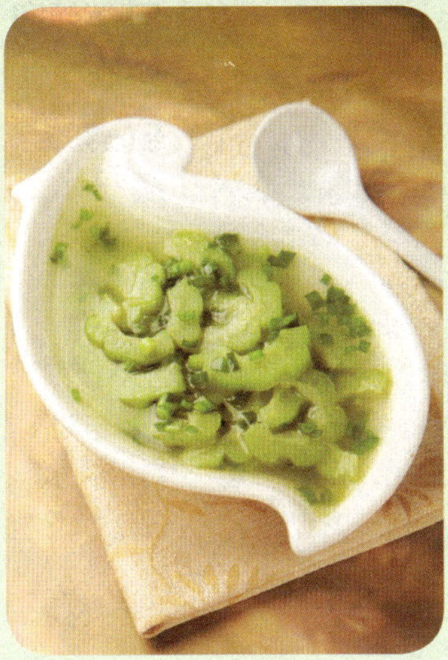

韭菜苦瓜汤

扫码学做食疗

材料

苦瓜150克，韭菜65克

做法

①韭菜切碎；苦瓜对半切开，去瓤，再切成片。②用油起锅，倒入苦瓜，翻炒至变色，倒入韭菜，快速翻炒出香味，注入适量水，搅匀，用大火略煮一会儿，至食材变软。③关火后盛出煮好的汤料即可。

功效

本品具有清热利湿、解毒祛痘的功效，适合痤疮、痱子、咽喉肿痛、口舌生疮等患者食用。

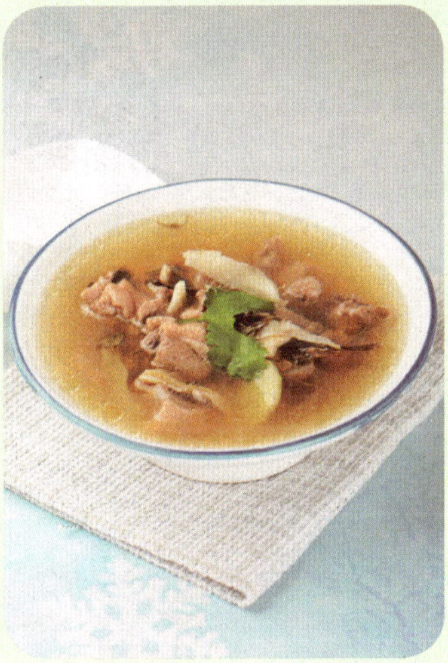

薄荷水鸭汤

扫码学做食疗

材料

薄荷8克，干百合30克，玉竹25克，鸭肉400克，姜片25克，调料适量

做法

①鸭肉斩件，再斩成小块，加入料酒，焯水。②鸭肉入锅，撒入姜片，放入薄荷、百合、玉竹，加料酒，加盖炖1小时至食材熟透。③揭盖，放入少许盐、鸡粉，拌匀，略煮片刻，盛出装碗即可。

功效

本品可透疹解毒，可有效改善痤疮、咽喉肿痛等症。

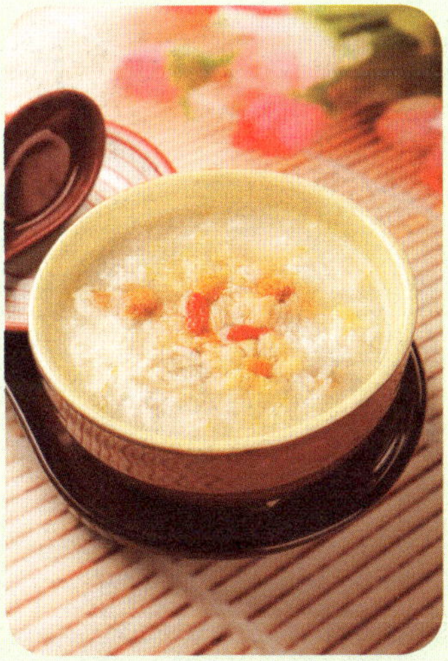

菊花粥

扫码学做食疗

材料

大米200克，菊花7克

做法

①砂锅中注水烧热，倒入大米，搅匀，加盖，烧开后转小火煮40分钟。②揭盖，倒入菊花。③关火后将煮好的粥盛出，装入碗中即可。

功效

本品清热泻火、止血消肿，可治疗多种热性病症，如口腔溃疡、痤疮、痢疾、痔疮等。

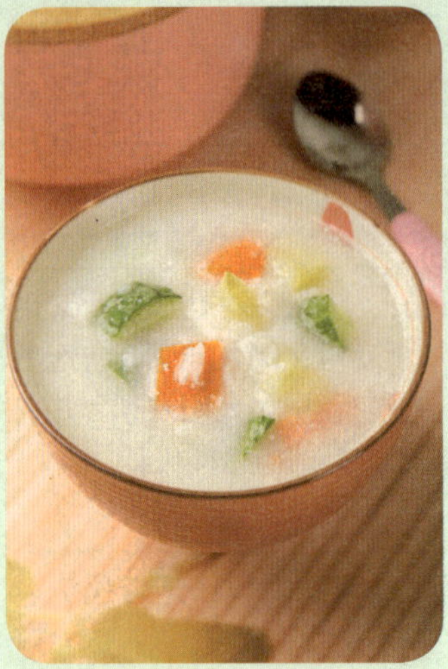

苹果牛奶粥

扫码学做食疗

材料

水发大米150克，黄瓜70克，苹果150克，胡萝卜30克，牛奶400毫升

做法

①黄瓜、胡萝卜切块；苹果去核，切块。②苹果块入锅，煮至水沸，倒入大米，拌匀，加盖煮约15分钟，揭盖，倒入胡萝卜，拌匀，加盖煮至食材熟软。③揭盖，倒入黄瓜，略煮一会儿，倒入牛奶，拌匀即可。

功效

此粥有补虚损、抑制皮脂腺分泌、祛痤疮的功效。

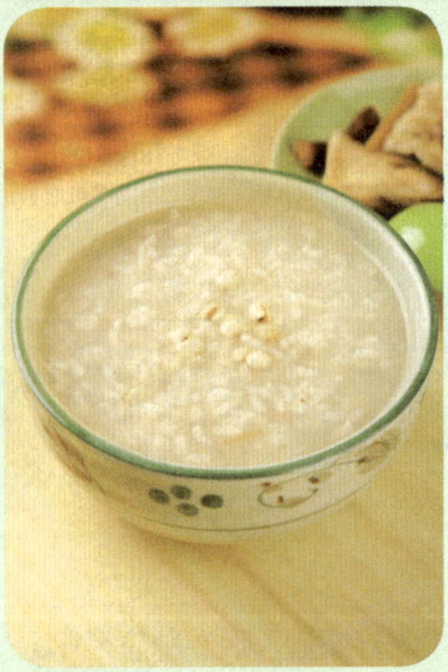

葛根五加粥

扫码学做食疗

材料

大米200克，薏米200克，葛根10克，刺五加5克

做法

①砂锅中注水，倒入葛根、刺五加，加盖煮15分钟。②揭盖，倒入大米、薏米，加盖煮1小时至食材熟软。③揭盖，拌匀，盛出装碗即可。

功效

本品具有清热除烦、生津止渴、泻火祛痘等功效，适合痤疮患者食用。

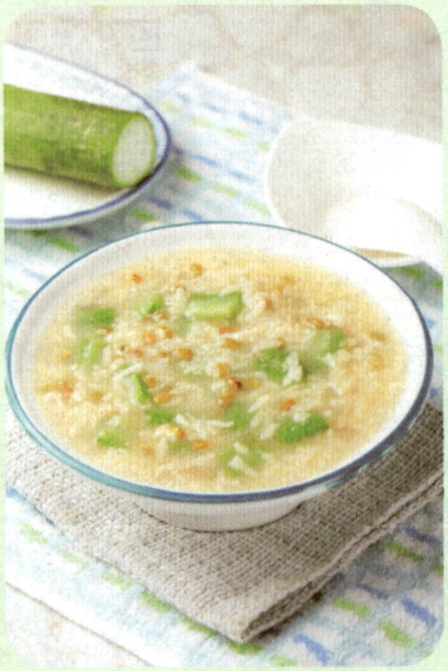

丝瓜绿豆粥

扫码学做食疗

材料

丝瓜150克，水发绿豆90克，水发大米150克

做法

①丝瓜切丁。②绿豆、大米入锅，拌匀，加盖，煮至食材熟透，揭盖，倒入丝瓜丁，拌匀，加盖，煮至丝瓜熟软。③揭盖，盛出煮好的粥，装入碗中即可。

功效

此粥具有清热解毒、泻肝火的功效，对痤疮、粉刺，以及其他上火病症等均有疗效。

荨麻疹

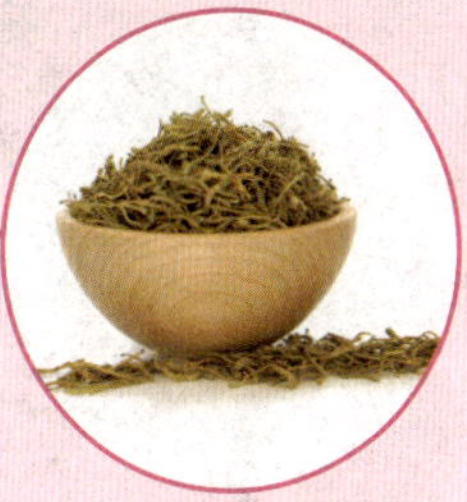

荨麻疹俗称风团、风疹块、风疙瘩等，是一种常见的过敏性皮肤病，是由于皮肤、黏膜小血管扩张及渗透性增加而出现的一种局限性水肿反应。中医认为，治疗本病主要强调辨证论治，不同的证型需采用不同的方剂治疗。

症状分析

此病常突然发生，成批出现，为鲜红或苍白色斑片，可于数小时至十几个小时内消失。一天内可反复发作几次，伴瘙痒剧烈难忍，可有发热、腹痛、腹泻或其他全身症状。在搔抓或受到机械刺激后，肌肤上可出现条状疹团。

注意事项

饮食宜清淡，避免刺激及易致敏食物，保持大便通畅。室内禁止放花卉及喷洒杀虫剂，防止花粉及化学物质再次致敏。应尽量不搔抓，以免引起皮损增加，瘙痒加剧。戒烟酒。不要热敷，因为热会使血管紧张，释放出更多的变应原。

生活验方

取生姜、防风、桂枝、葱白各适量，加水煎服，每日1剂，可治疗风寒型荨麻疹。

取生石膏、地肤子各30克，知母、白僵蚕、粳米各9克，甘草3克，水煎服，每日1剂，2次分服。

对症药材和食材

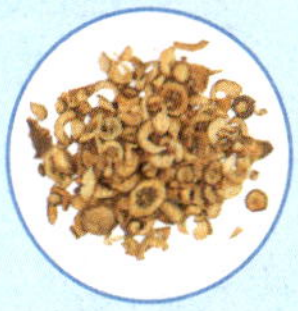

枳实：枳实可清热燥湿、消炎杀菌，适合湿热型湿疹、荨麻疹患者食用。

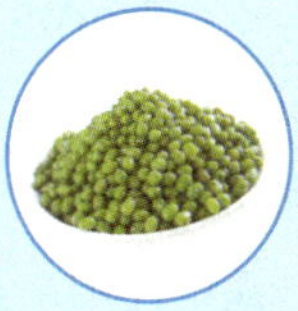

绿豆：绿豆有清热解毒、消暑止渴、利水消肿的功效，适用于荨麻疹。

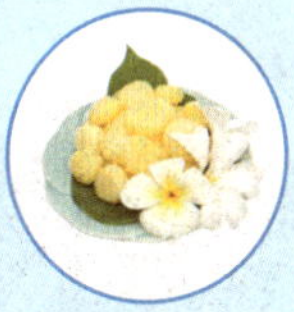

马蹄：马蹄可清热祛风、利尿排毒，适合风热型湿疹和荨麻疹患者食用。

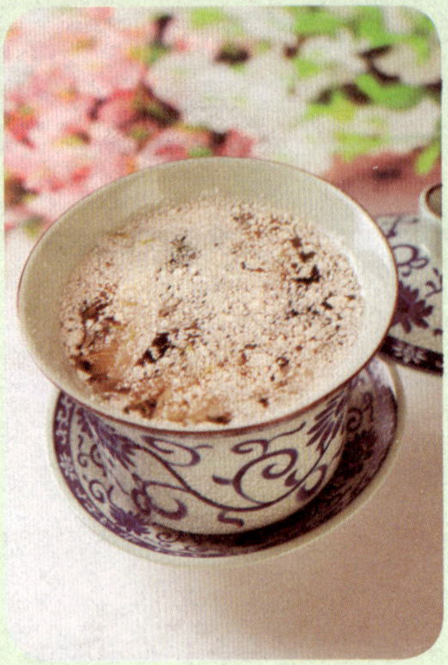

茯苓菊花茶

扫码学做食疗

材料

土茯苓粉10克，菊花5克，绿茶叶少许

做法

①取一个干净的茶杯，放入菊花、绿茶叶，注入少许开水，快速冲洗一遍，除去杂质，滤出茶杯中的水。②把土茯苓粉加入杯中，注入开水，用勺搅匀，加盖泡约4分钟。③揭盖，趁热饮用即可。

功效

本品活血凉血、透疹解毒，可用来治疗荨麻疹、疥疮、皮肤瘙痒等症。

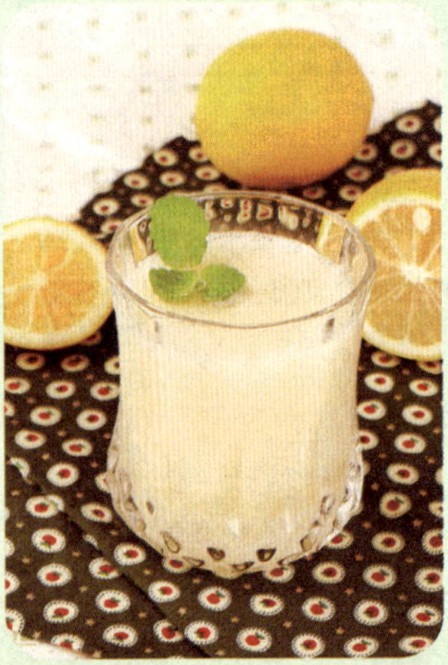

马蹄柚子柠檬汁

扫码学做食疗

材料

去皮马蹄110克，柠檬40克，柚子170克

做法

①马蹄对半切开；柠檬去皮，去子，切块；柚子切成小块。②备好榨汁机，倒入柚子块、马蹄、柠檬块，倒入适量的凉开水，加盖，榨取果汁。③打开盖，将榨好的果汁倒入杯中即可。

功效

本品可清热凉血、祛风止痒，对于荨麻疹患者、瘙痒难耐者有效。

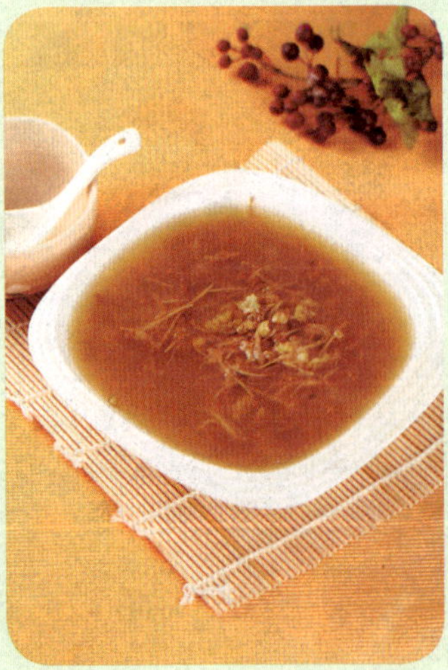

金银花绿豆汤

扫码学做食疗

材料

水发金银花70克，水发绿豆120克，盐适量

做法

①砂锅中注水烧开，倒入绿豆，再放入金银花，搅拌几下，加盖炖煮至食材熟透。②揭盖，加盐调味，拌匀，续煮至汤汁入味。③盛出煮好的绿豆汤即成。

功效

本品清热凉血、透疹消肿，可辅助治疗热毒引起的荨麻疹。

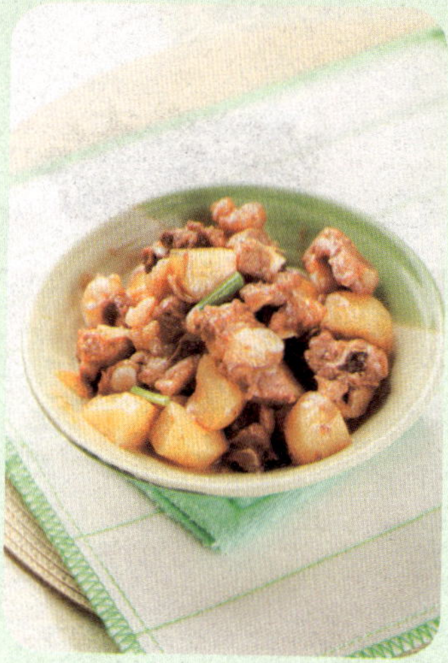

马蹄炖排骨

扫码学做食疗

材料

马蹄肉100克，排骨180克，调料适量

做法

①马蹄肉切块，排骨焯水。②爆香姜片、蒜末，倒入排骨，炒匀，淋入料酒、生抽，炒香，放入马蹄，倒入水，加盐、鸡粉，拌匀，放入蚝油，煮沸，加盖炖至食材熟透。③揭盖，倒入老抽，炒匀，收汁，倒入水淀粉，炒匀后盛出装盘，撒上葱花即可。

功效

本品适用于风热型湿疹和荨麻疹患者。

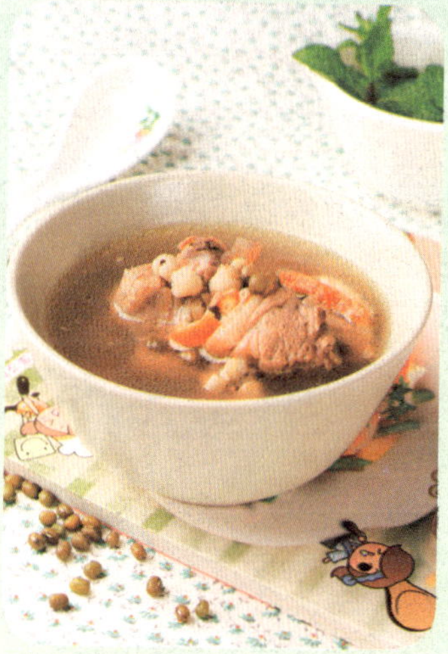

土茯苓薏米汤

扫码学做食疗

材料

老鸭块200克，土茯苓、薏米、绿豆、陈皮、生地黄各适量，盐适量

做法

①土茯苓、生地黄装袋泡发；薏米、绿豆、陈皮泡发；老鸭块焯水。②老鸭块、土茯苓、生地黄、绿豆、薏米入锅，拌匀，加盖煮100分钟。③揭盖，倒入陈皮，拌匀，加盐，稍稍搅至入味，盛出装碗即可。

功效

本品可利湿止痒，对荨麻疹及皮肤瘙痒等症有效。

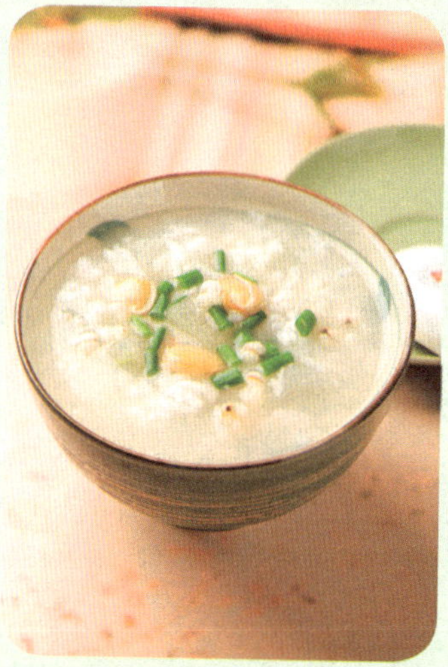

扁豆薏米冬瓜粥

扫码学做食疗

材料

水发大米200克，水发薏米100克，水发白扁豆80克，冬瓜50克，葱花少许，盐、鸡粉各适量

做法

①冬瓜切块。②扁豆、薏米、大米入锅，加盖煮1小时至食材熟透，揭盖，放入冬瓜，加盖续煮15分钟。③揭盖，放入盐、鸡粉，拌匀，盛出撒上葱花即可。

功效

本品可消炎杀菌，适用于湿疹、荨麻疹患者。

湿疹

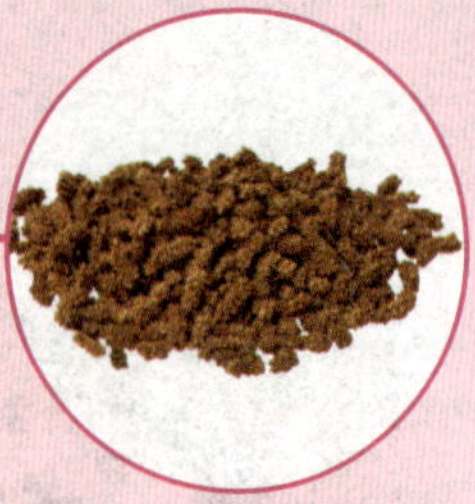

湿疹是由多种内、外因素引起的表皮及真皮浅层的炎症性皮肤病。中医将湿疹分为湿热型、血风型和脾湿型。

症状分析

湿热型： 发病迅速，皮肤灼热红肿，或见大片红斑、丘疹、水疱、渗水多，甚至黄水淋沥，黏而有腥味。

血风型： 表现为全身起红丘疹，搔破出血，渗水不多，舌质红，苔薄白或薄黄。

脾湿型： 表现为皮肤暗淡不红，搔痒后见渗水，后期干燥脱屑，瘙痒剧烈。

注意事项

患者需注意皮肤卫生，勿用热水或肥皂清洗皮损处，不使用刺激性止痒药物。禁食酒类、辛辣刺激性食品，避免鱼虾等易于致敏和不易消化的食物，注意观察饮食与发病的关系。劳逸结合，避免过度疲劳和精神过度紧张。

生活验方

取枳实、黄芩、猪苓、知母、瞿麦、通草、升麻、海藻、葵子各3克，地肤子9克，分别洗净，放入锅中，注入600毫升清水，以中火煎至剩下200毫升即成，分3次温服。

取苦参200克、荆芥500克、白芷500克研为细末，加入适量水和蜂蜜炼成梧桐子大的药丸，每次取用4.5克，每日2次，儿童的量酌减。

对症药材和食材

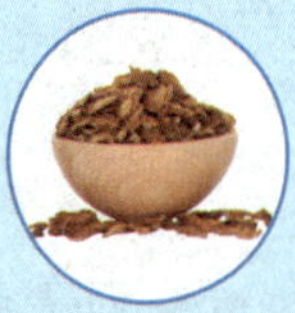

防风： 防风具有抗过敏、止瘙痒的作用，主治湿疹、荨麻疹等皮肤病。

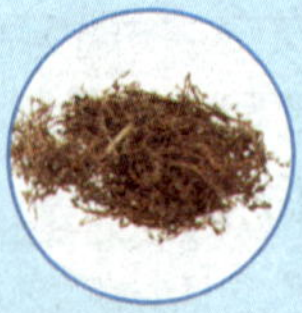

萹蓄： 萹蓄具有利尿通淋、杀虫止痒的功效，适用于治疗膀胱热淋、湿疹、阴痒带下等症。

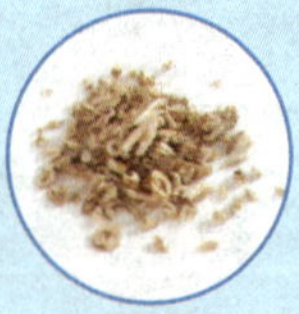

白鲜皮： 白鲜皮可祛风燥湿、清热解毒，可治风湿热毒所致的皮肤病，如湿疹、荨麻疹等症。

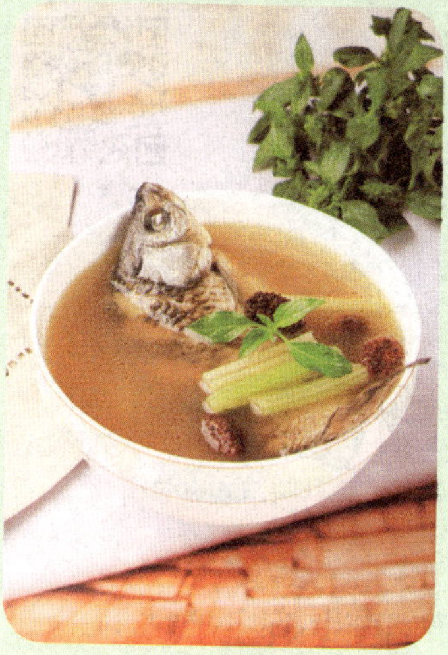

芹菜鲫鱼汤

扫码学做食疗

材料

芹菜60克，鲫鱼160克，砂仁8克，制香附10克，姜片少许，调料适量

做法

①芹菜切段。②鲫鱼煎至两面微黄，放入姜片，爆香，加料酒，注水，倒入砂仁、制香附，搅匀，加盖煮至鲫鱼熟透。③揭盖，倒入芹菜，加盖，续煮至熟软，揭盖，加盐、鸡粉、胡椒粉，拌匀调味即可。

功效

本品适用于湿热型急性湿疹患者。

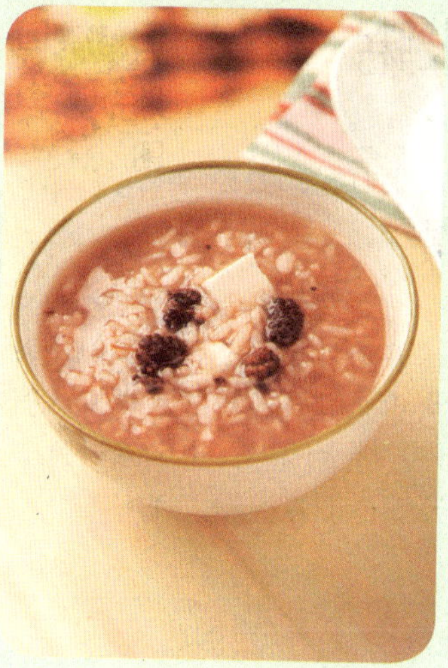

桑椹茯苓粥

扫码学做食疗

材料

水发大米160克，茯苓40克，桑椹干少许，白糖适量

做法

①砂锅中注水烧热，倒入茯苓，撒上桑椹干，放入大米，加盖，大火烧开后改小火煮约50分钟，至米粒变软。②揭盖，加入适量白糖，拌匀，略煮一会儿，至白糖溶化。③盛出煮好的粥，装在碗中即可。

功效

本品可补血滋阴，对湿疹患者有一定的功效。

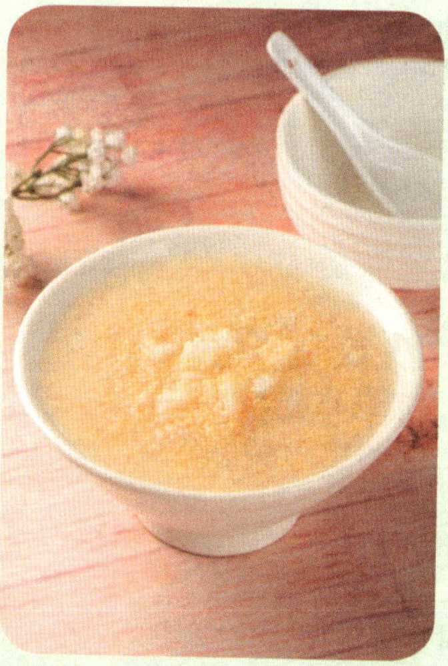

小米山药粥

扫码学做食疗

材料

水发小米120克，山药95克，盐适量

做法

①山药切成厚块，再切条，改切成丁。②砂锅中注水烧开，倒入小米，放入山药丁，拌匀，加盖，用小火煮30分钟，至食材熟透。③揭盖，放入适量盐，拌匀后盛出装碗即可。

功效

本品有清热解毒、健脾除湿的功效，适合湿疹患者食用。

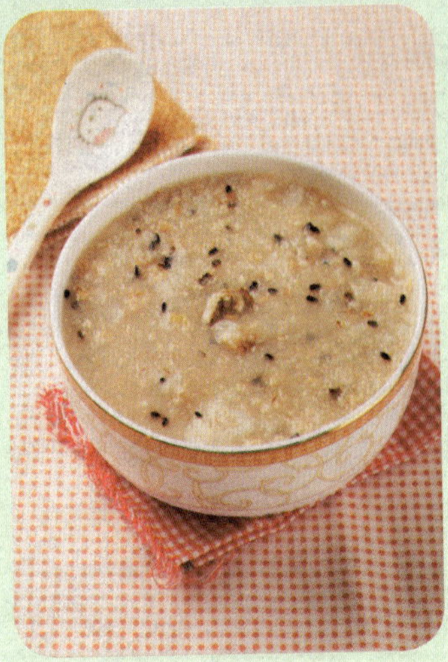

黑芝麻核桃粥

扫码学做食疗

材料

黑芝麻15克，核桃仁30克，糙米120克，白糖适量

做法

①将核桃仁压碎。②汤锅中注水烧热，倒入糙米，拌匀，加盖煮至糙米熟软，倒入核桃仁，拌匀，加盖，煮至食材熟烂。③揭盖，倒入黑芝麻，拌匀，加入适量白糖，拌匀，煮至白糖溶化，盛出装碗即可。

功效

本品可补中益气，可缓解湿疹患者夜不能寐的症状。

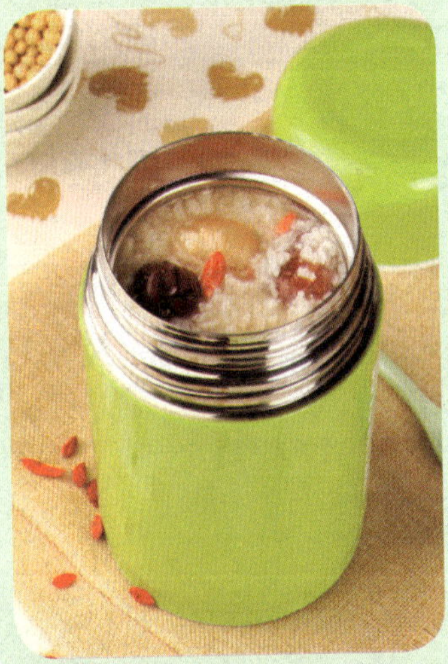

枸杞桂圆糯米粥

扫码学做食疗

材料

水发糯米80克，水发桂圆20克，大枣30克，枸杞10克，白糖适量

做法

①往罐中倒入开水，加盖静置片刻。②开盖，倒出开水，往罐里加入糯米、大枣、桂圆、枸杞，再加入开水，加盖闷5分钟，开盖，将水倒出，再倒入开水，加盖闷至食材熟透。③开盖，加入白糖，拌匀即可。

功效

本品可清热燥湿，对湿疹患者有一定的功效。

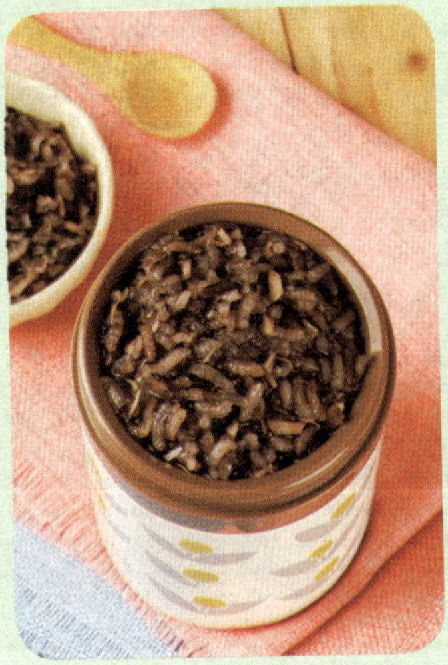

黑芝麻杏仁粥

扫码学做食疗

材料

水发大米100克，黑芝麻10克，杏仁12克，冰糖25克

做法

①砂锅中注水烧开，倒入大米，加入黑芝麻、杏仁，拌匀，加盖，大火煮开之后转小火煮30分钟至食材熟软。②揭盖，放入冰糖，拌匀。③关火后盛出煮好的粥，装入碗中即可。

功效

本品可补中益气，适用于脾虚型亚急性湿疹患者。

黄褐斑

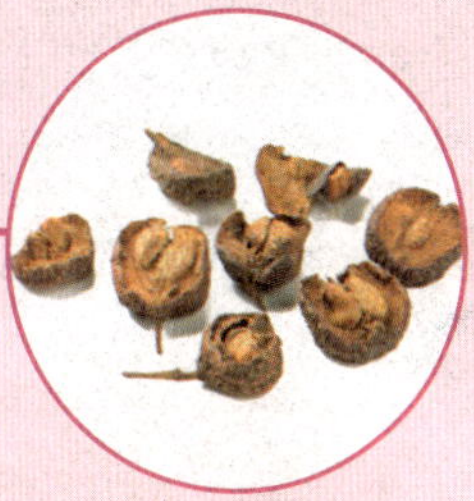

黄褐斑也称肝斑和蝴蝶斑，是面部黑变病的一种症状，是发生在颜面的色素沉着斑。黄褐斑的出现多数与内分泌有关，尤其是与女性的雌激素水平有关。

症状分析

皮损为淡褐色或黄褐色斑，边界较清，形状似蝴蝶状，对称分布于眼眶附近、额部、眉弓、鼻部、两颊、唇及口周等处，无自觉症状及全身不适症状。

注意事项

患者要增强营养，多吃富含维生素C和维生素E的新鲜水果和蔬菜。注意调节情志，保持愉快的心情。平时应避免过度的日光照射，尤其夏季更需注意外出应遮阳。

生活验方

丝瓜晒干，研为细末，加适量水和蜂蜜调匀，每晚用此品来涂面，次晨用温水洗去。

密陀僧研至极细，每晚搽脸，密陀僧色黄、有金属光泽，有消肿杀虫、收敛防腐的功效，可用于治疗多种肿毒、溃疡、湿疹等症。

对症药材和食材

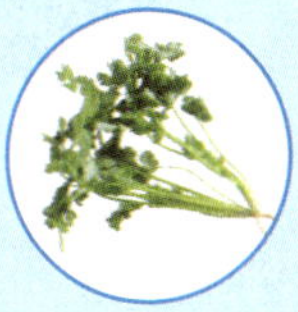

香菜：香菜具有清利湿热、排毒祛斑、养阴生津的功效，对黄褐斑有一定的功效。

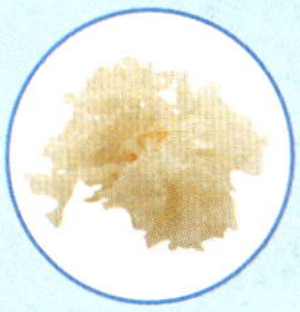

银耳：银耳富含天然特性胶质，加上它的滋阴作用，长期食用可以润肤，并有祛除脸部黄褐斑、雀斑等美容养颜的效果。

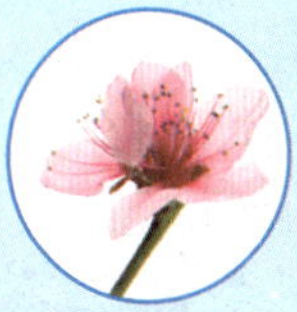

桃花：桃花中含有山柰酚，能祛除黄褐斑。因此有色斑者宜多吃。

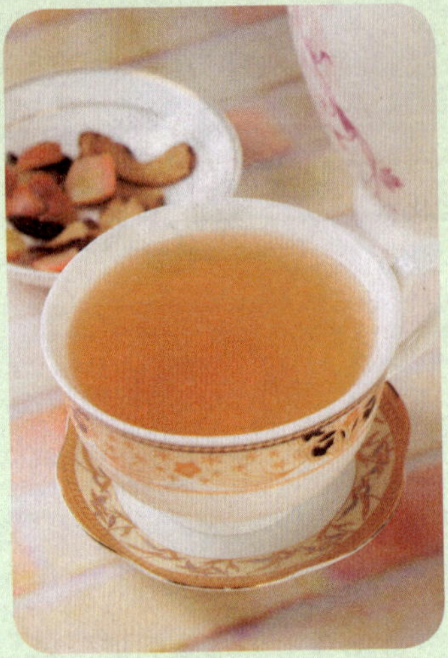

山楂香附茶

材料

鲜山楂30克，香附、川芎各少许

做法

①山楂去除头尾，切取果肉。②砂锅中注水烧开，倒入山楂，放入香附、川芎，加盖，烧开后用小火煮约10分钟。③关火后揭盖，拌匀，盛出装碗即可。

功效

本品具有清热凉血、化瘀消斑的功效，适合黄褐斑患者食用。

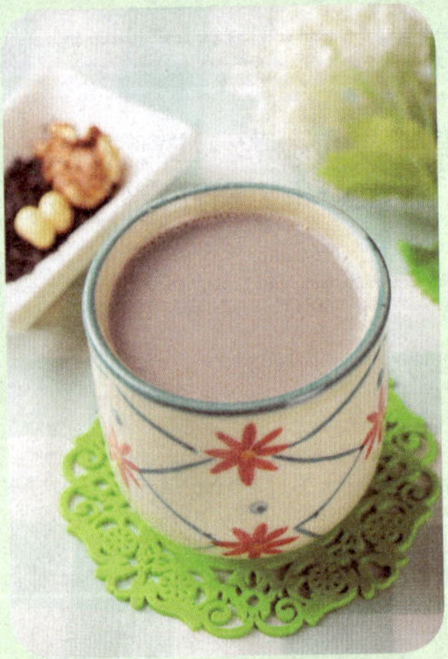

核桃黑芝麻豆浆

材料

水发黄豆50克，核桃仁15克，黑芝麻15克，白糖适量

做法

①将黄豆洗净。②把黄豆、黑芝麻、核桃仁倒入豆浆机中，注水至水位线即可，开始打浆，待豆浆机运转约15分钟，即成豆浆。③断电，将豆浆装杯即可。

功效

本品可化瘀消斑，对黄褐斑、雀斑均有一定的疗效。

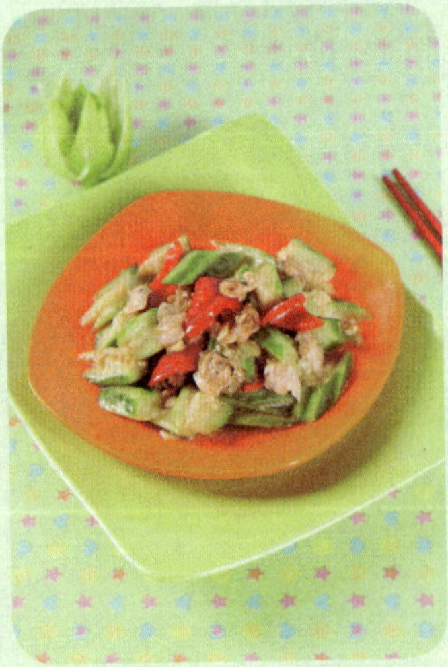

丝瓜炒蛤蜊

材料

蛤蜊170克，丝瓜90克，彩椒40克，调料适量

做法

①蛤蜊去除内脏，洗净，焯水半分钟；丝瓜、彩椒切块。②爆香姜片、蒜末、葱段，倒入彩椒、丝瓜，炒匀，放入蛤蜊、料酒、豆瓣酱，炒匀。③加鸡粉、盐，注水、生抽，倒入水淀粉勾芡即可。

功效

本品可清热解暑，适合黄褐斑患者食用。

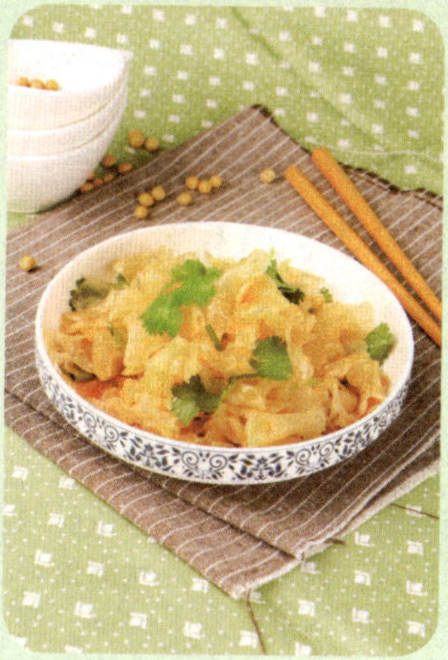

凉拌银耳

扫码学做食疗

材料

水发银耳130克，香菜30克，调料适量

做法

①银耳切去根部，撕成小朵。②锅中注水烧开，倒入银耳，拌匀，加盖，煮至断生。③揭盖，捞出银耳，装入碗中，放入生抽、鸡粉、芝麻油，拌匀，倒入香菜，拌匀，装盘即可。

功效

本品适合黄褐斑患者食用。

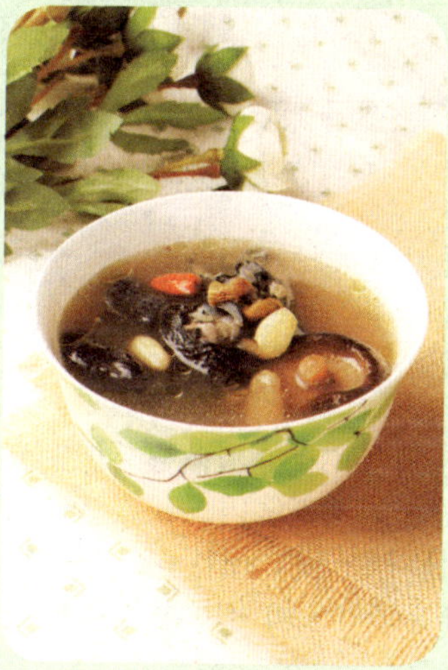

西洋参石斛麦冬乌鸡汤

扫码学做食疗

材料

乌鸡块200克，西洋参、石斛、麦冬、枸杞子、香菇、白扁豆各适量，盐适量

做法

①白扁豆、香菇、枸杞、麦冬、石斛、西洋参泡发；乌鸡块焯水。②乌鸡块、西洋参、石斛、麦冬、香菇、白扁豆入锅，拌匀，加盖煮100分钟。③揭盖，加枸杞，拌匀，加盖煮至枸杞熟，加盐，拌匀即可。

功效

本品具有化瘀消斑的功效，适合黄褐斑患者食用。

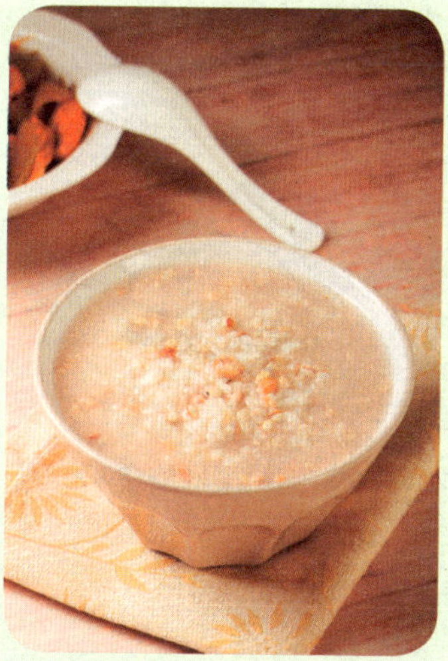

薏米核桃粥

扫码学做食疗

材料

水发大米120克，薏米45克，核桃碎20克

做法

①砂锅中注水烧开，倒入薏米、核桃碎，放入大米，拌匀，加盖煮约45分钟至食材熟透。②揭盖，搅拌几下。③关火后盛出煮好的粥即可。

功效

本品可补血和血，常食可以滋润皮肤，并能祛除脸部黄褐斑、雀斑。

银屑病

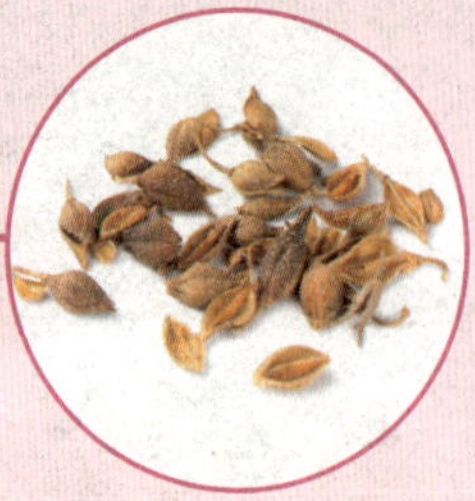

银屑病又叫牛皮癣，是一种有鳞屑性红斑或斑块的复发性、慢性皮肤病，特征是出现大小不等的丘疹。

症状分析

初起为红色丘疹，扩大后形成大小不等的斑片，上面有银白色鳞屑，层层相叠如云母状。如将鳞屑刮去，基底露出鲜红、平滑光亮的薄膜，再刮即有点状出血现象。皮疹呈“滴”状、“钱币”状、“地图”状等多种形态。常发于头皮、四肢，常呈不对称分布。除皮肤损害外，也可感染指甲和黏膜。

注意事项

消除精神紧张因素，避免过于疲劳，注意休息。居住条件要干爽、通风。衣物干净柔软，定时更换内衣及床单，防止皮肤感染。避免外伤，防止搔抓及强力刺激。用温水洗澡，禁用强碱性肥皂、洗发水洗浴。

生活验方

取百花粉、野菊花、蒲公英、桔梗、生地黄、赤芍、当归各15克，板蓝根、栀子、玄参各20克，土茯苓、贝母、地丁各25克，甘草5克一起放入瓦煲内，注入清水适量，以大火烧沸后转小火继续炖煮25分钟，取汁加白砂糖适量，搅拌均匀即可饮用，每次饮150毫升，每日3次，可清热解毒、祛风止痒，适合银屑病患者食用。

取粳子梢根、白茅根各120克用水煎2次，取汁300毫升一次喝完，每天1剂，可祛湿止痒，对银屑病患者有很好的疗效。

对症药材和食材

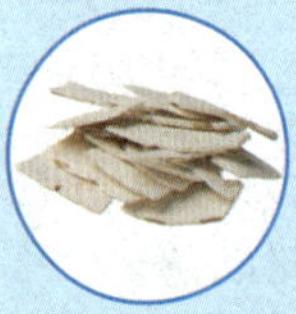

葛根：葛根可解肌退热、透疹、生津止渴，对于部分轻症的银屑病患者有较好的疗效。

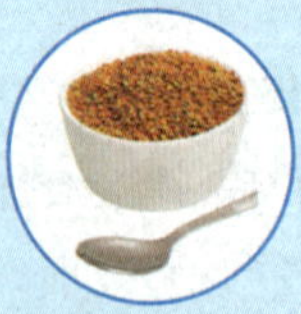

花粉：花粉具有抗衰老的功效，对精神过度紧张导致内分泌失调而引起的银屑病有较好的疗效。

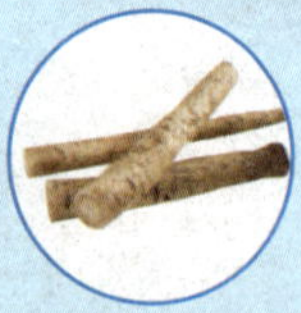

牛蒡：牛蒡可清热解毒、杀菌消癣，对银屑病、湿疹等病有一定的功效。

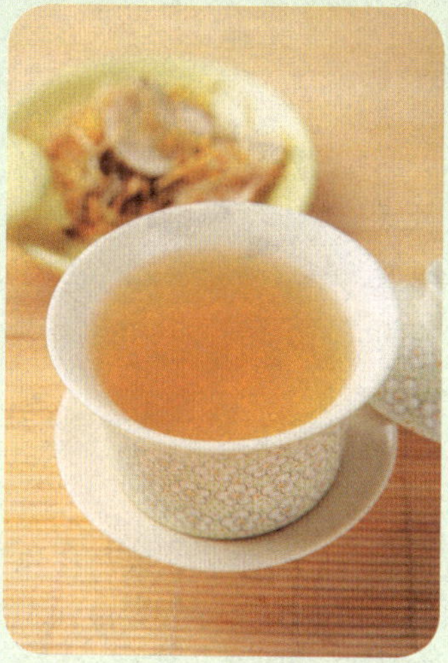

金银花连翘茶

扫码学做食疗

材料

金银花6克，甘草、连翘各少许

做法

①砂锅中注水烧热，倒入金银花、甘草、连翘，加盖，烧开后用小火煮约15分钟。②揭盖，拌匀。③关火后盛出药茶，滤入茶杯中即可。

功效

本品具有清热解毒的功效，适合热毒型银屑病患者服用。

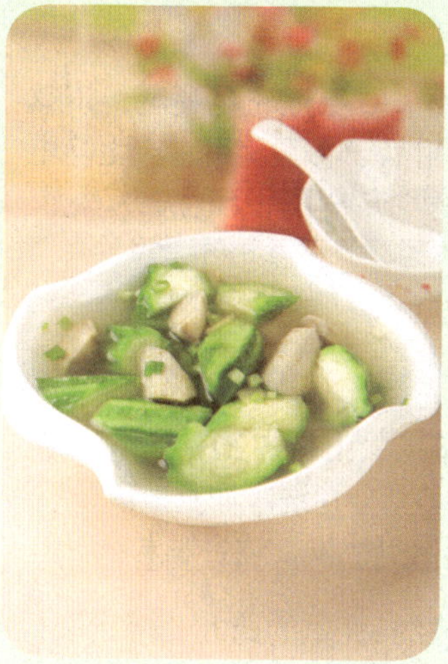

牛蒡丝瓜汤

扫码学做食疗

材料

牛蒡120克，丝瓜100克，姜片、葱花各少许，盐、鸡粉各适量

做法

①牛蒡切滚刀块，丝瓜切滚刀块。②锅中注水烧热，倒入牛蒡、姜片，搅匀，加盖煮约15分钟至其熟软，揭盖，倒入丝瓜，拌匀，用大火煮至熟透。③加入少许盐、鸡粉，搅匀调味，盛出装碗即可。

功效

本品具有化湿解暑的作用，可辅助治疗银屑病。

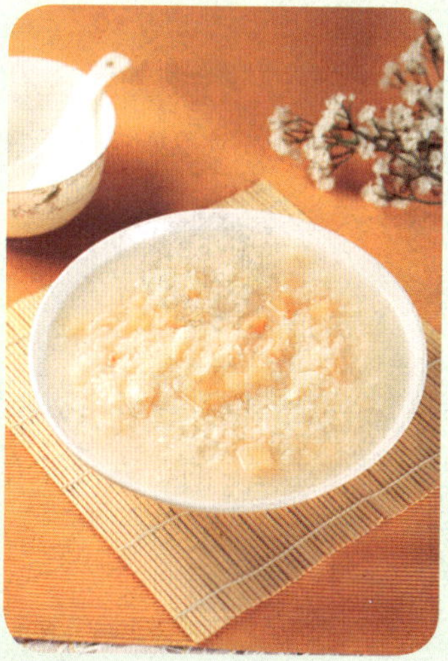

百合葛根粳米粥

扫码学做食疗

材料

葛根160克，水发粳米150克，鲜百合35克，盐适量

做法

①葛根切块。②粳米入锅，放入葛根块，搅拌至食材散开，加盖煮至米粒变软，揭盖，放入百合，拌匀，加盖煮至食材熟透。③揭盖，加盐拌匀调味即可。

功效

本品具有祛风散邪、清热生津的功效，适合风热型银屑病患者食用。

脱发

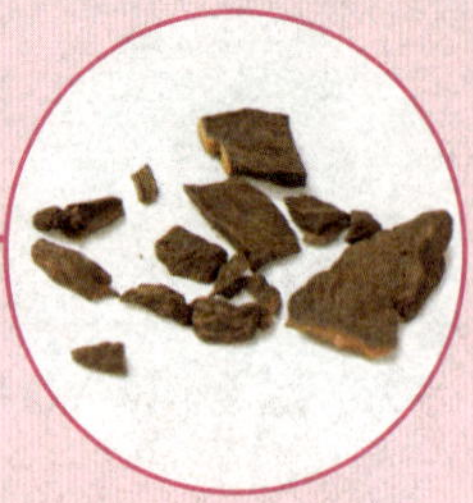

脱发是指头发脱落的现象。正常脱落的头发都是处于退行期及休止期的毛发。病理性脱发是指头发异常或过度的脱落。

症状分析

表现为头发油腻，亦有焦枯发蓬，缺乏光泽，有淡黄色鳞屑固着难脱，或灰白色鳞屑飞扬，自觉瘙痒。男性脱发，主要是前额与头顶部，前额的发际与鬓角往上移，前额与顶部的头发稀疏、变黄、变软，终使额顶部一片光秃或有些茸毛。

注意事项

①患者应注意饮食清淡，营养全面，少食刺激性食物。②保证充足睡眠，不熬夜。③不使用刺激性强的染发剂、烫发剂及劣质洗发用品。④不使用易产生静电的尼龙梳子和尼龙头刷。⑤在空气粉尘污染严重的环境戴防护帽并及时洗头。

生活验方

取何首乌、女贞子、旱莲草、生地黄、泽泻、粉丹、桑椹、山药各20克，菟丝子、党参、枣皮、茯苓各15克，骨碎补、当归各10克，甘草5克分别洗净加水煎汤，取液加适量白砂糖搅匀饮用，每次取200毫升，每日2次，可补肝生发，适合脱发患者。

取何首乌、当归、柏子仁研成细粉，加适量的炼蜜制成约9克重的药丸，每次取1粒服用，每日3次，对于治疗脱发症有较好的辅助疗效。

对症药材和食材

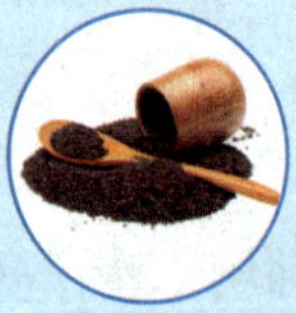

黑芝麻：黑芝麻可补肝肾、润五脏、养发强身、抗衰老，治须发早白、脱发等。

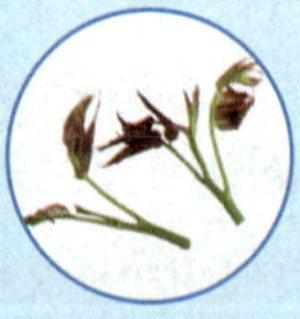

香椿：香椿具有清热解毒、健胃理气、润肤明目、杀虫等功效，对疮疡、脱发、目赤、肺热咳嗽等症有功效。

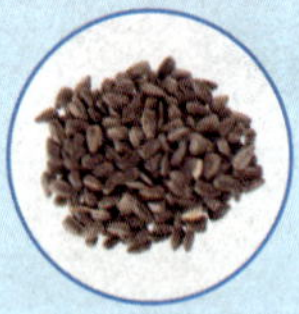

葵花子：葵花子具有补虚损、抗衰老的功效，可治疗脱发。

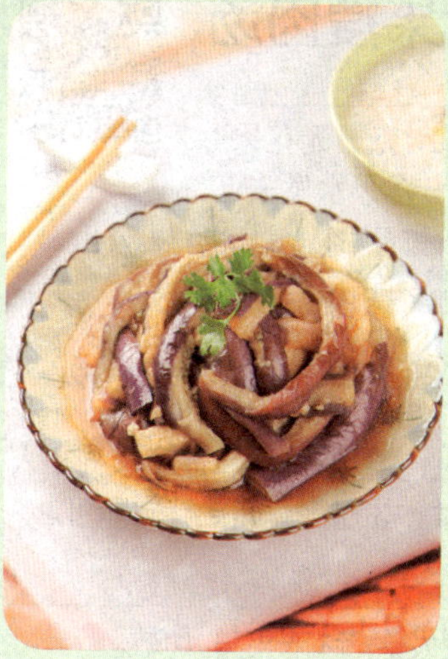

手撕茄子

扫码学做食疗

材料

茄子段120克，蒜末少许，调料适量

做法

①蒸锅上火烧开，放入茄子段，加盖蒸约30分钟至食材熟透，揭盖，取出茄子段。②放凉后撕成细条状，装在碗中，加盐、白糖、鸡粉，淋上适量生抽。注入少许陈醋、芝麻油，撒上蒜末，拌匀即可。

功效

本品可改善血液流动，为头发的健康生长提供充足的营养，适合脱发患者食用。

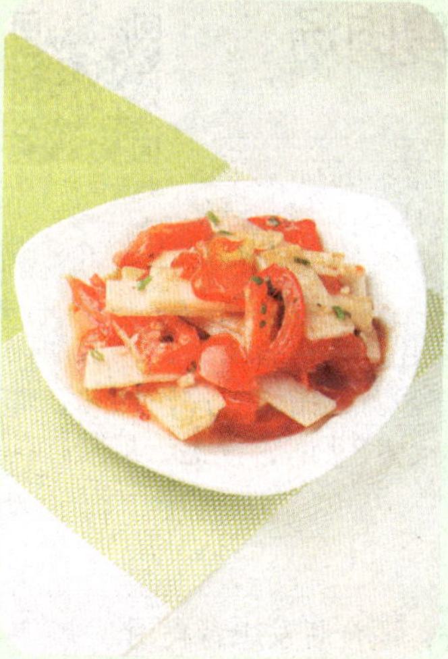

番茄炒山药片

扫码学做食疗

材料

番茄100克，山药200克，蒜末、葱花各少许，调料适量

做法

①番茄切成片；山药切成片，加2克盐、白醋，焯水至断生。②爆香蒜末，放入番茄，炒匀，倒入山药片，炒匀，加盐、鸡粉，炒匀调味，注水，收汁。③倒入水淀粉勾芡，撒上葱花，炒匀即可。

功效

本品有补血养血的功效，适合脱发患者食用。

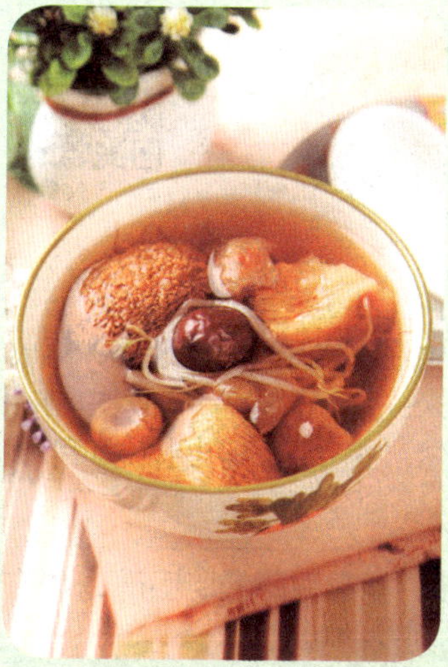

猴头菇桂圆红枣汤

扫码学做食疗

材料

泡发猴头菇2个，桂圆干10克，红枣5颗，绿豆芽20克，盐3克

做法

①砂锅中注水烧开，倒入猴头菇、桂圆干、红枣，拌匀，加盖，大火煮开转小火煮30分钟至食材熟透。②揭盖，倒入绿豆芽，略煮片刻，至绿豆芽熟软，加入盐，拌匀。③关火后盛出煮好的汤，装入碗中即可。

功效

本品可补中益气，对脱发患者有一定的功效。

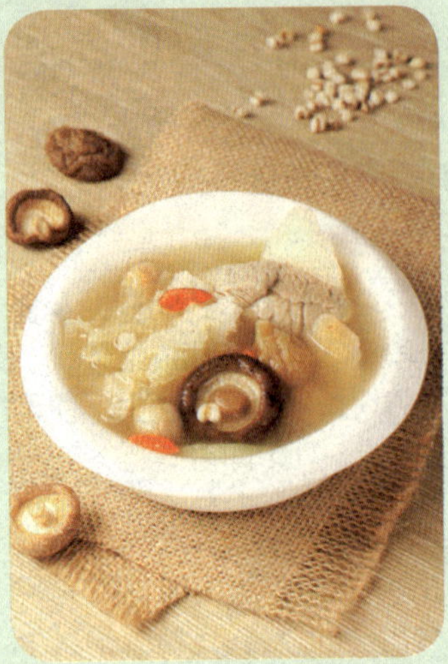

银耳白果无花果瘦肉汤

扫码学做食疗

材料

瘦肉200克，水发银耳80克，无花果4个，白果15克，杏仁15克，水发去芯莲子20克，淮山20克，香菇4个，薏米40克，枸杞10克，姜片少许，盐2克

做法

①将瘦肉切块，焯水。②瘦肉、银耳、白果、无花果、香菇、薏米、杏仁、姜片、淮山、莲子、枸杞入锅，拌匀，加盖煮3小时。③揭盖，加盐拌匀即可。

功效

本品可滋补肝肾，对脱发患者有一定的功效。

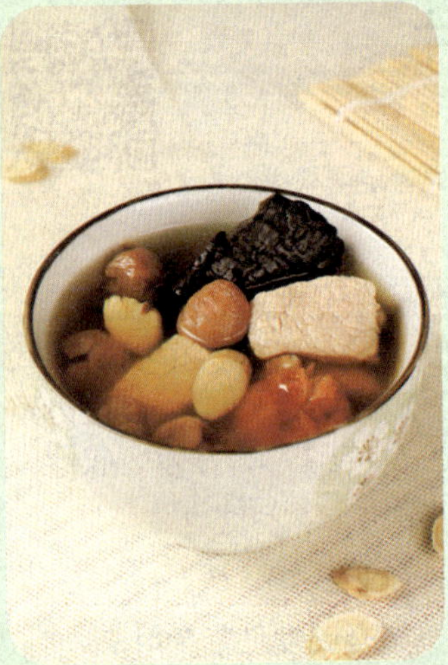

灵芝黄芪蜜枣瘦肉汤

扫码学做食疗

材料

灵芝10克，黄芪10克，蜜枣5克，瘦肉150克，桂圆肉20克，姜片少许，盐2克

做法

①瘦肉切成块，焯水备用。②砂锅注水，倒入瘦肉块、桂圆肉、灵芝、蜜枣、黄芪、姜片，拌匀，加盖。③大火煮开后转小火煮3小时，揭盖，加盐拌匀入味，盛出装碗即可。

功效

本品有滋补肝肾的功效，适合脱发患者食用。

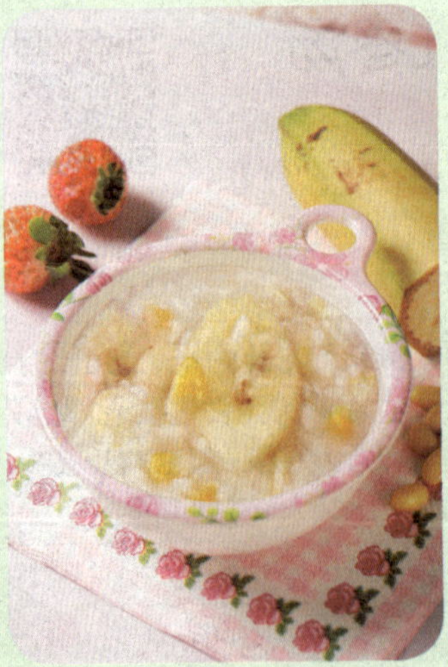

玉米香蕉甜粥

扫码学做食疗

材料

玉米粒50克，大米45克，香蕉30克，白糖适量

做法

①香蕉斜刀切片。②锅中注水烧开，下入大米，再放入玉米粒，加盖煮至大米成粥。③揭盖，加入白糖，拌匀，再放入香蕉，拌匀，煮沸后，盛出装碗即可。

功效

本品富含不饱和脂肪酸，能帮助降低胆固醇，常吃可起到光滑肌肤、乌发固发的功效。

PART 12 第十二章

骨科疾病食疗方

骨科疾病包括骨、骨连接（关节、韧带、软骨等），以及骨骼肌3种器官的疾病。骨骼是人体最坚硬的器官，功能是运动、支持和保护身体。

本章简要介绍了骨科常见的7种疾病的主要症状，以及对症药材和食材，并精心为患者搭配了科学合理的药膳以进行食疗。

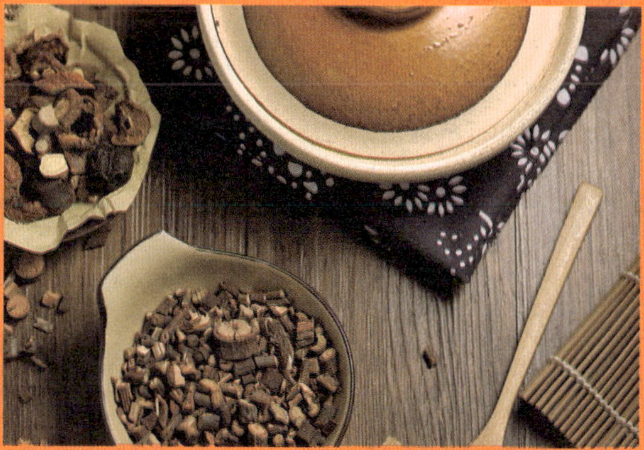

颈椎病

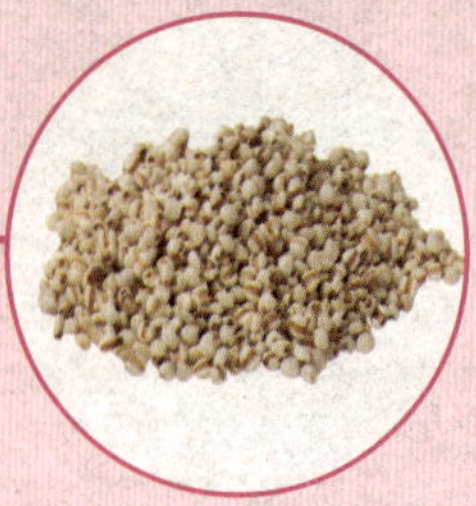

颈椎病是指因为颈椎的退行性变引起颈椎管或椎间孔变形、狭窄，刺激、压迫颈部脊髓、神经根，并引起相应的临床症状的疾病。

症状分析

其症状多样而复杂，多数的患者在一开始时症状较轻，以后才慢慢加重，主要表现为颈肩部疼痛、头晕头痛、上肢麻木、肌肉萎缩，严重者可出现双下肢痉挛、行走困难，甚至四肢麻痹、大小便障碍、瘫痪等。

注意事项

患者应多食富含钙、蛋白质、B族维生素、维生素C和维生素E的食物，忌吃生冷寒凉、辛辣的食物。生活中患者需加强颈肩部肌肉的锻炼，注意颈肩部保暖，避免过度疲劳，同时纠正不良姿势和习惯。

生活验方

取红花、地鳖各10克与白酒200毫升一起以文火煎煮30分钟，滤去药渣，取药酒适量饮用，有活血祛瘀、通络止痛的功效，适用于颈椎病患者。

取川芎、当归各15克，桃仁、白芷、牡丹皮、红花、乳香、没药各9克，苏木、泽泻各12克一起捣碎，放入装有2000毫升白酒的容器内，密封浸泡7天，滤去药渣后适量饮用，有祛瘀消肿、活血止痛的作用，适用于颈椎病患者。

对症药材和食材

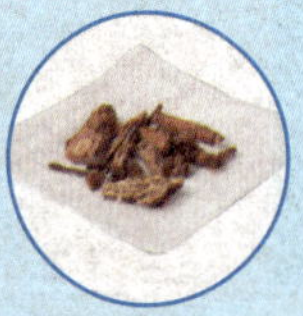

羌活： 羌活具有散寒解表、祛风胜湿、止痛的功效，用于治疗风湿，凡有关节肌肉风湿者均可食用。

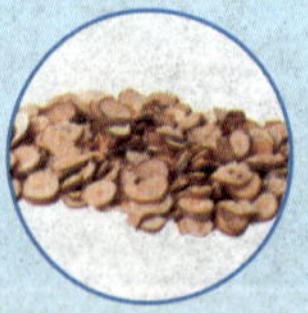

桂枝： 桂枝具有发汗解肌、温经通脉的功效，可缓解颈椎疼痛、内生结节的症状。

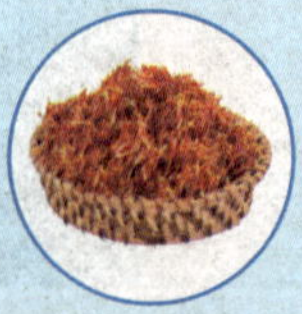

红花： 红花可活血通经、化瘀止痛，主治闭经、瘀血作痛、痈肿、颈椎病等症。

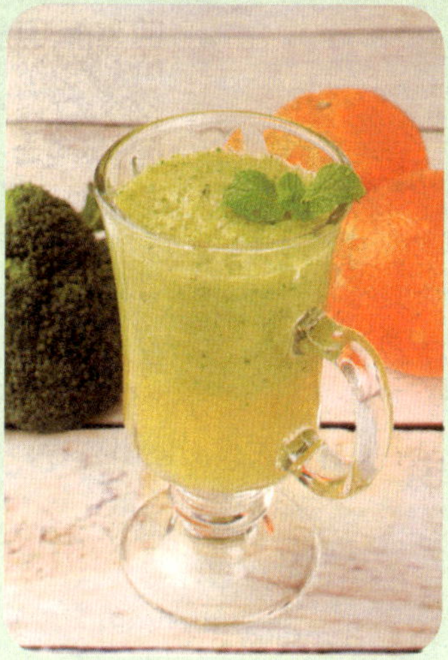

西蓝花柳橙汁

扫码学做食疗

材料

西蓝花50克，柳橙250克，柠檬汁20毫升

做法

①西蓝花切块；柳橙切瓣，西蓝花焯水。②将西蓝花倒入榨汁机中，放入柳橙，加入柠檬汁，注入100毫升凉开水，加盖，启动榨汁机，榨约20秒成蔬果汁。③断电后揭盖，将蔬果汁倒入杯中即可。

功效

本品有理气止痛的功效，适合颈椎病患者食用。

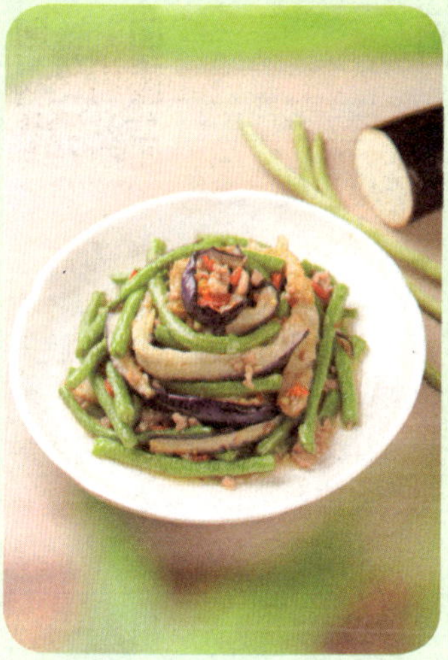

豆角烧茄子

扫码学做食疗

材料

豆角130克，茄子75克，肉末35克，红椒25克，调料适量

做法

①豆角切长段，炸1分钟；茄子切长条，炸2分钟；红椒切末。②将肉末炒变色，撒姜末、蒜末，炒香，倒入红椒、炸过的食材，炒匀。③加盐、白糖、鸡粉、料酒，炒匀，用水淀粉勾芡后盛出，撒葱花即成。

功效

本品有消肿止痛的功效，适合颈椎病患者食用。

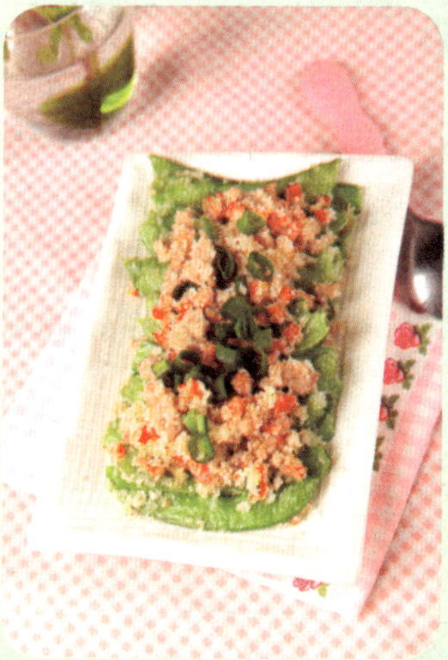

粉蒸荷兰豆

扫码学做食疗

材料

荷兰豆120克，肉末50克，蒸肉米粉30克，红椒丁15克，调料适量

做法

①爆香姜末、蒜末，倒入红椒丁，炒匀，放入肉末，炒至其转色，加盐调味，盛出待用。②碗中放入荷兰豆，倒入肉末、蒸肉米粉，拌匀，转到蒸盘中，摆好。③将蒸盘蒸至食材熟透，取出，撒上葱花即可。

功效

本品有生津补虚的功效，适合颈椎病患者食用。

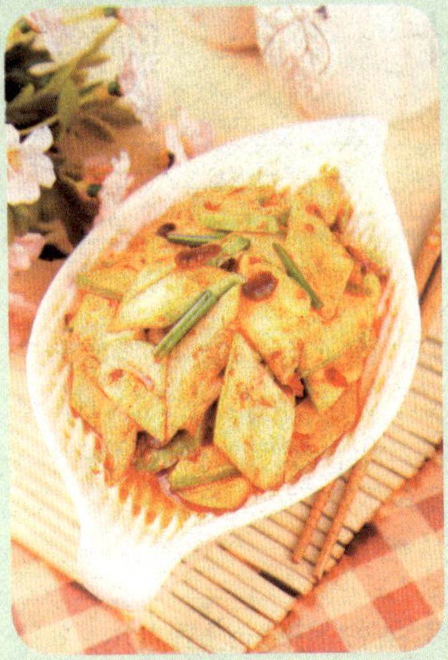

酱香西葫芦

材料

西葫芦500克，豆瓣酱30克，调料适量

扫码学做食疗

做法

①西葫芦切菱形片，红椒切丝，泡椒切丁。②热锅注油，倒入姜片、葱段，放入豆瓣酱，炒香，倒入西葫芦，炒匀。③加入盐、鸡粉，翻炒2分钟至熟软入味，用水淀粉勾芡，炒匀至收汁，关火后盛出菜肴，装盘即可。

功效

本品有清热祛湿的功效，适合颈椎病患者食用。

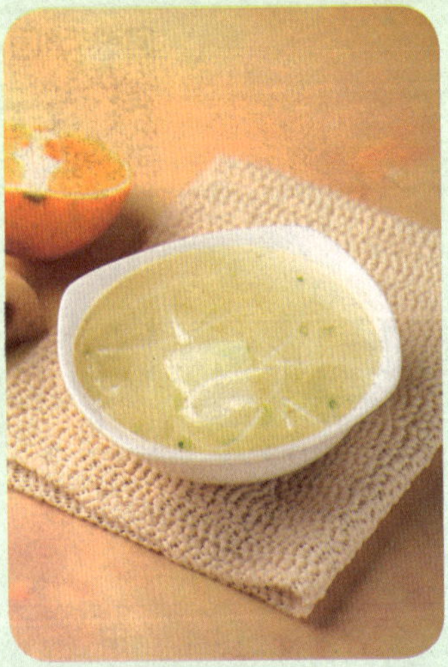

绿豆芽冬瓜汤

材料

绿豆芽100克，冬瓜350克，姜片、葱花各少许，调料适量

扫码学做食疗

做法

①冬瓜切片；绿豆芽去头，去尾。②爆香姜片，放入冬瓜片，炒匀，注水，加鸡粉、盐，加盖煮至冬瓜熟软。③揭盖，放入绿豆芽，拌匀煮沸，撒入葱花，淋入适量芝麻油，拌匀，盛出装碗即可。

功效

本品有通经脉的功效，适合颈椎病患者食用。

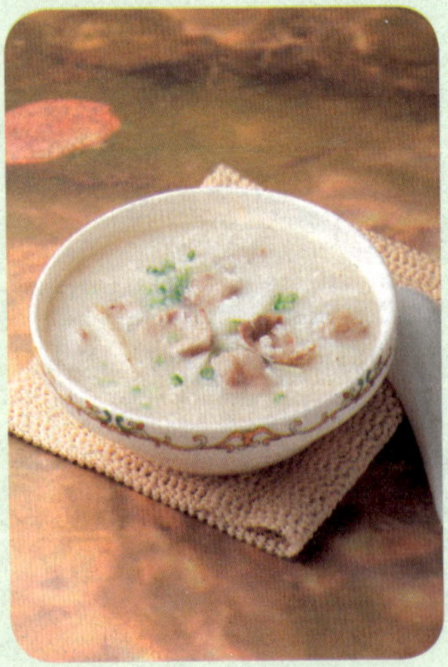

猪腰山药薏米粥

材料

山药150克，水发大米180克，猪腰200克，水发薏米60克，调料适量

扫码学做食疗

做法

①山药切薄片；猪腰切开，去除筋膜，切片，加入盐、鸡粉、料酒，腌渍。②薏米、大米入锅，拌匀，加盖煮至食材变软，揭盖，倒入山药，拌匀，煮至沸腾，再倒入猪腰片，加盖煮至食材熟透。③揭盖，加入盐、鸡粉，拌匀盛出，撒上姜片、葱花即成。

功效

本品可益气血，适合肝肾亏虚型颈椎病患者食用。

肩周炎

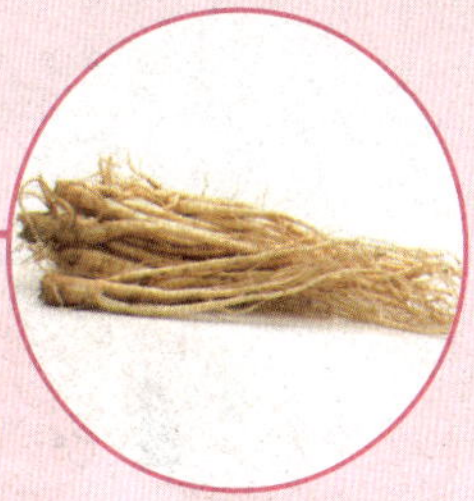

肩周炎是肩关节周围肌肉、肌腱、滑囊、关节囊等软组织的慢性无菌性炎症。炎症导致关节内外粘连，从而影响肩关节的活动。

症状分析

肩部疼痛难忍，尤以夜间为甚，睡觉时常因肩怕压而取特定卧位，翻身困难。肩关节活动受限，影响日常生活。端碗用筷及穿衣提裤也感到困难等。病重时生活不能自理，日久者可见患肢肌肉萎缩，患肩比健肩略高耸、短窄，肩周有压痛点。局部肌肉粗钝变硬，肩关节活动范围明显受限，甚至不能活动。

注意事项

受凉常是肩周炎的诱发因素，因此要注意防寒保暖，尤其是肩部，一旦受凉，应及时就诊治疗。其次要加强功能锻炼，特别是肩关节肌肉的锻炼，经常伏案、双肩经常处于外展工作的人，要注意纠正不良姿势，要加强营养，补充足够的钙质。

生活验方

取熟附子20克与羊肉300克、适量的姜片一同放入砂锅内，注入2500毫升清水，以大火烧沸，转小火继续煲2小时，捞起熟附子丢弃，调入适量的盐即可，可壮阳补肾、消炎止痛，主治肩周炎。

取附片15克、川芎10克、羊肉300克一起放入炖锅内，加入适量的葱、盐、料酒煲汤食用，将6克全蝎磨成细粉，分2次用羊肉汤送服，有补气活血、消炎止痛的功效，适合肩周炎患者。

对症药材和食材

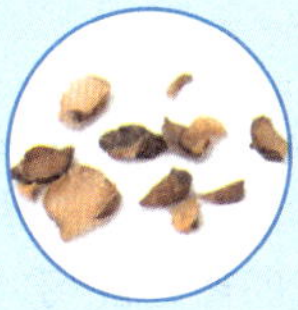

附子：附子有散寒止痛的作用，对寒湿型肩周炎、关节炎有很好的疗效。

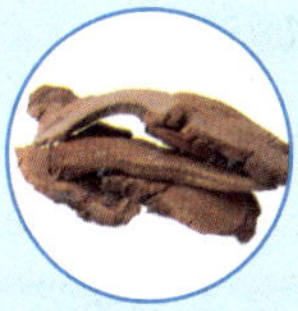

青风藤：青风藤可祛风湿、通筋络，主治关节肿胀、水肿等症。

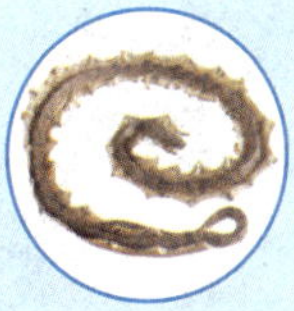

蕲蛇：蕲蛇可祛风、通络、止痉，适用于治疗半身不遂、肩周炎等症。

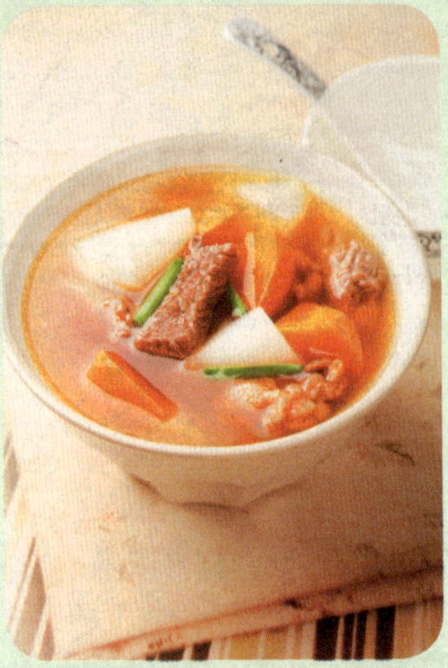

清炖牛肉汤

材料

牛腩块270克，胡萝卜120克，白萝卜160克，调料适量

扫码学做食疗

做法

①胡萝卜、白萝卜切块；牛腩块加料酒，焯水。②砂锅中注水烧开，加葱条、姜片、八角，加入牛腩块、料酒，加盖炖至牛腩块熟软。③揭盖，加入胡萝卜、白萝卜，加盖炖至熟透，拣出香料，盛出装碗即可。

功效

本品有补中益气的功效，适合肩周炎患者食用。

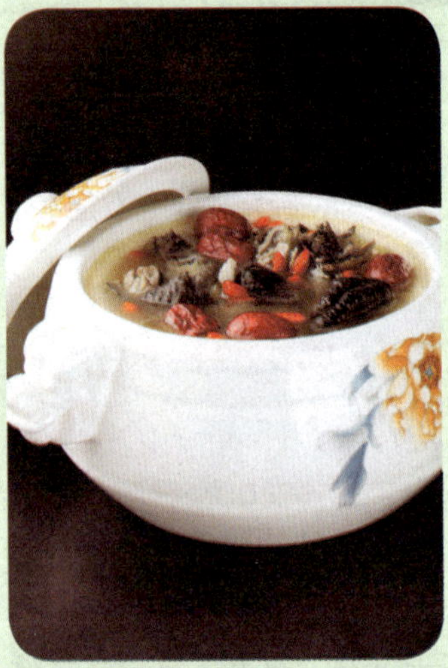

枸杞红枣乌鸡汤

材料

乌鸡肉500克，红枣100克，枸杞25克，姜片10克，葱结20克，调料适量

扫码学做食疗

做法

①乌鸡肉斩块，焯水至断生。②爆香姜片、葱结，倒入鸡块，加料酒、水、鸡粉、盐，煮沸，拣去葱结，捞去浮沫，放入红枣、枸杞，将锅中的材料盛入汤盅。③将汤盅放入蒸锅，加盖蒸1小时，盛出即可。

功效

本品有通经络的功效，适合肩周炎患者食用。

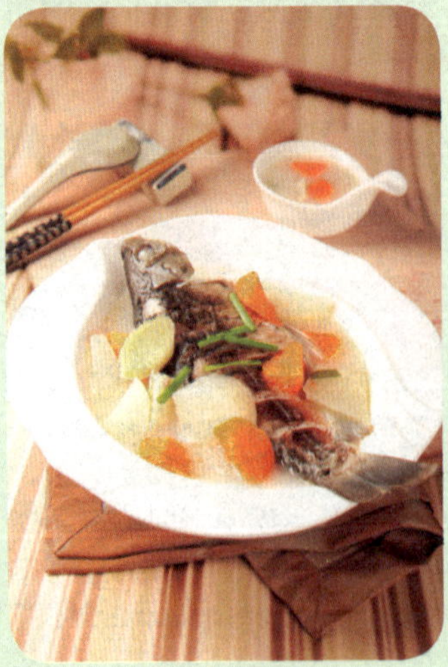

凉薯胡萝卜鲫鱼汤

材料

鲫鱼600克，去皮凉薯250克，去皮胡萝卜150克，调料适量

扫码学做食疗

做法

①胡萝卜切块；凉薯切块；鲫鱼划花刀，撒盐，抹匀，加料酒腌渍。②鲫鱼煎至微黄，加姜片、葱段，爆香，注水，放入凉薯、胡萝卜，加盐，拌匀，加盖焖1小时。③揭盖，盛出装盘，用罗勒叶点缀即可。

功效

本品有益气养血的功效，适合肩周炎患者食用。

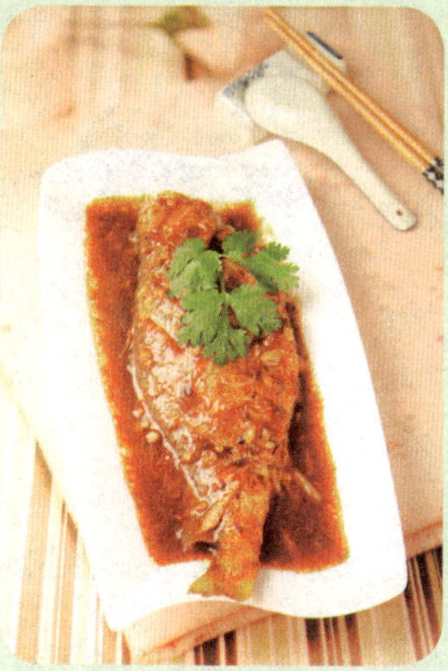

酱焖黄花鱼

扫码学做食疗

材料

黄花鱼600克，葱段5克，姜片10克，蒜末10克，香菜少许，调料适量

做法

①黄花鱼切一字刀，煎至两面微黄。②锅底留油，倒入姜片、蒜末、葱段、黄豆酱，炒香，加生抽，注水，加黄花鱼，加盐、白糖，炒匀，加盖焖至食材入味。③揭盖，盛出装盘，浇上汤汁，点缀上香菜即可。

功效

本品可祛风通络，适合肩周炎患者食用。

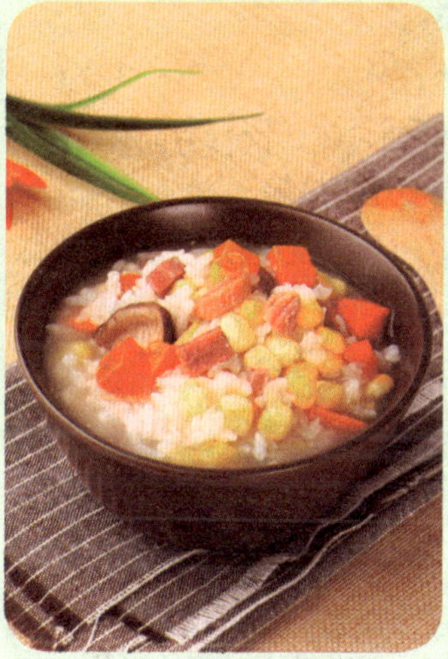

香菇玉米粥

扫码学做食疗

材料

水发大米170克，玉米粒110克，胡萝卜90克，金华火腿40克，香菇70克，盐适量

做法

①火腿切条，胡萝卜切丁，香菇切块。②大米、玉米、火腿、胡萝卜、香菇入锅，拌匀，加盖煮50分钟。③揭盖，加盐，搅拌片刻，盛出装入碗中即可。

功效

本品可祛风除湿、通络强筋，适合肩周炎患者食用。

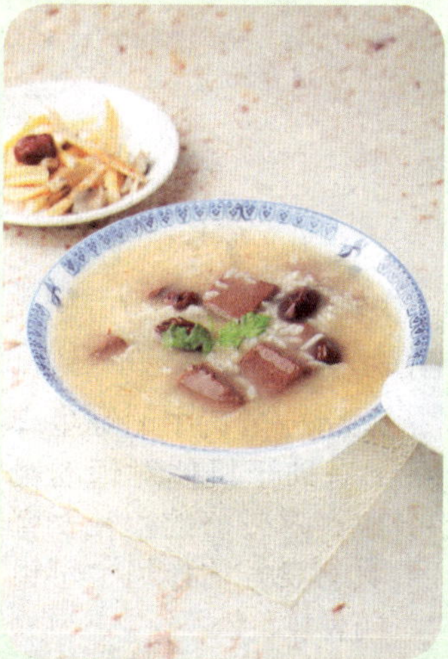

猪血参芪附枣粥

扫码学做食疗

材料

猪血400克，水发大米180克，红枣20克，党参10克，黄芪10克，附子5克，调料适量

做法

①猪血切块；将药材入锅，炖15分钟，揭盖捞出，加大米，炖至熟软。②揭盖，放入猪血，加盖炖至食材熟透。③揭盖，加盐、鸡粉、胡椒粉，拌匀即可。

功效

本品有活血化瘀的功效，肩周炎患者食用尤为适合。

骨质疏松

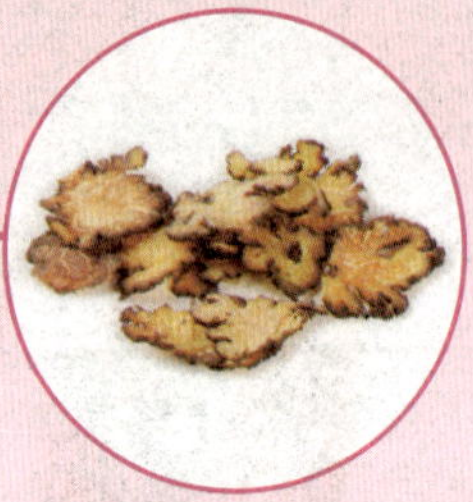

骨质疏松是多种原因引起的一组骨病，可分为原发性骨质疏松症和继发性骨质疏松症。

症状分析

骨质疏松以疼痛最为常见，多为腰背酸痛，其次为肩背、颈部或腕踝部，可因坐位、立位、卧位或翻身时疼痛，时好时坏；还可导致脊柱变形、弯腰、驼背、身材变矮；易骨折，常见骨折部位是脊椎骨（压缩性、楔形）、腕部（桡骨头）和髋骨（股骨颈）。

注意事项

患者平日要经常户外活动，晒晒太阳，有利于人体对钙的吸收。饮食方面要注意多食含钙及维生素D高的食物，如骨头汤、蛋类、奶类、豆制品等。

生活验方

取酒炒川芎10克放入锅内，注入100毫升水，煮25分钟，取药液放入炖锅内，加入牛奶，以大火烧沸，放入适量冰糖末，搅拌均匀代茶饮用，有活血行气、补充钙质的作用。

取枸杞20克、红枣12颗，一同放入锅内加水煮沸，打入2个鸡蛋，加入适量的红糖搅拌即可，每次食用1碗，每日2次，可为机体补充维生素D，促进机体对钙的吸收。

对症药材和食材

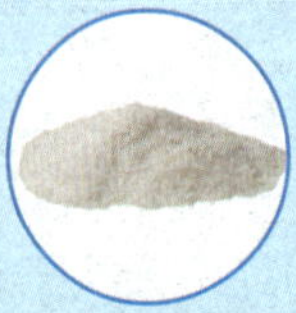

石膏： 石膏具有补充钙元素的作用，适用于骨质疏松患者食用。

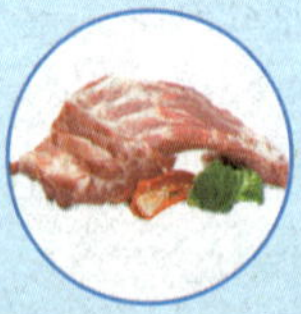

猪骨： 猪骨具有补中益气、养血健骨的功效，中老年人喝猪骨汤可延缓衰老，防治骨质疏松。

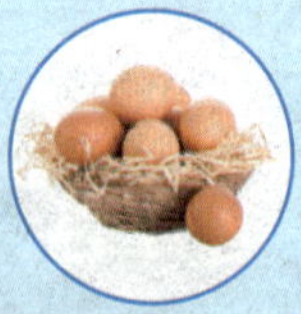

鸡蛋： 蛋黄中的维生素D有助于机体对钙的吸收，对骨骼的生长发育具有良好的作用，可预防骨质疏松。

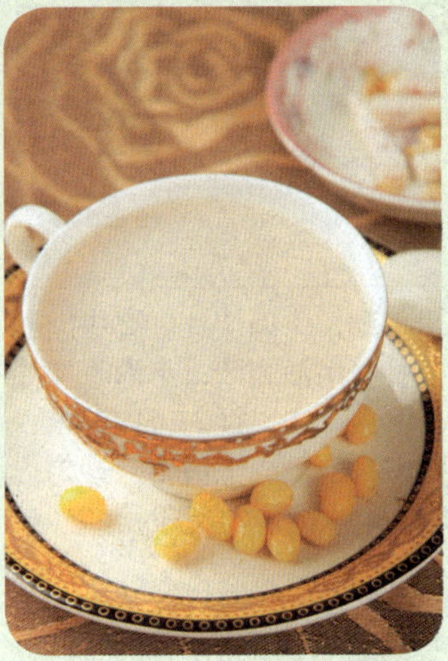

香芋燕麦豆浆

扫码学做食疗

材料

芋头140克，燕麦片40克，水发黄豆40克

做法

①芋头切块；将黄豆倒入碗中，洗净。②把黄豆、燕麦片、芋头倒入豆浆机中，注水至水位线，盖上豆浆机机头，开始打浆，约15分钟，即成豆浆。③断电，滤取豆浆，倒入碗中即可。

功效

本品富含钙，骨质疏松的患者尤其适合食用。

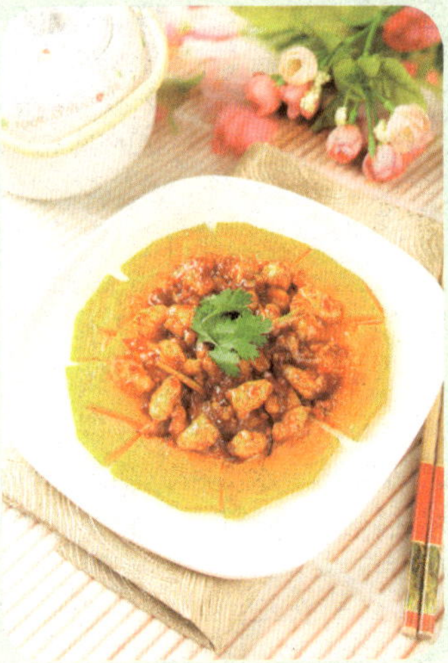

香辣虾仁蒸南瓜

扫码学做食疗

材料

去皮南瓜300克，虾仁90克，蒜蓉辣酱2勺，尖椒末5克，调料适量

做法

①南瓜切片，蒸熟；虾仁切丁。②爆香姜片、葱段，放入虾仁，炒匀，倒入尖椒末、蒜蓉辣酱，炒匀，加料酒、生抽、水、白糖、鸡粉、陈醋、水淀粉、辣椒油炒熟。③盛出，放在南瓜上，用香菜做点缀即可。

功效

常食本品可以增强机体免疫力，增强体质。

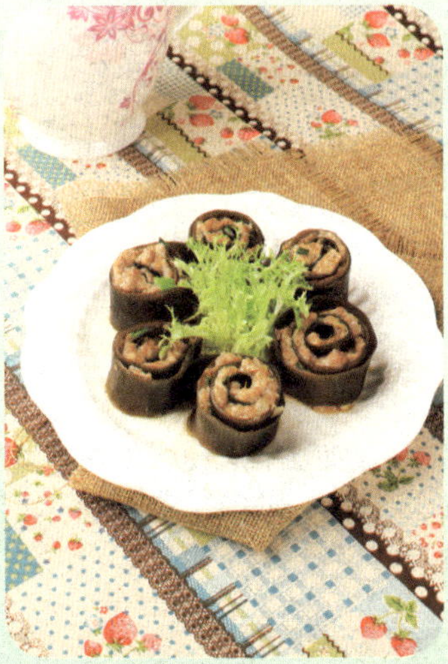

蒸海带肉卷

扫码学做食疗

材料

水发海带100克，猪肉馅120克，调料适量

做法

①肉馅中加料酒、姜蓉、生抽、盐、五香粉、干淀粉，搅拌至上劲，倒入葱花，淋上芝麻油，搅匀腌渍；海带铺在砧板上，将肉馅铺平在海带上，再将海带卷起，制成肉卷。②将海带两头修齐，切段摆入蒸盘。③海带卷放入蒸锅，定时15分钟即可。

功效

海带能提高人体免疫力，适合骨质疏松患者食用。

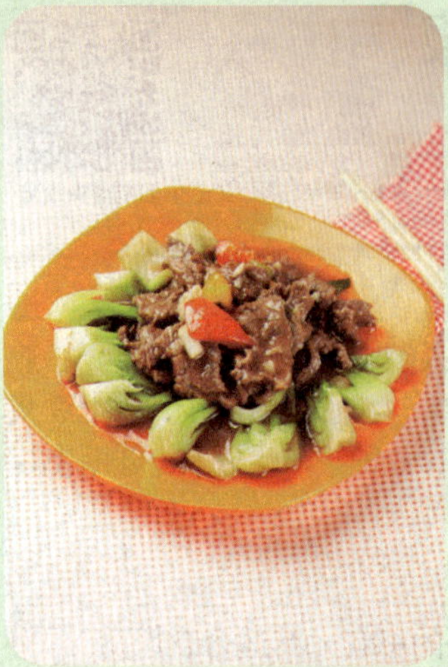

上海青炒牛肉

扫码学做食疗

材料

上海青70克，牛肉100克，彩椒40克，调料适量

做法

①将彩椒切块，上海青切小瓣，牛肉切片。②牛肉加生抽、盐、鸡粉、水淀粉、食用油腌渍；上海青加油煮半分钟。③用油起锅，倒入牛肉，炒匀，加姜末、蒜末、葱段，炒匀，加彩椒、料酒、上海青，炒匀，加盐、鸡粉、生抽，炒匀，用水淀粉勾芡即成。

功效

牛肉可益气血、强筋骨，适合骨质疏松患者食用。

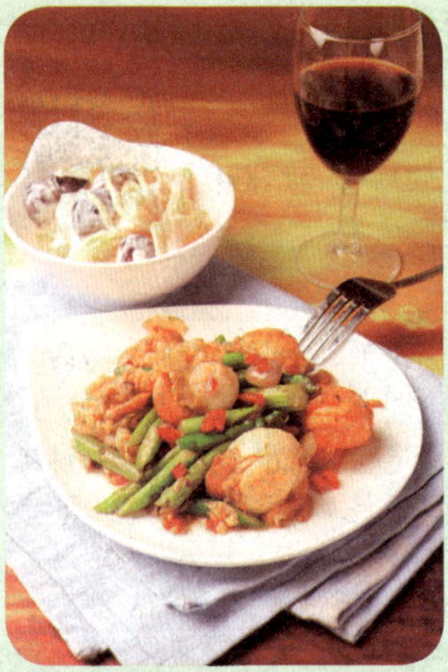

扇贝肉炒芦笋

扫码学做食疗

材料

芦笋95克，红椒40克，扇贝肉145克，红葱头55克，调料适量

做法

①芦笋斜刀切段；红椒切丁；红葱头切片；沸水锅加盐、油、芦笋，煮熟。②炒香蒜末、红葱头，放入扇贝肉，炒匀，淋入料酒，炒匀，倒入芦笋、红椒丁，炒匀。③调入盐、鸡粉、胡椒粉、水淀粉，炒匀，注水，煮至收汁，淋入花椒油，炒匀即可。

功效

本品可增强免疫力，适合骨质疏松患者食用。

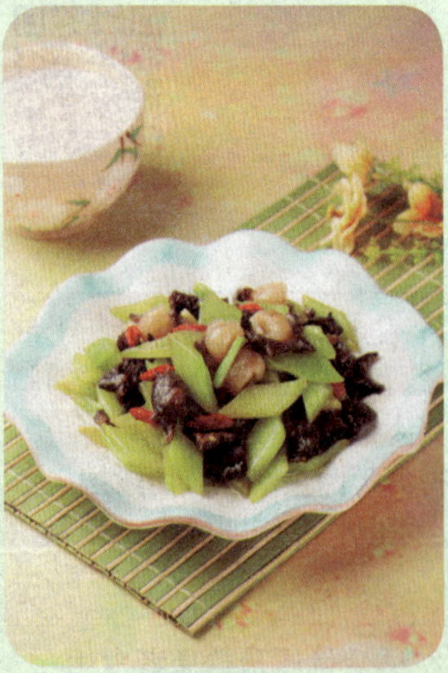

桂圆炒海参

扫码学做食疗

材料

莴笋200克，水发海参200克，桂圆肉50克，调料适量

做法

①莴笋切薄片；海参加盐、鸡粉、料酒，煮约1分钟，倒入莴笋、食用油，煮约1分钟。②爆香姜片、葱段，加莴笋、海参，炒匀，加盐、鸡粉、生抽，炒匀。③加水淀粉勾芡，放入桂圆，炒匀，盛出即可。

功效

本品可补充骨质疏松患者所需要的钙。

骨质增生症

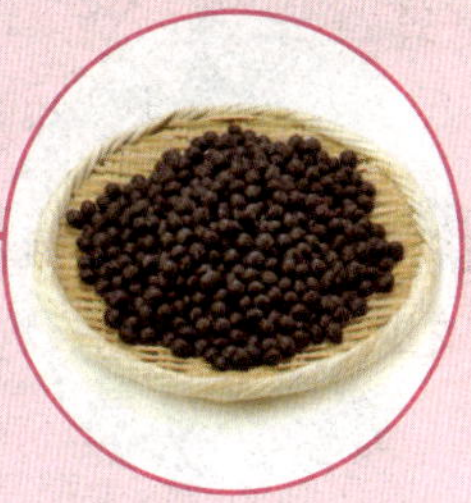

骨质增生症是骨关节退行性变的一种表现，可分为原发性和继发性两种。

症状分析

表现为关节边缘骨质增生。关节发僵发累感，伴有疼痛，当活动后发僵现象好转，疼痛缓解，持续活动后疼痛又加重。关节有时轻度肿大，关节边缘压痛，两膝与手指关节最为明显。

注意事项

①避免在潮湿处睡卧，不要汗出当风，不要在出汗后即洗凉水浴或洗脚，以防邪气对骨关节的侵害。②膝关节不要过于劳累或负荷过重。③关节肿胀、疼痛加重时应休息，可用热敷法，能适当减轻疼痛症状。④要适当增加户外活动，尽量避免长期卧床休息。

生活验方

将黑豆200克炒熟，桂枝、丹参、制川乌（各150克）捣碎，装入装有3升料酒的坛子里，密封浸泡3天，每日饮用30毫升，可祛瘀除痹、温经通脉，主治骨质增生。

取人参、枸杞、何首乌、天冬、麦冬、熟地黄、当归各60克，白茯苓30克一同捣碎，装入装有6升白酒的酒坛中密封浸泡7天后饮用，可补活血，主治骨质增生。

对症药材和食材

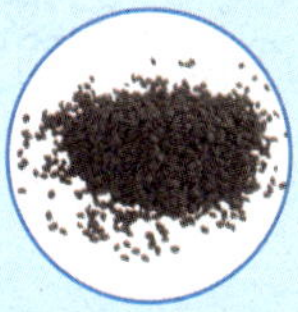

补骨脂：补骨脂具有补肾助阳、强腰壮骨的功效，可增强肾功能和机体功能，并能强壮筋骨，对老年人骨质增生症有很好的防治作用。

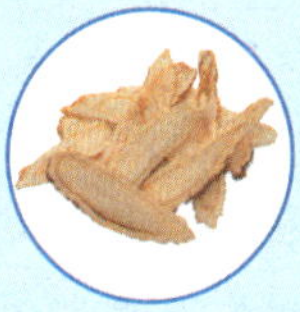

西洋参：西洋参具有益肺阴、清虚火、生津止渴、抗衰老、增强体质的作用，对预防骨骼老化有一定的效果。

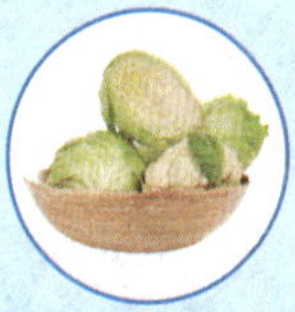

包菜：包菜中含有丰富的维生素C，能增强骨骼对钙的吸收，能有效防治骨质疏松和骨质增生症。

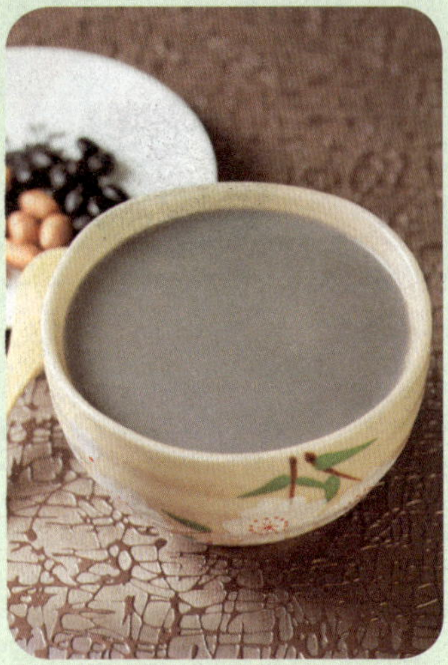

芝麻花生黑豆浆

材料

水发黑豆50克，黑芝麻20克，花生25克，牛奶20毫升

做法

①将花生仁、黑芝麻、牛奶倒入豆浆机中。②将黑豆倒入豆浆机中，注水至水位线，盖上豆浆机机头，开始打浆，约20分钟，即成豆浆。③断电，滤取豆浆，倒入碗中即可。

功效

黑豆具有祛瘀除痹、温经通脉的功效，可辅助治疗骨质增生。

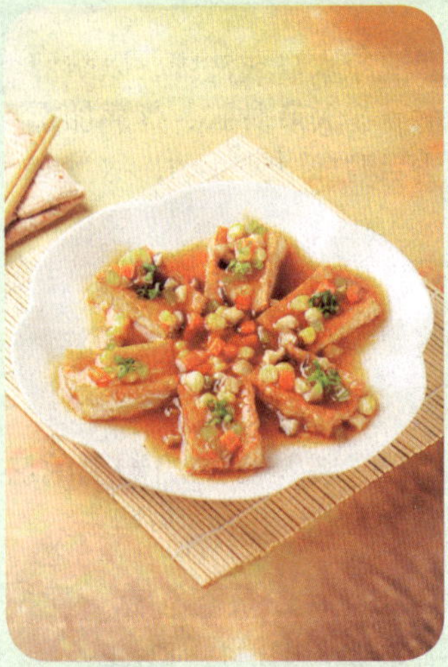

多彩豆腐

材料

豆腐300克，莴笋120克，胡萝卜100克，玉米粒80克，鲜香菇50克，蒜末、葱花各少许，调料适量

做法

①莴笋、胡萝卜、香菇切丁；豆腐切块；将胡萝卜、莴笋、玉米粒、香菇焯水。②豆腐块加盐煎熟；将蒜末、焯过水的材料炒匀，注水煮沸。③加生抽、盐、鸡粉、蚝油、水淀粉炒匀，盛出装盘，撒葱花即可。

功效

本品可消除胀满，对治疗骨质增生有一定的作用。

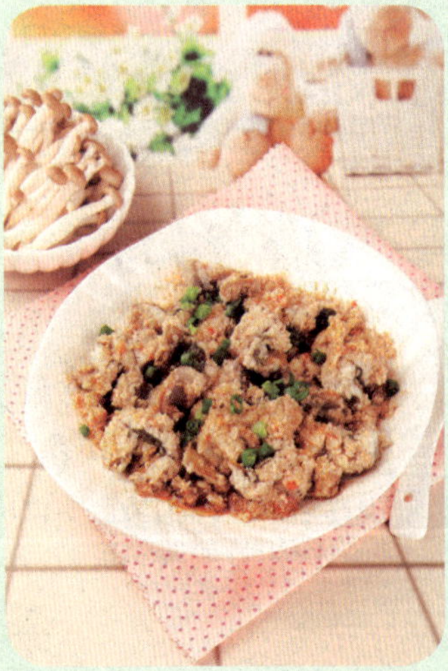

粉蒸鳝片

材料

鳝鱼300克，蒸肉米粉50克，米酒50毫升，姜末、蒜末各8克，调料适量

做法

①鳝鱼去头，切片装盘，加姜末、蒜末，加盐、白糖、生抽、辣椒酱、芝麻油、米酒，拌匀腌渍。②往鳝片中倒入粉蒸米粉，拌匀。③将鳝片蒸10分钟至熟，取出蒸好的鳝片，淋入香醋，撒上葱花即可。

功效

鳝鱼有补肝肾、强筋骨的功效，可预防骨质增生。

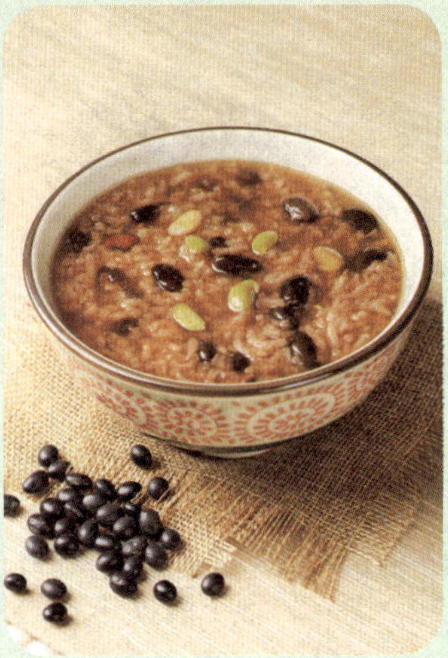

黑豆糯米粥

扫码学做食疗

材料

水发黑豆200克，水发糯米250克，红糖30克

做法

①砂锅中注入适量水，倒入糯米、黑豆，拌匀，加盖，大火煮开转小火煮40分钟至食材熟透。②揭盖，加入红糖，稍煮片刻至红糖溶化。③关火，盛出煮好的粥，装入碗中即可。

功效

本品有温通经络的功效，适合骨质增生患者食用。

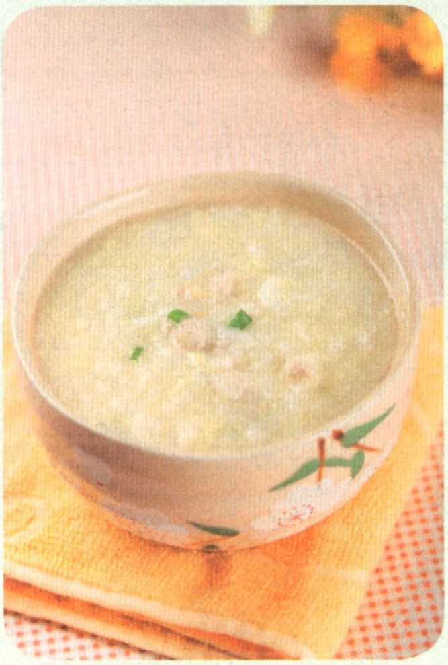

鸡蛋瘦肉粥

扫码学做食疗

材料

水发大米110克，鸡蛋1个，瘦肉60克，葱花少许，盐、鸡粉各适量

做法

①将鸡蛋打散，瘦肉剁成肉末。②大米入锅，拌匀，加盖煮至米粒变软，揭盖，放入肉末，拌匀，煮至肉末松散。③加盐、鸡粉，拌匀，再放入蛋液，边倒边搅拌至液面浮起蛋花，撒上葱花，拌匀盛出即可。

功效

本品可改善由于肝肾亏虚导致的骨质增生。

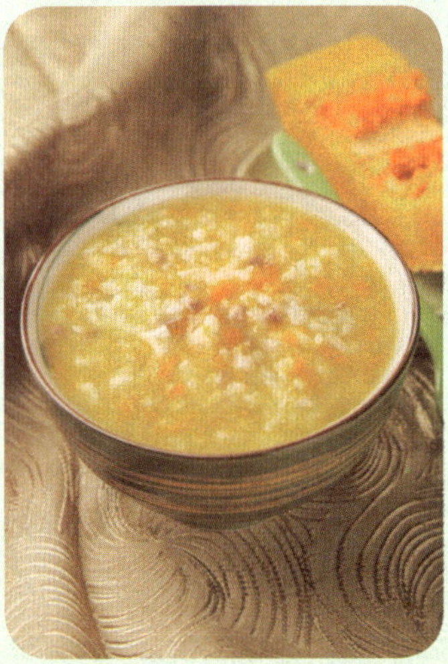

牛肉南瓜粥

扫码学做食疗

材料

水发大米90克，去皮南瓜85克，牛肉45克

做法

①将南瓜、牛肉放入蒸锅，加盖蒸至熟软；将牛肉切粒；将南瓜剁碎。②大米入锅，拌匀，加盖煮约10分钟，揭盖，倒入牛肉、南瓜，拌匀，再加盖煮至所有食材熟透。③揭盖，搅拌几下，盛出装碗即可。

功效

本品有滋补肝肾的功效，适合骨质增生患者食用。

腰椎间盘突出

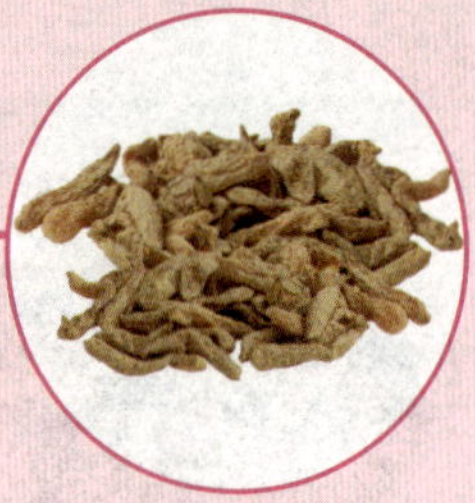

腰椎间盘突出俗称“腰突症”，是引起腰腿痛的主要原因，主要是由于腰椎间盘变性、纤维环破裂、髓核突出刺激或压迫神经根、马尾神经所表现出来的一系列临床症状和体征。

症状分析

本病患者最先可出现腰腿痛，在外伤、劳累和受寒后容易发作，每次时间2～3周，可以逐渐缓解。部分患者可发生跛行，多为间歇性，即在出现下肢疼痛、无力等症状时，弯腰或蹲下休息后症状可缓解。

注意事项

患者不宜穿任何带跟的鞋，因为中跟鞋、坡跟鞋和高跟鞋都会让重心前移，容易使脊柱的弯曲加大，有条件的可以选择负跟鞋。患者宜食具有增强脊椎功能的中药材和食材，如板栗、猪骨、骨碎补、补骨脂、锁阳、续断等。

生活验方

取煅龙骨、煅牡蛎、锁阳各等分研为细末，每次取6克，以黄酒送服，有强筋益髓、软坚散结的作用，适用于腰椎间盘突出患者。

取丹参30克、延胡索15克、白芷9克一起加水共煎，取汁加酒内服，每日1剂，连服3天，有活血通经的功效，适用于腰椎间盘突出患者。

对症药材和食材

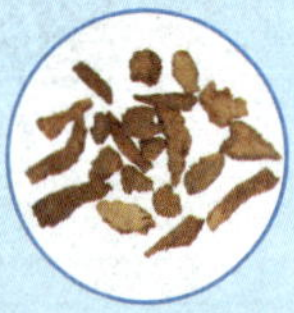

锁阳：锁阳可补肾润肠，主治阳痿早泄、气弱阴虚、大便燥结、血尿、腰膝酸软等症。

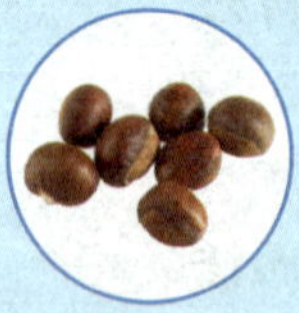

板栗：板栗有养胃健脾、补肾强腰的功效，可增强脊椎的功能，能有效防治腰椎间盘突出症。

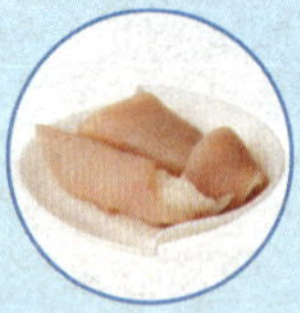

猪皮：猪皮具有补肾壮骨、补充钙质、补血养颜等功效，适合骨质疏松、腰椎间盘突出、皮肤粗糙的患者食用。

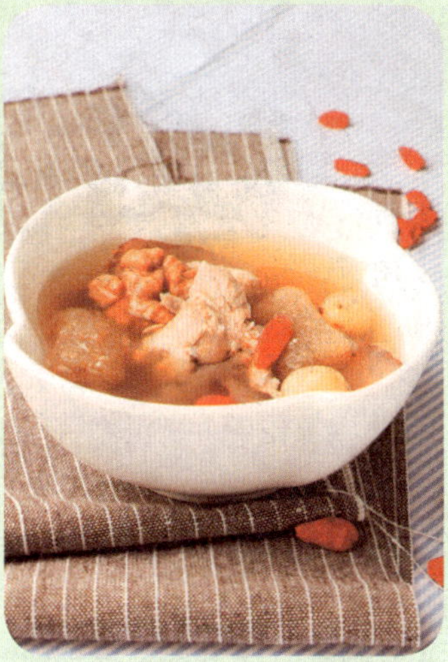

天麻炖猪脑汤

材料

猪脑1个，天麻、川芎、枸杞、核桃、莲子、竹荪各适量，盐适量

做法

①莲子、竹荪、天麻、川芎、核桃、枸杞泡发。②将猪脑焯水。③猪脑入锅，加天麻、川芎、核桃、莲子、竹荪，拌匀，加盖煮100分钟，揭盖，加入枸杞，拌匀，加盖炖煮20分钟，用盐调味后盛出即可。

功效

本品对腰椎间盘突出导致血流不畅患者有功效。

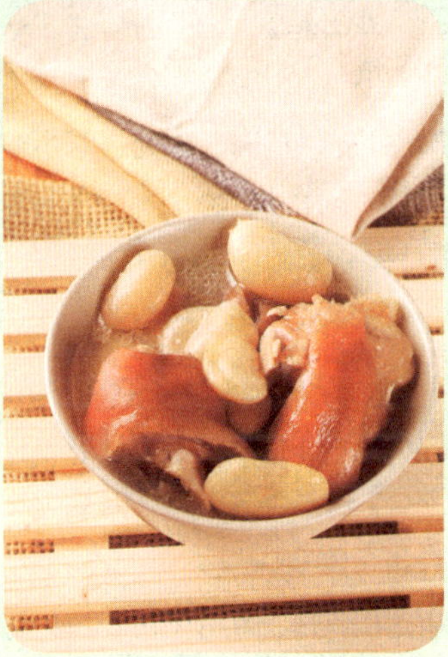

清炖猪蹄

材料

猪蹄块400克，水发芸豆100克，姜片少许，盐、胡椒粉各适量

做法

①猪蹄块处理干净。②锅中注水烧热，放入猪蹄块、姜片、芸豆，拌匀，加盖炖90分钟至食材熟软。③揭盖，加入盐、胡椒粉，搅匀调味，盛出装碗即可。

功效

本品可强筋壮腰，适合腰椎间盘突出患者食用。

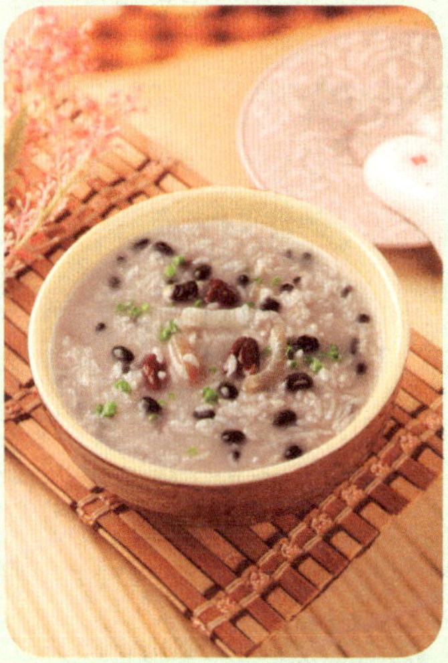

黑豆猪皮红枣粥

材料

水发大米170克，水发黑豆70克，猪皮65克，红枣150克，调料适量

做法

①猪皮切条。②大米入锅，拌匀，下入红枣、黑豆，倒入猪皮，拌匀，加盖煮至熟软。③揭盖，放入盐、鸡粉，拌匀，加芝麻油，拌匀盛出，撒上葱花即可。

功效

本品有补肾壮骨、补充钙质、补血养颜等功效，适合骨质疏松、腰椎间盘突出患者食用。

膝关节炎

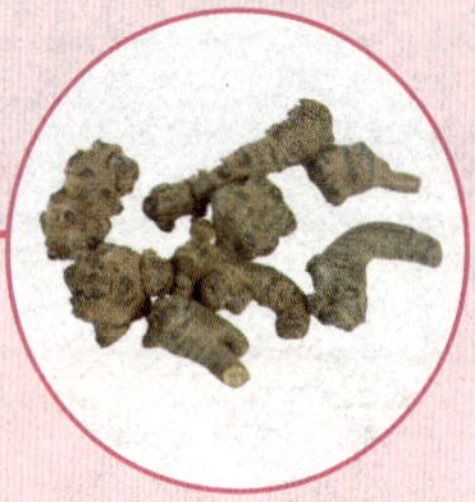

膝关节炎是最常见的关节炎，是由于软骨退行性病变和继发性骨质增生而导致的慢性关节疾病。此病好发于体重偏重者和中老年人。

症状分析

膝关节炎的主要症状是关节疼痛，早期多为轻度的疼痛，到了晚期即使是走路、负重都会引起严重的疼痛。其次，关节活动功能大大受限，包括关节的屈伸功能、关节的旋转功能都会受限，还有包括关节畸形、关节肿胀，严重者甚至会引发关节周围的肌肉萎缩。

注意事项

患者在饮食上可适当多吃富含钙和蛋白质的食物，如牛奶、虾皮、鸡肉、牛肉、鸡蛋等。患者在生活中需避免剧烈运动，注意膝盖保暖，同时纠正不良的坐姿习惯。

生活验方

取老桑枝60克，桂皮5克，薏米10克，老母鸡1只，盐少许，将桑枝、桂皮切成小段，与鸡共煮至烂熟汤浓即成，加盐调味，饮汤吃肉，此方具有祛寒湿、通经络、补气血之效。

取干姜60克，干辣椒30克，乌头20克，木瓜25克，水2000毫升，将上药四味放入水中煮30～40分钟，用煎好的药趁热熏患部，药凉后再加热，将药汁倒出，用干净毛巾蘸药汁敷于患部，如此反复2～3次，每日早晚各1遍，此方适用于膝关节炎。

对症药材和食材

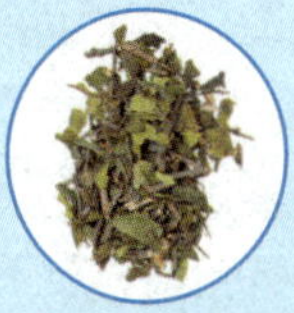

桑寄生：桑寄生可通经络、强筋骨、除风湿，适用于治疗筋骨痿弱、风寒湿痹、膝关节炎等症。

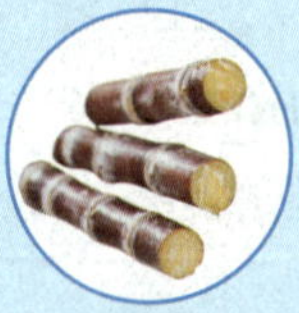

甘蔗：甘蔗具有清热、生津的功效，可消除发热症状，有效治疗膝关节炎。

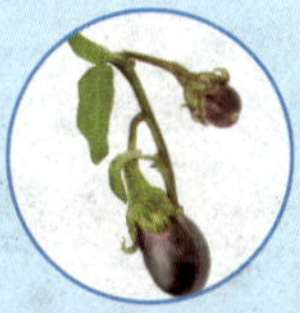

茄子：茄子有活血化瘀、清热消肿、宽肠的功效，能缓解膝关节炎局部红肿热痛的症状。

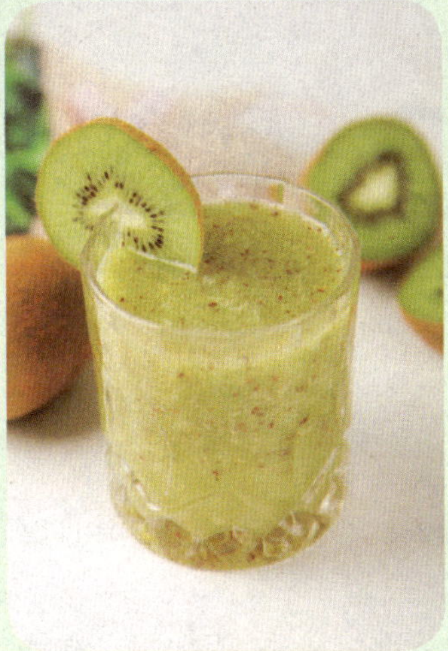

猕猴桃汁

材料

猕猴桃果肉100克

做法

①猕猴桃果肉切小块。②取榨汁机，放入切好的猕猴桃，注入适量纯净水，盖好盖，选择“榨汁”功能，榨出果汁。③断电后倒出猕猴桃汁，装入杯中即成。

功效

猕猴桃富含多种维生素、膳食纤维、矿物质等，有提高人体免疫力的作用，适合膝关节炎患者食用。

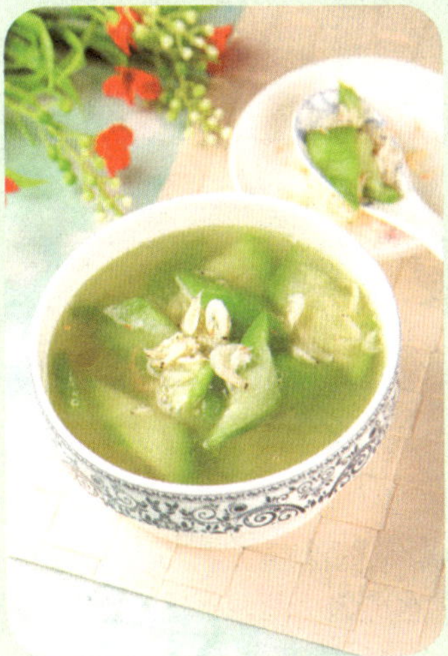

丝瓜虾皮汤

材料

去皮丝瓜180克，虾皮40克，盐、芝麻油、食用油各适量

做法

①丝瓜切成片。②用油起锅，倒入丝瓜，炒匀，注水，煮至沸腾，放入虾皮，加盐，稍煮片刻至入味。③盛出煮好的汤，装入碗中，淋上芝麻油即可。

功效

本品有通络行血、补钙强骨的功效，是一款难得的补钙佳肴，适合骨质疏松、膝关节炎患者食用。

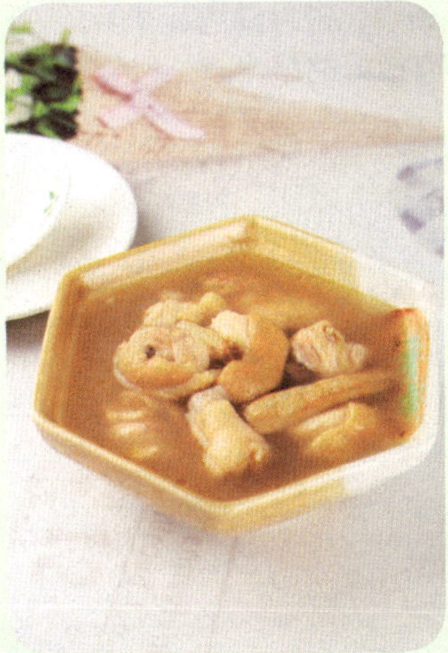

参芪三七炖鸡

材料

母鸡肉500克，党参15克，黄芪15克，白术10克，三七8克，陈皮5克，姜片、葱条各少许，盐、鸡粉、料酒各适量

做法

①鸡肉斩成小块，焯水。②姜片、葱条、党参、黄芪、白术、三七、陈皮入锅，加盖煲煮至食材熟透，揭盖，加鸡粉、盐调味，拣去葱条，煮至汤汁入味。③关火后盛出煮好的鸡肉汤，装入汤碗中即成。

功效

本品可缓解因瘀血内阻、经脉不利导致的关节疼痛。

风湿性关节炎

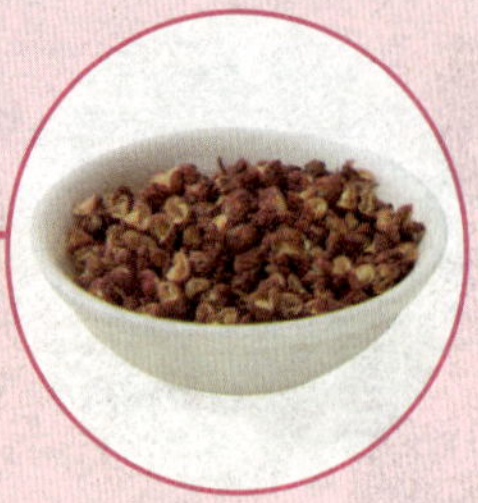

风湿性关节炎是一种常见的急性或慢性结缔组织炎症，临床以关节和肌肉游走性酸楚、疼痛为特征。此病多发于中老年人，男性多于女性。

症状分析

不规律性发热： 风湿出现之前会出现不规律的发热现象，不会出现寒战，并且用抗生素治疗无效。

关节症状： 关节红、肿、热、痛明显，不能活动，发病部位常常是膝、髋、踝等下肢大关节，其次是肩、肘、腕关节，手足的小关节少见。

疼痛症状： 疼痛游走不定，但疼痛持续时间不长，几天就可消退。治愈后很少复发，关节不留畸形，有的患者可遗留心脏病变。

注意事项

患者在饮食上，宜食具有促进皮质激素分泌功能的中药材和食材，如肉桂、附子、花椒等；慎食含嘌呤多的食物，如牛肉、动物内脏、鹅肉等。

生活验方

当归、川芎、桂枝、白芍各15克，生地黄、陈皮、半夏（姜汁炒）、白芥子各12克，茯苓、桃仁（去皮）各10克，红花6克，甘草5克，水煎服，每日1剂，分2次服用，6天为1个疗程，此方可化痰行瘀、通络止痛，适用于风湿性关节炎。

取薏米60克装入纱布袋中，放入装有白酒500毫升的酒罐中，密封浸泡7天即可，每次取适量饮用，此方有健脾祛湿的功效，对于风湿病等有很好的疗效。

对症药材和食材

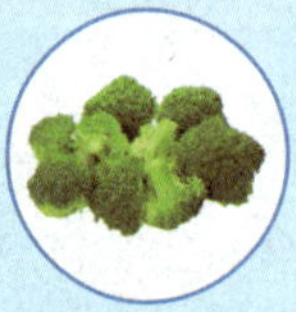

西蓝花： 西蓝花含钾量高，能助机体将生成的过量尿酸排出体外，可缓解关节疼痛、痛风等症。

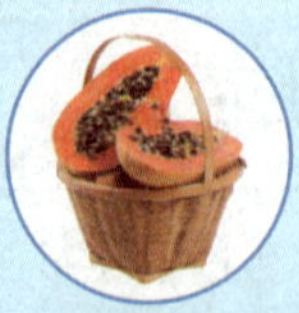

木瓜： 木瓜性温，味酸、涩，有舒筋、和脾、化湿的功效，适用于风湿性关节炎肿胀的症状。

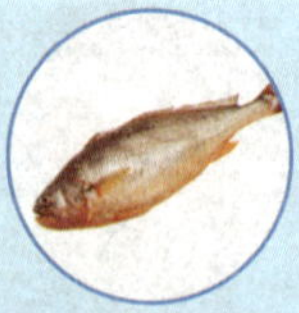

黄花鱼： 黄花鱼对于肝肾不足、腰膝酸软的风湿患者有功效。

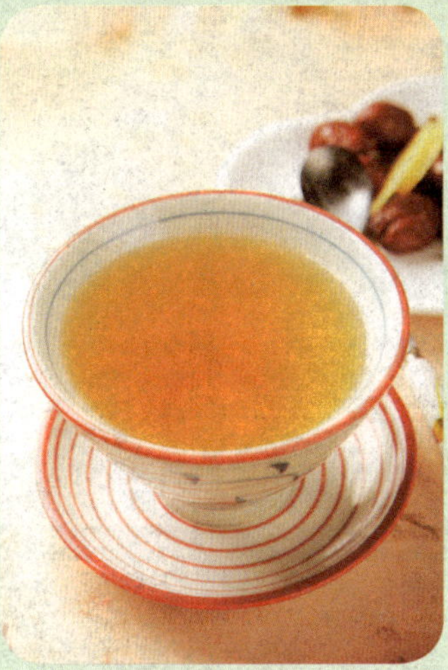

花椒姜枣汤

扫码学做食疗

材料

红枣15克，花椒8克，姜片10克

做法

①红枣用刀拍扁。②砂锅中注水烧热，倒入姜片、花椒、红枣，拌匀，加盖，煮约30分钟至食材析出有效成分。③盛出煮好的汤汁，滤入碗中即可。

功效

本品有祛湿、除烦的功效，风湿性关节炎患者食用尤为适合。

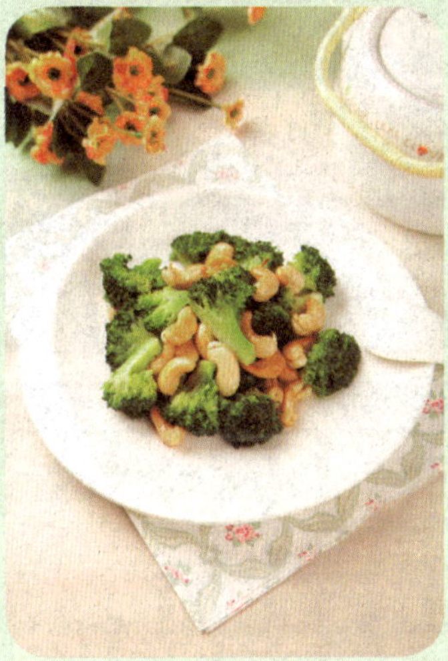

腰果西蓝花

扫码学做食疗

材料

西蓝花120克，腰果50克，调料适量

做法

①西蓝花焯煮约2分钟至断生；腰果煸炒至微黄。②锅底留油，倒入西蓝花，炒匀，放入腰果，炒匀。③加入盐，翻炒约1分钟使其入味，盛出装碗即可。

功效

本品含钾量高，能助机体将生成的过量尿酸排出体外，对风湿性关节炎有一定功效。

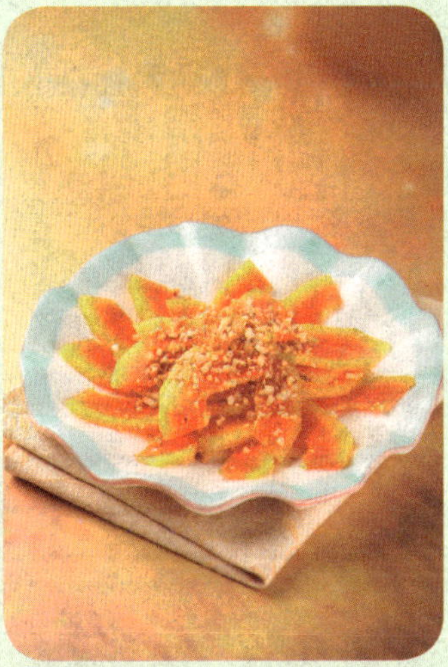

凉拌木瓜

扫码学做食疗

材料

木瓜300克，柠檬汁250毫升，花生末20克，调料适量

做法

①木瓜切片，加盐焯水1分钟。②木瓜装入碗中，倒入蒜末。③放入适量盐、白糖，加入柠檬汁，拌至入味，盛出装碗，撒上花生末即可。

功效

本品有祛风湿的功效，适合风湿性关节炎患者食用。